BATES

Propedêutica Médica

ESSENCIAL

AVALIAÇÃO CLÍNICA | ANAMNESE | EXAME FÍSICO

CB004231

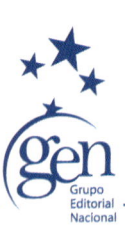

O GEN | Grupo Editorial Nacional – maior plataforma editorial brasileira no segmento científico, técnico e profissional – publica conteúdos nas áreas de ciências da saúde, exatas, humanas, jurídicas e sociais aplicadas, além de prover serviços direcionados à educação continuada e à preparação para concursos.

As editoras que integram o GEN, das mais respeitadas no mercado editorial, construíram catálogos inigualáveis, com obras decisivas para a formação acadêmica e o aperfeiçoamento de várias gerações de profissionais e estudantes, tendo se tornado sinônimo de qualidade e seriedade.

A missão do GEN e dos núcleos de conteúdo que o compõem é prover a melhor informação científica e distribuí-la de maneira flexível e conveniente, a preços justos, gerando benefícios e servindo a autores, docentes, livreiros, funcionários, colaboradores e acionistas.

Nosso comportamento ético incondicional e nossa responsabilidade social e ambiental são reforçados pela natureza educacional de nossa atividade e dão sustentabilidade ao crescimento contínuo e à rentabilidade do grupo.

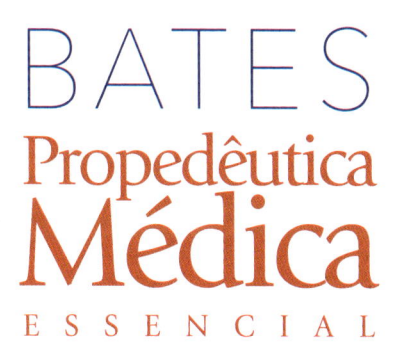

BATES
Propedêutica Médica
ESSENCIAL

AVALIAÇÃO CLÍNICA | ANAMNESE | EXAME FÍSICO

Lynn S. Bickley, MD, FACP
Clinical Professor of Internal Medicine, School of Medicine,
University of New Mexico, Albuquerque, New Mexico.

Peter G. Szilagyi, MD, MPH
Professor of Pediatrics and Executive Vice-Chair, Department of Pediatrics,
University of California at Los Angeles (UCLA), Los Angeles, California.

Richard M. Hoffman, MD, MPH, FACP
Professor of Internal Medicine and Epidemiology, Director, Division of General Internal Medicine,
University of Iowa Carver College of Medicine, Iowa City, Iowa.

Editor convidado
Rainier P. Soriano, MD
Associate Professor of Medical Education, Geriatrics and Palliative Medicine, Brookdale Department of
Geriatrics and Palliative Medicine, Associate Dean of Curriculum and Clinical Competence, Icahn School of
Medicine at Mount Sinai, New York, New York.

Revisão Técnica
Isabela M. Benseñor
Médica pela Faculdade de Medicina da Universidade de São Paulo (FMUSP). Especialista em saúde pública
pela Faculdade de Saúde Pública da USP. Doutora pela FMUSP. Pós-Doutorado em Epidemiologia pelo
Brigham and Women's Hospital, Harvard Medical School. Livre-Docência pela FMUSP. Professora
Associada na FMUSP no Departamento de Clínica Médica.

Tradução
Maiza Ritomy Ide

Nona edição

GUANABARA
KOOGAN

B334
9. ed.

Bates : propedêutica médica essencial : avaliação clínica : anamnese : exame físico / Lynn S. Bickley ... [et al.] ; revisão técnica Isabela M. Benseñor ; tradução Maiza Ritomy Ide. - 9. ed. - Rio de Janeiro : Guanabara Koogan, 2022.
: il. ; 19 cm.

Tradução de: Bates' pocket guide to physical examination and history taking
Inclui índice
ISBN 978-85-277-3812-5

1. Clínica médica. 2. Diagnóstico físico - Manuais, guias, etc. 3. Anamnese - Manuais, guias, etc. I. Bickley, Lynn S. II. Benseñor, Isabela M. III. Ide, Maiza Ritomy.

| 22-75506 | CDD: 616.0754 |
| | CDU: 616-071 |

Meri Gleice Rodrigues de Souza - Bibliotecária - CRB-7/6439

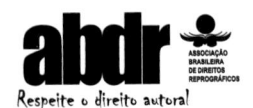

abdr
ASSOCIAÇÃO BRASILEIRA DE DIREITOS REPROGRÁFICOS

Respeite o direito autoral

Este livro é dedicado a você, eterno aluno, professor e profissional desta arte e ciência em constante evolução que é a medicina.

Revisores do corpo docente e outros colaboradores

George A. Alba, MD
Instructor, Pulmonary and Critical Care Medicine
Department of Medicine
Massachusetts General Hospital
Harvard Medical School
Boston, Massachusetts

Catherine A. Bigelow, MD
Maternal-Fetal Medicine Subspecialist
Minnesota Perinatal Physicians
Allina Health
Minneapolis, Minnesota

Y. Julia Chen, MD
Clinical Fellow
Department of Pediatric Surgery
Johns Hopkins University School of Medicine
Baltimore, Maryland

Suzanne B. Coopey, MD
Assistant Professor, Harvard University Faculty of Medicine
Division of Surgical Oncology
Massachusetts General Hospital
Boston, Massachusetts

Christopher T. Doughty, MD
Instructor, Neurology
Department of Neurology, Division of Neuromuscular Disorders
Harvard Medical School/Brigham and Women's Hospital
Boston, Massachusetts

Ralph P. Fader, MD
Child and Adolescent Psychiatry Fellow
Department of Psychiatry
New York-Presbyterian
New York, New York

Raisa Gao, MD, FACOG
Assistant Professor
Department of Obstetrics, Gynecology, and Reproductive Science
Icahn School of Medicine at Mount Sinai
New York, New York

Sarah Gustafson, MD
Assistant Clinical Professor, Pediatrics
Division of Pediatric Hospital Medicine, Harbor-UCLA
David Geffen School of Medicine at UCLA
Los Angeles, California

Alexander R. Lloyd, MD
Resident Physician
Department of Physical Medicine and Rehabilitation
University of Pittsburgh Medical Center
Pittsburgh, Pennsylvania

Christopher C. Lo, MD
Instructor
Stein and Doheny Eye Institutes, Department of Orbital and Oculofacial Plastic Surgery
University of California at Los Angeles
Los Angeles, California

S. Andrew McCullough, MD
Assistant Professor, Clinical Medicine
Assistant Director, Graphics Laboratory
Department of Medicine, Division of Cardiology
Weill Cornell Medicine
New York, New York

Matthew E. Pollard, MD
Fellow, Male Reproductive Medicine and Surgery
Scott Department of Urology
Baylor College of Medicine
Houston, Texas

Katelyn O. Stepan, MD
Fellow, Head and Neck Surgical Oncology and
Microvascular Reconstruction
Otolaryngology—Head and Neck Surgery
Washington University School of Medicine in
St. Louis
St. Louis, Missouri

Joseph M. Truglio, MD, MPH
Assistant Professor of Internal Medicine,
Pediatrics and Medical Education
Program Director, Internal Medicine and
Pediatrics Residency
Departments of Internal Medicine and
Pediatrics
Icahn School of Medicine at Mount Sinai
New York, New York

OUTROS COLABORADORES

Paul J. Cummins, PhD
Assistant Professor, Medical Education
Department of Medical Education, The
Bioethics Program
Icahn School of Medicine at Mount Sinai
New York, New York

Rocco M. Ferrandino, MD, MSCR
Resident Physician
Department of Otolaryngology—Head and
Neck Surgery
Icahn School of Medicine at Mount Sinai
New York, New York

David W. Fleenor, STM
Director of Education, Center for Spirituality
and Health
Icahn School of Medicine at Mount Sinai
New York, New York

Beverly A. Forsyth, MD
Associate Professor of Medicine, Infectious
Diseases and Medical Education
Medical Director of the Morchand Center for
Clinical Competence
Division of Infectious Diseases and Department
of Medical Education
Icahn School of Medicine at Mount Sinai
New York, New York

Nada Gligorov, PhD
Associate Professor, Medical Education
Department of Medical Education, The
Bioethics Program
Icahn School of Medicine at Mount Sinai
New York, New York

Joanne R. Hojsak, MD
Professor, Pediatrics and Medical Education
Director, Pediatric LifeLong Care Team
Pediatric Critical Care/Mount Sinai Kravis
Children's Hospital
Icahn School of Medicine at Mount Sinai
New York, New York

Scott Jelinek, MD, MEd, MPH
Resident Physician
Department of Pediatrics
Icahn School of Medicine at Mount Sinai
New York, New York

Giselle N. Lynch, MD
Resident Physician
Department of Ophthalmology
New York Eye and Ear Infirmary of Mount
Sinai
New York, New York

Anthony J. Mell, MD, MBA
Resident Physician
Boston Combined Residency Program
Boston Children's Hospital and Boston Medical
Center
Boston, Massachusetts

Ann-Gel S. Palermo, DrPH, MPH
Associate Professor
Associate Dean for Diversity and Inclusion in
Biomedical Education
Department of Medical Education
Office for Diversity and Inclusion
Icahn School of Medicine at Mount Sinai
New York, New York

Katherine A. Roza, MD
Assistant Professor
Northwell Health House Calls Program
Donald and Barbara Zucker School of Medicine
at Hofstra/Northwell
New Hyde Park, New York

Annetty P. Soto, DMD
Clinical Assistant Professor and Team Leader
Division of General Dentistry
Department of Restorative Dental Sciences
University of Florida College of Dentistry
Gainesville, Florida

Mitchell B. Wice, MD
Integrated Geriatric and Palliative Care Fellow
Brookdale Department of Geriatrics and
Palliative Medicine
Icahn School of Medicine at Mount Sinai
New York, New York

ESTUDANTES COLABORADORES

Emily N. Tixier, BA
Medical Student
Icahn School of Medicine at Mount Sinai
New York, New York

Isaac Wasserman, MPH
Medical Student
Icahn School of Medicine at Mount Sinai
New York, New York

Material suplementar

Este livro conta com o seguinte material suplementar:

- Banco de imagens (restrito a docentes)
- Sons cardíacos e da respiração.

O acesso ao material suplementar é gratuito. Basta que o leitor se cadastre e faça seu *login* em nosso *site* (www.grupogen.com.br), clique no menu superior do lado direito e, após, em Ambiente de aprendizagem. Em seguida, insira no canto superior esquerdo o código PIN de acesso localizado na primeira orelha deste livro.

O acesso ao material suplementar online fica disponível até 6 meses após a edição do livro ser retirada do mercado.

Caso haja alguma mudança no sistema ou dificuldade de acesso, entre em contato conosco (gendigital@grupogen.com.br).

Prefácio

A nona edição de *Bates|Propedêutica Médica Essencial*, este guia prático, portátil e conciso, foi acrescida com novos capítulos, cujo escopo foi ampliado de modo a incluir todos os aspectos da formação e do treinamento de habilidades clínicas. Assim, este livro tem como objetivos:

- Introduzir a consulta ao paciente e seus elementos essenciais
- Fornecer estrutura para melhor comunicação e habilidades interpessoais
- Descrever como entrevistar o paciente e realizar a anamnese
- Detalhar e ilustrar as etapas do exame físico de cada região do corpo
- Mostrar achados comuns, normais e anormais no exame físico
- Apresentar uma abordagem gradual para o processo de raciocínio clínico
- Incluir recursos visuais e tabelas comparativas para orientar o reconhecimento de achados comuns e específicos.

Um destaque desta edição é a inclusão de algoritmos de diagnóstico clínico com sinais e sintomas comuns ao fim de cada capítulo referente a exames por região do corpo. Esses algoritmos são ferramentas que auxiliam o raciocínio ao longo das etapas a serem consideradas na tomada de decisão clínica. Não são apresentados como definitivos, mas como exemplos dos tipos de tomada de decisão que os profissionais de saúde podem considerar. Lembre-se de que cada paciente apresenta um conjunto específico de sinais e sintomas, bem como características únicas. Os algoritmos apresentados nesta obra devem, então, ser utilizados como orientações de aprendizado de diagnóstico, e não como os únicos impulsionadores de protocolos de diagnóstico e gerenciamento para pacientes específicos.

Este guia não se destina a ser o livro de base para ensino dos elementos do encontro entre o profissional de saúde e o paciente e das habilidades associadas à anamnese ou ao exame físico, pois seu detalhamento é muito superficial. Em vez disso, é um auxílio para relembrar os pontos do exame por região do corpo e para populações especiais, sendo conveniente para a consulta rápida e prática. E pode ser utilizado de diferentes maneiras, como:

- Revisar e relembrar os vários elementos a serem considerados no encontro entre o profissional de saúde e o paciente
- Revisar e relembrar o conteúdo da anamnese

- Revisar e praticar as técnicas de exame
- Visualizar manobras ou técnicas especiais relacionadas com o exame físico, conforme a necessidade
- Revisar as variações de achados normais e algumas anormalidades, pois as observações são mais claras e precisas quando o examinador sabe o que observar, auscultar e palpar
- Procurar mais informações com relação a possíveis achados, incluindo anormalidades e padrões de normalidade
- Revisar as recomendações clínicas associadas a rastreamento, manutenção da saúde e prevenção de doenças.

Sumário

Abordagem à Consulta Clínica

Abordagem à consulta clínica

A abordagem à consulta clínica é centrada na parte clínica *e* no paciente (Figura 1.1).

- A abordagem *centrada na parte clínica* foca mais nos sintomas e concentra-se na doença em si
- A abordagem *centrada no paciente* segue o direcionamento do paciente, a fim de compreender seus pensamentos, ideias, preocupações e solicitações e evocar o contexto pessoal dos sintomas e da doença que o acometem.

O equilíbrio entre esses dois componentes essenciais resulta em uma anamnese de qualidade durante a consulta.

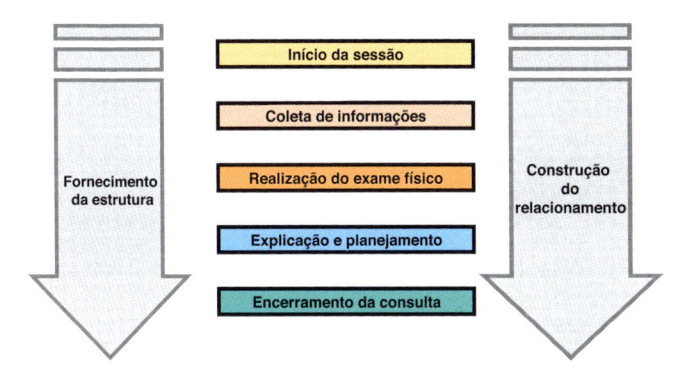

Figura 1.1 Guias de Calgary-Cambridge aprimorados. (Reproduzida de Kurtz S et al. Marrying content and process in clinical method teaching: enhancing the Calgary-Cambridge guides. *Acad Med*. 2003;78(8):802-809.)

Estrutura geral e sequência da consulta clínica

Em geral, a consulta clínica tem várias etapas (Boxe 1.1). Ao longo dessa sequência, deve-se estar sempre em sintonia com os sentimentos do paciente, de modo a ajudá-lo a expressar esses sentimentos, a responder aos questionamentos e a validar seu significado.

Boxe 1.1 Etapas da consulta clínica.

Etapa 1: início da consulta
- Organize o consultório/preparação para a entrevista
- Cumprimente o paciente e estabeleça uma relação inicial

Etapa 2: coleta de informações
- Inicie a coleta de informações
- Explore a perspectiva do paciente em relação à doença
- Explore os aspectos clínicos da doença, incluindo antecedentes e contextos relevantes

Etapa 3: realização do exame físico

Etapa 4: explicação e planejamento
- Forneça a quantidade necessária e o tipo correto de informação
- Negocie um plano de ação
- Busque uma tomada de decisão compartilhada

Etapa 5: encerramento da consulta

Etapa 1: início da consulta

- **Organize o consultório e prepare-se para a entrevista.** Verifique a sua aparência. Certifique-se de que o paciente esteja confortável e de que o ambiente o convide imediatamente para uma conversa pessoal
  - *Prepare o ambiente.* Sempre considere a privacidade do paciente. Feche todas as cortinas ao redor do leito ou a porta do consultório. Sugira trocar para uma sala vazia, em vez de conversar em um local em que não há privacidade. Estabeleça uma distância que facilite a conversa e possibilite um bom contato visual
  - *Revise o prontuário de saúde.* Antes de atender o paciente, reveja o seu prontuário eletrônico de saúde (PES).[1] Com frequência, o prontuário fornece informações valiosas sobre diagnósticos e tratamentos anteriores, porém os dados podem estar incompletos ou até mesmo em desacordo com a sua avaliação. Portanto, esteja aberto para novas abordagens ou ideias
  - *Defina sua agenda.* Esclareça seus objetivos com a entrevista. O profissional de saúde deve equilibrar os *objetivos centrados no sistema* com os *objetivos centrados no paciente*; sua tarefa é equilibrar esses múltiplos objetivos

---

[1]N.R.T.: No Brasil, nem todos os prontuários são eletrônicos.

- **Cumprimente o paciente.** *Cumprimente o paciente* pelo nome dele e apresente-se, dizendo o seu nome. Se possível, ofereça um aperto de mãos. Se esse for o primeiro contato entre vocês, explique a sua função, incluindo a sua condição de estudante e como você participará no atendimento ao paciente. Tanto quanto possível, deixe os pacientes ditarem como gostariam de ser tratados
  - *Os profissionais de saúde devem perguntar a todos os pacientes como devem chamá-los e qual pronome de gênero utilizar*. Evite usar o primeiro nome, a menos que tenha permissão específica do paciente[2]
  - Ao questionar os pacientes sobre o pronome a ser utilizado, pode ser útil compartilhar seu próprio pronome com o paciente, perguntando: "Qual pronome de gênero você usa?". Por exemplo, "Eu uso... ele e o/ela e a/eles e os"
- **Estabeleça o relacionamento inicial** (Boxe 1.2). Várias medidas para estabelecer uma relação inicial incluem:
  - *Manter a confidencialidade*. Deixe o paciente decidir se os visitantes ou familiares devem permanecer na sala e peça a permissão dele antes de realizar a anamnese na frente dessas pessoas
  - *Cuide do conforto do paciente*. Pergunte como ele está se sentindo e se você veio em um horário conveniente. Procure por sinais de desconforto, como mudanças frequentes de posição ou expressões faciais que mostrem dor ou ansiedade. Ajustar o leito pode deixar o paciente mais confortável
  - *Organize o ambiente*. Escolha uma distância que facilite a conversa e um bom contato visual. Tente sentar-se no nível dos olhos do paciente. Afaste quaisquer barreiras físicas entre você e ele, como escrivaninhas ou mesas de cabeceira ou a tela do computador
  - *Forneça atenção total*. Gaste tempo o suficiente em uma conversa casual para deixar o paciente à vontade. Se necessário, anote frases curtas, datas ou palavras específicas, em vez de tentar colocá-las em um formato final. Mantenha um bom contato visual, principalmente ao utilizar o PES. Sempre que o paciente estiver falando sobre um assunto sensível ou perturbador, abaixe a caneta ou pare de digitar.

Boxe 1.2 Como estabelecer uma relação inicial com pacientes de faixas etárias variadas.	
População específica	**Abordagem inicial geral**
Recém-nascidos e lactentes	■ Embora o recém-nascido (nascimento até 30 dias) ou lactente (1 mês até 1 ano) possa não ser capaz de falar com você, ele reagirá às deixas emocionais e físicas que você transmitir, então mantenha a sua voz calma

continua

[2]N.R.T: No Brasil, é frequente usar senhor ou senhora ou seu e dona seguido do primeiro nome do paciente.

	■ Incentive os cuidadores a segurar o recém-nascido ou lactente na posição em que eles se sentirem mais confortáveis durante a consulta, pelo maior tempo possível ■ Inicie o encontro focando nos cuidadores e perguntando sobre o bem-estar deles. Isso torna óbvio que você está atento tanto a eles quanto ao filho deles, o que, em geral, os ajuda a se sentirem à vontade
Crianças pequenas e em idade escolar	■ Crianças pequenas (1 a 4 anos) e em idade escolar (5 a 10 anos) são caracterizadas por terem sentimentos crescentes de autonomia, socialização e curiosidade, aspectos aos quais o profissional de saúde precisa estar sensível ■ Iniciar a consulta em um ambiente de brincadeira é uma ótima maneira de construir uma relação com a criança e seus pais. Muitos dos marcos importantes a serem avaliados nessa faixa etária são comportamentos típicos do brincar (i. e., pular, desenhar, imitar e lançar uma bola) ■ Apresente-se primeiro ao paciente e, depois, à família ■ Sempre que possível, ao realizar a entrevista com uma criança em idade escolar, faça perguntas adequadas à idade dela. Deve-se pedir aos cuidadores que confirmem ou detalhem as respostas, conforme necessário
Adolescentes	■ Os adolescentes geralmente desejam ser tratados como adultos, ser respeitados e ter opções ■ Com frequência, a parte mais desafiadora para os profissionais de saúde nessa consulta é equilibrar as necessidades da família com a autonomia do adolescente ■ É importante fazer perguntas e obter respostas do paciente adolescente e, ao mesmo tempo, garantir que os familiares e cuidadores se sintam à vontade e que suas preocupações sejam ouvidas ■ Ofereça uma ampla oportunidade para o adolescente compartilhar as suas dúvidas ou preocupações por meio do uso de perguntas abertas ■ Uma parte importante das consultas clínicas é a quantidade de tempo cada vez maior que se passará com o paciente adolescente sozinho, sem a presença de familiares. Durante esse tempo, é fundamental que se reforce a confidencialidade e a confiança inerentes a esse momento
Idosos	■ Descubra com o paciente idoso como ele gostaria de ser chamado. Chamar um paciente idoso de "querido", "docinho" ou nomes excessivamente familiares ou diminutivos pode ser visto como impessoal e pejorativo ■ Aproveite o tempo para preparar o consultório. Propicie um ambiente bem-iluminado e moderadamente aquecido, com o mínimo de ruído de fundo, cadeiras com braços e acesso à maca de exame

continua

> ■ Garanta que o paciente idoso possa se deslocar com segurança pela sala de exame, sobretudo se estiver utilizando uma bengala ou um andador
> ■ Reserve um tempo para perguntas abertas e recordações
> ■ Inclua familiares e cuidadores, quando indicado, principalmente se o paciente tiver comprometimento cognitivo

Pacientes com deficiências físicas e sensoriais. Utilize a *linguagem em primeira pessoa*, principalmente ao se referir a pacientes com deficiências, a menos que o paciente peça para ser chamado de outra maneira. Deve-se sempre falar diretamente com o paciente, e não com um eventual acompanhante que o paciente com deficiência física e/ou sensorial possa ter.

Pacientes cegos ou com baixa acuidade visual. Sempre se identifique verbalmente ao abordar e apresentar outras pessoas na sala; não saia sem avisar o paciente. Consulte antes de ajudar: sempre pergunte como o paciente gostaria de ser atendido. Nunca distraia ou toque em um animal em serviço (p. ex., cão-guia) sem perguntar ao proprietário. Esteja preparado para fornecer materiais escritos da forma auditiva, tátil ou em formato eletrônico da preferência do paciente (arquivo de áudio, Braille, letras grandes). Explique o que está para acontecer antes de iniciar a consulta e pergunte se o paciente tem alguma dúvida. Além disso, diga ao paciente onde estão os pertences pessoais (roupas e outros pertences) no quarto e não os mova sem o avisar. É importante que a equipe seja acolhedora e que o ambiente físico seja descrito (portas, degraus, rampas, localização do banheiro etc.).

Pacientes com deficiência auditiva. Pergunte a melhor forma de se comunicar. Esteja preparado para fornecer materiais escritos, desde que eles não sejam a principal forma de comunicação. Informe aos pacientes que serviços de interpretação de linguagem de sinais e legenda em tempo real estão disponíveis. Se solicitado, forneça prontamente interpretação em linguagem de sinais ou serviço de legenda em tempo real para uma comunicação efetiva. Não fale à distância do paciente ou de outra sala. Olhe diretamente para o paciente ao falar, de forma que sua boca fique visível. Fale normal e claramente. Não grite, não exagere nos movimentos da boca nem fale rapidamente. Minimize o brilho e o ruído de fundo.

Pacientes surdos. Pergunte a melhor forma de se comunicar e informe aos pacientes que serviços de interpretação de linguagem de sinais e legenda em tempo real estão disponíveis.[3] Se solicitado, forneça prontamente interpretação em linguagem de sinais para uma comunicação efetiva. Os membros da família não devem ser acionados para interpretar uma mensagem. Dirija-se ao paciente, não ao intérprete. Esteja preparado para fornecer materiais escritos, desde que eles não sejam a principal forma de comunicação.

---

[3]N.E.: Para informações sobre recursos disponíveis no Brasil, acesse https://pesquisa.bvsalud.org/aps/resource/pt/sof-35722.

Pacientes cadeirantes. Certifique-se de que haja um caminho de acesso à sala. Respeite o espaço pessoal, incluindo cadeira de rodas e dispositivos auxiliares. Não empurre a cadeira de rodas, a menos que seja solicitado a fazê-lo. Forneça equipamentos de acessibilidade conforme necessário. Se preciso, forneça assistência, por exemplo, desobstruir obstáculos no caminho ou ajudar os pacientes a se transferirem para o equipamento se este não estiver disponível. Não afaste os pacientes de suas cadeiras de rodas.

Pacientes adultos lésbicas, gays, bissexuais e transgêneros (LGBT)

- Em 2013, em uma amostra de mais de 34 mil adultos, 1,6% se identificaram como *gays* ou lésbicas, 0,7% se identificaram como bissexuais e 1,1% responderam outra categoria ou que não sabiam. A maior parte dos entrevistados tinha entre 18 e 64 anos; mais de 726 mil famílias incluíam casais de pessoas do mesmo sexo; 34% tinham cônjuges do mesmo sexo
- Os pacientes LGBT apresentam taxas mais altas de depressão, suicídio, ansiedade, uso de drogas ilícitas, vitimização sexual e risco de infecção pelo HIV e infecções sexualmente transmissíveis (ISTs)
- Um terço (33%) das pessoas trans que consultaram um profissional de saúde no último ano relataram ter pelo menos uma experiência negativa relacionada com ser transgênero, como "tratamento negado, ter sido assediado verbalmente ou agredido física ou sexualmente ou ter que ensinar o provedor sobre pessoas trans, a fim de obter cuidados adequados, com taxas mais altas para pessoas de etnia não branca e com deficiência"
- O Institute of Medicine declarou que as barreiras para o acesso a cuidados de saúde de qualidade para adultos LGBT incluem "a falta de profissionais que conheçam as necessidades de saúde do público LGBT, bem como o medo da discriminação em instituições de saúde".

Será necessário um período mais longo para fazer os pacientes LGBT se sentirem confortáveis e confiarem em você o suficiente para conversar sobre questões pessoais. Aplicar esses conhecimentos na sua rotina e se desculpar por erros enquanto está em período de aprendizado o ajudarão a desenvolver essas habilidades.[4]

Etapa 2: coleta de informações

- **Inicie a coleta de informações:**
  - *Estabeleça um plano.* É importante identificar seus próprios questionamentos e os do paciente no início da consulta. Com frequência, pode ser necessário focar a entrevista perguntando ao paciente qual é o problema mais urgente. Por exemplo: "Você tem alguma queixa especial hoje? O que lhe preocupa mais?". Alguns pacientes podem não ter uma queixa ou problema específico. *Ainda assim, é importante começar com a história do paciente*

---

[4]N.E.: Para informações sobre a terminologia mais atualizada no Brasil para a população LGBTI+ (lésbica, *gay*, bissexual, travesti, transexual e intersexual, mais orientações sexuais, identidades e expressões de gênero) e discussões de temas importantes para o debate nacional e internacional sobre seus direitos, acesse https://www.grupodignidade.org.br/wp-content/uploads/2018/05/manual-comunicacao-LGBTI.pdf.

- *Convide o paciente a contar sua história*. Incentive os pacientes a contarem as suas histórias, usando suas próprias palavras. Comece com perguntas abertas que possibilitem a total liberdade de resposta: "Fale mais sobre...". Evite perguntas que restrinjam o paciente a uma resposta minimamente informativa de "sim" ou "não". *Ouça as respostas do paciente sem interrompê-lo*
- *Siga as orientações do paciente*. Use pistas verbais e não verbais que levem os pacientes a recontar as suas histórias de modo espontâneo. Use posturas, sobretudo no início, como balançar a cabeça e usar frases como "Hm", "Continue" e "Entendo"

■ **Explore a percepção que o paciente tem da doença**. Doença é a explicação que o *profissional de saúde* usa para organizar os sintomas que levam a um diagnóstico clínico. *Enfermidade* é um conceito que explica como o paciente vivencia a doença, incluindo seus efeitos sobre relacionamentos, capacidade funcional e sensação de bem-estar. A entrevista precisa incluir essas duas percepções da realidade. Aprender como os pacientes percebem a doença significa fazer perguntas centradas no paciente nos quatro domínios listados no Boxe 1.3, que seguem o mnemônico "FIFE"

■ **Identifique e responda às pistas emocionais do paciente**. Os pacientes oferecem várias pistas sobre suas preocupações, que podem ser diretas ou indiretas, verbais ou não verbais; eles podem expressá-las como ideias ou emoções. Reconhecer e responder a essas pistas ajuda a construir uma relação com o paciente, expandir a compreensão do profissional de saúde em relação à doença e melhorar a satisfação do paciente. O Boxe 1.4 fornece pistas que indicam a percepção do paciente em relação à doença

■ **Explore a perspectiva biomédica e as informações ou contextos relevantes**. Cada sintoma apresenta atributos que devem ser esclarecidos, incluindo o contexto, as associações e a cronologia, principalmente para a dor

Boxe 1.3 Como explorar a percepção do paciente (FIFE).	
	Descrição
Fellings (sentimentos)	Explore os sentimentos do paciente em relação ao problema, incluindo seus medos ou preocupações
Ideas (ideias)	Explore as ideias que o paciente tem em relação à natureza e à causa do problema
Effect of Function (função)	Explore o efeito do problema sobre a vida e a capacidade funcional do paciente
Expectations (expectativas)	Explore as expectativas do paciente em relação à doença, ao profissional de saúde ou à assistência à saúde, que, muitas vezes, são baseadas em experiências pessoais ou familiares

Boxe 1.4 Como responder a dicas emocionais do paciente usando declarações (NURSE).

NURSE	Exemplo de declarações
Name the emotion (nomeie a emoção)	*"Isso soa como uma experiência muito assustadora."*
Understand or legitimize emotion (compreenda ou dê suporte à emoção)	*"É compreensível que você se sinta assim."*
Respect (respeite)	*"Você se saiu melhor do que a maioria das pessoas se sairia nessa situação."*
Support (apoie)	*"Vou continuar a trabalhar isso com você."*
Explore (investigue)	*"O que mais você sentiu em relação a isso?"*

- É fundamental compreender totalmente as características essenciais de cada sintoma. *Sempre investigue os atributos de um sintoma.* Mnemônicos úteis: OLD CARTS, ou *Onset* (surgimento), *Location* (localização), *Duration* (duração), *Character* (características), *Aggravating/Alleviating factors* (fatores agravantes/ou de melhora), *Radiation* (irradiação), *Timing* (ordenação temporal) e *Setting* (contexto); e OPQRST, ou *Onset* (surgimento), *Palliating/Provoking factors* (fatores de alívio/desencadeantes), *Quality* (tipo), *Radiation* (irradiação), *Site* (local) e *Timing* (ordenação temporal)
- O histórico de saúde, a história familiar, a história pessoal e social e as perguntas sobre outras queixas dão forma e profundidade à história do paciente. A história pessoal e social é uma oportunidade para ver o paciente como uma pessoa e obter um entendimento mais profundo da sua visão e do seu histórico de vida, o que fortalece a relação médico-paciente. Esse segmento será descrito em detalhes no Capítulo 3, *Anamnese*.

Etapa 3: realização do exame físico. É fundamental que o conforto do paciente seja mantido durante todo o tempo, que se evite constrangimentos e que se demonstre facilidade com as habilidades exigidas pelo exame, a fim de melhorar a satisfação do paciente com a consulta clínica. Isso será discutido em mais detalhes no Capítulo 4, *Exame Físico*.

Etapa 4: explicação e planejamento. Essa etapa inclui a elaboração e a explicação da queixa principal do paciente a partir da perspectiva do profissional de saúde (doença) e do paciente (enfermidade como um todo). O objetivo é fornecer informações que estejam associadas com a percepção do paciente em relação ao problema para alcançar um entendimento mútuo.

- **Forneça a quantidade necessária e o tipo correto de informação**. Uma técnica útil para avaliar a compreensão do paciente é *"repetir mais uma vez"*, em que se convida o paciente a repetir, com suas próprias palavras, o plano de cuidados. Lembre-se de que "repetir mais uma vez" não é um teste de conhecimento do paciente. É um teste de quão bem as coisas foram explicadas de maneira que o paciente pudesse compreender
- **Compartilhe o plano de tratamento**. A *tomada de decisão compartilhada* envolve um processo de três etapas: introduzir escolhas e descrever as opções, utilizando ferramentas de apoio à decisão do paciente, quando disponíveis; explorar as preferências do paciente; e tentar chegar a uma decisão, verificando se o paciente está pronto para tomar uma decisão e oferecendo mais tempo a ele, se necessário.

Etapa 5: encerramento da consulta

- **Encerre a entrevista e revise-a**. Certifique-se de que o paciente compreende totalmente os planos que vocês desenvolveram juntos. Revise as avaliações, os tratamentos e os acompanhamentos futuros. Dê ao paciente a chance de fazer perguntas finais
- **Reserve um tempo para autorreflexão**. Como trazemos nossos próprios valores, suposições e preconceitos a cada consulta, devemos olhar para nós mesmos, a fim de esclarecer como nossas expectativas e reações podem afetar o que ouvimos e como nos comportamos. A autorreflexão traz um aprofundamento da consciência pessoal ao nosso trabalho com os pacientes e é um dos aspectos mais gratificantes da prestação de cuidados ao paciente.

Disparidades nos cuidados da saúde

Determinantes sociais da saúde

Os *determinantes sociais da saúde* são as condições sociais, econômicas e políticas que influenciam a saúde de indivíduos e populações. Os médicos e outros profissionais de saúde precisam melhorar a saúde do paciente e reduzir as desigualdades em muitos níveis.

- Estabilidade econômica (emprego, segurança alimentar, estabilidade habitacional, nível de pobreza)
- Escolaridade (escolaridade e desenvolvimento na primeira infância, acesso ao ensino fundamental, continuidade dos estudos no ensino médio, linguagem e alfabetização)
- Contextos social e comunitário (participação cívica, discriminação, encarceramento, coesão social)
- Saúde e cuidados de saúde (acesso a cuidados amplos e básicos de saúde, conhecimentos em saúde)

- Bairro e vizinhança (acesso a alimentação saudável, nível de criminalidade e violência, condições ambientais, qualidade da habitação).

Racismo e preconceitos

- O *preconceito implícito* é um conjunto de crenças ou associações inconscientes que levam à avaliação negativa da pessoa com base em sua identidade de grupo percebida
- O *preconceito explícito* abrange as decisões ou preferências conscientes ou deliberadas em crenças, estereótipos ou associações com base em uma identidade de grupo percebida.

A agregação desses preconceitos pode levar a um sistema estrutural de privilégios (*preconceito institucional*) que aloca incorretamente os cuidados, sobretudo em relação a grupos marginalizados. Existem várias habilidades clínicas que podem mitigar o impacto do preconceito nas consultas clínicas (Boxe 1.5).

Boxe 1.5 Habilidades e práticas para mitigar preconceitos nas consultas clínicas.	
Reflita sobre seus padrões de emoção e comportamento	Preste atenção a como você se sente e como se comporta com pacientes de diferentes identidades. Os padrões que você começa a reconhecer podem refletir preconceitos que impactam nas suas interações com os pacientes, bem como no seu raciocínio clínico. Estar ciente desses preconceitos é o primeiro passo para reduzir o impacto deles no atendimento ao paciente
Faça uma pausa antes de iniciar uma consulta e prepare-se para potenciais gatilhos de preconceitos	Uma vez ciente de seus potenciais preconceitos, preste atenção às situações que podem desencadeá-los. O simples fato de estar ciente de um preconceito pode ajudar a minimizar o efeito dele. Assim, é possível tomar medidas deliberadas para reduzir o impacto dos seus preconceitos
Encontre explicações alternativas para preconceitos ancorados no comportamento	Muitos preconceitos estão ancorados em suposições clínicas em relação ao comportamento do paciente (não adesão, uso de substâncias etc.). Crie o hábito de considerar quais forças estruturais (*status* socioeconômico, raça/racismo, homofobia etc.) afetam o comportamento dos pacientes e como essas explicações alternativas podem desafiar as suposições feitas sobre eles
Pratique a comunicação universal e as habilidades interpessoais	Com frequência, os profissionais de saúde não reconhecem quando o preconceito está em jogo em uma consulta clínica. A comunicação universal e as habilidades interpessoais podem ajudar a reduzir o impacto de preconceitos inconscientes na maneira como você interage com os pacientes

continua

Explore a identidade de seu paciente	Muitos preconceitos estão ancorados em suposições clínicas sobre a identidade do paciente. Ao simplesmente pedir ao paciente que esclareça o que sua identidade significa para ele, os profissionais de saúde podem desconstruir suas suposições e compreender melhor seus pacientes
Explore as experiências de preconceito de seus pacientes	As consultas clínicas são influenciadas pelas experiências prévias do paciente de preconceitos implícito e explícito nos cuidados de saúde. Explorar essas experiências pode ajudá-lo a estabelecer uma parceria com seus pacientes e a compreender melhor a sua abordagem em relação aos cuidados de saúde

Humildade cultural. A *humildade cultural* é definida como o "processo que requer humildade à medida que os indivíduos continuamente se envolvem em autorreflexão e autocrítica como aprendizes ao longo da vida e refletem sobre isso na prática", em um esforço para lidar com desequilíbrios de poder e defender outros indivíduos.

É importante praticar a autorreflexão, o pensamento crítico e a humildade cultural à medida que se experimenta a diversidade no treinamento clínico.

Outras considerações importantes

Espiritualidade

A *espiritualidade* abrange a religião, porém é mais ampla, com foco em temas universais maiores, como significado e propósito, transcendência e conexão com os outros. É o aspecto da humanidade que se refere à maneira como os indivíduos buscam e expressam significado e propósito e como eles experimentam a sua conexão com o momento, consigo mesmos, com os outros, com a natureza e com o espiritual e sagrado (Capítulo 3, *Anamnese*, seções "História espiritual" e "FICA").

Ética médica

A *ética médica*, subcampo da ética aplicada, que, em si, é um subcampo da filosofia, é o sistema de normas que evoluiu para orientar a prática e apoiar a tomada de decisão clínica.

O respeito pela autonomia, além dos princípios mais antigos de beneficência, não maleficência e justiça, foi estabelecido como a base comum da ética na assistência à saúde e incorporado à maioria dos códigos profissionais para profissionais de saúde (Boxe 1.6).

Boxe 1.6 Valores fundamentais da ética médica.	
Valor fundamental	**Descrição**
Beneficência	■ Máxima de que os profissionais de saúde devem agir para o bem dos pacientes, prevenindo ou tratando doenças
Confidencialidade	■ Dever de evitar a divulgação de informações pessoais de pacientes a partes que não estejam autorizadas a tomar conhecimento dessas informações
Capacidade de decisão	■ Capacidade de fazer uma escolha autônoma, que os profissionais de saúde devem respeitar
Consentimento informado	■ Princípio de que os profissionais de saúde devem obter autorização voluntária dos pacientes para testá-los ou tratá-los quanto a doenças ou lesões ■ Como o paciente não é capaz de consentir com o tratamento sem saber para que está sendo tratado, esse princípio abrange também a responsabilidade de informar o paciente sobre diagnósticos, prognósticos e alternativas de tratamento
Justiça	■ Todos os pacientes com necessidades de saúde semelhantes devem receber tratamento clínico similar e ser tratados de maneira justa pelos profissionais de saúde
Não maleficência ("primeiro, não faça mal")	■ Orientação de que os profissionais de saúde devem evitar causar danos aos pacientes e minimizar os efeitos negativos dos tratamentos
Respeito à autonomia	■ Compromisso de aceitar as escolhas feitas pelos pacientes com capacidade de decisão em relação a quais tratamentos que serão realizados, inclusive a rejeição de um tratamento. A inclusão desse valor à ética médica mudou a relação médico-paciente de paternalista para colaborativa
Dizer a verdade	■ Os profissionais de saúde devem divulgar informações que possam ser relevantes para o paciente para além das exigidas pelo consentimento informado (p. ex., a quantidade de procedimentos similares que o profissional de saúde realizou)

Capacidade de decisão

Se indicado, pode ser necessário determinar se um paciente tem *capacidade de decisão* (Boxe 1.7). A capacidade é uma designação clínica e pode ser avaliada pelo profissional de saúde, ao passo que a *competência* é uma determinação judicial e só pode ser decidida por um tribunal. Para pacientes com capacidade prejudicada, um *representante* ou *procurador para cuidados de saúde* pode ajudar a levantar a história do paciente. Verifique se o paciente tem uma *procuração duradoura para cuidados de saúde* ou um *procurador para cuidados de saúde*.

Boxe 1.7 Elementos da capacidade de tomada de decisão.

Os pacientes devem ser capazes de:
- Compreender as informações relevantes sobre os exames diagnósticos ou os tratamentos propostos
- Avaliar a sua situação (incluindo seus valores subjacentes e a situação clínica atual)
- Usar a razão para tomar uma decisão
- Comunicar sua escolha

Fonte: Sessums LL et al. Does this patient have medical decision-making capacity? *JAMA*. 2011;306:420.

Abordagem a um dilema clínico ético

Quando é necessário considerar explicitamente os aspectos éticos da situação clínica, a heurística pode fornecer uma orientação sobre como raciocinar ao longo de um dilema ético (Boxe 1.8). Esse método prático não tem garantia de ser ótimo ou perfeito, mas é suficiente para alcançar um objetivo imediato.

Boxe 1.8 Como resolver um dilema clínico ético.

1. Exponha claramente a questão ética
2. Colete informações relevantes
   - Aspectos clínicos
   - Preferências e interesses do paciente (p. ex., cultura, religião, apoio social, questões financeiras, qualidade de vida)
     - O paciente tem capacidade?
     - O paciente tem diretivas antecipadas de vontade ou um procurador para cuidados de saúde?
   - Preferências de outras partes
3. Identifique princípios e diretrizes éticos
   - Existem diretrizes legais que se aplicam ao caso?
   - Existem diretrizes institucionais que se aplicam ao caso?
   - Quais valores éticos são relevantes para o caso?
4. Delineie e relacione opções a valores e princípios
   - Identifique o curso de ação priorizando cada um dos valores éticos
   - Se o princípio X for primário, então o curso de ação Y é justificado etc.
5. Avalie as diferentes opções
   - Formule a justificativa para o melhor curso de ação, identificando o princípio dominante com base nas diretrizes legais, institucionais e éticas
6. Elabore um plano de ação

Documentação do atendimento clínico

Prontuário de saúde de qualidade

O *prontuário de saúde* tem dupla finalidade – ele reflete sua análise do estado de saúde do paciente e documenta as características exclusivas do histórico do paciente, o exame clínico, os resultados de exames e testes laboratoriais e a avaliação em um plano escrito de modo formal. Um prontuário de saúde claro e bem-organizado é um dos complementos mais importantes para o atendimento do paciente. Pense especialmente na *ordem e legibilidade* do prontuário e na *quantidade de detalhes* necessários. Use a lista de verificação do Boxe 1.9 para garantir que seu prontuário seja informativo e fácil de acompanhar.

Boxe 1.9 Lista de verificação para garantir um prontuário de saúde de qualidade.

- **A ordem está clara?**
  A ordem é imperativa. Certifique-se de que os leitores possam encontrar facilmente pontos específicos de informação. Por exemplo, mantenha os itens *subjetivos* da história na história; não deixe que eles se infiltrem no exame físico. Você:
  - Deixou os títulos claros?
  - Destacou a organização deles com parágrafos e espaçamentos?
  - Organizou a *História da doença atual* em ordem cronológica, começando com o episódio atual e, em seguida, preenchendo as informações relevantes do histórico?

- **Os dados incluídos contribuem diretamente para a avaliação?**
  Descreva as evidências, tanto as positivas como as negativas, que apoiam cada problema ou diagnóstico. Certifique-se de que haja detalhes suficientes para dar suporte ao seu diagnóstico diferencial e plano de ação

- **Os dados negativos pertinentes estão especificamente descritos?**
  Com frequência, partes da anamnese ou do exame físico sugerem que uma anormalidade poderia existir em determinada área ou poderia se desenvolver. Por exemplo, quando os pacientes apresentam equimoses evidentes, registre "fatos negativos relevantes", como ausência de lesão ou violência, doenças hemorrágicas familiares, uso de medicamentos ou déficits nutricionais que poderiam provocar as equimoses. Quando o paciente está deprimido, porém sem ideação suicida, é importante registrar os dois fatos. Em contrapartida, se o paciente apresenta oscilação transitória do humor, é desnecessário tecer comentários sobre ideação suicida

- **Há excesso de generalizações ou omissão de dados importantes?**
  Lembre-se de que dados não registrados são dados perdidos. Não importa o quão vividamente você possa se lembrar de detalhes clínicos hoje, provavelmente não se lembrará deles em alguns meses. A frase "exame neurológico negativo",

continua

ainda que em sua própria caligrafia, pode fazer você se perguntar em alguns meses: "Será que eu verifiquei mesmo os reflexos?"

■ **Há muitos detalhes?**

Há excesso de informações ou redundância? As informações importantes estão "escondidas" em um relato muito detalhado, podendo ser descobertas apenas pelo leitor mais persistente? Faça descrições concisas. "Colo do útero rosado e liso" indica que não foram observados eritema, úlceras, nódulos, massas, cistos ou outras lesões suspeitas, porém essa descrição é mais curta e mais fácil de ler. Pode-se omitir estruturas sem importância, embora elas tenham sido examinadas, como sobrancelhas e cílios normais

Omita a maior parte dos achados negativos, a não ser que tenham relação direta com as queixas do paciente ou exclusões específicas em seu diagnóstico diferencial. *Em vez disso, concentre-se nos achados negativos principais*, como "ausência de sopro cardíaco"

■ **O estilo de escrita é conciso? Frases, palavras curtas e abreviações são utilizadas de maneira adequada? Os dados são desnecessariamente repetidos?**

Omita frases introdutórias repetitivas, como "O paciente relata não...", pois os leitores presumem que o paciente é a fonte da história, a não ser que seja especificado de outra maneira.

■ É comum usar palavras ou frases curtas, em vez de frases inteiras, porém abreviações e símbolos devem ser utilizados apenas se forem facilmente compreendidos. Use palavras mais curtas quando possível, como "ouvido", em vez de "auscultado". Omita palavras desnecessárias, como aquelas entre parênteses nos exemplos a seguir: "Colo do útero (de cor) róseo"; "Som claro pulmonar (à percussão do pulmão)"

■ Descreva o que foi observado, não o que foi feito. "Foi feito o fundo de olho" é menos informativo do que "fundo de olho com bordas nítidas"

■ **Foram incluídas medidas precisas, quando apropriado?**

Para garantir avaliações precisas e comparações futuras, faça medições em centímetros, não em frutas, nozes ou vegetais

■ "Linfonodo de 1×1 cm" *versus* "linfonodo do tamanho de uma ervilha"

■ Ou "massa de 2×2 cm no lobo esquerdo da próstata" *versus* "massa prostática do tamanho de uma noz"

■ **O tom das anotações é neutro e profissional?**

É importante ser objetivo. Comentários hostis ou desaprovadores não têm lugar no prontuário do paciente. Nunca use palavras ou pontuação inflamadas ou humilhantes.

Comentários como "Paciente BÊBADO e ATRASADO DE NOVO!!" são pouco profissionais e dão um mau exemplo para outros profissionais de saúde que têm acesso ao prontuário. Além disso, essas condutas podem ser difíceis de serem defendidas em caso de processo jurídico.

Recursos de interpretação

O Boxe 1.10 representa os tipos de abreviações comuns que podem ser utilizados no prontuário de saúde. Observe que essa não é uma lista completa de abreviações aceitáveis. Se estiver em dúvida em relação à abreviatura correta, escreva ou digite a informação por extenso.

Boxe 1.10 Abreviações comuns para o prontuário de saúde.

Unidades de medida		CABG*	Revascularização coronária
°C	Grau Celsius	COONBF*	Cabeça, olhos, orelhas, nariz,
cm	Centímetro		boca e faringe
F*	Fahrenheit	Dig	Digestório
h	Hora	DLN	Dentro dos limites normais
kg	Quilograma	DM	Diabetes melito
lbs*	Libras	DMNID	Diabetes melito não
mcg ou μg	Micrograma		insulinodependente
mg	Miligrama	DPOC	Doença pulmonar obstrutiva
min	Minuto		crônica
oz*	Onças	Dr	Direito
Sinais vitais		DUM	Data da última menstruação
FC	Frequência cardíaca	DVJ*	Distensão venosa jugular
FR	Frequência respiratória	E	Esquerdo
PA	Pressão arterial	ECG	Eletrocardiograma
T	Temperatura	ET*	Eritrócitos
Vias de administração		F	Feminino
de medicamentos		GU	Geniturinário
IM	Intramuscular	HA	Hipertensão arterial
IV	Intravenosa	HC	Hemograma completo
VO	Via oral	HF	História familiar
Abreviações médicas		Hist	História
Ø	Ausente ou nenhum	HIV	Vírus da imunodeficiência
+ ou pos.	Positivo		humana
– ou neg.	Negativo	HS	História da saúde (anamnese)
AAM	Acidente	HS*	História social
	automobilístico*	IAM	Infarto agudo do miocárdio
Abd	Abdome	ICC	Insuficiência cardíaca
ADM*	Amplitude de		congestiva
	movimento	Id*	Idade
AIDS	Síndrome da	ITRS ou IVAS	Infecção do sistema
	imunodeficiência		respiratório superior ou
	adquirida		Infecção das vias respiratórias
AIT	Ataque isquêmico		superiores
	transitório	Leuc	Leucócitos
ALC	Álcool	Masc	Masculino
AP	Anteroposterior	Med	Medicamentos
AVE	Acidente vascular	MEO	Músculos extraoculares
	encefálico	MM	Membros

continua

Neuro	Neurológico	RX	Radiografia de tórax
NI	Normal/Dentro dos limites normais	SAC*	Sem alergia conhecida
		SACM*	Sem alergia conhecida a medicamentos
ONG	Orelhas, nariz e garganta		
PA	Posteroanterior	Soc	Socorrista
PERRLA*	Pupilas isocóricas, redondas e reativas à luz	TC	Tomografia computadorizada
PL	Punção lombar	TP	Tempo de protrombina
PS	Pronto-socorro	TRH	Terapia de reposição hormonal
PVC	Pressão venosa central		
RCP	Reanimação cardiopulmonar	TTPA	Tempo de tromboplastina parcial ativada
RM	Ressonância magnética	U/A	Urinálise
RS*	Respiração superficial		
RTP	Reflexos tendinosos profundos		

*N.R.T.: Abreviação não usada no Brasil.

Fonte: Federation of State Medical Boards of the United States, Inc., The National Board of Medical Examiners® (NBME®) 2018 Step 2 CS content description and information. Disponível em https://www.usmle.org/pdfs/step-2-cs/cs-info-manual.pdf. Updated November 2018. Acesso em: 30 maio 2019.

Entrevista, Comunicação e Habilidades Interpessoais

O *processo de entrevista* é mais do que apenas fazer uma série de perguntas; requer uma sensibilidade altamente refinada em relação aos sentimentos e às dicas comportamentais do paciente. Esse processo produz a história de um paciente e tem como base várias habilidades relacionadas entre si para que se possa responder com eficácia às dicas, aos sentimentos e às preocupações do paciente.

Fundamentos de uma entrevista bem conduzida

Entrevistas bem conduzidas requerem o uso de técnicas de comunicação global e interpessoais que podem ser utilizadas em todos os estágios da consulta clínica (Boxe 2.1).

Boxe 2.1 Técnicas para uma entrevista bem conduzida.

Técnica	Descrição
Escuta ativa e atenta	Ouça atentamente o que o paciente está comunicando, estando ciente do seu estado emocional e usando habilidades verbais e não verbais para encorajá-lo a continuar a explanar suas preocupações e seus medos
Questionamento orientado ■ Passe de perguntas abertas para perguntas direcionadas	*Proceda do geral para o específico*. As perguntas direcionadas não devem levar a perguntas que exijam uma resposta "sim" ou "não": não pergunte "Suas fezes parecem piche?", mas "Por favor, descreva suas fezes"
■ Use perguntas que desencadeiem uma resposta qualificada	Faça perguntas que exijam uma resposta qualificada, em vez de uma resposta única. "Que atividade física você faz que o deixa com falta de ar?" é melhor do que "Você sente falta de ar ao subir escadas?"

continua

■ Faça as perguntas em série, uma de cada vez	Certifique-se de fazer uma pergunta de cada vez. Tente "Você tem algum dos seguintes problemas?". Certifique-se de fazer uma pausa e estabelecer contato visual com o paciente ao listar cada problema
■ Ofereça múltiplas opções de respostas	Ofereça respostas de múltipla escolha. Às vezes, os pacientes podem parecer incapazes de descrever seus sintomas
■ Esclareça o que o paciente quis dizer	Solicite esclarecimentos aos pacientes quando não entender o sentido da conversa, como "Diga-me exatamente o que você quis dizer com 'gripe'"
■ Utilize expressões de encorajamento	Use *expressões de encorajamento*, como posturas, ações ou palavras, que estimulem o paciente a dizer mais, mas que não sejam excessivamente específicas. Acene com a cabeça ou permaneça em silêncio. Incline-se para a frente, estabeleça contato visual e use frases como "Hm-hmm", "Continue" ou "Estou ouvindo"
■ Use reprodução/ repetição	A repetição e a reprodução das palavras do paciente o encorajam a expressar detalhes factuais e sentimentos
Respostas empáticas	Os pacientes podem expressar – com ou sem palavras – sentimentos que não reconheceram de modo consciente. Respostas empáticas são vitais para a relação com o paciente e transmitem que você experimenta parte do sofrimento dele. *Para expressar empatia, deve-se, primeiro, reconhecer os sentimentos do paciente.* Desperte esses sentimentos, em vez de assumir como o paciente se sente. Responda com compreensão e aceitação. As respostas podem ser tão simples como "Eu entendo", "Isso parece incomodar muito" ou "Você parece triste". A empatia também pode ser não verbal – por exemplo, colocar a mão no braço do paciente se ele estiver chorando
Resumo	Forneça uma síntese curta da conversa que possibilite ao paciente saber que você está ouvindo com atenção. Também esclareça o que você sabe e o que não sabe. A síntese possibilita organizar o seu raciocínio clínico e transmitir a sua opinião ao paciente, o que torna a relação mais colaborativa
Transições	Informe os pacientes quando estiver mudando de assunto durante a entrevista, pois isso dá a eles maior sensação de controle

continua

Parceria	Expresse seu desejo de trabalhar com o paciente de forma contínua. Tranquilize o paciente, dizendo que, independentemente do que acontecer com a saúde dele, como seu profissional de saúde, você está comprometido com uma parceria contínua. Mesmo em sua função de estudante, esse apoio faz grande diferença
Validação	Forneça apoio verbal que legitime ou valide a experiência do paciente para ajudá-lo a se sentir aceito
Tranquilizações	Evite tranquilizações prematuras ou falsas. Essa garantia pode bloquear novas revelações, principalmente se o paciente sentir que expor a ansiedade é uma fraqueza. *O primeiro passo para uma tranquilização efetiva é identificar e aceitar os sentimentos do paciente sem oferecer garantias naquele momento*

Capacite o paciente

A relação médico-paciente é inerentemente desigual. Os pacientes têm muitos motivos para se sentirem vulneráveis: dor, preocupação, sensação de estarem sobrecarregados com o sistema de saúde e falta de familiaridade com o processo de avaliação clínica. As diferenças de gênero, etnia, raça ou classe também podem criar diferenciais de poder. Por fim, os pacientes devem ter autonomia para cuidar de si próprios e seguir os conselhos médicos (Boxe 2.2).

> **Boxe 2.2 Como empoderar o paciente: técnicas para compartilhar o poder.**
>
> ■ Evoque a perspectiva do paciente
> ■ Transmita interesse à pessoa, e não apenas ao problema
> ■ Siga o direcionamento do paciente
> ■ Levante e valide o conteúdo emocional
> ■ Compartilhe informações com o paciente, sobretudo em pontos de transição durante a consulta
> ■ Torne seu raciocínio clínico transparente para o paciente
> ■ Revele os limites dos seus conhecimentos

Use uma linguagem compreensível

É fundamental usar frases e palavras curtas e comunicar apenas informações essenciais. Palavras simples evitam o uso de jargões médicos, abreviações ou quaisquer expressões ou frases complexas. Pode-se usar as duas abordagens a seguir.

■ **Abordagem "Faça três perguntas".** Essa abordagem visa a ajudar os pacientes a se tornarem membros mais ativos de sua equipe de saúde. Ela encoraja os pacientes a fazerem – e os profissionais de saúde a responderem – três perguntas principais durante cada consulta de saúde

1. Qual é o meu principal problema?
2. O que eu preciso fazer?
3. Por que é importante para mim fazer isso?

   Modifique essa abordagem para **"Diga três coisas"**, que também pode ajudar os profissionais de saúde a manterem a sua mensagem focada e simples.

- **Método de repetir o que você disse**. Outra técnica útil para avaliar a compreensão do paciente é pedir a ele para *"repetir o que você disse"*, em que se convida o paciente a repetir, em suas próprias palavras, o plano de cuidados (Boxe 2.3). Lembre-se de que "repetir o que você disse" não é um teste de conhecimento do paciente. É um teste de quão bem as coisas foram explicadas de maneira que o paciente pudesse compreender.

Boxe 2.3 Método de repetir o que você disse.

- Planeje a sua abordagem. Pense em como pedirá ao paciente que repita todas as informações que você passou a ele. Um exemplo seria: "Falamos sobre muita coisa hoje e quero ter certeza de que expliquei tudo com clareza. Então, vamos revisar o que discutimos"
- "Divida e confira." Divida as informações em pequenos segmentos e peça ao paciente para repeti-las
- Esclareça e verifique novamente. Se o procedimento de repetir o que você disse revelar um mal-entendido, explique as coisas novamente usando uma abordagem diferente
- Comece devagar e seja consistente
- Prática. Pode demorar um pouco, mas uma vez que essa abordagem fizer parte da sua rotina, o repetir o que você disse pode ser feito sem constrangimento e sem prolongar a consulta
- Peça ao paciente para explicar como ele entendeu que os medicamentos devem ser utilizados, sobretudo se você prescreveu novos medicamentos ou alterou as doses
- Use folhetos em conjunto com o "repetir o que você disse". Aponte informações importantes, revisando os materiais impressos para reforçar a compreensão dos pacientes

Fonte: Agency for Healthcare Research and Quality. 2015. *Use the teach-back method: Tool #5*. Rockville, MD. Disponível em: http://www.ahrq.gov/professionals/quality-patient-safety/quality-resources/tools/literacy-toolkit/healthlittoolkit2-tool5.html. Última revisão em fevereiro de 2015. Acesso em: 30 maio 2019.

Use uma linguagem não estigmatizante

A linguagem utilizada para fazer referência às pessoas deve refletir suas identidades completas e reconhecer a sua capacidade de mudar e crescer. De modo involuntário, a linguagem estigmatizante pode distanciar e traumatizar o paciente, criar barreiras para o paciente que procura ajuda ou acesso a tratamento e perpetuar estereótipos negativos (Boxe 2.4).

Boxe 2.4 Exemplos de linguagens estigmatizante e não estigmatizante.	
Deve-se EVITAR dizer...	**Deve-se dizer...**
Ex-infrator, bandido, criminoso, ex-criminoso, ex-condenado, condenado, ex-presidiário, preso, infrator, prisioneiro	Pessoa que foi/está encarcerada, pessoa anteriormente encarcerada
Liberdade condicional, sob condicional, em condicional	Pessoa em liberdade condicional
Abusador de drogas, viciado, drogado	Pessoa que usa/injeta drogas, pessoa que vive com um vício
Esquizofrênico, depressivo	Pessoa que foi diagnosticada com esquizofrenia ou depressão
Paciente com AIDS ou HIV, sofrendo de HIV, vítima da AIDS	Pessoa que vive com HIV, pessoa que vive com AIDS
Prostituta	Trabalhadora do sexo, pessoa que está envolvida em sexo transacional ou de sobrevivência
Vítima de estupro	Sobrevivente de agressão sexual, sobrevivente de estupro
Deficiente	Pessoa com deficiência
Pessoas normais, saudáveis, inteiras ou típicas	Pessoa sem deficiência
Anão, baixinho	Pessoa de baixa estatura, pessoa com nanismo
Confinada a uma cadeira de rodas, restrita a uma cadeira de rodas, paralítico	Pessoa que usa cadeira de rodas ou cadeirante

Fonte: Texas Council for Developmental Disabilities. *People first language*. Disponível em: http://www.tcdd.texas.gov/resources/people-first-language/. Acesso em: 30 maio 2019.

Use uma comunicação não verbal apropriada

Preste muita atenção a contato visual, expressão facial, postura, posição da cabeça e movimentos (como sacudir ou balançar a cabeça), distância interpessoal e posicionamento de braços ou pernas (cruzados, em posição neutra ou abertos). O contato físico pode transmitir empatia ou ajudar o paciente a controlar os sentimentos. Além disso, pode-se observar a *paralinguagem* ou as qualidades da fala do paciente, como ritmo, tom e volume, para aprimorar a relação com ele. Seja sensível às variações culturais dos usos e significados dos comportamentos não verbais.

Outras considerações

Abordagem de assuntos delicados

O Boxe 2.5 fornece diretrizes sobre como abordar tópicos sensíveis com seus pacientes.

Boxe 2.5 Diretrizes para abordar assuntos delicados.

- Não faça julgamentos. Seu papel é aprender com o paciente e ajudá-lo a ter uma saúde melhor
- Explique por que você precisa saber certas informações. Isso deixa os pacientes menos apreensivos. Por exemplo, diga aos pacientes: "Como as práticas sexuais colocam as pessoas em risco de contrair certas doenças, faço as perguntas a seguir a todos os meus pacientes"
- Encontre perguntas de abertura para assuntos delicados e aprenda os tipos específicos de informações necessárias para sua avaliação e seu plano compartilhados
- Reconheça conscientemente qualquer desconforto que esteja sentindo. Negar seu desconforto pode levá-lo a evitar totalmente o assunto

---

Obtenção do consentimento informado

O *consentimento informado* é um processo de comunicação em que o profissional da saúde orienta o paciente em relação aos riscos, aos benefícios e às alternativas de um determinado procedimento ou intervenção.

São elementos necessários para a discussão do consentimento informado:
- Natureza do procedimento ou tratamento
- Riscos e benefícios do procedimento ou tratamento
- Alternativas razoáveis
- Riscos e benefícios das alternativas
- Avaliação da compreensão do paciente em relação aos quatro primeiros elementos.

Como trabalhar com um intérprete médico

O intérprete ideal é uma pessoa que "navegue entre culturas", que seja neutro e treinado em conversar com pacientes de outras culturas ou que falem outras línguas (Boxe 2.6). Tanto a interpretação presencial quanto a por telefone têm papéis importantes nos contextos de saúde, mas não se sobrepõem; os intérpretes telefônicos não substituem a interpretação presencial. Esses intérpretes são úteis para serviços básicos, principalmente para idiomas muito raros e questões que envolvem anonimato. Por sua vez, os intérpretes presenciais são mais adequados para:
- Diagnósticos graves ou outras más notícias
- Quando o paciente tem problemas de audição

- Reuniões de família ou discussões em grupo
- Interação que requer elementos visuais
- Procedimentos ou notícias clínicas complicadas ou pessoais.

Boxe 2.6 Diretrizes para trabalhar com um intérprete (INTERPRET) nos EUA.	
I	***Introductions* (apresentação):** certifique-se de apresentar todas as pessoas na sala. Durante a introdução, inclua informações em relação aos papéis que os indivíduos desempenharão
N	***Note goals* (metas de entrevista):** anote os objetivos da entrevista. Qual é o diagnóstico? Em que implicará o tratamento? Haverá algum acompanhamento?
T	**Transparência:** informe ao paciente que tudo o que for dito será interpretado ao longo da consulta
E	**Ética:** use intérpretes qualificados (não membros da família) ao realizar uma entrevista. Intérpretes especializados possibilitam que o paciente mantenha sua autonomia e tome decisões informadas em relação ao seu tratamento
R	**Respeite as crenças:** pacientes com proficiência limitada no idioma podem ter crenças culturais diferentes, que também precisam ser levadas em consideração
P	***Patient focus* (foco no paciente):** o paciente deve permanecer como o foco da consulta. Os profissionais devem interagir com o paciente, e não com o intérprete. Certifique-se de perguntar e responder quaisquer questionamentos que o paciente possa ter antes de encerrar a consulta. Se você não tiver intérpretes treinados na equipe, o paciente pode não conseguir fazer perguntas
R	***Retain control* (mantenha o controle):** é essencial que o profissional da saúde permaneça no controle da interação e não deixe que o paciente ou o intérprete assumam a conversa
E	**Explique:** use linguagem simples e frases curtas ao trabalhar com um intérprete. Isso garantirá que palavras equivalentes possam ser encontradas no segundo idioma e que todas as informações possam ser transmitidas com clareza
T	**Agradecimento:** agradeça ao intérprete e ao paciente pelo seu tempo. No prontuário eletrônico de saúde (PES), anote que o paciente precisou de um intérprete e quem desempenhou esse papel naquele momento

Fonte: Administration for Children and Families, U.S. Department of Health and Human Services. *INTERPRET tool: working with interpreters in cultural settings*. Disponível em: https://www.acf.hhs.gov/sites/default/files/otip/hhs_clas_interpret_tool.pdf. Acesso em: 30 maio 2019.

Obtenção de informações sobre os desejos específicos do paciente

Em geral, é importante incentivar qualquer adulto, mas especialmente idosos ou doentes crônicos, a estabelecer de forma clara o seu desejo em relação a um assunto ou *vontade* e determinar um *procurador para cuidados de saúde* ou uma *procuração para cuidados de saúde* para que alguém possa atuar como o tomador de decisões de saúde do paciente. Para pacientes com doenças terminais ou frágeis e próximos ao fim da vida (com prognóstico de 1 ano), recomenda-se o preenchimento de um formulário de ordens clínicas para tratamentos de manutenção da vida: *POLST, Physician Orders for Life Sustaining Treatment* (também chamado de *MOLST, Medical Orders for Life-Sustaining Treatment*). Trata-se de um formulário de orientações médicas práticas que informa aos outros as ordens médicas do paciente em relação a tratamentos de manutenção da vida.

Divulgação de notícias graves

Recomenda-se o protocolo SPIKES para a divulgação de notícias graves, em razão da complexidade dessas interações e da possibilidade de falha de comunicação (Boxe 2.7).

Boxe 2.7 SPIKES: protocolo de seis etapas para divulgação de más notícias.

S	*Setting up the interview* (prepare a entrevista)	■ Organize a entrevista de modo a ter um pouco de privacidade ■ Envolva entes queridos do paciente ■ Sente-se ■ Estabeleça uma conexão com o paciente ■ Gerencie restrições de tempo e interrupções
P	*Assessing the patient's Perception* (avalie a percepção do paciente)	■ Use perguntas abertas para estabelecer uma imagem razoavelmente precisa de como o paciente percebe a situação clínica
I	*Obtaining the patient's Invitation* (compreenda as demandas do paciente)	■ Descubra o quanto o paciente deseja saber ■ Em qualquer conversa sobre más notícias, o verdadeiro problema não é "você quer saber?", mas "o quanto você quer saber?"
K	*Giving Knowledge and information to the patient* (forneça conhecimento e informações ao paciente)	■ Apresente as informações de acordo com o nível avaliado de compreensão, adequação e desejos de receber informações do paciente

continua

		▪ Comece com informações de alerta, um "tiro de alerta" ▪ Faça uma pausa depois de compartilhar as informações principais ▪ Evite jargões médicos
E	*Addressing the patient's **E**motions with **E**mpathic responses* (lide com as emoções do paciente com respostas empáticas)	▪ Esteja pronto para que a primeira resposta do paciente seja uma reação emocional ▪ Esteja preparado para reconhecer a reação emocional de modo explícito
S	***S**trategy and **S**ummary* (estratégia e resumo)	▪ Certifique-se de que o paciente compreendeu as informações que foram dadas antes de discutir as próximas etapas

Fonte: Baile WF et al. SPIKES-A six-step protocol for delivering bad news: application to the patient with cancer. *Oncologist*. 2000;5(4):302-311. VitalTalk. Serious News. Disponível em: https://www.vitaltalk.org/guides/serious-news/. Acesso em: 30 maio 2019.

Outra forma de esclarecer a compreensão e a perspectiva do paciente em relação à sua doença é usar a estrutura **Pergunte-Diga-Pergunte**. Essa técnica, centrada no paciente, inicia a conversa com o paciente com uma pergunta sobre a compreensão atual dele da situação (*Pergunte*) antes de fornecer qualquer nova informação (*Diga*). Esse compartilhamento de informações é seguido pela verificação (*Pergunte*) do entendimento do que foi dito.

Desenvolvimento da comunicação interprofissional

Sem dúvida, trabalhar em equipe utilizando uma comunicação eficaz é a chave para fornecer um atendimento eficiente e de qualidade, a fim de alcançar os melhores resultados para o paciente. Desse modo, um ambiente de respeito mútuo é essencial, pois ajuda a dividir metas, decisões e planos colaborativos, além de permitir o compartilhamento de responsabilidades. Uma das estruturas para melhorar a comunicação interprofissional e o trabalho de equipe é o SBAR, **S**ituação-***B**ackground*-**A**valiação-**R**ecomendação (Boxe 2.8).

Boxe 2.8 SBAR: ferramenta para facilitar a comunicação interprofissional.	
SBAR	**Exemplos**
Situação	"Eu... eu estou ligando porque...", "Eu tenho um paciente que é..."
***B**ackground* (histórico)	"O paciente foi admitido na... por causa de..."
Avaliação	"Acho que esse paciente provavelmente está tendo um..."
Recomendação	"Vamos transferir...", "Vamos monitorar e então..."

Fonte: Agency for Health Research and Quality (AHRQ). *TeamSTEPPS*. Disponível em: http://teamstepps.ahrq.gov/. Acesso em: 27 maio 2019.

Consultas desafiadoras

O Boxe 2.9 fornece exemplos de comportamentos de pacientes ou situações desafiadoras e sugere estratégias para lidar com eles.

Boxe 2.9 Consultas com pacientes desafiadores.	
Consulta desafiadora	**Abordagem sugerida**
Paciente que fica em silêncio	■ O silêncio tem muitos significados. Observe atentamente as dicas não verbais, como a dificuldade de controlar as emoções ■ Pode ser necessário mudar suas perguntas para analisar sintomas de depressão ou começar um exame investigatório da saúde mental ■ O silêncio pode ser a resposta do paciente à maneira como as perguntas estão sendo feitas. Você está fazendo muitas perguntas diretas? Você ofendeu o paciente?
Paciente que é prolixo	■ Nos primeiros 5 ou 10 min, ouça com atenção. O paciente parece obsessivamente detalhista ou muito ansioso? Existe uma perda de ideias ou um processo de pensamento desorganizado? ■ Tente se concentrar no que parece mais importante para o paciente. "Você descreveu muitas preocupações. Vamos nos concentrar primeiro na dor no quadril. Você pode me dizer como ela é?" Ou pode-se perguntar: "Qual é a sua principal preocupação hoje?"
Paciente com narrativa confusa	■ O paciente pode fornecer uma história vaga e difícil de entender ou descrever os sintomas em termos bizarros ■ Alguns pacientes apresentam *múltiplos sintomas* ou transtorno somatoforme. Concentre-se no contexto dos sintomas e oriente a entrevista para uma avaliação psicossocial ■ Se houver suspeita de um transtorno psiquiátrico ou neurológico, passe para a avaliação de saúde mental, focando no nível de consciência, orientação e memória do paciente
Paciente com estado ou cognição alterados	■ Determine se o paciente tem capacidade de tomar decisões, de compreender informações relacionadas com a saúde, de fazer escolhas clínicas baseadas na razão e em um conjunto consistente de valores e de declarar preferências em relação a tratamentos específicos

continua

	▪ Se o paciente não tiver capacidade para tomar uma decisão sobre os cuidados de saúde, identifique o procurador para cuidados de saúde ou o agente com a procuração para cuidados de saúde
Paciente com instabilidade emocional	▪ Em geral, o choro é terapêutico, assim como a aceitação silenciosa da angústia do paciente ▪ Faça um comentário de facilitação ou apoio, como "Estou feliz que você tenha sido capaz de expressar seus sentimentos"
Paciente irritado ou agressivo	▪ Muitos pacientes têm motivos para estar com raiva e podem direcionar essa raiva para o profissional da saúde. Aceite os sentimentos de raiva dos pacientes e permita que eles expressem essas emoções sem levar para o lado pessoal ▪ Valide os sentimentos dos pacientes sem concordar com seus motivos ▪ Alguns pacientes zangados tornam-se hostis e perturbados. Antes de lidar com eles, alerte a segurança. Fique calmo, pareça receptivo e evite ser desafiador ▪ Mantenha uma postura relaxada e não ameaçadora. Após estabelecer uma relação, sugira gentilmente ir para um local diferente
Paciente que é paquerador, conquistador	▪ Se você tomar consciência de uma situação de atração sexual, aceite-a como uma resposta humana normal e leve-a ao nível consciente, para que isso não afete o seu comportamento ▪ Negar esses sentimentos aumenta a probabilidade de você agir de maneira inadequada ▪ *Todo* contato sexual ou relacionamento romântico com um paciente é *antiético*; mantenha a sua relação com o paciente dentro dos limites profissionais e busque ajuda, quando necessário
Paciente que é discriminatório/ racista	▪ O comportamento discriminatório ou racista do paciente deve ser nomeado e processado de maneira adequada ▪ Primeiro, deve-se compreender a enfermidade do paciente. As opções incluem continuar atendendo o paciente, pedir ajuda a outro membro da equipe ou retirar-se totalmente da situação ▪ Em seguida, pode-se procurar cultivar uma aliança terapêutica com o paciente. Reconhecer esses fatores não torna o comportamento aceitável ou mais fácil de gerenciar ▪ Por fim, é função do seu profissional de saúde supervisor estabelecer um ambiente de aprendizagem que o apoie na equipe de saúde

continua

Paciente que não é cooperativo, que não demonstra adesão aos cuidados	■ O termo *adesão* é preferível à *aderência*, pois, quando um paciente não coopera com a terapia sugerida, não é justo presumir que ele sempre seja o culpado ■ As estratégias para melhorar a adesão incluem: uso de folhetos informativos; dicas e lembretes usando *e-mails* ou cartas padrão; *feedback* positivo para o paciente; passos para minimizar o desconforto e a inconveniência, como simplificar o esquema de dosagem do medicamento; monitoramento da doença, para alterar o tratamento, quando necessário; e obtenção de aconselhamento, se apropriado
Paciente com perda auditiva	■ Descubra o método de comunicação preferido pelo paciente. Os pacientes podem usar a língua de sinais, uma linguagem única com a sua própria sintaxe ou várias outras formas de comunicação que combinam sinais e fala ■ Determine se o paciente se identifica com a cultura surda ou auditiva ■ Perguntas e respostas escritas à mão podem ser a melhor solução ■ Quando os pacientes têm deficiência auditiva parcial ou são capazes de ler os lábios, olhe diretamente para eles, com boa iluminação. Se o paciente tiver perda auditiva unilateral, sente-se do lado que o paciente ouve. Se o paciente tiver um aparelho auditivo, verifique se ele está funcionando ■ Elimine ruídos de fundo, como o som de uma televisão
Paciente com comprometimento da acuidade visual	■ Dê um aperto de mãos com o paciente para estabelecer contato e explicar quem você é e por que está ali ■ Se a sala não for familiar, oriente o paciente em relação à distribuição dos móveis pelo local
Paciente com inteligência limitada	■ Os pacientes com déficit intelectual moderado geralmente são capazes de fornecer histórias adequadas. Preste atenção sobretudo à escolaridade e à capacidade de atuar de maneira independente do paciente. Até que ano o paciente estudou? Se ele não terminou os estudos, por quê? ■ Avalie a capacidade do paciente de realizar cálculos simples, vocabulário, memória e pensamento abstrato ■ Para pacientes com déficit intelectual grave, levante a história deles utilizando como fonte familiares ou cuidadores ■ Evite "falar baixo" ou usar um comportamento condescendente. A história sexual é igualmente importante e, em geral, negligenciada

continua

Paciente sobrecarregado por problemas pessoais	■ Os pacientes podem pedir conselhos em relação a problemas pessoais fora da área da saúde. Deixar o paciente falar sobre o problema geralmente é mais valioso e terapêutico do que qualquer resposta que se possa dar
Paciente com pouca escolaridade ou baixo nível de conhecimento em saúde	■ Avalie a capacidade de leitura do paciente. Alguns pacientes podem tentar esconder seus problemas de leitura. Peça ao paciente que leia todas as instruções que você escreveu. O simples ato de entregar ao paciente o material escrito de cabeça para baixo para ver se o paciente o vira pode resolver a questão ■ Avalie os *conhecimentos em saúde* ou as habilidades para lidar efetivamente com o sistema de saúde do paciente: interpretar documentos, ler rótulos e instruções de medicamentos e falar e ouvir bem com eficácia
Paciente com proficiência limitada no idioma	■ Se o paciente fala um idioma diferente, faça todo o possível para encontrar um intérprete treinado. O intérprete ideal é alguém neutro e objetivo, treinado em línguas e culturas ■ Evite usar familiares ou amigos: a confidencialidade pode ser violada ■ Ao trabalhar com um intérprete, *faça perguntas claras, curtas e simples*. Fale diretamente com o paciente ■ Questionários bilíngues impressos são valiosos
Paciente com doença em estado terminal ou no final da vida	■ Ofereça oportunidades para que pacientes e familiares conversem sobre seus sentimentos e façam perguntas ■ Pacientes que estão morrendo raramente querem falar sobre sua doença o tempo todo, tampouco desejam confiar em todos que encontram. Dê-lhes oportunidades para falar e ouça de maneira receptiva, mas apoie-os se preferirem permanecer em um nível superficial de conversação ■ Trabalhe seus próprios sentimentos em relação à morte e adquira as habilidades necessárias para garantir uma comunicação de excelência, pois você entrará em contato com pacientes de todas as idades próximos ao fim de suas vidas

Como manter um atendimento com foco no paciente em ambientes clínicos computadorizados

O uso eficaz do PES tem demonstrado facilitar o processo de comunicação, esclarecimento e discussão, bem como alguns comportamentos de comunicação potencialmente centrados no paciente, como compartilhamento de tela, uso de subtítulos e interrupção da digitação durante discussões sensíveis (Boxe 2.10).

Boxe 2.10 Estratégias para manter um atendimento com foco no paciente em ambientes clínicos computadorizados.

- Revise o prontuário de saúde do paciente antes de ligar para ele
- Inicie a consulta perguntando sobre as preocupações do paciente e edificando uma relação antes de ligar o computador
- Posicione o computador/paciente de modo a facilitar a comunicação enquanto usa o PES (*i. e.*, mantenha um triângulo entre profissional/paciente/computador)
- Mantenha o corpo voltado em direção ao paciente (principalmente a parte inferior do corpo); mantenha um contato visual intermitente com o paciente, apesar de usar o PES
- Fale enquanto trabalha no computador para manter o envolvimento com o paciente e quebrar longos silêncios
- Explique a finalidade de usar o computador; verbalize ações realizadas no computador (p. ex., descreva o que você está procurando); leia em voz alta enquanto digita
- Compartilhe visual ou verbalmente com o paciente as informações do PES usando o monitor
- Envolva o paciente no preenchimento do prontuário
- Separe o uso do computador da comunicação com o paciente, sobretudo ao construir uma relação ou ao discutir opções de tratamento; verbalize ou use gestos para indicar trocas de atenção entre o paciente e o computador
- Adote intervalos na interação com o paciente para usar o computador (p. ex., quando o paciente está se vestindo após um exame físico)
- Depois da consulta, documente-a no PES

Fontes: Crampton NH et al. Computers in the clinical encounter: a scoping review and thematic analysis. *J Am Med Inform Assoc.* 2016;23(3):654-665; Biagioli FE et al. The electronic health record objective structured clinical examination: assessing student competency in patient interactions while using the electronic health record. Acad Med. 2017;92(1):87-91.

Anamnese

A *anamnese* é um texto estruturado para organizar as informações do paciente em formato escrito ou verbal. Esse formato concentra-se nas informações necessárias para facilitar o raciocínio clínico e esclarecer preocupações, diagnósticos e planos de tratamento para outros profissionais de saúde envolvidos no atendimento ao paciente.

Em pacientes adultos, a anamnese abrangente inclui dados de identificação e fonte da história, queixa principal (QP), história da doença atual (HDA), história patológica pregressa (HPP), história familiar, história pessoal e social e revisão de sistemas (RDS) (Boxe 3.1). Quando houver pacientes novos no consultório ou no hospital, faz-se necessário coletar uma anamnese abrangente; entretanto, em muitas situações, uma entrevista flexível, focada ou orientada ao problema é mais apropriada. Os componentes da anamnese abrangente estruturam a história do paciente e o formato de seu registro escrito, porém a ordem mostrada a seguir não deve ditar a sequência da entrevista. A entrevista é mais fluida e deve ser realizada seguindo as queixas e dicas do paciente.

Boxe 3.1 Componentes da anamnese do paciente adulto.	
Informações de identificação do paciente	▪ *Dados de identificação* – como nome, idade e sexo e/ou gênero do paciente
Fonte/confiabilidade	▪ *Fonte da história* – geralmente o paciente, porém também pode ser um membro da família, cuidador ou amigo, ou o prontuário de saúde ▪ A *confiabilidade* varia de acordo com a memória, a confiança e o humor do paciente
Queixa(s) principal(is)	▪ Sintoma ou *queixa principal* que levou o paciente a procurar atendimento, que pode ser uma ou duas queixas, raramente mais do que isso
História da doença atual	▪ Esmiúça a *queixa principal*; descreve a cronologia dos eventos e como cada sintoma se desenvolveu ▪ Inclui os pensamentos e sentimentos do paciente em relação à doença

continua

	■ Abrange partes relevantes da *revisão de sistemas*, chamadas de "aspectos positivos e negativos pertinentes"
História patológica pregressa	■ Descreve *doenças da vida adulta* com as datas dos eventos em pelo menos quatro categorias: *clínica, cirúrgica, obstétrica/ginecológica* e *psiquiátrica* ■ Pode listar *doenças da infância* ■ Inclui *práticas habituais de manutenção da saúde*, como imunizações, exames de rastreamento, problemas de estilo de vida e segurança doméstica ■ Inclui *medicamentos* e *alergias*
História familiar	■ Descreve ou delineia a idade e as condições de saúde, ou a idade e a causa da morte, de irmãos, pais e avós ■ Inclui a presença ou a ausência de doenças específicas na família, como hipertensão arterial, diabetes melito ou algum tipo de câncer
História pessoal e social	■ Inclui qualquer história de *tabagismo, etilismo* ou *uso de drogas ilícitas* ■ Descreve a *história sexual* ■ Descreve *nível de escolaridade, família de origem, casa em que mora atualmente, interesses pessoais* e *estilo de vida*
Revisão de sistemas	■ Inclui a presença ou a ausência de sintomas comuns relacionados com cada um dos principais sistemas do corpo

Decida se a sua avaliação será *abrangente* ou *focada* e certifique-se de distinguir dados *subjetivos* de *objetivos* (Boxe 3.2).

Boxe 3.2 Dados subjetivos *versus* dados objetivos.	
Informações subjetivas	**Informações objetivas**
O que o paciente diz a você	O que você detecta durante o exame nas informações de exames laboratoriais e nos dados dos exames
Os *sintomas* e a história, desde a queixa principal até a revisão dos sistemas	Todos os achados do exame físico, ou *sinais*

Anamnese abrangente do paciente adulto

Ao elaborar a anamnese do paciente adulto, certifique-se de observar o seguinte: data e hora da consulta; dados de identificação, incluindo idade e sexo; e a confiabilidade dos dados, que reflete a qualidade das informações fornecidas pelo paciente.

Queixa(s) principal(is)

Queixa principal (QP) ou *queixa apresentada* é o termo utilizado para descrever o problema ou a condição primária que levou o paciente a procurar o profissional de saúde. A QP é o ponto de partida que desencadeia a coleta de informações, de acordo com a perspectiva do profissional de saúde.

Faça o possível para documentar as palavras exatas utilizadas pelo paciente, sobretudo se forem descritivas, incomuns ou exclusivas. "Meu estômago dói e me sinto péssimo"; ou "Eu vim para meu *check-up* regular".

História da doença atual

Esta seção inclui um relato completo, claro e cronológico dos problemas que levaram o paciente a procurar atendimento. Esse relato deve incluir o início do problema, o contexto em que ele se desenvolveu, suas manifestações e quaisquer tratamentos que tenham sido realizados. A HDA, em sua forma mais básica, é a história do problema do paciente. É nesse ponto que se deve caracterizar em detalhes a QP, descrevendo os atributos listados nos Boxes 3.3 e 3.4 e os *dados positivos* e *negativos* pertinentes de áreas relevantes da RDS que ajudem a esclarecer o *diagnóstico diferencial*.

Boxe 3.3 Atributos de um sintoma.	
Atributo	**Descrição**
Localização	Onde no corpo está o problema, sintoma ou dor ou se ele se irradia para outras áreas
Características	Adjetivo que descreve o tipo de problema, sintoma ou dor
Cronologia, incluindo:	Descreve quando o sintoma ou dor teve início
Início	Contexto em que ocorre e quais ações ou circunstâncias fazem o problema, sintoma ou dor surgir, piorar ou melhorar
Duração	Há quanto tempo o problema, sintoma ou dor está presente ou por quanto tempo perdura
Frequência	Com que frequência o problema, sintoma ou dor ocorre
Fatores modificadores	Ações ou atividades realizadas para melhorar o problema, sintoma ou dor e os resultados que proporcionam
Manifestações associadas	Outros sinais ou sintomas que ocorrem na vigência do problema, sintoma ou dor

Boxe 3.4 Mnemônicos úteis para a caracterização da queixa principal.

OPQRST	OLD CARTS
■ **O**nset (surgimento)	■ **O**nset (surgimento)
■ **P**recipitating e **P**alliating factors (fatores precipitantes/de alívio)	■ **L**ocation (localização)
	■ **D**uration (duração)
■ **Q**uality (qualidade)	■ **C**haracter (características)
■ **R**egion ou **R**adiation (região ou irradiação)	■ **A**ggravating ou **A**lleviating factors (fatores agravantes/de alívio)
■ **S**ite (local)	■ **R**adiation (irradiação)
■ **T**iming ou **T**emporal characteristics (cronologia)	■ **T**iming (cronologia)
	■ **S**etting (contexto)

História patológica pregressa

A HPP inclui todos os problemas de saúde do paciente, tanto os atualmente ativos como os remotos. Além disso, deve incluir *doenças da infância* e da *vida adulta* e seus quatro tipos de informações de saúde: *clínica, cirúrgica, psiquiátrica* e *obstétrica/ginecológica*. O profissional da saúde também deve fazer perguntas em relação às imunizações do paciente e às medidas preventivas adequadas à idade dele.

Doenças da infância: pergunte aos pacientes sobre doenças como sarampo, rubéola, caxumba, coqueluche, catapora, febre reumática, escarlatina e poliomielite. Inclua também quaisquer doenças crônicas da infância, como asma brônquica ou diabetes melito.

Doenças da vida adulta: peça ao paciente que forneça informações em cada uma das quatro áreas:

■ *Clínica:* doenças como diabetes melito, hipertensão arterial, infarto agudo do miocárdio (IAM), hepatite, asma brônquica, vírus da imunodeficiência humana (HIV), convulsões, artrite, tuberculose e câncer, incluindo quando ocorreram e se houve hospitalizações

■ *Cirúrgica:* datas e tipos de cirurgias ou procedimentos; se o paciente não conseguir se lembrar do nome da cirurgia ou procedimento, pergunte o motivo pelo qual ela foi realizada (indicação)

■ *Obstétrica/ginecológica:* história obstétrica, história menstrual, métodos de contracepção e atividade sexual

■ *Psiquiátrica:* doenças como depressão, ansiedade, ideação suicida/tentativa de suicídio; incluindo cronologia, diagnósticos, hospitalizações e tratamentos.

Discutir também a *manutenção da saúde*, incluindo *imunizações* e *exames de rastreamento*, juntamente aos resultados e às datas em que foram realizados pela última vez.

História de saúde mental. Inicialmente, faça perguntas abertas: "Você já teve algum problema com doenças emocionais ou mentais?". Em seguida, passe para perguntas mais específicas: "Você já consultou um psicólogo ou psicoterapeuta?", "Você já tomou medicamentos para problemas emocionais?", "Você ou um membro da sua família já foi hospitalizado por causa de algum problema de saúde mental?".

Seja sensível a relatos de alterações de humor ou sintomas, como fadiga, choro, alterações de apetite ou peso, insônia e queixas somáticas vagas. Duas perguntas de rastreamento validadas são: "Nas últimas 2 semanas, você se sentiu mal, deprimido ou sem esperança?"; e "Nas últimas 2 semanas, você sentiu pouco interesse ou prazer em fazer as coisas?". Pergunte sobre ideação suicida: "Você já pensou em se ferir ou acabar com a sua vida?". Avalie a gravidade.

Medicamentos. Deve-se tomar nota dos medicamentos utilizados, incluindo nome, dose, via e frequência de uso. Liste também medicamentos de venda livre ou sem receita, vitaminas, suplementos minerais ou fitoterápicos, colírios, pomadas, contraceptivos orais e medicamentos caseiros.

História familiar

Descreva a idade e as condições de saúde, ou a idade e a causa da morte, de cada parente imediato do paciente, incluindo avós, pais, irmãos, filhos e netos. Registre as seguintes condições como *presentes* ou *ausentes* na família: hipertensão arterial, doença arterial coronariana, hipercolesterolemia, acidente vascular encefálico, diabetes melito, doença da tireoide ou renal, câncer (especificar o tipo), artrite, tuberculose, asma brônquica ou doenças pulmonares, cefaleia, convulsões, doença mental, suicídio, dependência de álcool ou substâncias psicoativas e alergias; além disso, revise as doenças relatadas pelo paciente.

História pessoal e social

Inclui a *história pessoal e social* do paciente, que captura sua personalidade e seus interesses, seu estilo de enfrentamento, bem como seus pontos fortes e suas preocupações (Boxe 3.5). Essas informações ajudam a personalizar ou a construir o seu relacionamento com o paciente. A história pessoal inclui: *orientação sexual* e *identidade de gênero*; local de nascimento e condições de vida; *ocupação e escolaridade*; *relacionamentos* importantes, incluindo a *segurança* neles; *ambiente doméstico*, incluindo família e composição familiar; *experiências de vida* importantes, como serviço militar, histórico de trabalho, situação financeira e aposentadoria; *atividades de lazer*; *sexualidade*; *espiritualidade*; e *sistemas de apoio social*.

Boxe 3.5 Domínios da história social.

- Orientação sexual e identidade de gênero
- Condições de vida
- Relacionamentos importantes
- Sistemas de apoio local
- Histórico profissional/ocupação
- Escolaridade
- Estilo de vida
- Atividades de vida diária
- Dieta
- Exercícios
- Etilismo
- Tabagismo
- Uso de drogas ilícitas
- Medidas de segurança
- Espiritualidade
- História sexual

Orientação sexual e identidade de gênero. Discutir a orientação sexual e a identidade de gênero toca em um núcleo vital e multifacetado da vida dos pacientes. Nesse contexto, faz-se essencial refletir sobre quaisquer preconceitos e fornecer uma abordagem de apoio e sem crítica, a fim de explorar a saúde e o bem-estar dos pacientes. Deve-se fazer perguntas abertas e usar uma linguagem inclusiva, possibilitando que o paciente decida quando e o que divulgar:

- "Como você descreveria sua orientação sexual?" A gama de respostas pode incluir heterossexual, lésbica, *gay*, bissexual, pansexual, *queer*, não binário, entre outras
- "Como você descreveria sua identidade de gênero?" As respostas incluem masculino, feminino, transgênero, homem trans, mulher trans, sem gênero definido, gênero não binário, não sabe ou não é definido, ou até mesmo "prefiro não responder"
- "Qual é o sexo que consta na sua certidão de nascimento original?" Essa pergunta ajuda a extrair uma quantidade adicional de história de gênero quando questionada como um acompanhamento da identidade de gênero. Além disso, ela dará ao profissional de saúde uma ideia de quais órgãos o paciente pode ter, ajudando-o a orientar as recomendações em relação a infecções sexualmente transmissíveis (ISTs) e rastreamento de câncer.

Relações familiares e sociais. Pergunte sobre pais, filhos, parceiros, amigos, conhecidos e parentes distantes. Procure aqueles que o paciente identifica como as pessoas que fornecem *apoio social*, que se refere às qualidades emocionais que dão base aos relacionamentos.

As relações sociais também podem ser extremamente estressantes, sobrecarregadas, tensas, conflitantes ou abusivas, o que prejudica a saúde (Boxe 3.6). Inicie com declarações estabilizadoras, como "Uma vez que a violência é comum na vida de muitos dos meus pacientes, comecei a perguntar sobre isso rotineiramente". Siga perguntando: "Você está em um relacionamento em que foi agredido ou ameaçado?", "Alguém já lhe tratou mal ou lhe obrigou a fazer coisas que você não queria?", "Tem alguém de quem você tem medo?" ou "Você já apanhou, levou chutes, socos ou foi ferido por alguém que você conhece?". Depois de obter as respostas, é essencial utilizar reações empáticas de validação, sem julgamentos.

Boxe 3.6 Indícios de abuso físico e sexual.

- Lesões inexplicáveis, que parecem inconsistentes com o relato do paciente, são ocultadas pelo paciente ou causam constrangimento
- Atraso em procurar tratamento para traumatismo
- História de lesões ou "acidentes" repetidos
- Uso abusivo de bebidas alcoólicas ou drogas pelo paciente ou por seu parceiro
- Parceiro que tenta dominar a consulta, não sai da sala ou parece estar anormalmente ansioso ou solícito
- Gravidez em uma idade jovem; múltiplos parceiros sexuais
- Infecções vaginais repetidas e ISTs
- Dificuldade para andar ou se sentar devido à dor genital/anal
- Lacerações ou hematomas vaginais
- Medo do exame pélvico ou do contato físico
- Medo de sair da sala de exame

História de etilismo. É importante conhecer os *padrões* de consumo de bebidas alcoólicas do seu paciente, e não apenas seus níveis regulares de consumo. "Fale-me sobre o seu consumo de bebidas alcoólicas" é uma pergunta de abertura que evita resposta fácil do tipo sim ou não. Respostas positivas a estas duas perguntas adicionais são altamente indicativas de problemas com etilismo: "Você já teve um problema com bebida?" e "Quando foi a última vez que você bebeu?". As perguntas de rastreamento mais amplamente utilizadas são as questões *CAGE*, *Cutting down* (pensar em largar a bebida), *Annoyance when criticized* (ficar aborrecido quando criticado pelo hábito de beber), *Guilty feelings* (sentir-se culpado pelo fato de beber) e *Eye-openers* (necessidade de beber pela manhã). Duas ou mais respostas afirmativas sugerem consumo abusivo e dependência de bebidas alcoólicas ao longo da vida e transtornos por consumo de bebidas alcoólicas.

História de tabagismo. Determine os detalhes do tabagismo, incluindo o tipo (fumar, mascar). Pergunte: "Você fuma?", "Você já fumou?", "O que você fuma?", "Quantos cigarros você fuma por dia? Há quantos anos?", "Você masca tabaco?". Os cigarros são frequentemente relatados em anosmaço, calculados multiplicando-se o número de maços de cigarros fumados por dia pelo número de anos que a pessoa fumou. Se o paciente parou de fumar, questione há quanto tempo e registre como "ex-fumante".

História de consumo de substâncias psicoativas. Faça uma pergunta única e altamente sensível e específica: "Quantas vezes no último ano você usou uma droga ilícita ou um medicamento de venda controlada por motivos não clínicos?". Se houver uma resposta positiva, pergunte especificamente sobre isso: "Em sua vida, você já usou: maconha; cocaína; estimulantes de venda controlada; metanfetaminas; sedativos ou pílulas para dormir; ansiolíticos (calmantes); alucinógenos, como dietilamida de ácido lisérgico (LSD), *ecstasy* e cogumelos; opioides ilícitos, como heroína ou ópio; opioides de venda controlada, como fentanila, oxicodona e hidrocodona; ou outras substâncias?".

História sexual. Responder a perguntas sobre a saúde sexual pode ser desconfortável para alguns pacientes, principalmente se eles já sofreram julgamento ou discriminação. Uma ou duas frases de direcionamento costumam ser úteis: "Para me ajudar a cuidar melhor de você, preciso fazer algumas perguntas sobre sua saúde e práticas sexuais", ou "Como parte da rotina do meu trabalho, eu costumo perguntar a todos os pacientes sobre a prática sexual deles". Se você for direto ao assunto, é mais provável que o paciente siga sua orientação.

O roteiro de história sexual mais comum é o 5 Ps: *parceiros, práticas, proteção contra IST, história pregressa de IST* (*past history*) e *prevenção de gravidez/contracepção* (*pregnancy plans*) (Boxe 3.7). Adicione um sexto "P" para *plus* (adicionais), que inclui uma avaliação à procura de traumatismo, violência, satisfação sexual, questões/problemas de saúde sexual e apoio à identidade de gênero e orientação sexual. Essas perguntas foram elaboradas para ajudar os pacientes a revelarem as suas preocupações. Observe que essas perguntas não fazem suposições sobre estado civil, orientação sexual ou atitudes em relação à gravidez ou à contracepção.

Boxe 3.7 História sexual: os 5 Ps+.	
Geral	■ "Você tem alguma preocupação ou pergunta específica com a qual possamos começar em relação à sua saúde sexual ou às suas práticas sexuais?"
Parceiros	■ "Quando foi a última vez que você teve contato físico íntimo com alguém?", "Esse contato incluiu uma relação sexual?" ■ "Quais são os gêneros dos seus parceiros sexuais?" ■ "Quantos parceiros sexuais você teve nos últimos 6 meses? Nos últimos 5 anos? Em sua vida?" ■ "Você teve novos parceiros nos últimos 6 meses?"

continua

Práticas	■ "Como você faz sexo?" ou "Que tipo de sexo você está fazendo?" (p. ex., sexo oral, sexo vaginal, sexo anal, compartilhamento de brinquedos eróticos) ■ "Quais partes do seu corpo você usa para o sexo?" ou "Quais partes do corpo fazem o que durante o ato sexual?" (pênis, boca, ânus, vagina, mãos, brinquedos e outros objetos)
Proteção contra IST	■ "O que você faz para se proteger contra o HIV e as ISTs?" ■ "Você pode me dizer quando usa camisinha? Com quais parceiros?", "Existem muitos motivos pelos quais as pessoas não usam preservativos. Você pode me dizer por que não os está utilizando durante o sexo?" ■ "Você tem alguma preocupação em relação à infecção pelo HIV ou à AIDS?"
História **P**regressa de IST	■ "Você já teve uma IST" Se sim: "Que tipo de doença?", "Quando você a teve?", "Como você foi tratado/quais medicamentos você tomou?" ■ "Você já foi testado para alguma (outra) IST? Se sim, quando e qual foi o resultado do teste?"
Pregnancy plans (prevenção de gravidez/contracepção)	■ "Você tem algum plano ou deseja ter (mais) filhos?" ■ "Você está preocupado em engravidar ou engravidar a sua parceira?", "Você está fazendo alguma coisa para evitar que você ou seu parceiro engravidem?", "Você deseja receber informações em relação a métodos contraceptivos?", "Você tem alguma dúvida ou preocupação em relação à contracepção?"
Plus (adicionais)	■ O *plus* deve abranger uma avaliação à procura de traumatismos, violência, satisfação sexual, questões/problemas de saúde sexual e apoio à orientação sexual e à identidade de gênero

Fontes: U.S. Department of Health and Human Services: Centers for Disease Control and Prevention. *Taking a sexual history: a guide to taking a sexual history.* Revisado pela última vez em 22 de agosto de 2018. Disponível em: https://www.cdc.gov/std/treatment/sexualhistory.pdf. Acesso em: 27 maio 2019; National LGBT Health Education Center. *Taking routine histories of sexual health: a system-wide approach for health centers.* Originalmente publicado em 15 de fevereiro de 2016. Disponível em: https://www.lgbthealtheducation.org/publication/taking-routine-histories-of-sexual-health-a-system-wide-approach-for-health-centers/. Acesso em: 27 maio 2019.

Espiritualidade. A história espiritual ajuda a compreender melhor as necessidades e os recursos espirituais e/ou religiosos dos pacientes. Pode ser parte de uma nova consulta, do exame anual ou da consulta de acompanhamento do paciente. Mantenha-a centrada no paciente e ouça ativamente. O recurso mais amplamente utilizado é a ferramenta espiritual FICA (Boxe 3.8).

Boxe 3.8 Ferramenta espiritual FICA.	
Fé ou crenças	■ *"Qual é a sua fé ou crença?"* ■ *"Você se considera espiritual ou religioso?"* ■ *"O que dá sentido à sua vida?"*
Importância e influência	■ *"O que é importante na sua vida?"* ■ *"Qual é a importância da espiritualidade em sua vida?"* ■ *"Sua espiritualidade influenciou o modo como você cuida de si mesmo, de sua saúde?"* ■ *"Como suas crenças influenciaram o seu comportamento durante essa doença?"* ■ *"A sua espiritualidade o influencia em suas decisões de saúde?"* ■ *"Que papel suas crenças desempenham na recuperação de sua saúde?"*
Comunidade	■ *"Você faz parte de uma comunidade espiritual ou religiosa? Isso é um suporte para você? Como?"* ■ *"Há um grupo de pessoas que você realmente ama ou que são importantes para você?"*
Abordagem	■ *"Como você gostaria que eu, seu profissional de saúde, abordasse essas questões em seus cuidados de saúde?"*

Fonte: Borneman T, Ferrell B, Puchalski CM. Evaluation of the FICA Tool for spiritual assessment. *J Pain Symptom Manage.* 2010;40(2):163-173; Puchalski C, Romer AL. Taking a spiritual history allows clinicians to understand patients more fully. *J Palliat Med* 2000;3(1):129-137. Reproduzido, com autorização, de Christina Puchalski, MD.

Revisão de sistemas

As perguntas cujas respostas são "sim/não" vão da "cabeça aos pés" e encerram a entrevista. As perguntas da *revisão de sistemas* (RDS) podem revelar problemas que o paciente pode ter esquecido de comunicar. Ao transcrever as informações, lembre-se de passar os eventos de saúde relevantes para a história da doença atual ou para a história patológica pregressa.

Geral. Peso habitual, alteração no peso recente, roupas mais apertadas ou folgadas do que antes; fraqueza, fadiga, febre.

Pele. Erupções, nódulos, feridas, prurido, ressecamento, mudanças de coloração; mudanças no cabelo ou nas unhas; mudanças no tamanho ou na coloração de nevos.

Cabeça, olhos, orelhas, nariz, boca e faringe. *Cabeça*: cefaleia, traumatismo cranioencefálico, tontura, sensação de "cabeça leve". *Olhos*: visão, uso de óculos ou lentes de contato, último exame, dor, vermelhidão, lacrimejamento excessivo, visão dupla ou turva, pontos, manchas, luzes piscantes, glaucoma, catarata. *Orelhas*: audição, zumbido, vertigem, dor de ouvido, infecção, secreção. Se a audição estiver diminuída, uso ou não de aparelho auditivo. *Nariz e seios da face (ou paranasais)*: resfriados frequentes, congestão nasal, secreção ou prurido, febre do feno, sangramento nasal, problemas nos seios da face. *Garganta (ou boca e faringe)*: condição dos dentes e das gengivas; sangramento nas gengivas; próteses dentárias, se houver, e como é o encaixe delas; último exame odontológico; língua dolorida; boca seca; dor de garganta frequente; rouquidão.

Pescoço. Nódulos, "glândulas edemaciadas" (linfadenopatia), bócio, dor, rigidez no pescoço.

Mamas. Nódulos, dor ou desconforto, secreção mamilar.

Respiratório. Tosse, expectoração (cor, quantidade), hemoptise, dispneia, sibilos, pleurisia, última radiografia de tórax. Pode-se incluir asma brônquica, bronquite crônica, enfisema pulmonar, pneumonia e tuberculose.

Cardiovascular. "Problemas cardíacos", hipertensão arterial, febre reumática, sopros cardíacos, dor ou desconforto torácico, palpitações, dispneia, ortopneia, dispneia paroxística noturna, edema (inchaço).

Gastrintestinal. Dificuldade para deglutir, pirose, apetite, náuseas. Evacuações, cor e volume das fezes, alteração nos hábitos intestinais, sangramento retal ou fezes pretas ou cor de piche, hemorroidas, constipação intestinal, diarreia. Dor abdominal, intolerância alimentar, eructação ou flatulência excessiva. Icterícia, problemas de fígado ou vesícula biliar, hepatite.

Vascular periférica. Claudicação intermitente; cãibras nas pernas; veias varicosas; ocorrência prévia de trombose venosa; edema nas panturrilhas, nas pernas ou nos pés; mudança de cor nas pontas dos dedos ou nos artelhos em clima frio; edema com vermelhidão ou dor à palpação.

Urinário. Polaciúria, poliúria, micção noturna (noctúria), urgência urinária, queimação ou dor ao urinar, hematúria, infecções urinárias, cálculos renais, incontinência; nos homens, redução do calibre ou da força do jato urinário, retenção, gotejamento.

Genital. *Masculino*: hérnias, secreção ou feridas no pênis, dor ou massa testicular, história de IST e tratamentos, função sexual. *Feminino*: regularidade, frequência e duração da menstruação; volume de sangramento, sangramento entre menstruações ou depois de relações sexuais, data da última menstruação; dismenorreia, tensão pré-menstrual. Idade da menopausa, sintomas da menopausa, sangramento pós-menopausa. Corrimento vaginal, prurido, feridas, nódulos, IST e tratamentos. Número de gestações, número e tipo de partos, número de abortos (espontâneos e induzidos), complicações da gestação, métodos contraceptivos. Interesse, função, satisfação e problemas sexuais (incluindo dispareunia).

Sistema musculoesquelético. Dor muscular ou articular, rigidez, artrite, gota, dor nas costas. Se presentes, descreva as articulações ou os músculos afetados, qualquer edema, vermelhidão, dor espontânea ou à compressão, rigidez, fraqueza ou limitação de movimentos ou de atividades; incluir o momento em que ocorrem os sintomas (p. ex., manhã ou noite), duração e história de traumas. Cervicalgia ou lombalgia. Dor nas articulações com características sistêmicas, como febre, calafrios, erupção cutânea, anorexia, perda ponderal ou fraqueza.

Psiquiátrico. Nervosismo; tensão; humor, incluindo depressão, alteração de memória, tentativas de suicídio, se relevante.

Neurológico. Alterações de humor, atenção ou fala; mudanças de orientação, memória, percepção ou julgamento; cefaleia, tontura, vertigem; desmaios, perda temporária da consciência (blecaute), convulsões, fraqueza, paralisia, dormência ou perda de sensibilidade, parestesia ou sensação de "alfinetadas e agulhadas", tremores ou outros movimentos involuntários, convulsões.

Hematológico. Anemia, facilidade para apresentar equimoses ou sangramentos, reações transfusionais.

Endócrino. "Problemas de tireoide", intolerância ao calor ou ao frio, sudorese excessiva, sede ou fome excessivas, poliúria, mudança no tamanho de luvas ou sapatos.

Modificação da anamnese de acordo com contextos clínicos variados

O Boxe 3.9 fornece diretrizes para modificar a anamnese quando necessário.

Boxe 3.9 Modificação da anamnese de acordo com contextos clínicos variados.	
Contexto clínico	**Modificação**
Atendimento ambulatorial	■ Os pacientes apresentam, em sua maioria, mobilidade, independência, com uma queixa principal que tende a ser mais crônica ■ Como os pacientes são atendidos regularmente no ambiente ambulatorial, concentre a sua coleta de informações não apenas na queixa principal (se houver), mas também nos problemas crônicos de saúde e em quaisquer mudanças que possam ter ocorrido desde a última consulta ■ Questione também em relação à manutenção da saúde de rotina

continua

Atendimento de emergência	■ Pergunte sobre sintomas relacionados com as possíveis causas do problema do paciente para ajudar a descartar rapidamente doenças potencialmente fatais ■ Se o paciente for incapaz de fornecer informações em razão da confusão mental ou de mudanças no estado mental, elabore a anamnese com familiares, cuidadores, outros profissionais de saúde, socorristas ou de acordo com o prontuário de saúde de seus pacientes, se disponível
Unidade de terapia intensiva	■ A maior parte desses pacientes tem capacidade limitada de comunicação, devido a doença grave, alterações de consciência, uso de sedação farmacológica, suporte ventilatório ou uma combinação destes ■ Suas informações clínicas deverão vir de um membro da família, de outros profissionais de saúde ou de registros prévios do prontuário ■ Se o paciente for capaz de se comunicar, a coleta de informações também deve incluir como ele gostaria de direcionar seus cuidados
Instituição de longa permanência para idosos	■ Sempre tente obter primeiro a anamnese diretamente com o residente ■ Se você suspeitar que o paciente possa ter alterações cognitivas, pode ser necessário confirmar algumas informações com familiares ou com a equipe de saúde
Atendimento domiciliar	■ Os pacientes costumam estar cronicamente enfermos e com deficiências funcionais que dificultam a saída de casa sem dispositivos de suporte ou a ajuda de outra pessoa (*status de confinado em casa ou restrito ao lar*) ■ Tente se concentrar na capacidade funcional. A capacidade do paciente de atuar no ambiente domiciliar tem um impacto profundo no seu estado geral de saúde ■ Avalie os riscos ambientais e o nível de limpeza ou manutenção, bem como a disponibilidade de alimentos e medicamentos

Documentação da anamnese

Certifique-se de incluir o seguinte: data e hora em que foram coletados a história e os dados de identificação, que abrangem idade, sexo e confiança nas informações do paciente. O nome completo do paciente com frequência é abreviado, utilizando-se as iniciais. Confira, a seguir, as principais áreas da documentação da anamnese.

Documentação da queixa principal

Faça o possível para citar as palavras exatas do paciente, principalmente se elas forem descritivas, incomuns ou exclusivas. Por exemplo, pode-se documentar: "Meu estômago dói e me sinto péssimo", "Minha urina tem uma cor escura e um cheiro estranho" ou "Sinto como se um elefante estivesse sentado no meu peito". Para aqueles com múltiplas queixas, uma delas pode predominar. Se houver vários problemas de igual importância, a documentação da QP listará os vários problemas, e deve-se descrever e elaborar detalhadamente cada um deles na HDA. Se o paciente não tiver queixas específicas, relate o motivo da consulta, como "Eu vim para fazer meu *check-up* regular".

Documentação da história da doença atual

A estruturação da documentação da HDA no prontuário de saúde é uma das tarefas mais desafiadoras para qualquer aluno iniciante. Uma estrutura que pode orientá-lo a organizar essa seção da documentação é descrita no Boxe 3.10.

Boxe 3.10 Estrutura sugerida para a documentação da história da doença atual (uma queixa principal).

- Comece com uma declaração de abertura
- Caracterize detalhadamente a queixa principal, com atenção à cronologia dos eventos
- Em seguida, descreva os sintomas que os acompanham e sua pertinência
- Inclua sintomas ausentes e sua pertinência
- Adicione informações de outras partes da anamnese que são relevantes

---

Declaração de abertura. A declaração de abertura à anamnese fornece uma base para o leitor começar a pensar nas possíveis causas da condição do paciente. Essa primeira afirmação deve ser colocada no contexto clínico do paciente, ou seja, elementos essenciais da história que estão mais relacionados com a QP e que apontam para as possíveis causas da condição do paciente. Por exemplo: *JM é um homem de 48 anos com diabetes melito mal controlado que apresenta febre há 3 dias.*

Elaboração da queixa principal com atenção à cronologia. Na HDA, a QP deve ser bem-caracterizada por seus atributos presentes (Boxe 3.11). Com base nas respostas do paciente às suas perguntas, dedique atenção especial à clareza da história. Essa seção também deve ser um relato cronológico dos eventos; portanto, preste atenção ao momento de ocorrência dos sintomas.

Boxe 3.11 Documentação dos atributos da queixa principal.	
Atributo	**Exemplos**
Localização	Área do corpo, bilateral, unilateral, esquerda, direita, anterior, posterior, superior, inferior, difusa ou localizada, fixa ou migratória, irradiando para outras áreas
Qualidade	Incômoda, pontual, latejante, constante, intermitente, em prurido, em punhalada, aguda, crônica, melhorando ou piorando, vermelhidão ou edema, cãibras, em pontada, áspera
Quantidade ou gravidade	8/10 na escala de dor, tontura moderada, aproximadamente meia xícara de urina com sangue
Cronologia ■ Início ■ Duração ■ Frequência	 ■ Esta manhã, ontem à noite, 6 dias atrás ■ Desde a noite passada, durante a semana passada, até hoje, durou 2 h ■ A cada 6 h, diariamente, vai e vem
Situação em que ocorre	Piora ao ficar em pé, melhora ao ficar sentado, agravada pela ingestão de alimentos, caiu descendo as escadas, durante um jogo de futebol
Fatores modificadores	Clinicamente, alívio mais provável com ibuprofeno, menos provável com paracetamol; me senti melhor/pior quando eu...
Manifestações associadas	Sintomas generalizados (constitucionais), aumento da frequência e urgência ao urinar, cefaleia com visão turva, dor nas costas que leva a dormência e parestesia que desce pela perna

Um método para manter a clareza da história do paciente é ancorar cada evento em uma linha do tempo ou cronológica. Mantenha as âncoras de tempo consistentes para facilitar o trabalho de seus leitores.

Sintomas que acompanham e sintomas pertinentes ausentes. Nesta seção, deve-se descrever:
■ *Dados pertinentes positivos*: qualquer sintoma descrito durante a consulta que possa estar relacionado com a QP
■ *Dados pertinentes negativos*: ausência de quaisquer sintomas relacionados com o diagnóstico diferencial.

Os dados pertinentes positivos e, sobretudo, os negativos refletem a perspectiva do profissional de saúde quanto às possíveis causas da condição do paciente, além de eliminarem possibilidades menos prováveis com base na história do paciente.

Informações adicionais pertinentes. Aqui, deve-se anotar quaisquer fatos adicionais pertinentes à QP, independentemente de onde eles são normalmente documentados. Por exemplo, se o paciente tiver febre e tosse, que você acredita serem decorrentes de uma pneumonia, pode-se incluir o histórico de tabagismo do paciente na HDA. Os fatos adicionais pertinentes normalmente seriam documentados em outro lugar na história da saúde, mas são incluídos na HDA porque impactam a lista em evolução de possíveis causas da QP.

O Boxe 3.12 fornece sugestões adicionais sobre como estruturar a HDA. Esses modelos enfatizam a clareza da história na HDA, bem como fornecem dicas para o leitor em relação às possíveis causas dos problemas do paciente.

Boxe 3.12 Modelos adicionais sugeridos para documentar a HDA.

Modelo da história de doença atual (queixa principal que você acredita ser um sintoma da exacerbação de uma doença crônica do paciente):

- Declaração de início de consulta: queixa principal de acordo com o contexto clínico do paciente
- Descrição da condição e controle dos sintomas da doença crônica:
    - Diagnóstico ou sintoma
    - Quando diagnosticado
    - Complicações
    - Tratamentos
    - Controle de sintomas recentes antes da exacerbação
- Descrição detalhada da queixa principal
- Sintomatologia acompanhante
- Sintomatologia ausente pertinente
- História patológica pregressa, história familiar ou história social pertinente
- Declaração final: como o paciente chegou ao local de atendimento

Modelo da história da doença atual (sem queixa principal)

- Declaração de abertura: declaração simples dos problemas de saúde do paciente
- Relatório do *status* das condições/doenças crônicas do paciente
    - Sintomas pertinentes – presentes e ausentes
    - Tratamento atual e resposta
    - Exames laboratoriais/exames relevantes prévios
- Declaração final: como o paciente chegou ao local de atendimento

---

Documentação da história patológica pregressa

Liste as *doenças da infância* e, depois, as *doenças da vida adulta* em cada uma das quatro áreas a seguir (Boxe 3.13):

- *Clínica* (p. ex., diabetes melito, hipertensão arterial, hepatite, asma brônquica, HIV), com datas de início; inclua também informações sobre hospitalizações, com as datas
- *Cirúrgica* (datas, indicações e tipos de cirurgias)
- *Obstétrica/ginecológica* (histórico obstétrico, histórico menstrual, métodos contraceptivos e função sexual)
- *Psiquiátrica* (doença e cronologia, diagnósticos, hospitalizações e tratamentos).

Lembre-se de que o seu objetivo é produzir um relatório claro, conciso, porém abrangente, que documente as principais descobertas e comunique a sua avaliação em um formato sucinto para médicos, consultores e outros membros da equipe de saúde. Observe, a seguir, o formato padrão do prontuário de saúde para registro das *Informações iniciais*, incluindo a *Fonte e a confiabilidade* na *Revisão dos sistemas*.

Boxe 3.13 Exemplo de registro da anamnese.

25/08/20 11 h
MN, 54 anos de idade, mulher

Fonte e confiabilidade
Autorrelato; confiável

Queixa principal
"Senti dor de cabeça nos últimos 3 meses."

História da doença atual
MN, mulher, 54 anos, tem uma história antiga de cefaleias intermitentes; ela afirma ter "dor de cabeça nos últimos 3 meses". Ela estava bem até 3 meses antes da consulta, quando começou a apresentar episódios de cefaleia. Esses episódios ocorrem em ambos os lados da porção anterior da cabeça, sem irradiação para qualquer outro lugar. A cefaleia é descrita como latejante e de intensidade leve a moderadamente grave (classificada como 3 a 6 em uma escala de dor de 10 pontos). As cefaleias geralmente duram de 4 a 6 h; no início, ocorria 1 a 2 episódios por mês, porém, agora, eles ocorrem em média 1 vez/semana. Os episódios geralmente estão relacionados com o estresse. As cefaleias melhoram com o sono e a colocação de uma toalha úmida e fria sobre a testa. Há pouco alívio com paracetamol.

MN faltou ao trabalho em várias ocasiões devido às náuseas associadas e aos vômitos ocasionais durante os episódios. Não há presença de alterações visuais, déficits motores-sensitivos, perda de consciência ou parestesia. Ela relata cefaleias com náuseas e vômitos aos 15 anos de idade. Esses episódios voltaram a ocorrer por volta dos 20 e poucos anos, depois diminuíram para um episódio a cada 2 ou 3 meses e quase desapareceram. Ela acha que essas cefaleias podem ser como as que tinha antes, mas quer ter certeza, pois sua mãe teve uma cefaleia pouco antes de morrer de acidente vascular encefálico (AVE). Ela está preocupada porque suas cefaleias interferem em seu trabalho e a deixam irritada com a família. Ela relata aumento da pressão no trabalho por um supervisor exigente, além de estar preocupada com a sua filha. Ela faz três refeições por dia e bebe três xícaras diárias de café e chá à noite. Em razão do aumento na frequência das cefaleias, ela decidiu vir à clínica hoje.
Alergias: ampicilina causa erupções de pele. Nega alergias ambientais ou alimentares
Medicamentos:
■ Paracetamol, 1 a 2 comprimidos a cada 4 a 6 h, conforme necessário

História patológica pregressa
Doenças da infância: sarampo, catapora. Nega escarlatina ou febre reumática
Doenças da vida adulta: clínicas: pielonefrite em 2016, com febre e dor no flanco direito; tratada com ampicilina; desenvolveu erupção cutânea generalizada com prurido vários dias depois; sem recorrência da infecção. Última consulta odontológica há 2 anos. *Cirúrgica:* tonsilectomia, 6 anos de idade; apendicectomia, 13 anos de idade. Suturas em corte em 2012, depois de pisar em um pedaço de vidro. *Ob./Gin.:* G3 P3 (3-0-0 a 3), com partos vaginais normais. Três filhos vivos. Menarca aos 12 anos. Última menstruação há 6 meses. *Psiquiátrico:* nega sintomas

continua

Manutenção da saúde: imunizações: imunizações apropriadas à idade atualizadas de acordo com o registro de imunização. *Testes de rastreamento:* último esfregaço de Papanicolau em 2018, normal. Mamografias em 2019, normal

História familiar

Pai falecido aos 43 anos em um acidente de trem. Mãe falecida aos 67 anos por AVE; tinha varizes e cefaleia

Irmão, 61 anos, com hipertensão arterial, sem outras doenças; irmão, 58 anos, está bem, exceto por artrite leve; irmã morreu na infância de causa desconhecida

Marido faleceu aos 54 anos de IAM

Filha, 33 anos, com enxaqueca, sem outros problemas; filho, 31 anos, com cefaleia; filho, 27 anos, sem problemas

Ausência de história familiar de diabetes, doença cardíaca ou renal, câncer, epilepsia ou transtorno mental

História pessoal e social

Nascida e criada em Las Cruces, do sexo feminino ao nascimento e identificação atual como mulher, concluiu o ensino médio e casou-se aos 19 anos. Trabalhou como vendedora por 2 anos, depois mudou-se com o marido para Española e teve três filhos. Voltou a trabalhar como balconista há 15 anos para ajudar nas finanças da casa. Todos os filhos se casaram. Há 4 anos, seu marido morreu repentinamente de IAM, deixando poucas economias. MN mudou-se para um apartamento pequeno para ficar perto da filha, Isabel. O marido de Isabel, John, tem problemas com etilismo. O apartamento de MN é agora um paraíso para Isabel e seus dois filhos, Kevin, de 6 anos, e Lúcia, de 3 anos. MN se sente responsável por ajudá-los; ela se sente tensa e nervosa, mas nega se sentir deprimida. Ela tem amigos, mas raramente discute com eles problemas familiares: "Prefiro mantê-los para mim. Eu não gosto de fofoca". Durante a avaliação "FICA", ela relata ter sido criada como católica, mas ter parado de frequentar a igreja após a morte de seu marido. Embora afirme que sua fé ainda seja importante, ela relata atualmente não ter uma comunidade de fé ou um sistema de apoio espiritual. Ela sente que isso contribuiu para a sua ansiedade e concorda em se encontrar com um capelão. Ela geralmente acorda às 7 h, trabalha das 9 h às 17 h30 e janta sozinha.

Exercícios e dieta: se exercita pouco. Dieta rica em carboidratos

Medidas de segurança: usa cinto de segurança regularmente. Usa protetor solar. Os medicamentos são mantidos em um armário destrancado para fármacos. Os produtos de limpeza ficam em um gabinete não trancado embaixo da pia. Arma de fogo está armazenada em uma cômoda destrancada no quarto

Tabagismo: cerca de um maço de cigarros por dia desde os 18 anos (36 anos-maço)

Bebidas alcoólicas/drogas ilícitas: vinho em raras ocasiões. Nega uso de drogas ilícitas

História sexual: pouco interesse por sexo e não sexualmente ativa. Seu falecido marido foi o único parceiro sexual. Nunca teve IST. Não consegue se lembrar se já fez testes para IST. Nega preocupações em relação à infecção pelo HIV

Revisão de sistemas

Geral: ganhou 4,5 kg nos últimos 4 anos

Pele: ausência de erupções cutâneas ou de outras alterações

Cabeça, olhos, orelhas, nariz, boca e faringe: ver *História da doença atual. Cabeça:* sem história de traumatismo cranioencefálico. *Olhos:* usa óculos de leitura há 5 anos, último exame há 1 ano. Ausência de sintomas. *Orelhas:* boa audição. Nega zumbido,

continua

vertigem ou infecções. *Nariz, seios da face:* nega febre do feno, problemas nos seios da face. *Boca e faringe:* nega dor de dente ou sangramento gengival

Pescoço: nega nódulos, bócio, dor. Sem adenomegalia

Mamas: ausência de nódulos, dor e secreção

Respiratório: ausência de tosse, sibilos, dispneia

Cardiovascular: ausência de dispneia, ortopneia, dor torácica, palpitações

Gastrintestinal: bom apetite; nega náuseas, vômitos e indigestão. Evacuação 1 vez/dia, embora às vezes apresente fezes endurecidas durante 2 a 3 dias, principalmente quando está tensa; ausência de diarreia ou sangramento. Ausência de dor, icterícia, problemas de vesícula ou fígado

Urinário: nega polaciúria, disúria, hematúria ou dor recente no flanco; ocasionalmente perde urina ao tossir

Genital: sem infecções vaginais ou pélvicas. Nega dispareunia

Vasos periféricos: nega história de flebite ou dor nas pernas

Sistema musculoesquelético: lombalgia leve, geralmente ao final de 1 dia de trabalho; nega irradiação para os membros inferiores; costumava fazer exercícios para as costas, mas não mais. Nega outras dores articulares

Psiquiátrico: nega história de depressão ou tratamento para transtornos psiquiátricos

Neurológico: nega desmaios, convulsões, perda motora ou sensitiva. Nega problemas de memória

Hematológico: nega sangramento fácil ou hematomas

Endócrino: sem intolerância conhecida ao calor ou ao frio. Nega poliúria, polidipsia

Exame Físico

Exame físico abrangente

Deve-se realizar um *exame físico* abrangente na maioria dos pacientes novos ou em pacientes que forem hospitalizados. Para *avaliações mais focadas* ou *voltadas a um problema específico*, as queixas apresentadas ditarão quais segmentos do exame serão ou não realizados.

- A dica para a realização de um exame físico completo e preciso é proceder a uma sequência sistemática de exames. Com esforço e prática, adquire-se a própria sequência de rotina. Este livro recomenda realizar o exame permanecendo ao *lado direito* do paciente
- Aplique as técnicas de inspeção, palpação, ausculta e percussão em cada região do corpo, porém seja sensível ao paciente como um todo
- *Minimize a quantidade de vezes que você pede ao paciente para mudar de posição* de decúbito dorsal para sentado ou de pé para decúbito dorsal
- Para obter uma visão geral do exame físico, estude a sequência a seguir. *Observe que os profissionais de saúde têm opiniões diferentes quanto ao local de exame de segmentos distintos, principalmente no exame dos sistemas musculoesquelético e nervoso.*

Início do exame: organização geral

Siga as etapas do Boxe 4.1 para se preparar para o exame físico.

Considere a sua abordagem, o seu comportamento profissional e como deixar o paciente confortável e relaxado. Sempre lave as mãos na presença do paciente antes de iniciar o exame.

Boxe 4.1 Etapas da preparação para o exame físico.

- Pondere sobre a sua abordagem ao paciente
- Ajuste a iluminação e o ambiente
- Verifique seus equipamentos
- Deixe o paciente confortável
- Observe as precauções padrão e universais
- Escolha a sequência, o escopo e o posicionamento para o exame

Pondere sobre a sua abordagem ao paciente. Identifique-se como aluno. Tente parecer calmo, organizado e competente, mesmo que se sinta diferente disso. Caso tenha esquecido de uma parte do exame, simplesmente examine essa área fora da sequência, mas delicadamente. Isso não é incomum, especialmente no início.

Ajuste a iluminação e o ambiente. Ajuste o leito a uma altura conveniente (certifique-se de abaixá-lo quando terminar). Peça ao paciente que se aproxime de você se isso facilitar o exame físico. Uma boa iluminação e um ambiente silencioso são importantes.

Verifique seus equipamentos. Use a lista de verificação do Boxe 4.2 para conferi-los.

Deixe o paciente confortável. Mostre preocupação com a privacidade e o pudor do paciente.
- Feche portas e cortinas próximas antes de começar

Boxe 4.2 Ferramentas: instrumentos e materiais necessários para o exame físico.

- Estetoscópio
- Esfigmomanômetro
- Oftalmoscópio
- Teste (cartão ou gráfico) para acuidade visual
- Otoscópio. Se estiver examinando crianças, o otoscópio deve permitir a otoscopia pneumática
- Diapasões – 128 e 256 Hz
- Termômetro
- Martelo de percussão ou pesquisa de reflexos neurológicos
- Espéculo vaginal
- Equipamento para coleta de amostras para estudos citológicos e bacteriológicos
- Fonte de luz
- Relógio com ponteiro de segundos (cronômetro)
- Cotonetes, alfinetes de segurança ou outros objetos descartáveis para testar a sensibilidade tátil (a toque leve) e a discriminação de dois pontos
- Abaixador de língua
- Régua ou fita métrica flexível, de preferência com marcação em centímetros
- Máscara facial descartável
- Avental descartável
- Luvas e lubrificante para exames orais, vaginais e retais
- Desinfetante para as mãos
- Papel e caneta ou lápis
- Ultrassom portátil
- Dermoscópio
- Acesso ao prontuário eletrônico via *desktop* ou *laptop*

■ Nos próximos passos, adquira a arte de *envolver o paciente* com aventais ou lençóis à medida que avalia cada segmento do corpo. O objetivo é visualizar uma área do corpo por vez, maximizando o conforto do paciente, mas sem comprometer os seus objetivos diagnósticos como profissional de saúde

■ Conforme prossegue, mantenha o paciente informado, principalmente quando antecipar constrangimentos ou desconfortos, como ao verificar o pulso femoral. Também tente avaliar o quanto o paciente deseja saber

■ Certifique-se de que as suas instruções para o paciente em cada etapa sejam educadas e claras

■ Observe a expressão facial do paciente e pergunte "Está tudo bem?" conforme realiza o exame.

Conclua o exame. Quando terminar, relate ao paciente as suas impressões gerais e o que esperar em seguida. Abaixe o leito para evitar o risco de quedas e levante as grades, se necessário. Ao sair, limpe seus equipamentos, descarte os resíduos e lave as mãos.

Observe as precauções padrão e para *Staphylococcus aureus* resistente à meticilina (MRSA). Lave as mãos rigorosamente antes e depois de todo contato com o paciente e, quando indicado, use equipamentos de proteção individual (luvas, jalecos e proteção para boca, nariz e olhos); utilize práticas seguras de injeção; realize o manuseio seguro de equipamentos ou superfícies contaminadas; adote higiene respiratória e etiqueta para tosse; siga os critérios de isolamento do paciente; e respeite precauções relacionadas com equipamentos, brinquedos, superfícies sólidas e manuseio de roupas usadas.

Observe as precauções universais. Conjunto de precauções destinadas a prevenir a transmissão de HIV, HBV e de outros patógenos transmissíveis pelo sangue ao prestar primeiros socorros ou cuidados de saúde. Os líquidos a seguir são considerados potencialmente infecciosos: todo sangue e outros líquidos corporais contendo sangue visível, sêmen e secreções vaginais; e os líquidos cerebrospinal (liquor), sinovial, pleural, peritoneal, pericárdico e amniótico. As barreiras de proteção incluem luvas, jalecos, aventais, máscaras, protetores faciais e óculos de proteção. Todos os profissionais de saúde devem observar as precauções importantes para realizar injeções seguras e prevenir ferimentos causados por agulhas, bisturis e outros instrumentos e dispositivos cortantes (Boxe 4.3). Notifique imediatamente o serviço de saúde em caso de qualquer lesão.

Boxe 4.3 Precauções com base na transmissão de doenças em instituições de saúde.

Tipo de precaução	Descrição	Tipo de equipamento de proteção pessoal necessário			
		Luvas	Avental	Máscara	Máscara respiratória
Precauções de contato	Condições que podem ser contraídas pelo toque ou contato, como MRSA e *Clostridium difficile*	✓	✓		
Precauções contra gotículas	Condições que podem se disseminar pelo contato com secreções da boca, do nariz e dos pulmões, sobretudo quando um paciente tosse ou espirra; normalmente, as gotículas podem se deslocar por aproximadamente 90 cm (p. ex., gripe, coqueluche), porém as gotículas da Covid-19 podem se deslocar por até 180 cm	✓	✓	✓	
Precauções contra transmissão aérea de doença	Condições que podem se disseminar pelo ar por longas distâncias, como tuberculose e varicela Os pacientes também podem ser colocados em uma *sala de pressão negativa*, projetada para evitar que o ar flua para os corredores	✓	✓		✓
Isolamento reverso	Para proteger o paciente de quaisquer microrganismos que a equipe de saúde ou os visitantes estejam carregando; aqueles com sistema imune comprometido, geralmente por quimioterapia, podem ser colocados em isolamento reverso	✓	✓	✓	

Fonte: CDC. *Guideline for isolation precautions: preventing transmission of infectious agents in healthcare settings*. 2007. Disponível em: https://www.cdc.gov/infectioncontrol/pdf/guidelines/isolation-guidelines-H.pdf. Atualizado em 14 de novembro de 2018. Acesso em: 26 maio 2019.

Escolha a sequência, o escopo e o posicionamento para o exame. A sequência do exame deve:

- Maximizar o conforto do paciente
- Evitar mudanças desnecessárias de posição
- Melhorar a eficiência do profissional de saúde.

Escolha se deseja fazer um *exame abrangente* ou *focado*. Em geral, siga da "cabeça aos pés". Uma meta importante é você desenvolver sua própria sequência tendo esses princípios em mente.

Pratique examinar o paciente permanecendo ao lado direito dele. Observe que o lado direito é mais confiável para estimar a pressão venosa jugular, a mão que realiza a palpação repousa mais confortavelmente sobre o impulso apical, o rim direito com frequência é mais palpável do que o esquerdo e as mesas de exame normalmente são posicionadas para acomodar um examinador destro.

Para examinar em *decúbito dorsal* um paciente que não é capaz de se sentar, pode-se examinar primeiro a cabeça, o pescoço e a parte anterior do tórax. Em seguida, pode-se rolar o paciente de lado para auscultar os pulmões, examinar as costas e inspecionar a pele. Role o paciente para trás e termine o restante do exame com ele novamente em decúbito dorsal.

Sugestão de exame físico "da cabeça aos pés"

Use a lista de verificação do Boxe 4.4 para realizar o exame da cabeça aos pés.

Boxe 4.4 Exame físico: sequência e posicionamento sugeridos.

- Pesquisa geral
- Sinais vitais
- Pele: troncos superior, anterior e posterior
- Cabeça e pescoço, incluindo tireoide e linfonodos
- *Opcional*: sistema nervoso (saúde mental, nervos cranianos, motricidade de membros superiores, volume e tônus muscular, função cerebelar)
- Tórax e pulmões
- Mamas
- Sistema musculoesquelético, conforme indicado: membros superiores

- *Opcional*: tórax e pulmões – anterior
- Mamas e axilas
- Abdome
- Vasos periféricos
- *Opcional*: pele – tronco inferior e membros inferiores
- Sistema nervoso: motricidade de membros inferiores, volume e tônus muscular, sensibilidade; reflexos; reflexo plantar
- Sistema musculoesquelético, conforme indicado
- *Opcional*: pele, anterior e posterior

continua

- Cardiovascular, incluindo pressão venosa jugular (PVJ), batimentos e sopros carotídeos, impulso apical ou choque de ponta (*ictus cordis*), B_1, B_2, sopros, bulhas extras
- Cardiovascular, à procura de B_3 e sopro por estenose mitral
- Cardiovascular, à procura de sopro por insuficiência aórtica

- *Opcional:* sistema nervoso, incluindo marcha
- *Opcional:* sistema musculoesquelético, abrangente
- *Mulheres:* exames pélvico e retal
- *Homens:* exames de próstata e retal

Legenda para os símbolos relacionados com a posição do paciente

- Sentado
- Em decúbito dorsal, com a cabeceira do leito elevada a 30°
- Na mesma posição, porém virado parcialmente para o lado esquerdo
- Sentado, inclinado para a frente

- Em decúbito dorsal
- Na posição ortostática (em pé)
- Em decúbito dorsal, com os quadris flexionados, abduzidos e em rotação lateral e os joelhos flexionados (posição de litotomia)
- Em decúbito lateral esquerdo

Símbolos válidos até que haja atualizações. Dois símbolos separados por uma barra indicam uma ou ambas as posições.

Pesquisa. Observe o estado geral de saúde, a altura, a constituição e o desenvolvimento sexual do paciente. Considere postura, motricidade e marcha; vestimenta, aparência e higiene pessoal; e quaisquer odores do corpo ou da respiração do paciente. Observe as suas expressões faciais e maneiras, afetos e reações a pessoas e coisas no ambiente. Ouça a maneira de falar do paciente e observe seu estado de percepção ou nível de consciência.

Sinais vitais. Peça ao paciente que se sente à beira do leito ou maca de exame, a não ser que essa posição seja contraindicada. Fique em frente ao paciente, movendo-se para os lados conforme necessário. Meça a pressão arterial dele e conte as frequências cardíaca e respiratória. Se indicado, meça a temperatura corporal do paciente.

Pele. Observe o rosto do paciente. Identifique quaisquer lesões, considerando localização, distribuição, arranjo, tipo e cor. Inspecione e palpe o cabelo e as unhas. Estude as mãos do paciente. Continue avaliando a pele enquanto examina outras regiões do corpo.

Cabeça, olhos, orelhas, nariz, garganta. *Cabeça:* examine o cabelo, o couro cabeludo, o crânio e o rosto do paciente. *Olhos:* verifique a acuidade visual e pesquise os campos visuais. Observe a posição e o alinhamento dos olhos. Observe as pálpebras. Inspecione a esclera e a conjuntiva de cada olho. Com uma iluminação oblíqua, inspecione a córnea, a íris e o cristalino. Avalie os movimentos extraoculares. Escureça a sala para promover a dilatação pupilar e aumentar a visibilidade do fundo de olho. Compare as pupilas e teste a reatividade delas à luz. Com o oftalmoscópio, inspecione o fundo de olho. *Orelhas:* inspecione a orelha externa, os meatos acústicos e as membranas timpânicas. Verifique a acuidade auditiva. Se houver redução da acuidade auditiva, verifique se há lateralização (teste de Weber) e compare a condução aérea com a condução óssea (teste de Rinne). *Nariz e seios da face:* examine a região externa do nariz; com o uso de uma lanterna e de um espéculo nasal, inspecione a mucosa, os septos e as conchas nasais. Pesquise se há dor ao pressionar os seios frontais e maxilares. *Garganta (ou boca e faringe):* inspecione lábios, mucosa oral, gengivas, dentes, língua, palato, tonsilas e faringe. Pode-se optar por avaliar os nervos cranianos nessa parte do exame.

Pescoço. Sente-se atrás do paciente para palpar a tireoide e examinar as costas, a região posterior do tórax e os pulmões. Inspecione e palpe os linfonodos cervicais. Verifique se existem massas ou pulsações incomuns no pescoço. Verifique se há algum desvio da traqueia. Observe os sons respiratórios e o esforço que o paciente faz para respirar. Inspecione e palpe a glândula tireoide.

Costas. Inspecione e palpe a coluna vertebral e os músculos da região.

Face posterior do tórax e pulmões. Inspecione e palpe a coluna vertebral e a musculatura da *parte superior do dorso*. Inspecione, palpe e percute o tórax. Identifique o nível de macicez diafragmática de cada lado. Ausculte os sons respiratórios; identifique se há ruídos adventícios e, caso indicado, ausculte o frêmito toracovocal.

Mamas, axilas e linfonodos epitrocleares. O paciente permanece sentado. Posicione-se novamente à frente dele. No caso de mulheres, inspecione as mamas com os braços relaxados; depois, elevados; e, em seguida, com as mãos sobre o quadril. Em ambos os sexos, inspecione as axilas e palpe os linfonodos axilares e epitrocleares.

Observação em relação ao sistema musculoesquelético. A essa altura, já foram realizadas observações preliminares em relação ao sistema musculoesquelético. As mãos foram inspecionadas, e a parte superior do dorso, examinada. Se indicado, *com o paciente ainda sentado*, examine mãos, braços, ombros, pescoço e articulações temporomandibulares. Inspecione e palpe as articulações e verifique a sua amplitude de movimento. Pode-se optar por examinar a massa, o tônus e a força musculares e os reflexos tendinosos dos membros superiores neste momento ou deixar para mais tarde, avaliando-os como parte do exame do sistema nervoso.

Face anterior do tórax e pulmões. Peça ao paciente que se deite. Fique em pé ao *lado direito* do leito do paciente. Inspecione, palpe e percute o tórax. Ouça os sons respiratórios, eventuais ruídos adventícios e, se indicado, o frêmito toracovocal.

Sistema cardiovascular. Eleve a cabeceira do leito a cerca de 30°, ajustando conforme necessário para ver as pulsações venosas jugulares. Observe as pulsações venosas jugulares e meça a pressão venosa jugular em relação ao ângulo esternal. Inspecione e palpe as pulsações carotídeas. Ouça sopros carotídeos.

Solicite ao paciente que se vire, parcialmente, para o lado esquerdo enquanto você ausculta o ápice do coração. Em seguida, peça ao paciente que retorne ao decúbito dorsal enquanto você ausculta o restante do coração. Peça ao paciente que se sente, incline-se para a frente e expire enquanto você ausculta o sopro da regurgitação aórtica, se suspeitar dessa condição. Inspecione e palpe o precórdio. Observe a localização, o diâmetro, a amplitude e a duração do impulso apical (*ictus cordis*). Ausculte o ápice e a borda inferior do esterno com a campânula do estetoscópio. Ausculte cada foco auscultatório com o diafragma. Ausculte B_1 e B_2 e o desdobramento fisiológico de B_2. Verifique se existem ruídos cardíacos anormais ou sopros.

Abdome. Abaixe a cabeceira do leito até a posição plana. Faça primeiro uma palpação superficial e, depois, profunda. Avalie o fígado e o baço por percussão e, em seguida, por palpação. Tente palpar os rins; palpe a aorta e suas pulsações. Se suspeitar de infecção renal, faça uma percussão posterior sobre os ângulos costovertebrais.

Sistema vascular periférico. Com o paciente em decúbito dorsal, palpe os pulsos femorais e, se indicado, os poplíteos. Palpe os linfonodos inguinais. Verifique se há edema, alteração na coloração ou úlceras nos membros inferiores. Verifique se há edema depressível. Com o paciente em pé, veja se existem veias varicosas.

Membros inferiores. Com o paciente ainda em decúbito dorsal, examine os membros inferiores, avaliando os sistemas vascular periférico, musculoesquelético e nervoso. A avaliação de cada um desses sistemas pode ser aprofundada quando o paciente se levantar.

Sistema nervoso. O paciente está sentado ou em decúbito dorsal. O exame do sistema nervoso também pode ser dividido em membros superiores (quando o paciente está sentado) e membros inferiores (quando o paciente está em decúbito dorsal) após o exame do sistema nervoso periférico.

Estado mental. Se indicado e não realizado durante a entrevista, avalie orientação, humor, processo de pensamento, conteúdo de pensamento, percepções anormais, *insight* e julgamento crítico, memória e atenção, informação e vocabulário, habilidades de cálculo, pensamento abstrato e capacidade de elaboração complexa.

Nervos cranianos. Se ainda não tiverem sido examinados, verifique o olfato, faça o exame fundoscópico, analise a força dos músculos temporal e masseter, os movimentos faciais, o reflexo faríngeo, a força dos músculos trapézio e esternocleidomastóideo e a protrusão da língua.

Sistema motor. Avalie a massa, o tônus e a força musculares dos principais grupos musculares.

Sistema sensorial. Avalie as sensibilidades dolorosa e térmica, o tato superficial, a sensibilidade vibratória e a discriminação de dois pontos. Compare os lados direito e esquerdo e as áreas distal e proximal dos membros.

Reflexos. Avalie os reflexos tendinosos profundos bicipital, tricipital, braquiorradial, patelar e calcâneo; inclua, ainda, os reflexos plantares e o sinal de Babinski.

Coordenação, equilíbrio e marcha. Execute movimentos alternados rápidos, faça testes de coordenação, como o teste de índex-nariz (I → N) e o teste de deslizar o calcanhar sobre a parte anterior da perna (C → P); observe a marcha. Faça o teste de Romberg para analisar o equilíbrio. Observe a marcha do paciente e sua capacidade de andar com um pé atrás do outro (em *tandem*), nas pontas dos pés e sobre os calcanhares.

Exames adicionais. Os exames *retal* e *genital* costumam ser realizados ao final do exame físico.

Exames genital em homens. Examine o pênis e o conteúdo escrotal. Verifique se há hérnias.

Exame retal em homens. O paciente fica em decúbito lateral esquerdo para o exame retal. Inspecione as regiões sacrococcígea e perianal. Palpe o canal anal, o reto e a próstata. (Se o paciente não for capaz de ficar em pé, examine a genitália antes de realizar o exame retal.)

Exames genital e retal em mulheres. A paciente é colocada em posição de litotomia. Você deve permanecer sentado durante o exame com o espéculo e levantar-se durante o exame bimanual do útero, dos anexos e do reto (Boxe 4.5). Examine a genitália externa, a vagina e o colo do útero. Colete material para o esfregaço de Papanicolau. Palpe o útero e os anexos. Faça os exames bimanual e retal.

Boxe 4.5 Modificações do exame físico para situações específicas do paciente.

Situação específica do paciente	Modificação
Paciente em repouso no leito	■ Os pacientes em repouso no leito geralmente são obrigados a se absterem de carregar peso ou realizar certas atividades, como precaução após uma lesão ou um procedimento ■ Com frequência, essa restrição permite apenas o exame da cabeça, do pescoço e do tórax do paciente deitado em decúbito dorsal ■ Examine a região posterior do corpo (p. ex., ausculta da parte posterior do tórax) se for seguro rolar o paciente no leito
Paciente cadeirante	■ Certas manobras de cabeça e pescoço e exames cardiovasculares e pulmonares podem ser realizados com o paciente sentado na cadeira de rodas e inclinado para a frente, se necessário ■ Outras manobras, como o exame do abdome, exigem que o paciente seja transferido de sua cadeira de rodas para uma maca de exame ou leito
Paciente pós-procedimento	■ Antes de examinar o paciente, confirme quaisquer restrições de movimento ■ Preste atenção especial ao estado da ferida cirúrgica e seu curativo, ao retorno da função intestinal e, dependendo do procedimento, aos exames vasculares periféricos ou neurológicos ■ Avalie, também, drenos, acessos e tubos, como drenos torácicos, cateteres de demora ou acessos intravenosos
Paciente obeso	■ Ao examinar o paciente, observe a sua distribuição de gordura ■ Ao examinar a pele, observe as pregas corporais. Como essas áreas costumam ser úmidas, quentes e, muitas vezes, esquecidas na higiene diária, elas estão sujeitas a lesões e ao desenvolvimento de infecções ■ Inspecione, também, os membros inferiores, em busca de quaisquer sinais de ruptura da pele, edema ou alterações vasculares
Paciente com dor	■ O primeiro passo para examinar um paciente com dor é a observação. Procure por sinais de sofrimento, como aumento da frequência respiratória, sudorese, lacrimejamento e expressões faciais, como fazer caretas ou morder ■ A dor comumente eleva a pressão arterial e a frequência cardíaca ■ É desejável dar ao paciente uma chance de controlar a dor antes do exame

Documentação do exame físico

Lembre-se de que o seu objetivo é produzir um relatório claro, conciso, porém abrangente, que documente os principais achados e comunique a sua avaliação em um formato sucinto para médicos, consultores e outros membros da equipe de saúde (Boxe 4.6). Observe o formato padrão do prontuário de saúde do *Panorama* ao *Exame neurológico*.

Boxe 4.6 Ferramentas: instrumentos e materiais necessários para o exame físico.

Panorama: MN é uma mulher de estatura baixa, acima do peso e de meia-idade que está animada e responde rapidamente às perguntas. O cabelo dela está bem penteado. A cor de MN é boa e ela está deitada sem desconfortos

Sinais vitais: altura (sem sapatos): 157 cm. Peso (vestida): 65 kg. Índice de massa corporal (IMC): 26. Pressão arterial (PA): 164/98 no braço direito, em decúbito dorsal; 160/96 no braço esquerdo, em decúbito dorsal; 152/88 no braço direito, em decúbito dorsal com braçadeira larga. Frequência cardíaca (FC): 88 bpm, regular. Frequência respiratória (FR): 18 bpm. Temperatura (oral): 37°C

Pele: palmas das mãos frias e úmidas, mas com boa coloração. Nevos rubi senis dispersos na parte superior do tronco. Unhas sem baqueteamento digital e cianose

Cabeça, olhos, orelhas, nariz, boca e faringe (garganta): cabeça: fios de cabelo de textura média. Couro cabeludo sem lesões, normocefálico/sem traumas. *Olhos:* visão 20/30 em cada olho. Campos visuais completos por confrontação. Conjuntivas róseas, esclerótica branca. Pupilas de 4 mm com constrição de até 2 mm, redondas, regulares, igualmente fotorreativas. Movimentos extraoculares preservados. Margens dos discos ópticos bem-definidas, sem hemorragias e exsudatos. Ausência de estreitamento arteriolar ou tortuosidade A-V. *Orelhas:* o cerume atrapalha parcialmente a membrana timpânica (MT) direita; meato acústico esquerdo desobstruído, MT com bom cone de luz. Boa acuidade à voz sussurrada. Teste de Weber na linha média. CA > CO. *Nariz:* mucosa rósea e septo na linha média. Ausência de dor à palpação dos seios da face. *Boca e faringe:* mucosa oral rósea. Boa dentição. Língua na linha média. Tonsilas ausentes. Faringe sem exsudatos

Pescoço: nuca livre. Traqueia na linha média. Istmo da tireoide pouco palpável, sem percepção dos lobos

Linfonodos: linfonodos cervicais, axilares ou epitrocleares não palpáveis

Tórax e pulmões: tórax simétrico e com boa expansibilidade. Pulmões sem hipertimpanismo. Presença de sons respiratórios sem ruídos adventícios. Diafragmas com descida de 4 cm bilateralmente

Cardiovascular: pressão venosa jugular 1 cm acima do ângulo esternal, com cabeceira da maca de exame elevada a 30°. Pulsação carotídea vigorosa bilateralmente, sem sopros. Impulso apical (*ictus cordis*) bem-definido e propulsivo, pouco palpável no 5° espaço intercostal esquerdo, 8 cm lateralmente à linha esternal média. B_1, B_2; ausência de B_3 ou B_4. Sopro mesossistólico de média intensidade 2/6 no segundo espaço intercostal direito; não irradia para o pescoço. Ausência de sopros diastólicos

Mamas: pendulares e simétricas. Ausência de massas; mamilos sem secreção

continua

Abdome: protruso. Cicatriz bem fechada no quadrante inferior direito. Peristalse intestinal ativa. Sem dor à palpação e massas. Hepatimetria de 7 cm na linha hemiclavicular direita; borda lisa e palpável 1 cm abaixo do rebordo costal direito (RCD). Baço e rins não palpáveis. Ausência de dor à palpação do ângulo costovertebral

Genitália: genitália externa sem lesões. Discreta cistocele no introito aos esforços. Mucosa vaginal rósea. Colo de útero róseo, com sinais de multiparidade e sem secreção. Útero anterior, na linha média, de consistência regular e não aumentado. Anexos não palpáveis devido à obesidade e ao relaxamento insuficiente. Ausência de dor à palpação do colo do útero ou dos anexos. Coletado material para esfregaço de Papanicolau. Parede retovaginal íntegra

Retal: ausência de hemorroidas externas, tônus esfincteriano adequado, ampola retal sem massas. Fezes de coloração marrom. Pesquisa de sangue nas fezes negativa

Extremidades: quentes e sem edema. Panturrilhas flexíveis e indolores à palpação

Vasos periféricos: traço de edema em ambos os tornozelos. Sem varicosidades nos membros inferiores. Ausência de pigmentação ou úlceras de estase. Pulsos arteriais (2+ = forte, ou normal):

	Radial	**Femoral**	**Poplíteo**	**Pedioso dorsal**	**Tibial posterior**
Direito	2+	2+	2+	2+	2+
Esquerdo	2+	2+	2+	2+	2+

Sistema musculoesquelético: ausência de deformidades articulares ou edema à inspeção e palpação. Boa amplitude de movimento de mãos, punhos, cotovelos, ombros, coluna, quadris, joelhos e tornozelos

Neurológico: estado mental: alerta e cooperativa. Pensamento coerente e bom entendimento. Orientada em relação a pessoa, tempo e espaço. *Nervos cranianos:* II a XII preservados. *Sistema motor:* boa massa e tônus muscular. *Força:* 5/5 bilateralmente em deltoides, bíceps braquial, tríceps braquial, preensão de punho, iliopsoas, isquiotibiais, quadríceps femoral, tibial anterior e gastrocnêmio.

Cerebelar: movimentos rápidos alternados (MRA) e testes de coordenação intactos. *Marcha:* estável, fluida. *Sistema sensorial:* sensibilidade à pressão pontual, tato simples, sensação de posição articular, vibração e estereognosia intactos.

Equilíbrio: Romberg negativo. *Reflexos:*

CA: condução aérea do som; CO: condução óssea do som.

Raciocínio Clínico, Avaliação e Plano

O processo básico do *raciocínio clínico* se inicia com as informações coletadas do paciente, incluindo informações do histórico de saúde, achados do exame físico e quaisquer diagnósticos preliminares e resultados de exames laboratoriais (Boxe 5.1).

A próxima etapa é organizar e interpretar esse conjunto de informações com o objetivo de produzir uma *representação do problema* concisa e apropriada (documentado no prontuário de saúde como *resumo do caso*).

A partir dessa representação, elabore, priorize e teste uma lista de diagnósticos possíveis até que se tenha selecionado um *diagnóstico provável* – aquele que melhor se adapta ao problema do paciente. O diagnóstico provável será a base para determinar seu *plano* para o paciente.

Boxe 5.1 Estrutura básica do processo de raciocínio clínico.

- Coletar as informações iniciais do paciente (anamnese e exame físico)
- Organizar e interpretar as informações para sintetizar o problema (representação do problema)
- Formular hipóteses (*diagnóstico diferencial*) para o problema do paciente
- Testar as hipóteses até que um diagnóstico provável seja selecionado
- Planejar a estratégia de diagnóstico e tratamento

Coleta das informações iniciais do paciente

Essa etapa inclui a coleta dos *sintomas* do paciente, dos *sinais* observados durante o exame físico e de quaisquer dados laboratoriais e outras informações disponíveis. É fundamental ser metódico e organizado, de modo que todos os achados alterados e inesperados sejam identificados.

Organização e interpretação das informações clínicas

Após obter uma lista de achados alterados, comece a organizá-los para restringir a lista de possíveis causas. Uma abordagem útil é *organizar grupos distintos de observações e analisar um grupo de cada vez.*

- *Localização anatômica:* agrupar seus achados quanto à *anatomia* pode apontar para uma potencial fonte do problema. Às vezes, pode ser necessário ter de se contentar com uma região ou sistema do corpo
- *Idade:* os pacientes mais jovens têm maior probabilidade de ter uma doença única em comparação com os pacientes mais velhos
- *Cronologia dos sintomas*
- *Envolvimento de diferentes sistemas do corpo:* se os sinais e sintomas ocorrerem em um único sistema, uma única doença pode explicá-los. Problemas em diferentes sistemas, aparentemente não relacionados, com frequência requerem mais de uma explicação
- *Condições multissistêmicas:* à medida que obter experiência, você se tornará cada vez mais hábil em reconhecer *condições multissistêmicas* e elaborar explicações plausíveis que vinculam manifestações aparentemente não relacionadas. Os fatores de risco relacionados devem ser imediatamente explorados.

Resumo das informações clínicas e elaboração da representação do problema

À medida que coleta e organiza os dados clínicos durante a consulta com o paciente, simultaneamente *sintetize* essas informações, de modo a formar uma *representação do problema* – sua percepção evolutiva do quadro clínico (Boxe 5.2). Em geral, essa representação contém as informações iniciais do paciente (queixa principal, epidemiologia e fatores de risco), características principais da história e do exame físico e os resultados de exames diagnósticos. Em sua documentação clínica, a representação do problema é chamada de *resumo do caso*.

Boxe 5.2 Exemplo: desenvolvimento de uma representação do problema.

Um homem de 57 anos chega ao pronto-socorro com a queixa principal de dor torácica nas últimas 2 h. Ele diz que estava retirando a neve de sua garagem quando, de repente, surgiu uma dor moderadamente forte no centro do seu tórax, logo atrás do esterno. A dor durou cerca de 1 a 2 min e não irradiava para outro lugar. Ele relatou que a dor veio acompanhada de dispneia. Ele fuma um maço de cigarros por dia há 35 anos e tem histórico de insuficiência cardíaca congestiva. Seu exame físico mostra uma alteração que não existia antes, com B_3 e ritmo de galope, estertores em ambas as bases pulmonares e edema em ambas as pernas.

A representação do problema para esse caso poderia ser a seguinte:
Homem de 57 anos com insuficiência cardíaca congestiva e história de tabagismo de 35 maços-ano apresenta dor retroesternal aguda, grave, que piora aos esforços e se relaciona à dispneia associada. O exame mostra ausculta de B_3 e ritmo de galope, estertores bibasais e edema bilateral nos membros inferiores.

Formulação de hipóteses ao pesquisar a causa provável dos achados

Para cada problema ou grupo de problemas identificado, deve-se formular uma hipótese clínica. Mobilize todo o seu conhecimento e a sua experiência e leia com atenção. É nesse momento que ler sobre doenças e anormalidades é mais útil. As abordagens nos Boxes 5.3 e 5.4 podem lhe ajudar.

Boxe 5.3 Abordagens para pesquisar as causas prováveis dos achados.

- Criar uma lista completa
- Selecionar os achados mais específicos e essenciais que apoiem sua hipótese
- Combinar os achados com todas as condições que podem produzi-los
- Eliminar as possibilidades de diagnóstico que não explicam os achados
- Comparar com as possibilidades concorrentes e selecionar o diagnóstico mais provável
- Dar atenção especial às condições potencialmente fatais

Boxe 5.4 Auxiliares de memória para definir o diagnóstico diferencial.

Mnemônico *Tom G. Prince, MD, Psychiatrist, General Hospital*

Toxina/**T**raumatismo, incluindo medicamentos
Oncológico
Musculoesquelético/reumatológico
Gastrintestinal
Pulmonar
Renal
Infeccioso

Neurológico
Cardiovascular
Endócrino
Metabólico/genético
Dermatológico
Psiquiátrico
Geniturinário/ginecológico
Hematológico

Mnemônico *VINDICATE*

Vascular
Infeccioso
Neoplásico
Drogas/medicamentos
Inflamatório/**i**diopático/**i**atrogênico

Congênito
Autoimune/**a**lérgico
Trauma/**t**óxico
Endócrino/metabólico

Os *scripts de doenças* acionam a memória em relação a informações previamente aprendidas, que, muitas vezes, incluem fisiopatologia, epidemiologia, curso de tempo, sinais e sintomas relevantes, diagnósticos e tratamento da doença (Boxe 5.5). Tente descobrir se o problema do paciente pode corresponder a um desses padrões.

Boxe 5.5 Exemplo de *script* da doença para a síndrome coronariana aguda.

	Síndrome coronariana aguda
Epidemiologia/ fisiopatologia	Idade avançada; os fatores de risco incluem diabetes melito, hipertensão arterial sistêmica, dislipidemia, história familiar, tabagismo
Evolução temporal	Início agudo, não necessariamente precedido por angina de peito

continua

Apresentação clínica	Dor no peito, que evolui até uma dor máxima, frequentemente difusa e subesternal, irradiando para braços/ombros; dispneia; náuseas/vômito, diaforese; taquicardia ao exame
Exames complementares	Biomarcadores cardíacos elevados; elevação/depressão do segmento ST, alterações na onda T no eletrocardiograma (ECG); alteração regional no movimento da parede do coração no ecocardiograma

Teste das hipóteses

Após elaborar uma hipótese em relação ao problema do paciente, você estará pronto para *testar essa hipótese*. É provável que você precise de mais informações da história, manobras adicionais no exame físico ou testes laboratoriais para confirmar ou descartar o seu diagnóstico provisório ou para esclarecer qual de dois ou três diagnósticos possíveis é mais provável.

Definição de um diagnóstico provável

Estabeleça uma definição de trabalho do problema, com o mais alto nível de clareza e certeza que os dados permitem. Você pode estar limitado a um sintoma. Em outras ocasiões, pode definir um problema mais especificamente com base na anatomia, no processo de doença ou na causa dele. Preste atenção aos erros diagnósticos comuns, conforme mostrado no Boxe 5.6.

Boxe 5.6 Tipos comuns de erros no diagnóstico clínico.	
Erro cognitivo	**Descrição**
Viés de ancoragem	Tendência de focar na percepção de características evidentes nas manifestações do paciente logo no início do processo diagnóstico e dificuldade de absorver as informações posteriores
Heurística de disponibilidade	Suposição de que um diagnóstico é mais provável ou ocorre com mais frequência se vier à mente com mais facilidade
Viés de confirmação	Buscar evidências que apoiam um diagnóstico, excluindo informações claras que o refutam
Momento diagnóstico	Priorizar um diagnóstico dado por médicos anteriores, descartando evidências de explicações alternativas
Efeito de enquadramento	A interpretação das informações é fortemente influenciada pela maneira como as informações sobre o problema são apresentadas (*enquadradas*)
Erro de representação	Falha em considerar a prevalência ao estimar a probabilidade de um diagnóstico
Contratransferência	A contratransferência (sentimentos negativos e positivos em relação aos pacientes) leva a decisões diagnósticas incorretas

Fontes: Croskerry P. The importance of cognitive errors in diagnosis and strategies to minimize them. *Acad Med*. 2003;78(8):775-780; Weinstein A et al. Diagnosing and remediating clinical reasoning difficulties: a faculty development workshop. *MedEdPORTAL*. 2017;13:10650.

Planejamento da estratégia diagnóstica e de tratamento

O planejamento do diagnóstico e do tratamento flui logicamente a partir do diagnóstico provável identificado e discutido com o paciente. Em geral, essas etapas são abrangentes e incorporam: intervenções diagnósticas e terapêuticas recomendadas; orientações ao paciente; mudanças de medicamentos; exames necessários; encaminhamentos para outras especialidades médicas; e consultas de retorno para aconselhamento e apoio.

Use a tomada de decisão compartilhada para desenvolver um plano. É fundamental obter a concordância do paciente e estimular a sua participação na tomada de decisão, sempre que possível. Essas discussões devem considerar a medicina baseada em evidências, o julgamento clínico e os valores do paciente. Essas práticas promovem o tratamento ideal, a adesão ao tratamento e a satisfação do paciente, principalmente porque muitas vezes não existe um único plano "correto", mas sim uma gama de variações e opções.

Documentação final do resumo do caso, da avaliação e do plano (declaração resumida)

A *declaração resumida*, a *avaliação* e o *plano* representam o reflexo mais robusto de seu raciocínio clínico e de suas habilidades de síntese de dados. Passa-se da descrição e da observação de dados subjetivos e objetivos para sua análise e interpretação. Selecionam-se e agrupam-se informações relevantes, analisa-se seu significado e tenta-se explicá-las logicamente utilizando princípios da ciência biopsicossocial e biomédica.

Documentação da declaração resumida

O resumo do caso clínico é uma síntese com a descrição das informações relevantes que "compõem o caso" para o seu diagnóstico provável. É escrito no prontuário de saúde do paciente na forma de uma *declaração resumida* e, em geral, disposto no início da seção *Avaliação* do prontuário de saúde. O objetivo do resumo do caso é deixar evidente o diagnóstico provável para quem lê o prontuário, alinhando-se com o *script* da doença.

Por exemplo: *homem de 57 anos com insuficiência cardíaca congestiva e história de tabagismo de 35 maços-ano apresenta dor retroesternal aguda, intensa e ao esforço, com dispneia associada. O exame se caracteriza pela ausculta de B_3 em ritmo de galope, estertores bibasais e edema bilateral nos membros inferiores.*

Um resumo do caso bem-desenvolvido geralmente contém adjetivos qualificatórios importantes chamados de *qualificadores semânticos* (Boxe 5.7). Os qualificadores semânticos são termos qualitativos de natureza binária (descritores opostos) que podem ser utilizados para comparar e contrastar considerações diagnósticas e estão associados a um raciocínio clínico robusto.

Boxe 5.7 Exemplos de qualificadores semânticos.

- Agudo – crônico
- Em repouso – com atividade (*ao esforço*)
- Constante – intermitente
- Difuso – localizado
- Leve – grave
- Antigo – novo
- Bem definido – indefinido
- Unilateral – bilateral
- Jovem – idoso

Documentação da avaliação e do plano

Em geral, a avaliação e o plano podem ser *diagnósticos*, *terapêuticos* ou *ambos*. A *avaliação* incluirá uma breve descrição das causas potenciais (*diagnóstico diferencial*), ao passo que o *plano* descreverá as etapas para se chegar a um diagnóstico final e/ou resolver o problema (Boxe 5.8). Primeiro, elabore uma lista de todos os problemas do paciente abordados durante a consulta de saúde. Essa lista deve incluir diagnósticos conhecidos, sintomas, anormalidades e preocupações psicossociais. Ela está relacionada com a lista inicial de alterações elaborada no início do processo de raciocínio clínico; no entanto, reflete como essas observações são analisadas e sintetizadas. Assim, a lista de problemas:

- É uma síntese de todos os achados alterados e inesperados durante a consulta
- Inclui diagnósticos conhecidos e sintomas/sinais novos/não diagnosticados
- Inclui fatores sociais significativos que afetam a saúde, como insegurança alimentar ou habitacional
- Considera prioridades, iniciando com a queixa principal do paciente.

Outro item cada vez mais proeminente nas listas de problemas é a *Manutenção da saúde*. Listar rotineiramente esse item ajuda a rastrear várias questões importantes de saúde de maneira mais eficaz, como: imunizações, exames de rastreamento (p. ex., mamografias ou colonoscopias), instruções em relação à nutrição ou a autoexames, recomendações em relação a exercícios ou ao uso de cinto de segurança e respostas a eventos importantes da vida.

Boxe 5.8 Exemplo de resumo do caso, avaliação e plano.

Em um prontuário bem-elaborado, as seções *Avaliação* e *plano* originam-se da lista de problemas abordados na consulta de saúde. Cada problema é listado em ordem de prioridade e expandido com uma explicação dos achados de apoio e o diagnóstico diferencial, seguido por um plano para abordar esse problema.

Declaração resumida: MN é uma mulher de 54 anos com história de enxaqueca (migrânea) desde a infância; ela apresenta cefaleia pulsátil crônica progressiva e intermitente que é semelhante a crises anteriores e precipitada por estressores da vida atual. A cefaleia é acompanhada por náuseas e vômitos. Ao exame físico, ela apresenta pressão arterial elevada; o restante do exame cardiovascular e o exame neurológico são normais.

Avaliação e plano:

1. Episódios de cefaleia:
   O diagnóstico diferencial inclui:

continua

■ Enxaqueca (migrânea): é o mais provável, pois a paciente tem história de enxaqueca e descreve a sua cefaleia atual como de qualidade similar. A qualidade pulsátil, a duração entre 4 e 72 h, as náuseas e os vômitos associados e a intensidade da incapacidade sustentam esse diagnóstico, assim como o exame neurológico normal

■ Cefaleia tensional: essa também é uma possibilidade, já que a cefaleia é bilateral, o que é menos comum na enxaqueca. A cefaleia está associada ao estresse e é aliviada pelo sono e por compressas frias. Não há papiledema nem déficits motores ou sensitivos no exame neurológico

■ Outras condições ameaçadoras são menos prováveis. Não há febre, rigidez de nuca ou achados focais que sugiram meningite; o padrão recorrente ao longo da vida torna improvável a presença de hemorragia subaracnóidea (geralmente descrita como "a pior cefaleia da minha vida"). Os exames neurológico e fundoscópico normais também tornam menos provável que haja uma lesão que ocupe espaço, como um tumor

Plano:

■ Discuta as características de enxaqueca *versus* cefaleia tensional com a paciente. Discuta também os sinais de alerta que levariam a uma reavaliação urgente

■ Discuta o *biofeedback* e o gerenciamento do estresse

■ Aconselhe a paciente a evitar cafeína, incluindo café, refrigerantes e outras bebidas gaseificadas

■ Comece com anti-inflamatórios não esteroides (AINEs) para a cefaleia, conforme necessário

■ Na próxima consulta, introduza uma medicação profilática se as cefaleias ocorrerem mais de 2 dias por semana ou 8 dias por mês

2. Pressão arterial elevada: observa-se elevação nas pressões arterial sistólica e diastólica. A paciente nega ter dor torácica e dispneia e não estava sintomática no momento da entrevista, tornando improvável a urgência hipertensiva

Plano:

■ Discuta os padrões para avaliação da pressão arterial

■ Verifique a hemoglobina A1c para avaliar se há diabetes melito, pois afetaria a pressão arterial alvo

■ Verifique novamente a pressão arterial após 2 semanas

■ Discuta a redução de peso e programas de exercícios (consulte o item 4)

■ Oriente a paciente em relação à diminuição da ingestão de sal

3. Cistocele com incontinência urinária de esforço ocasional: cistocele ao exame pélvico, provavelmente relacionada com o relaxamento da bexiga. A paciente está na perimenopausa. A incontinência que ocorre devido à tosse sugere uma alteração na anatomia do colo vesical. Ausência de disúria, febre, dor no flanco. Não utiliza nenhum fármaco contribuinte. Em geral, há pequenas quantidades de urina, sem gotejamento, o que afasta a hipótese de incontinência urinária de urgência ou por transbordamento

continua

Plano:

- Explique a causa da incontinência urinária de esforço
- Revise o exame de urina
- Recomende exercícios de Kegel
- Considere o uso de creme tópico de estrogênio para a vagina durante a próxima consulta, se não houver melhora

4. Excesso ponderal: paciente mede 157 cm e pesa 65 kg. O índice de massa corporal (IMC) é de aproximadamente 26

Plano:

- Explore o histórico de dieta: peça à paciente para preencher um diário alimentar
- Explore a motivação para perder peso: estabeleça uma meta para perda de peso até a próxima consulta
- Agende uma consulta com um nutricionista
- Discuta o programa de exercícios (em particular, caminhar 30 min na maior parte dos dias da semana)

5. Estresse e insegurança habitacional: genro com problemas com etilismo; filha e netos que buscam refúgio no apartamento da paciente, resultando em tensões nessas relações. A paciente também tem restrições financeiras e descreve coação espiritual, com falta de apoio social e espiritual. Estresse atualmente situacional. Nenhuma evidência atual de depressão (PHQ2 = 0)

Plano:

- Explore as opiniões da paciente em relação às estratégias para lidar com o estresse
- Explore fontes de apoio, incluindo Alcoólicos Anônimos (AA), para a filha, e aconselhamento financeiro, para a paciente. Consulte o setor de serviço social e discuta o caso na reunião da equipe interdisciplinar
- Consulte o capelão para discutir os sistemas de apoio espiritual
- Continue monitorando possíveis sinais de depressão

6. Lombalgia ocasional: geralmente ao permanecer em pé por tempo prolongado. Nega história de trauma ou acidente automobilístico. Ausência de irradiação; ausência de dor à palpação ou déficits motores sensitivos ao exame. Suspeita de compressão de disco ou de raiz nervosa, bursite trocantérica, sacroileíte

Plano:

- Revise os benefícios da perda de peso e de exercícios para fortalecer os músculos da região lombar das costas

7. Tabagismo: um maço por dia durante 36 anos. Nenhum sinal de câncer bucal no exame de hoje. Parece pré-contemplativa em relação a parar de fumar em um cenário de múltiplos estressores e cefaleia progressiva

Plano:

- Verifique o pico de fluxo ou VEF_1/CVF na espirometria realizada em consultório para avaliar a presença de doença pulmonar obstrutiva
- Discuta a realização de uma tomografia computadorizada (TC) para rastreamento à procura de câncer de pulmão
- Embora a paciente esteja pré-contemplativa nesse momento, ofereça apoio contínuo no futuro, caso ela mude de ideia. Forneça recursos informativos

continua

sobre a terapia de reposição de nicotina e fármacos orais para a paciente ler. Pode-se tentar novamente depois que houver melhora nos estressores da vida e alívio das cefaleias

8. Sopro: foi encontrado um sopro mesossistólico 2/4 no exame. Devido à sua localização na posição aórtica e à idade da paciente, isso provavelmente representa uma esclerose ou estenose aórtica. A paciente não apresenta dispneia, dor torácica ou síncope que sugiram estenose aórtica grave. Os sintomas serão monitorados e considera-se realizar um ecocardiograma transtorácico se o sopro mudar de intensidade ou se a paciente desenvolver algum sintoma

9. Manutenção da saúde: último esfregaço de Papanicolaou, 2018; mamografia, 2019; colonoscopia, nunca fez
   Plano:
   - Encaminhe a paciente para colonoscopia, prescreva medicamentos de preparação e discuta o seu uso. Forneça e discuta as instruções, pedindo à paciente que as repita para confirmar que as informações foram entendidas
   - Encaminhe a paciente ao odontologista para rastreamento à procura de câncer bucal decorrente do tabagismo
   - Aconselhe a paciente a mover medicamentos e agentes de limpeza cáusticos para o armário trancado acima da altura dos ombros. Incentive a paciente a guardar a arma de fogo em um local seguro e trancado, descarregada e com a trava de gatilho, além de armazenar a munição em um local trancado separado

Lista de problemas do paciente

Após preencher o prontuário de saúde da consulta atual realizada, elabore uma *Lista de problemas do paciente*, que deve resumir os problemas para serem incluídos na página de resumo do paciente no prontuário eletrônico de saúde (PES), conforme mostrado no Boxe 5.9. Liste os problemas ativos e mais graves primeiro, bem como a sua data de início.

Boxe 5.9 Amostra de uma lista de problemas do paciente.

Data	Nº problema	Problema
25/08/21	1	Cefaleia, provavelmente enxaqueca
	2	Pressão arterial elevada
	3	Cistocele, com incontinência urinária de esforço ocasional
	4	Sobrepeso
	5	Estresse social com insegurança habitacional
	6	Dor lombar
	7	Tabagismo desde os 18 anos de idade
	8	Sopro
	9	Alergia à ampicilina
	10	Manutenção da saúde

Nas consultas de acompanhamento, a *Lista de problemas do paciente* fornece um resumo rápido da história clínica do paciente e serve como lembrete para revisar o *status* dos problemas que o paciente pode não mencionar. Além disso, possibilita que outros membros da equipe de saúde se inteirem rapidamente do estado de saúde do paciente.

Nota de evolução

O formato da nota de evolução deve ser claro, suficientemente detalhado e fácil de seguir. A nota deve refletir o raciocínio clínico e delinear a avaliação e o plano.

Comunicação oral da consulta de saúde

A *apresentação oral* é um relato estruturado, preciso e personalizado do paciente e de sua história clínica (Boxe 5.10). Trata-se do principal meio de comunicação entre os médicos e o restante da equipe de saúde do paciente e é uma expressão do raciocínio clínico.

A apresentação oral condensa as informações levantadas para registro no prontuário de saúde do paciente e inclui apenas o que é mais relevante para o diagnóstico diferencial ou o tratamento da queixa principal do paciente. Confira, a seguir, a estrutura sugerida de uma apresentação oral abrangente de um paciente novo. Contudo, o tipo de informação e o nível de detalhes fornecidos na apresentação oral variam de acordo com o contexto.

Boxe 5.10 Diretrizes para apresentação oral do caso do paciente – paciente novo.
Elabore um caso convincente que contenha os problemas importantes e diferenciais e o plano. Estruture-o, organize-o e direcione-o, pois o caso deve ser apresentado em apenas 3 a 5 min.
Resumo do caso
■ Descreva resumidamente a queixa principal e por que o paciente foi internado
■ Inclua informações relevantes e pontuais do histórico
Fonte
■ Se indicado, descreva brevemente se/por que o paciente não pode fornecer uma história confiável
■ Cite quaisquer fontes de informação além do paciente
■ Se não houver comentários em relação à fonte, será assumido que todas as informações vieram de um paciente confiável
Doença atual
■ O diagnóstico diferencial deve orientar o que você incluiu na descrição do caso
■ Considere começar com: "...*Bom estado geral de saúde até*..."
■ Organize as informações cronologicamente e seja conciso
■ Lembre-se dos atributos da queixa principal

continua

- Inclua elementos da história pregressa (p. ex., exames de apoio e intervenções terapêuticas), medicamentos, história familiar e história social (incluindo fatores psicossociais) que contribuem especificamente para a doença atual
- Inclua dados positivos e negativos pertinentes para ajudar o ouvinte a entender o diagnóstico diferencial
- Apenas inclua a passagem pelo pronto-socorro (PS) se isso tiver afetado/alterado de modo significativo o diagnóstico ou as decisões de tratamento imediatas antes de o paciente estar sob seus cuidados

Outras partes da história
- Inclua a história de saúde pregressa relevante (com anamnese/dados de apoio)
- Exclua diagnósticos menores sem impacto no atendimento atual
- Inclua medicamentos importantes, adicionando as doses de fármacos relevantes. Omita medicamentos sem importância
- Inclua alergias
- Inclua dados focados na história familiar/história social/revisão de sistemas. Não repita informações declaradas previamente

Exame físico
- Sempre inclua a aparência geral e os sinais vitais específicos
- Inclua elementos do exame que sejam pertinentes e quaisquer achados alterados
- Descreva o restante como "dentro do normal"

Exames/dados laboratoriais
- Inclua exames laboratoriais pertinentes ou que sejam significativos
- Comece com exames de sangue básicos
- É apropriado mencionar outros exames como "normais"

Síntese
- Considere começar com: "*Em suma...*"
- Avalie e sintetize, evite repetir as informações
- Exponha seu raciocínio em relação ao diagnóstico diferencial específico do paciente
- Se houver múltiplos problemas, agrupe-os ou discuta menos tópicos na lista de problemas

Lista enumerada de problemas
- Comece pelo problema mais importante
- Use a definição mais específica possível para o problema
- Evite definir um problema com base apenas nos sistemas de órgãos acometidos
- Inclua sua compreensão da causa do problema
- Inclua um plano diagnóstico e/ou terapêutico específico para abordá-lo

Fonte: Modificado de Green EH et al. Developing and implementing universal guidelines for oral patient presentation skills. *Teach Learn Med*. 2005;17(3):263-267. Reproduzido, com autorização, de Taylor & Francis Ltd, http://www.tandfonline.com.

6

Manutenção da Saúde e Rastreamento

Conceito de cuidados preventivos

- A *prevenção primária* se refere a intervenções destinadas a prevenir doenças, incluindo imunizações, quimioprevenção, procedimentos cirúrgicos e aconselhamento comportamental
- A *prevenção secundária* se refere a intervenções (testes de rastreamento) destinadas a detectar doenças ou alterações pré-clínicas em estágio inicial, quando o paciente ainda não manifestou quaisquer sinais ou sintomas (*assintomático*) da doença. A justificativa para a prevenção secundária é que o tratamento de uma doença em estágio inicial costuma ser mais eficaz do que o tratamento em estágio mais avançado.

Diretrizes de recomendação

A seguir, confira uma das muitas abordagens para se avaliar a utilidade das recomendações (Boxe 6.1).

Boxe 6.1 Escore da U.S. Preventive Service Task Force (USPSTF): definições de graus e das implicações para a prática.

Grau	Definição	Sugestões para a prática
A	A USPSTF recomenda o serviço (rastreamento ou procedimento). Há grande certeza de que o benefício efetivo seja substancial	Ofereça ou forneça esse serviço
B	A USPSTF recomenda o serviço. Há grande certeza de que o benefício final seja moderado ou certeza moderada de que o benefício final é moderado a substancial	Ofereça ou forneça esse serviço
C	A USPSTF recomenda oferecer ou fornecer seletivamente esse serviço para pacientes individuais, com base no julgamento profissional e nas preferências do paciente.	Ofereça ou forneça serviço para pacientes específicos, dependendo das circunstâncias individuais

continua

		Há, pelo menos, certeza moderada de que o benefício final é pequeno	
D		A USPSTF não recomenda o serviço. Há certeza moderada ou alta de que o serviço não traz qualquer benefício final ou de que os danos superam os benefícios	Desencoraje o uso desse serviço
I		A USPSTF conclui que as evidências atuais são insuficientes para avaliar o equilíbrio entre benefícios e danos do serviço. As evidências são escassas, de baixa qualidade ou contraditórias, de modo que o equilíbrio entre benefícios e riscos não pode ser determinado	Se o serviço for oferecido, os pacientes devem compreender a incerteza sobre o equilíbrio entre benefícios e danos

A U.S. Preventive Service Task Force (USPSTF) define *certeza* como a "probabilidade de que a avaliação da USPSTF a respeito do benefício final de um serviço preventivo esteja correta". O *benefício final* é definido como a avaliação de menores chances de ocorrem danos conforme o rastreamento ou procedimento preventivo é implementado em uma amostra de população geral na atenção primária.

Rastreamento

O *rastreamento* envolve testes para identificar os pacientes assintomáticos com doença em estágio inicial ou com precursores da doença que poderiam se beneficiar do tratamento precoce (Boxe 6.2). A maior parte dos programas de rastreamento visa doenças comuns que apresentam morbidade e mortalidade substanciais, como câncer, diabetes melito, infecções virais crônicas, uso abusivo de substâncias e doenças cardiovasculares.

Boxe 6.2 Algumas recomendações de rastreamento da USPSTF para adultos.		
Rastreamento	**Grau da USPSTF (ano)**	**Descrição da USPSTF**
Aneurisma de aorta abdominal (AAA)	B (2019)	A USPSTF recomenda um único rastreamento de AAA com ultrassonografia em homens com idade entre 65 e 75 anos que fumaram durante toda a vida
Consumo de bebidas alcoólicas	B (2018)	A USPSTF recomenda que os profissionais de saúde façam o rastreamento do consumo não saudável de bebidas alcoólicas em serviços de atenção primária para adultos com idade igual ou superior a 18 anos, incluindo gestantes, e que forneçam breves intervenções de aconselhamento comportamental às pessoas que consomem de modo exagerado ou de risco para reduzir o consumo não saudável de bebidas alcoólicas

continua

Infecção pelo HIV	A (2019)	A USPSTF recomenda que os profissionais de saúde façam o rastreamento de infecção pelo HIV em adolescentes e adultos com idade entre 15 e 65 anos. Adolescentes mais jovens e adultos de mais idade que têm risco aumentado também devem ser rastreados
Violência por parceiro íntimo (VPI)	B (2018)	A USPSTF recomenda que os profissionais de saúde façam o rastreamento de VPI em mulheres em idade reprodutiva e forneçam ou encaminhem mulheres com esse problema para serviços de suporte continuado
Infecções sexualmente transmissíveis (ISTs), incluindo clamídia, gonorreia e sífilis	B (2014)	A USPSTF recomenda aconselhamento comportamental intensivo a todos os adolescentes sexualmente ativos e a adultos com risco aumentado de IST
Tabagismo	A (2015)	A USPSTF recomenda que os profissionais de saúde questionem todos os adultos em relação ao tabagismo, aconselhando-os a parar de fumar e fornecendo , para isso, intervenções comportamentais e farmacoterapia aprovada pela agência norte-americana Food and Drug Administration (FDA)*
Peso (aumentado) e diabetes melito	B (2015)	A USPSTF recomenda o rastreamento de níveis séricos alterados de glicose como parte da avaliação do risco cardiovascular em adultos com idade entre 40 e 70 anos que apresentam sobrepeso ou obesidade

*N.R.T.: No Brasil, o órgão correspondente é a Agência Nacional de Vigilância Sanitária (Anvisa).

Diretrizes de rastreamento para adultos

- Peso aumentado e diabetes melito
- Transtornos por uso abusivo de substâncias, incluindo uso indevido de fármacos de venda controlada e drogas ilícitas
- Rastreamento de violência por parceiro íntimo e maus-tratos contra idosos e adultos vulneráveis.

Rastreamento de aumento de peso e diabetes melito

- Aproximadamente 38% dos adultos norte-americanos são obesos, e cerca de 8% têm obesidade grave
- O sobrepeso e a obesidade estão associados a um risco 20% maior de mortalidade por todas as causas

- O diabetes melito é um importante fator de risco para doenças cardiovasculares e contribuiu para mais de 330 mil mortes em 2015.

O índice de massa corporal (IMC), frequentemente utilizado para rastrear o peso excessivo, é calculado por meio do peso da pessoa dividido pelo quadrado da sua altura (Boxe 6.3). Embora não meça diretamente a gordura corporal, o IMC se correlaciona com a porcentagem de gordura e massa de gordura corporais, conforme determinado por medidas mais diretas.

Boxe 6.3 Classificação do peso pelo IMC.	
IMC (kg/m²)	**Status de peso**
< 18,5	Abaixo do peso
18,5 a < 25	Normal ou saudável
25 a < 30	Sobrepeso
30 a < 35	Obesidade Classe 1
35 a < 40	Obesidade Classe 2
≥ 40	Obesidade Classe 3 ("grave")

O diagnóstico de diabetes melito tipo 2 pode ser feito com base em medidas repetidas dos níveis de hemoglobina A1c ≥ 6,5%, glicemia de jejum ≥ 126 mg/dℓ ou resultado de um teste oral de tolerância à glicose ≥ 200 mg/dℓ. Como o diabetes melito é um importante fator de risco modificável para doenças cardiovasculares, a USPSTF emitiu uma recomendação de grau B para rastrear glicemia alterada em adultos com sobrepeso ou obesos com idade entre 40 e 70 anos.

Rastreamento de transtornos por uso abusivo de substâncias, incluindo uso indevido de fármacos de venda controlada e drogas ilícitas

- O relatório da National Survey on Drug Use and Health (NSDUH) de 2017 estimou que 30,5 milhões de norte-americanos usaram alguma droga ilícita durante o mês anterior à pesquisa, incluindo:
  - 26 milhões de usuários de maconha
  - 3,2 milhões de pessoas que usaram fármacos de venda controlada para indicações não médicas
  - 2,2 milhões de usuários de cocaína
- Estima-se que 7,5 milhões de pessoas atenderam aos critérios do *Manual Diagnóstico e Estatístico de Transtornos Mentais, 4ª edição* (DSM-IV), para pelo menos um transtorno por uso de drogas ilícitas
- A superdosagem (*overdose*) de drogas foi responsável por 70.237 mortes em 2017, com mais de dois terços destas associadas a opioides.

O National Institute on Drug Abuse (NIDA) dos EUA recomenda primeiro fazer uma pergunta única altamente sensível e específica: "Quantas vezes, no último ano, você usou alguma droga ilícita ou fármaco controlado por motivos não clínicos?".

Se a resposta for positiva, deve-se perguntar especificamente em relação ao uso não clínico de drogas ilícitas e fármacos controlados: "Durante a sua vida, você já usou: maconha; cocaína; estimulantes de venda controlada; metanfetaminas; sedativos ou pílulas para dormir; alucinógenos, como dietilamida de ácido lisérgico (LSD), *ecstasy*, cogumelos; opioides de rua, como heroína ou ópio; opioides de venda sob prescrição, como fentanila, oxicodona, hidrocodona; ou outras substâncias?". Para aqueles que responderam sim, recomenda-se uma série de perguntas adicionais.

No entanto, a USPSTF concluiu, em 2008, que as evidências eram insuficientes para recomendar o rastreamento do uso de drogas ilícitas. A diretriz da USPSTF está sendo revisada e atualizada.

Rastreamento de violência por parceiro íntimo e maus-tratos contra idosos e adultos vulneráveis

- O Centers for Disease Control and Prevention (CDC) relata que mais de uma em cada três mulheres e cerca de um em cada três homens sofrem VPI ao longo da vida
- Em geral, 21% das mulheres sofrem violência física grave ao longo da vida, em comparação com 15% dos homens
- Mais da metade de todos os homicídios de mulheres (55,3%) com circunstâncias conhecidas foram relacionados com a VPI.

A USPSTF define a *VPI* como "violência física, violência sexual, agressão psicológica (incluindo táticas coercitivas, como limitar o acesso a recursos financeiros) ou perseguição por um parceiro romântico ou sexual, incluindo cônjuges, namorados, namoradas e parceiros casuais".

O rastreamento de VPI pode ser iniciado com perguntas gerais que "indiquem que o problema acontece com outras pessoas": "Como a violência é comum na vida de muitos de meus pacientes, comecei a perguntar sobre isto rotineiramente". "Há momentos em seus relacionamentos em que você se sente inseguro ou com medo?" "Você já apanhou, levou chutes, levou socos ou foi ferido por alguém que você conhece?"

A USPSTF emitiu uma recomendação de grau B para o rastreamento de VPI entre mulheres em idade reprodutiva e o encaminhamento daquelas com rastreamento positivo para serviços de apoio. Além disso, ela recomenda diversos instrumentos de rastreamento, incluindo *Humiliation, Afraid, Rape, Kick* (HARK, humilhação, medo, estupro, chute); *Hurt, Insult, Threaten, Scream* (HITS, machucar, insultar, ameaçar, gritar); *Extended-HITS* (E-HITS); *Partner Violence Screen* (PVS, rastreamento de violência por parceiro íntimo); e *Woman Abuse Screening Tool* (WAST, ferramenta de rastreamento de violência contra a mulher). A sensibilidade desses instrumentos vai de 64 a 87%, ao passo que a especificidade varia de 80 a 95%. As intervenções eficazes quando a VPI é constatada no rastreamento incluem a prestação continuada de serviços de apoio, com aconselhamento e visitas domiciliares.

A expressão *maus-tratos contra idosos* se refere a "atos pelos quais uma pessoa de confiança (p. ex., um cuidador) causa ou cria risco de dano a um idoso". *Adulto vulnerável* é geralmente definido como "uma pessoa que é ou pode ser maltratada e que, em razão de idade, deficiência ou ambos, não consegue se proteger". Uma pesquisa nacional realizada em 2008 com idosos com idade igual ou superior a 60 anos descobriu que um em cada dez idosos relatou potencial maus-tratos ou negligência no último ano. A USPSTF encontrou evidências insuficientes (declaração I) para determinar se deve ser recomendado o rastreamento de maus-tratos e negligência em todos os adultos idosos ou vulneráveis.

Aconselhamento comportamental

Um modelo útil para caracterizar os pacientes que devem adotar comportamentos saudáveis ou interromper comportamentos não saudáveis é o *Transtheoretical* ou *Stages of Behavioral Change Model* (modelo transteórico ou estágios de mudança comportamental), de Prochaska e DiClemente, conceituado como um processo que se desenvolve ao longo do tempo e envolve a progressão por uma série de cinco estágios: *pré-contemplação*, *contemplação*, *preparação*, *ação* e *manutenção* (Boxe 6.4).

Boxe 6.4 Modelo transteórico para a mudança de comportamento.		
Estágio	**Descrição**	**Declaração**
Pré-contemplação	Os pacientes não têm a intenção de mudar o comportamento em um futuro previsível. Com frequência, eles não têm consciência de seus problemas	*"Eu não acho que preciso mudar qualquer comportamento."*
Contemplação	Os pacientes estão cientes de que existe um problema e estão pensando seriamente em resolvê-lo. Entretanto, não foi assumido qualquer compromisso de ação	*"Estou preocupado com meu comportamento, mas não estou pronto para fazer qualquer mudança agora."*
Preparação	Os pacientes expressaram intenção de mudança em breve e estão relatando pequenas mudanças de comportamento	*"Estou pronto para mudar meu comportamento agora."*

continua

Ação	Os pacientes modificam o comportamento para resolver seus problemas	*"Estou mudando meu comportamento agora."*
Manutenção	Os pacientes continuam suas ações para a mudança de comportamento e trabalham para prevenir recaídas	*"Eu mudei meu comportamento."*
Recaída[a]	Cessação das mudanças comportamentais e volta ao antigo comportamento	*"Voltei ao meu antigo comportamento."*

[a]Não é um estágio em si, mas sim "retroceder na ação ou manutenção a um estágio anterior".

Entrevista motivacional. A *entrevista motivacional* é um conjunto de técnicas bem-documentadas que incentivam o profissional de saúde a ajudar os pacientes, sobretudo nos estágios pré-contemplativo e contemplativo, a descobrirem seu interesse em considerar uma mudança em seus comportamentos, como mudanças na dieta, na prática de atividade física, no tabagismo ou etilismo, na adesão ao tratamento farmacológico ou em estratégias de autocuidado (Boxe 6.5).

Boxe 6.5 Diretrizes específicas da USPSTF para o aconselhamento comportamental para adultos.		
Aconselhamento comportamental	**Grau da USPSTF**	**Declaração da USPSTF**
Dieta saudável e atividade física		
População: adultos com sobrepeso ou obesos e com fatores de risco associados para doenças cardiovasculares (DCV)	B (2014)	A USPSTF recomenda oferecer ou encaminhar adultos com sobrepeso ou obesos e com outros fatores de risco para DCV para intervenções de aconselhamento comportamental intensivo, a fim de promover uma dieta saudável e a prática de atividade física para a prevenção de DCV
População: adultos sem obesidade que não têm fatores de risco conhecidos para DCV	C (2017)	A USPSTF recomenda que os profissionais da atenção primária individualizem a decisão de oferecer ou encaminhar para aconselhamento comportamental adultos sem obesidade que não tenham hipertensão arterial, dislipidemia, níveis séricos alterados de glicose ou diabetes melito, a fim de promover uma dieta saudável e a prática de atividade física

continua

Perda de peso

População: adultos com IMC igual a 30 ou superior (obeso)	B (2018)	A USPSTF recomenda que os profissionais de saúde ofereçam ou encaminhem adultos com IMC igual a 30 ou superior (obesos) para intervenções comportamentais intensivas e multidisciplinares

Diretrizes de aconselhamento comportamental a adultos

- Perda de peso
- Dieta saudável e prática de atividade física.

Aconselhamento comportamental para perda de peso. A USPSTF apoiou (recomendação B) intervenções comportamentais multidisciplinares intensivas para prevenir DCV em adultos com IMC ≥ 30 e com IMC de 25 a 30 com fatores de risco para DCV (hipertensão arterial, dislipidemia, níveis séricos alterados de glicose). A USPSTF descobriu que intervenções comportamentais intensivas eficazes (automonitoramento do peso, ferramentas para apoiar e manter a perda de peso, como pedômetros, tabelas de alimentos ou vídeos de exercícios e sessões de aconselhamento motivacional), que combinam mudanças na alimentação com aumento da atividade física, podem resultar em uma perda de peso de 5% ou superior (Boxe 6.6).

A perda de peso de 5 a 10% é realista e com ela comprovou-se a redução do risco de diabetes melito e outros problemas de saúde associados à obesidade. Uma meta segura para a perda de peso é de 230 a 900 g por semana.

Boxe 6.6 Passos para promover o peso ideal.

1. Meça o IMC e a circunferência da cintura
   - Adultos com IMC ≥ 25 kg/m², homens com circunferências da cintura > 100 cm e mulheres com circunferências da cintura > 90 cm têm risco aumentado de doenças cardíacas e doenças relacionadas com a obesidade
   - Medir a relação cintura-quadril (circunferência da cintura dividida pela circunferência do quadril) pode ser um melhor preditor de risco para indivíduos com idade superior a 75 anos. Relações > 0,95 em homens e > 0,85 em mulheres são consideradas elevadas
2. Determine os fatores de risco adicionais para doenças cardiovasculares, incluindo tabagismo, hipertensão arterial, colesterol alto, sedentarismo e histórico familiar
3. Avalie a dieta
4. Avalie a motivação do paciente para mudar
5. Forneça aconselhamento em relação a nutrição e exercícios

Aconselhamento comportamental para alimentação saudável e prática de atividade física. Para ajudar a reduzir o risco de DCV, os profissionais de saúde devem oferecer aconselhamento comportamental visando a promover uma dieta saudável e a prática de atividade física para adultos com sobrepeso ou obesidade que tenham pelo menos um outro fator de risco conhecido para DCV. No entanto, eles devem individualizar a decisão de oferecer aconselhamento comportamental a pacientes não obesos, sem fatores de risco específicos para DCV.

Dieta saudável. Uma *dieta saudável para o coração* é rica em vegetais, frutas, fibras e grãos integrais e tem baixo teor de sal, carnes vermelhas e processadas e gorduras saturadas (Boxe 6.7). As principais recomendações incluem:

- Limitar a ingestão de sódio a < 2.300 mg/dia, uma vez que a ingestão excessiva de sódio pode causar hipertensão arterial, importante fator de risco para DCV
- Limitar os açúcares adicionados e as gorduras saturadas a ± 10% do total de calorias
- Bebidas alcoólicas devem ser consumidas com moderação.

Boxe 6.7 Aconselhamento nutricional: fontes de nutrientes.	
Nutriente	**Fonte alimentar**
Cálcio	Alimentos lácteos, como leite, queijos naturais e iogurte Cereais enriquecidos com cálcio, suco de frutas, leite de soja e tofu Vegetais folhosos de cor verde-escura, como couve, nabo e mostarda; acelga chinesa (*bok choy*) Sardinhas
Ferro	Carnes magras, partes escuras da carne de peru, fígado Amêijoas, mexilhões, ostras, sardinhas, anchovas Cereais enriquecidos com ferro Pão integral e enriquecido Espinafre, ervilhas, lentilhas, folhas de nabo e alcachofras Ameixa seca e uva-passa
Folato	Feijão e ervilhas cozidas Laranja, suco de laranja Fígado Espinafre, mostarda Feijão-fradinho, lentilhas, quiabo, grão-de-bico e amendoins Cereais enriquecidos com folato
Vitamina D	Leite, suco de laranja e cereais enriquecidos com vitamina D Óleo de fígado de bacalhau; peixe-espada, salmão, arenque, cavala, atum e truta Gema de ovo Cogumelos

Fontes: Adaptado de U.S. Department of Agriculture and U.S. Department of Health and Human Services. *Dietary Guidelines for Americans, 2010*. Washington, DC: U.S. Government Printing Office; 2010; *Choose MyPlate.gov*. Disponível em: http://www.choosemyplate.gov/index.html. Acesso em: 8 jun. 2019; Office of Dietary Supplements, National Institutes of Health. *Dietary supplement fact sheets: calcium; vitamin D*. Disponível em: http://ods.od.nih.gov/factsheets/list-all/. Acesso em: 8 jun. 2019.

O United States Department of Agriculture (USDA) publicou "10 Tips: Choose MyPlate" (10 dicas: Choose MyPlate) para fornecer orientações nutricionais adicionais (Figura 6.1 e Boxe 6.8).

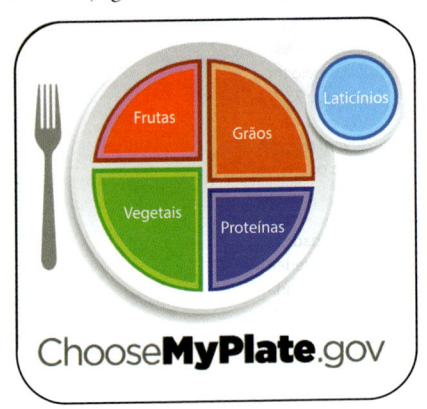

Figura 6.1 Organize seu prato. (Fonte: choosemyplate.gov.)

Boxe 6.8 Dez dicas: Choose MyPlate.

1. Encontre seu estilo de alimentação saudável
2. Encha metade do seu prato com frutas e verduras
3. Foque em consumir frutas inteiras
4. Varie as verduras
5. Consuma metade dos grãos na forma integral
6. Mude para leite ou iogurte semidesnatado ou desnatado
7. Varie as proteínas
8. Beba e coma bebidas e alimentos com baixo teor de sódio, gordura saturada e açúcares adicionados
9. Beba água, em vez de bebidas adoçadas
10. Tudo o que você come e bebe é relevante

Fonte: USDA Center for Nutrition Policy & Promotion. *Choose MyPlate*. Disponível em: https://www.choosemyplate.gov/. Acesso em: 30 maio 2019.

Atividade física. Os benefícios da atividade física incluem a redução dos riscos de morte prematura, DCV, hipertensão arterial, diabetes melito tipo 2, câncer de mama e colo intestinal, obesidade, osteoporose, quedas e depressão (Boxe 6.9). Também ajuda a melhorar a cognição e a capacidade funcional em idosos. Adultos sedentários devem começar com atividades de baixa intensidade e aumentar gradualmente a frequência e a duração dessas atividades – "*comece* *devagar e vá devagar*". Os profissionais da saúde devem avaliar os pacientes com doenças pulmonares, cardíacas ou musculoesqueléticas crônicas para determinar os tipos e as quantidades apropriadas de atividade.

> **Boxe 6.9 Diretrizes de atividade física para norte-americanos.**
>
> - Adultos devem realizar pelo menos 150 a 300 min de atividade aeróbica de intensidade moderada ou 75 a 150 min de atividade aeróbica de intensidade vigorosa por semana
> - Adultos também devem realizar atividades de fortalecimento muscular de intensidade moderada ou mais intensa que envolvam todos os principais grupos musculares em dois ou mais dias da semana
> - Maiores benefícios à saúde podem ser alcançados ao aumentar a frequência, a duração e/ou a intensidade da atividade física
> - Adultos devem evitar ser sedentários; fazer qualquer quantidade de atividade física de intensidade moderada a vigorosa traz benefícios à saúde
> - Idosos também devem praticar atividades de manutenção de equilíbrio

A USPSTF recomendou o encaminhamento de adultos com IMC ≥ 30 para intervenções comportamentais multidisciplinares intensivas (recomendação de grau B). No entanto, ela recomenda decisões individualizadas em relação a encaminhar adultos sem risco cardiovascular para aconselhamento comportamental que promova a atividade física, sugerindo que o aconselhamento é mais benéfico para aqueles que estão motivados a mudar.

Diretrizes de rastreamento e aconselhamento comportamental para adultos

Os profissionais de saúde são incentivados a utilizar as perguntas e os exames de rastreamento dos comportamentos de saúde do Boxe 6.10 para identificar pacientes em risco e, em seguida, a oferecer estratégias de *aconselhamento comportamental e prevenção* eficazes.

- Consumo não saudável de bebidas alcoólicas
- Tabagismo
- ISTs: clamídia, gonorreia e sífilis
- HIV/AIDS.

> **Boxe 6.10 Diretrizes específicas da USPSTF para o aconselhamento comportamental de adultos.**

Rastreamento e aconselhamento comportamental	Aconselhamento	
	Grau da USPSTF (ano)	**Recomendação da USPSTF**
Consumo de bebidas alcoólicas (não saudável)	B (2018)	A USPSTF recomenda fornecer breves intervenções de aconselhamento comportamental às

continua

		pessoas envolvidas em consumo exagerado ou com risco de bebidas alcoólicas para reduzir o consumo não saudável
Práticas sexuais para prevenir IST e HIV/AIDS	B (2014)	A USPSTF recomenda aconselhamento comportamental intensivo a todos os adolescentes sexualmente ativos e a adultos com risco aumentado de IST
Tabagismo	A (2015)	A USPSTF recomenda que os profissionais de saúde questionem todos os adultos em relação ao tabagismo, aconselhem-nos a parar de fumar e, para isso, forneçam intervenções comportamentais e farmacoterapia aprovada pela FDA

Rastreamento e aconselhamento comportamental para consumo não saudável de bebidas alcoólicas

- O NSDUH (Pesquisa Nacional de Uso de Drogas e Saúde nos EUA) de 2017 estimou que mais de 140 milhões de norte-americanos com idade igual ou superior a 12 anos eram consumidores de bebidas alcoólicas de forma rotineira, com base no consumo de bebidas alcoólicas nos últimos 30 dias
- Cerca de 16,7 milhões de norte-americanos foram classificados como etilistas de grandes quantidades de álcool, e 66,6 milhões foram classificados como etilistas compulsivos
- Estima-se que 16 milhões de norte-americanos atendam à definição de transtorno por consumo abusivo de bebidas alcoólicas com base no cumprimento dos critérios para dependência ou uso abusivo do DSM-IV

Bebidas alcoólicas: rastreamento. Como a detecção precoce de comportamentos de risco pode ser desafiadora, a USPSTF recomenda o rastreamento de consumo exagerado ou de risco de álcool e intervenções breves de aconselhamento comportamental, quando indicado, a todos os adultos em serviços de atenção primária, incluindo gestantes (grau B).

Se o paciente relatar consumir bebidas alcoólicas, pode-se iniciar a avaliação desse consumo não saudável (Boxe 6.11) ao fazer algumas perguntas simples de rastreamento.

- A pergunta única para rastreamento de consumo de bebidas alcoólicas (sensibilidade = 73 a 88%, especificidade = 74 a 100%) é: "Quantas vezes, nos últimos 12 meses, você ingeriu quatro ou mais doses (mulheres) ou cinco ou mais doses de bebidas alcoólicas por dia (homens)?"

Boxe 6.11 Consumo não saudável de bebidas alcoólicas.

Padrão de doses equivalentes. Uma dose-padrão é equivalente a 360 mℓ de cerveja ou *wine cooler*, 240 mℓ de cerveja do tipo *Lager* ou *Ale*, 150 mℓ de vinho ou 45 mℓ de destilados (80°).

Definições de níveis de etilismo em adultos – National Institute of Alcohol Abuse and Alcoholism

	Mulheres	Homens
Etilismo moderado	≤ 1 dose/dia	≤ 2 doses/dia
Níveis de etilismo não saudáveis (risco aumentado de desenvolver transtorno por consumo abusivo de bebidas alcoólicas)[a]	> 3 doses/dia e > 7 doses/semana	> 4 doses/dia e > 14 doses/semana
Etilismo compulsivo[b]	≥ 4 doses/dia em uma ocasião	≥ 5 doses/dia em uma ocasião

[a]Gestantes e pessoas com problemas de saúde que poderiam ser agravados pelo consumo de bebidas alcoólicas não devem ingeri-las.
[b]Os níveis séricos de álcool retornam, habitualmente, a 0,08 g% em 2 h.

- O questionário Alcohol Use Disorders Identification Test-Consumption (AUDIT-C, Questionário para Identificação de Transtorno por Consumo Abusivo de Bebidas Alcoólicas) investiga a frequência com que a pessoa ingere bebidas alcoólicas, quantas doses-padrão são consumidas em 1 dia normal e com que frequência a pessoa bebe seis ou mais doses em uma mesma ocasião
- O AUDIT-C, cujos escores vão de 0 a 12, apresenta sensibilidade que varia de 0,73 a 1,00, com pontos de corte ≥ 3 (mulheres) ou ≥ 4 (homens). As especificidades correspondentes variam de 0,28 a 0,94
- A ferramenta CAGE, amplamente utilizada, questiona em relação a *Cutting down* (pensar em largar a bebida), *Annoyance when criticized* (ficar aborrecido quando criticado pelo hábito de beber), *Guilty feelings* (sentir-se culpado pelo fato de beber) e *Eye-openers* (beber pela manhã), a fim de detectar a dependência de bebidas alcoólicas.

Bebidas alcoólicas: aconselhamento comportamental. A USPSTF emitiu recentemente uma recomendação B aconselhando os profissionais de saúde da atenção primária a fornecerem intervenções de aconselhamento comportamental a adultos em relação ao consumo não saudável de bebidas alcoólicas. Pode-se utilizar as ferramentas de rastreamento descritas previamente para identificar adultos em risco ou que fazem uso perigoso de bebidas alcoólicas. A USPSTF identificou uma série de intervenções comportamentais eficazes, que variaram em relação a estratégia (*feedback*, entrevista motivacional, diários para registro de doses consumidas, terapia cognitivo-comportamental e planos de ação em relação ao uso de bebidas alcoólicas), método de uso (presencial, via internet, individual, grupo), frequência (a maioria envolveu ≤ 4 sessões) e intensidade (a maioria envolveu ≤ 2 horas de tempo de contato).

Programa Screening, Brief Intervention, and Referral to Treatment (*SBIRT*, rastreamento, intervenção breve e encaminhamento para tratamento). Esse programa foi elaborado para ser administrado em uma série de encontros conduzidos por profissionais que não são especialistas em uso abusivo de substâncias para reduzir e prevenir danos àqueles que consomem bebidas alcoólicas sem dependência. As intervenções breves têm como alvo pessoas com baixo risco de consumo não saudável de bebidas alcoólicas, orientando-as em relação aos malefícios de se exceder os limites de consumo e, se aplicável, identificando quaisquer ligações entre o consumo de bebidas alcoólicas e outros problemas de saúde. Para tanto, são utilizadas técnicas motivacionais para ajudar aqueles com risco moderado a alto de consumo não saudável de bebidas alcoólicas a reduzirem a sua ingestão ou a buscarem tratamento adicional, sobretudo aqueles cujo rastreamento indica alto risco.

Rastreamento e aconselhamento comportamental para tabagistas

- Estima-se que 47,4 milhões (19%) de adultos norte-americanos com 18 anos ou mais utilizam produtos derivados do tabaco em 2017; destes, 41,1 milhões utilizavam produtos derivados do tabaco que podem ser inalados
- Os *cigarros eletrônicos* ou sistemas eletrônicos de liberação de nicotina (ENDS) se tornaram o produto derivado do tabaco utilizado com mais frequência entre os jovens, muitos dos quais usam dois ou mais produtos
- O tabagismo causa mais de 480 mil mortes nos EUA a cada ano, quase um quinto de todas as mortes
- Os não fumantes expostos à fumaça estão em risco aumentado de câncer de pulmão, infecções respiratórias e de orelha e asma brônquica.

Tabagismo: rastreamento. A USPSTF emitiu uma recomendação de grau A para rastrear todos os adultos, principalmente gestantes, quanto ao tabagismo e fornecer intervenções comportamentais e/ou farmacoterapia para a cessação do tabagismo de todos os usuários.
As perguntas que podem ser feitas a cada consulta incluem: "*Você já usou tabaco (cigarro, mascar fumo, cigarros eletrônicos) ou produtos inaláveis derivados do tabaco?*". Para não fumantes, pergunte em relação à exposição passiva ao tabagismo por pessoas que moram na mesma casa ou são do mesmo local de trabalho.

Tabagismo: aconselhamento comportamental. A USPSTF recomenda (grau A) que os médicos questionem todos os pacientes adultos em relação ao uso

de tabaco, aconselhem os tabagistas a pararem de fumar/consumir tabaco e, então, ofereçam apoio comportamental e farmacoterapia.
Use o modelo dos "5As" ou o dos estágios de mudança para avaliar a prontidão para parar de fumar/consumir tabaco (Boxe 6.12).

Boxe 6.12 Avaliação da prontidão para parar de fumar: modelos de intervenções breves.

Modelo dos 5As	Modelo transteórico ou dos estágios da mudança
■ **Questione** em relação ao uso de tabaco	■ **Pré-contemplação:** "Eu não quero parar."
■ **Aconselhe** a parar de fumar	■ **Contemplação:** "Estou preocupado, mas não estou pronto para parar agora."
■ **Avalie** a disposição em fazer uma tentativa de parar de fumar	
■ **Auxilie** o paciente durante a tentativa de parar de fumar	■ **Preparação:** "Estou pronto para parar."
■ **Organize** o acompanhamento	■ **Ação:** "Acabei de parar."
	■ **Manutenção:** "Parei há 6 meses."

As farmacoterapias mais comumente utilizadas são a terapia de reposição de nicotina (TRN), incluindo adesivos, gomas de mascar, pastilhas e inaladores, e vareniclina e bupropiona SR. A combinação de vários tipos de TRN tem benefícios aditivos, porém a combinação de farmacoterapia com aconselhamento comportamental é mais eficaz do que qualquer uma das modalidades de modo isolado.

Rastreamento e aconselhamento comportamental contra ISTs. O Boxe 6.13 lista fatos relacionados com as ISTs, incluindo o HIV e a AIDS.

Boxe 6.13 Fatos relacionados com as infecções por clamídia, gonorreia, sífilis e HIV/AIDS.

■ Dos quase 2,4 milhões de novos casos de IST notificados em 2017, cerca de 72% foram infecções por clamídia, 24% por gonorreia e 4% por sífilis; as taxas das três infecções têm aumentado, e quase a metade dos casos ocorrem em pessoas com idade entre 15 e 24 anos

■ Mais de 1,1 milhão de norte-americanos com idade ≥ 13 anos estão atualmente infectados com HIV, embora até 18% permaneçam sem diagnóstico. A maior parte dos casos de HIV é transmitida por pessoas soropositivas que desconhecem a sua condição ou que não estão recebendo cuidados de saúde

■ Estão em maior risco: homens que fazem sexo com homens (82% das novas infecções entre homens), afro-americanos (43% das novas infecções) e hispânicos/latinos (26% das novas infecções); os usuários de drogas injetáveis representam 6% das novas infecções pelo HIV

ISTs (infecções por clamídia, gonorreia e sífilis): rastreamento. A USPSTF fez uma recomendação de grau B para o rastreamento de infecções por clamídia e gonorreia em mulheres sexualmente ativas com idade igual ou inferior a 24 anos; as evidências são insuficientes para que se faça uma recomendação para homens sexualmente ativos. Além disso, a entidade emitiu uma recomendação de grau A para o rastreamento de adultos e adolescentes não gestantes de alto risco para infecção por sífilis. Os fatores de risco para sífilis incluem ser um homem que faz sexo com homens, estar infectado com HIV e ter histórico de encarceramento ou fazer uso comercial do sexo. A USPSTF também emitiu uma recomendação de grau A para o rastreamento de infecção por sífilis em todas as gestantes.

HIV: rastreamento. Em 2019, a USPSTF fez uma recomendação de grau A para o rastreamento de HIV em adolescentes e adultos com idade entre 15 e 65 anos e em todas as gestantes. Recomenda-se rastrear, também, adolescentes mais jovens e idosos que apresentam risco aumentado de infecção. O CDC recomenda o teste de HIV universal para adolescentes e adultos com idade entre 13 e 64 anos em ambientes de saúde, bem como o teste no pré-natal para todas as gestantes. Além disso, recomenda-se a realização de testes no mínimo anuais para grupos de alto risco, definidos como homens com parceiros sexuais masculinos, indivíduos com múltiplos parceiros sexuais, usuários de drogas injetáveis atuais ou pregressos, pessoas que trabalham com sexo ou drogas e parceiros sexuais de pessoas infectadas pelo HIV, bissexuais ou usuários de drogas injetáveis. Pacientes que iniciam o tratamento para tuberculose e aqueles com qualquer IST ou solicitações de teste para IST devem ser testados para coinfecção pelo HIV.

IST, incluindo HIV: aconselhamento comportamental. A USPSTF emitiu uma recomendação de grau B apoiando o aconselhamento comportamental para todos os adolescentes sexualmente ativos e os adultos que estão em maior risco de IST, incluindo HIV/AIDS. A USPSTF observou que o aconselhamento comportamental pode reduzir o risco de adquirir uma IST e que as intervenções bem-sucedidas geralmente "fornecem informações básicas em relação à transmissão de IST; avaliam o risco de transmissão; e fornecem treinamento em habilidades pertinentes, como o uso de preservativos, a comunicação em relação ao sexo seguro, a resolução de problemas e a definição de metas". O aconselhamento do paciente deve ser interativo, sem julgamentos, combinando informações em relação à redução geral do risco com mensagens personalizadas baseadas nos comportamentos de risco específicos do paciente.

As recomendações-padrão para prevenir a infecção pelo HIV incluem: adoção de comportamentos sexuais de menor risco; tratamento para o uso de drogas injetáveis e o uso de equipamentos esterilizados; realização de testes de HIV do paciente e de parceiros; e uso correto de preservativos. Outra estratégia para prevenir as infecções pelo HIV é a profilaxia pré-exposição (PrEP), que envolve a ingestão de um comprimido diário contendo dois antirretrovirais (tenofovir e emtricitabina). A PrEP é recomendada para pessoas HIV-negativas que estão em risco de HIV por transmissão sexual ou pelo uso de drogas ilícitas injetáveis. O uso consistente da PrEP demonstrou reduzir o risco de infecções pelo HIV.

O uso correto de preservativos masculinos é altamente eficaz para a prevenção da transmissão de HIV, papilomavírus humano (HPV) e outras ISTs. As recomendações incluem:

- Usar um preservativo novo a cada ato sexual
- Colocar o preservativo antes de iniciar qualquer contato sexual
- Adicionar apenas lubrificantes à base de água
- Retirar imediatamente o preservativo que se romper durante a atividade sexual, segurando-o durante a retirada para evitar que escorregue.

Imunização

A *imunização* é o processo de induzir ou fornecer imunidade por meio da administração de um agente imunobiológico. Ela pode ser *ativa* ou *passiva*. Embora muitas vezes utilizados de maneira intercambiável, os termos vacinação e imunização não são sinônimos.

As recomendações para *imunização* estão no Boxe 6.14 e em todo este capítulo, bem como nos capítulos destinados a exames específicos.

Boxe 6.14 Recomendações de imunização específicas do Advisory Committee on Immunization Practices/Centers for Desease Control and Prevention (ACIP/CDC) para adultos.	
Imunização	**Recomendação do ACIP/CDC (vacinação de rotina)**
Vacina contra a hepatite A (HepA)	▪ Sem risco, mas deseja proteção contra a hepatite A: série de duas doses de HepA ou ▪ Série de três doses de HepA-HepB nos meses 0 e 6
Vacina contra a hepatite B (HepB)	▪ Sem risco, mas deseja proteção contra a hepatite B: duas ou três séries de HepB com pelo menos 4 semanas de intervalo ou ▪ Três doses de Engerix-B ou Recombivax HB nos meses 0, 1 e 6 ou ▪ Três doses de HepA-HepB nos meses 0, 1 e 6
Vacina contra o papilomavírus humano (HPV)	▪ Mulheres de até 26 anos e homens de até 21 anos: vacina contra o HPV em séries de duas ou três doses, dependendo da idade na vacinação inicial; homens com idade entre 22 e 26 anos podem ser vacinados com base na decisão clínica individual (vacinação contra o HPV recomendada rotineiramente entre 11 e 12 anos)

continua

	■ Idade igual ou superior a 15 anos na vacinação inicial: vacina contra o HPV em série de três doses nos meses 0, 1 a 2 e 6 ■ Considere discutir a vacinação com adultos de 27 a 45 anos que não foram vacinados adequadamente e podem estar em risco de nova infecção por HPV ■ Idade entre 9 e 14 anos na vacinação inicial e que receberam uma dose ou duas doses com menos de 5 meses de intervalo: uma dose da vacina contra o HPV ■ Idade entre 9 e 14 anos na vacinação inicial e que receberam duas doses com pelo menos 5 meses de intervalo: vacinação contra o HPV completa; não é necessária dose adicional
Vacina contra *influenza* **– inativada (IIV), recombinante (RIV) ou viva atenuada (LAIV)**	■ Crianças com 6 meses de idade ou mais: uma dose IIV, RIV ou LAIV apropriada à idade e ao estado de saúde anualmente
Vacina contra sarampo, caxumba e rubéola (MMR)	■ Nenhuma evidência de imunidade a sarampo, caxumba ou rubéola: uma dose de MMR
Vacina pneumocócica conjugada 13-valente (VPC-13) e polissacarídica 23-valente (VPP-23)	■ Idade igual ou superior a 65 anos (imunocompetente): uma dose de VPC-13 se anteriormente não recebeu a VPC-13, seguida por uma dose de VPP-23 pelo menos 1 ano após a VPC-13 e pelo menos 5 anos após a última dose de VPP-23 ■ Recebeu anteriormente a VPP-23, mas não a VPC-13, aos 65 anos ou mais: uma dose de VPC-13 pelo menos 1 ano após a VPP-23 ■ Quando tanto a VPC-13 quanto a VPP-23 são indicadas, administrar primeiro a VPC-13 (a VPC-13 e a VPP-23 *não* devem ser administradas ao mesmo tempo)
Vacina contra o tétano/difteria (Td) ou tétano/difteria/ coqueluche (Tdap)	■ Não recebeu previamente a Tdap aos 11 anos de idade ou após: uma dose de Tdap, com reforço de Td a cada 10 anos
Varicela (VAR)	■ Nenhuma evidência de imunidade à varicela: série de duas doses de VAR, com 4 a 8 semanas de intervalo se não recebeu previamente a vacina contendo varicela (VAR) ■ Se recebeu previamente uma dose de vacina contra a varicela: uma dose de VAR pelo menos 4 semanas após a primeira dose da vacina
Vacina contra herpes-zóster recombinante (RZV) ou viva (ZVL)	■ Idade igual ou superior a 50 anos: série de duas doses de RZV com 2 a 6 meses de intervalo, independentemente de herpes-zóster prévia ou de ter recebido ZVL

Vacina contra a hepatite A. Recomenda-se uma série de duas doses para pessoas em risco de infecção por hepatite A, incluindo aquelas com doença hepática crônica, alterações de fatores de coagulação, homens que fazem sexo com homens, usuários de drogas injetáveis ou não, desabrigados, pessoas que viajaram para países com taxas endêmicas altas ou intermediárias de hepatite A (ou mesmo países que recém-entraram para a lista de regiões endêmicas) e familiares e contatos próximos de pessoas que estiveram nessas regiões. Aqueles que não estão em risco, mas desejam proteção contra a infecção por hepatite A, também devem receber a série completa de duas doses.

Vacina contra a hepatite B. Recomenda-se uma série de duas ou três doses para pessoas em risco de infecção por hepatite B, incluindo aquelas com infecção pelo vírus da hepatite C, doença hepática crônica, infecção pelo HIV, risco de exposição sexual, uso atual ou recente de drogas injetáveis, risco percutâneo ou mucoso de exposição ao sangue, pessoas que estão encarceradas e pessoas que viajaram para países com taxas endêmicas altas ou intermediárias de hepatite B. Aqueles que não estão em risco, mas desejam proteção contra a infecção por hepatite B, também devem receber a série completa de duas ou três doses.

Vacina contra o HPV

- O HPV é a IST mais comum nos EUA. Aproximadamente metade das novas infecções ocorrem entre pessoas com idade de 15 a 24 anos
- O HPV está associado aos cânceres de colo de útero, vulva e vagina em mulheres, ao câncer de pênis em homens e aos cânceres anal e orofaríngeo em mulheres e homens.

O CDC recomenda a vacinação de todos os adolescentes entre 11 e 12 anos (embora a vacinação possa começar aos 9 anos) com a vacina contra o HPV 9-valente. Dependendo da idade na vacinação inicial, será administrada uma série de duas (9 a 14 anos) ou três doses (a partir de 15 anos) em um período de 6 a 12 meses. Recomenda-se uma série de três doses para pessoas imunocomprometidas ou que têm histórico de abuso ou violência sexual. As diretrizes recomendam a vacinação contra o HPV em adultos até os 26 anos; entretanto, a FDA aprovou recentemente o uso da vacina 9-valente para homens e mulheres de 27 a 45 anos.

Vacina contra a *influenza*

- A temporada de *influenza* geralmente começa no final do outono e pode durar até a primavera; nos EUA, o pico vai de dezembro a fevereiro
- A quantidade de mortes anuais relacionadas com a *influenza* varia de acordo com o tipo e o subtipo do vírus, com números nos últimos anos entre 12 mil e quase 80 mil mortes.

O ACIP do CDC atualiza as suas recomendações de vacinação anualmente. Dois tipos de vacinas estão disponíveis. A "vacina contra a gripe" contém o vírus morto inativado, é administrada em uma dose padrão para pessoas com idade inferior a 65 anos e em uma dose alta para aqueles com idade superior a 65 anos. É recomendada a todas as pessoas com 6 meses de idade ou mais, principalmente para os grupos listados a seguir:

- Adultos e crianças com doenças pulmonares e cardiovasculares crônicas (exceto hipertensão arterial) e doenças renais, hepáticas, neurológicas, hematológicas ou metabólicas (incluindo diabetes melito); pessoas imunocomprometidas por qualquer causa; pessoas com obesidade mórbida
- Adultos ≥ 50 anos de idade
- Mulheres que estão ou estarão grávidas durante a temporada de gripe
- Residentes de abrigos de idosos e instituições de cuidados prolongados
- Índios norte-americanos e nativos do Alasca
- Profissionais de saúde
- Contatos domiciliares e cuidadores de crianças ≤ 5 anos de idade (sobretudo lactentes ≤ 6 meses de idade) e de adultos ≥ 50 anos de idade com condições clínicas que os colocam em maior risco de complicações por gripe.

Vacina pneumocócica

- A *pneumonia estreptocócica* causa pneumonia, bacteriemia e meningite
- Em 2015, a doença pneumocócica invasiva foi responsável por 29.382 casos e 3.254 mortes
- No entanto, em 2000, a introdução da vacinação pneumocócica 7-valente para lactentes e crianças reduziu direta e indiretamente (por meio da *imunidade de rebanho*) as infecções pneumocócicas entre crianças e adultos.

Desde 2010, crianças com idade inferior a 2 anos têm sido vacinadas rotineiramente com a vacina pneumocócica conjugada 13-valente (VPC-13). Em 2014, o ACIP recomendou a vacinação de adultos ≥ 65 anos usando a VPC-13 juntamente à vacina pneumocócica polissacarídica inativada 23-valente (VPP-23), conforme mostrado no Boxe 6.15. *Ambas as vacinas não devem ser administradas ao mesmo tempo.* Adultos nessa faixa etária que nunca receberam a VPP-23 devem receber primeiro a VPC-13, seguida 12 meses depois pela VPP-23. Adultos com idade ≥ 65 anos previamente vacinados com a VPP-23 não devem receber uma dose de VPC-13 antes de 1 ano após a vacinação mais recente com a VPP-23.

Boxe 6.15 Recomendações para administração da vacina pneumocócica para adultos de alto risco.

Grupo de risco	Condição clínica	VPC-13 Recomendada	VPP-23 Recomendada	VPP-23 Revacinação 5 anos após a primeira dose
Pessoas imunocompetentes	Doença cardíaca crônica		✓	
	Doença pulmonar crônica		✓	
	Diabetes melito		✓	
	Perda de líquido cerebrospinal	✓	✓	
	Implante coclear	✓	✓	
	Etilismo		✓	
	Doença hepática crônica, cirrose		✓	
	Tabagismo		✓	
Pessoas com asplenia funcional ou anatômica	Doença falciforme		✓	
	Asplenia congênita ou adquirida	✓	✓	✓
Pessoas imunocomprometidas	Imunodeficiência congênita ou adquirida	✓	✓	✓
	Infecção pelo HIV	✓	✓	✓
	Insuficiência renal crônica	✓	✓	✓
	Síndrome nefrótica	✓	✓	✓
	Leucemia	✓	✓	✓
	Linfoma	✓	✓	✓
	Doença de Hodgkin	✓	✓	✓
	Câncer generalizado	✓	✓	✓
	Imunossupressão iatrogênica	✓	✓	✓
	Transplantes de órgãos	✓	✓	✓
	Mieloma múltiplo	✓	✓	✓

Vacina contra tétano, difteria e coqueluche

- O tétano, causado pela bactéria anaeróbia *Clostridium tetani*, que entra no corpo através da pele ferida, é uma doença neurológica que causa contrações musculares intensas e dolorosas que podem afetar a deglutição e a respiração
- A difteria é causada pelo organismo *Corynebacterium diphtheriae* e geralmente se espalha através de gotículas respiratórias. A infecção causa uma "pseudomembrana" de tecido respiratório morto, que pode se estender ao longo de todo o sistema respiratório. As complicações podem incluir pneumonia, miocardite, toxicidades neurológicas e insuficiência renal
- A coqueluche, ou "tosse comprida", é uma doença respiratória contagiosa causada pela *Bordetella pertussis*.

Todos os adultos com idade igual ou superior a 19 anos que não receberam anteriormente uma vacina acelular Tdap devem receber uma dose, seguida por reforço da Td a cada 10 anos.

Vacina contra a varicela

- A infecção por *varicela*, ou *catapora*, geralmente ocorre na infância e causa erupções cutâneas com prurido. As infecções também podem ocorrer em adultos, particularmente em pacientes imunocomprometidos que apresentam risco de doença disseminada
- Antes de o programa de vacinação contra varicela ser implementado nos EUA, em 2006, estimava-se que ocorriam 4 milhões de casos a cada ano. Em 2014, a incidência anual de varicela caiu quase 85%.

O CDC recomenda a vacina para adultos nascidos nos EUA a partir de 1980 que não receberam duas doses da vacina contra a catapora ou que nunca tiveram catapora. Recomenda-se uma série de duas doses da vacina contra varicela para crianças com idade inferior a 13 anos e para aquelas com idade igual ou superior a 13 anos que não foram vacinadas anteriormente e que não têm evidência de imunidade. As vacinas com vírus vivos não devem ser administradas a gestantes ou a pessoas com sistema imunológico muito enfraquecido, com infecção pelo HIV e contagem de CD4 inferior a 200.

Vacina contra o herpes-zóster

- O *herpes-zóster*, que resulta da reativação do vírus latente da infecção por varicela (catapora) no interior dos gânglios sensitivos, geralmente causa erupções vesiculares unilaterais dolorosas em uma distribuição dermatológica
- O risco de infecção por herpes-zóster ao longo da vida é de cerca de um em cada três e é maior em mulheres do que em homens
- Um em cada quatro adultos apresenta complicações após a infecção, incluindo neuralgia pós-herpética (dor persistente na área das erupções cutâneas), infecções bacterianas da pele, complicações oftálmicas, neuro-

patias cranianas e periféricas, encefalite, pneumonite e hepatite. O risco de herpes-zóster é aumentado quando há condições que envolvem imunocomprometimento, incluindo câncer, HIV, transplante de medula óssea ou de órgãos e terapias imunossupressoras

■ O aumento da idade também está fortemente associado ao desenvolvimento de infecção por herpes-zóster e neuralgia pós-herpética.

A vacina contra o herpes-zóster reduz efetivamente os riscos a curto prazo de zóster e neuralgia pós-herpética em adultos ≥ 50 anos. O ACIP atualmente recomenda o oferecimento da série de duas doses da vacina recombinante da RZV a adultos imunocompetentes com idade ≥ 50 anos, incluindo adultos que tiveram herpes-zóster ou que receberam a vacina antiga (ZVL). As doses devem respeitar o intervalo de 2 a 6 meses.

Cuidados preventivos em populações especiais

Para rastreamento, aconselhamento e recomendações de imunização para grupos populacionais especiais, consulte as seções sobre crianças, idosos e gestantes.

Avaliação das Evidências Clínicas

A tomada de decisão clínica requer a integração da experiência clínica, das preferências do paciente e das melhores evidências clínicas disponíveis. Estude cuidadosamente as descrições de como a história e o exame físico podem ser vistos como exames diagnósticos; como avaliar a precisão dos exames laboratoriais, das imagens radiográficas e dos procedimentos diagnósticos; e como avaliar estudos de pesquisa clínica e diretrizes de prevenção de doenças. Ao longo dos capítulos de exame específico, você encontrará evidências atuais para o uso de elementos da história e do exame físico para apoiar o raciocínio diagnóstico.

Utilização de elementos da história e do exame físico como exames diagnósticos

O processo de raciocínio diagnóstico se inicia com a elaboração de uma lista de potenciais causas para os problemas do paciente (*diagnóstico diferencial*). À medida que se conhece mais o paciente, são atribuídas probabilidades aos vários diagnósticos, que correspondem à possibilidade de estes serem vistos como explicações para o problema do paciente, com o objetivo de determinar a necessidade de realizar testes adicionais ou iniciar um tratamento (Figura 7.1).

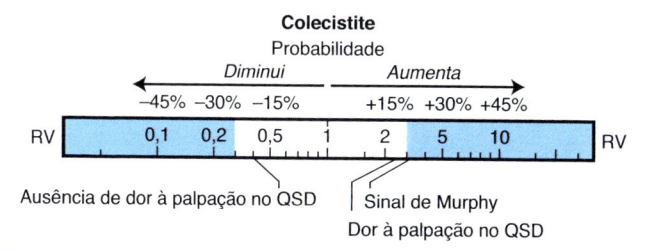

Figura 7.1   Revisão da probabilidade de colecistite aguda. (Reproduzida de McGee S. Abdominal pain and tenderness. In: McGee S, ed. *Evidence-Based Physical Diagnosis*. 4th ed. Elsevier; 2018:445-456.e444. Copyright® 2018 Elsevier. Com autorização.) RV: razão de verossimilhança; QSD: quadrante superior direito.

Avaliação de testes diagnósticos

Dois conceitos são explorados na avaliação dos testes diagnósticos: a *validade* dos achados e a *reprodutibilidade* dos resultados dos testes.

Validade

O teste identifica com precisão se o paciente tem a doença? Isso envolve comparar o teste com um *padrão-ouro* – a melhor medida disponível – para saber se o paciente tem a doença.

A *tabela 2 × 2* é o formato básico para avaliar as características do desempenho de um teste diagnóstico, pois indica o quão bem o teste é capaz de identificar com precisão os pacientes que têm ou não a doença (Boxe 7.1). Existem duas colunas: pacientes com a doença e pacientes sem a doença. Essas categorizações são baseadas no teste padrão-ouro. As duas linhas correspondem a resultados positivos e negativos no teste. As quatro células (a, b, c, d) correspondem a verdadeiro-positivos, falso-positivos, falso-negativos e verdadeiro-negativos, respectivamente.

Boxe 7.1 Configuração da tabela 2 × 2.		
Elemento da história ou exame físico	**Padrão-ouro: doença presente**	**Padrão-ouro: doença ausente**
Presente (teste positivo)	a Verdadeiro-positivo	b Falso-positivo
Ausente (teste negativo)	c Falso-negativo	d Verdadeiro-negativo

Sensibilidade e especificidade
- *Sensibilidade* é a probabilidade de que uma pessoa com a doença apresente um teste positivo. Isso é representado como $a/(a + c)$ na coluna da doença presente da tabela 2 × 2. A sensibilidade também é conhecida como *taxa de verdadeiro-positivos*
- *Especificidade* é a probabilidade de que uma pessoa sem a doença tenha um teste negativo, representada como $d/(b + d)$ na coluna da doença ausente da tabela 2 × 2. A especificidade também é conhecida como *taxa de verdadeiro-negativos*.

Um resultado negativo em um teste com alta sensibilidade (*i. e.*, uma taxa de falso-negativos muito baixa) geralmente exclui a doença. Isso é representado pelo mnemônico *SnNOUT* – o resultado negativo em um teste sensível exclui a doença (***S**ensitive test with a **N**egative result rules **out** disease*). Em contrapartida, o resultado positivo em um teste com alta especificidade (p. ex., uma taxa de falso-positivos muito baixa) geralmente indica doença. Isso é representado pelo mnemônico *SpPIN* – o resultado positivo em um teste específico confirma a doença (***Specific test with a Positive result rules in disease***).

Valores preditivos. Para determinar a probabilidade de um paciente realmente ter uma doença com base em um resultado de teste positivo ou negativo, deve-se calcular os valores preditivos positivo e negativo (Boxe 7.2).

> **Boxe 7.2** Valores preditivos positivo e negativo.
>
> ■ O *valor preditivo positivo* (*VPP*) é a probabilidade de uma pessoa com teste positivo ter a doença, representada como a/(a + b) na linha do teste positivo na tabela 2 × 2
>
> ■ O *valor preditivo negativo* (*NPV*) é a probabilidade de uma pessoa com teste negativo não ter a doença, representada como d/(c + d) na linha do teste negativo na tabela 2 × 2

Prevalência da doença. As estatísticas de valores preditivos variam substancialmente de acordo com a prevalência da doença (*i. e.*, a proporção de pacientes na coluna doença presente), que se baseia nas características da população de pacientes e no contexto clínico. O Boxe 7.3 apresenta uma tabela 2 × 2 em que a sensibilidade e a especificidade do teste diagnóstico são de 90% e a prevalência é de 10%. O valor preditivo positivo (VPP) calculado a partir da linha de teste positivo da tabela seria 90/180 = 50%. Ou seja, metade das pessoas com teste positivo têm a doença.

> **Boxe 7.3** Valores preditivos: prevalência de 10% com sensibilidade e especificidade = 90%.

	Doença presente	Doença ausente	Total
Teste positivo	a 90	b 90	*180*
Teste negativo	c 10	d 810	*820*
Total	*100*	*900*	*1.000*

$$\text{Sensibilidade} = a/(a + c) = 90/100 \text{ ou } 90\%;$$
$$\text{especificidade} = d/(b + d) = 810/900 = 90\%$$
$$\text{Valor preditivo positivo} = a/(a + b) = 90/180 = 50\%$$

No entanto, se a sensibilidade e a especificidade do teste diagnóstico permanecerem as mesmas, porém a prevalência da doença for de apenas 1%, as células seriam muito diferentes (Boxe 7.4).

Boxe 7.4 Valores preditivos: prevalência de 1% com sensibilidade e especificidade = 90%.			
	Doença presente	**Doença ausente**	**Total**
Teste positivo	a 9	b 99	108
Teste negativo	c 1	d 891	892
Total	10	990	1.000

Sensibilidade = a/(a + c) = 9/10 ou 90%;
especificidade = d/(b + d) = 891/990 = 90%
Valor preditivo positivo = a/(a + b) = 9/108 = 8,3%

Razão de verossimilhança.

Razão de verossimilhança. Para avaliar o quão bem um teste diagnóstico pode representar a prevalência variável da doença observada em diferentes populações de pacientes, pode-se utilizar o parâmetro estatístico *razão de verossimilhança*, definida como a probabilidade de se obter um determinado resultado de teste em um paciente doente dividida pela probabilidade de se obter um determinado resultado de teste em um paciente não doente. A razão de verossimilhança indica o quanto um resultado de teste muda a probabilidade pré-teste da doença (prevalência) em relação à probabilidade pós-teste da doença (Boxe 7.5).

- A *razão de verossimilhança para um teste positivo* é a razão da probabilidade de se obter um resultado de exame positivo em uma pessoa doente dividida pela probabilidade de se obter um resultado de exame positivo em uma pessoa não doente
  Na tabela 2 × 2, observa-se que isso significa o mesmo que a razão da taxa de verdadeiro-positivos (sensibilidade) dividida pela taxa de falso-positivos (1 – especificidade). Um valor mais alto (muito > 1) indica que um teste positivo tem probabilidade muito maior de ser proveniente de uma pessoa doente do que de uma pessoa não doente, o que aumenta a confiança de que uma pessoa com resultado positivo tem a doença
- A *razão de verossimilhança para um teste negativo* é a razão da probabilidade de se obter um resultado de teste negativo em uma pessoa doente dividida pela probabilidade de se obter um resultado de teste negativo em uma pessoa não doente

Na tabela 2 × 2, observa-se que isso é o mesmo que dizer a razão da taxa de falso-negativos (1 – sensibilidade) dividida pela taxa de verdadeiro-negativos (especificidade). Um valor mais baixo (muito < 1) indica que o teste negativo tem probabilidade muito maior de ser proveniente de uma pessoa não doente do que de uma pessoa doente, o que aumenta a confiança de que uma pessoa com resultado negativo não tem a doença.

Boxe 7.5 Interpretação das razões de verossimilhança.	
Razão de verossimilhança[a]	**Efeito na probabilidade pré-teste em relação à probabilidade pós-teste**
RV > 10 ou < 0,1	Produz grandes mudanças
RV 5 a 10 ou 0,1 a 0,2	Produz mudanças moderadas
RV 2 a 5 e 0,5 a 0,2	Produz pequenas mudanças (às vezes, importantes)
RV 1 a 2 e 0,5 a 1	Altera a probabilidade em um pequeno grau (raramente importante)

[a]*Razões de verossimilhança > 1 estão associadas a resultados positivos e à probabilidade de doença alta. Razões de verossimilhança < 1 estão associadas a resultados negativos e à probabilidade de doença baixa. Um teste com Razão de verossimilhança < 1 não fornece informações adicionais em relação à probabilidade de doença.*

Nomograma de Fagan. O nomograma de Fagan é uma forma gráfica de mostrar como as razões de verossimilhança para um determinado resultado de teste podem alterar a probabilidade de doença. Por meio do nomograma, definem-se as probabilidades pré-teste (com base na prevalência da doença) na linha vertical à esquerda; em seguida, pega-se uma régua e traça-se uma linha a partir da probabilidade pré-teste até a razão de verossimilhança na linha média; lê-se, então, a probabilidade pós-teste na linha vertical à direita. O nomograma de Fagan apresenta a probabilidade pós-teste. Um exemplo é a razão de verossimilhança para um teste positivo = sensibilidade/(1 − especificidade) = 90%/9% = 10. A razão de verossimilhança para um teste negativo = (1 − sensibilidade)/especificidade = 10%/91% = 0,11. Nesse exemplo, o teste diagnóstico tem sensibilidade de 90% e especificidade de 91%. Com uma probabilidade pré-teste (prevalência) de 1%, o resultado de teste positivo (linha azul) leva a uma probabilidade pós-teste de 9%. Um resultado de teste negativo (linha vermelha) leva a uma probabilidade pós-teste de 0,1%.

Reprodutibilidade

Um aspecto importante da avaliação dos elementos diagnósticos da história ou do exame físico é determinar a reprodutibilidade dos achados para o diagnóstico de uma doença clínica.

Valores de Kappa. Dois profissionais de saúde que examinam um paciente podem nem sempre concordar com a presença de um determinado achado. Assim, torna-se fundamental entender se há concordância além do acaso para saber se o achado é importante o suficiente para apoiar a tomada de decisão clínica. O *kappa* mede a quantidade de concordância que ocorre além do acaso. O Boxe 7.6 mostra como interpretar os valores de Kappa.

Boxe 7.6 Interpretação dos valores de Kappa.	
Valor de Kappa	**Força da concordância**
< 0,20	Ruim
0,21 a 0,40	Razoável
0,41 a 0,60	Moderada
0,61 a 0,80	Boa
0,81 a 1,00	Excelente

Por exemplo, embora os profissionais de saúde concordem 75% das vezes que um paciente apresenta uma alteração no exame físico, a concordância esperada com base no acaso é de 50%. Ou seja, a concordância possível além do acaso é de 50%, ao passo que a concordância real entre observadores além do acaso é de 25%. O kappa, então, é de 25%/50% = 0,5, o que indica concordância moderada.

Precisão. No contexto de reprodutibilidade, a *precisão* refere-se à capacidade de aplicar o mesmo teste à mesma pessoa, sem alterações, e obter os mesmos resultados. Com frequência, a precisão é utilizada para se referir a exames laboratoriais. Um teste estatístico utilizado para caracterizar a precisão é o coeficiente de variação, definido como o desvio padrão dividido pelo valor da média. Valores mais baixos indicam maior precisão.

Avaliação crítica da evidência clínica

É necessário conhecer o processo de avaliação crítica da literatura clínica para interpretar novos estudos e diretrizes à medida que estes surgem ao longo de sua carreira profissional. O Evidence-Based Working Group (grupo de trabalho baseado em evidências), composto por especialistas em epidemiologia, elaborou uma abordagem rigorosa e padronizada para avaliar os estudos que foram aplicados a uma ampla gama de tópicos clínicos, incluindo ensaios clínicos terapêuticos e de prevenção, exames diagnósticos, metanálises, análises de custo-efetividade e diretrizes de prática clínica. Essa abordagem faz três perguntas básicas:

1. Os resultados são válidos (pode-se acreditar neles)?
2. Quais são os resultados (magnitude e precisão)?
3. Como os resultados podem ser aplicados ao atendimento do paciente?

Os resultados são válidos?

Ao avaliar os resultados de estudos sobre um tratamento ou uma intervenção para prevenção, torna-se importante ponderar a presença de vieses. As principais fontes de vieses na pesquisa clínica são: viés de seleção, viés de aferição, viés de detecção e viés de perda (Boxe 7.7).

Boxe 7.7 Tipos de vieses que afetam as evidências.	
Viés	**Descrição**
Viés de seleção	▪ Ocorre quando os grupos de comparação têm diferenças sistemáticas em suas características de base, o que pode afetar os resultados do estudo ▪ Cria problemas para a interpretação das diferenças observadas nos resultados, pois estas podem decorrer das intervenções ou das diferenças de base entre os grupos ▪ A alocação aleatória dos indivíduos para receber a intervenção é a melhor estratégia para minimizar esse viés
Viés de aferição	▪ Ocorre quando há diferenças sistemáticas no atendimento recebido entre os grupos de comparação (além da intervenção) ▪ Cria problemas para a interpretação das diferenças nos resultados ▪ O cegamento dos pacientes e profissionais para a intervenção é a melhor estratégia para minimizar esse viés
Viés de detecção	▪ Ocorre quando há diferenças sistemáticas nos esforços para diagnosticar ou determinar um desfecho ▪ O cegamento dos avaliadores em relação ao desfecho (garantir que eles não estejam cientes da intervenção recebida pelo indivíduo) é a melhor abordagem estratégica para minimizar esse viés
Viés de atrito (de perda)	▪ Ocorre quando há diferenças sistemáticas no número de indivíduos que não concluem o estudo entre os grupos de comparação ▪ A não consideração dessas diferenças pode levar à estimativa incorreta da eficácia de uma intervenção ▪ A utilização de uma análise com intenção de tratar, em que todas as análises de resultados consideram todos os indivíduos no grupo em que foram randomizados, independentemente de terem recebido ou completado a intervenção, pode minimizar esse viés

Quais são os resultados?

O parâmetro estatístico utilizado para caracterizar os resultados do desempenho de um tratamento ou intervenção de prevenção inclui: *risco relativo*, *diferença de risco relativo* (pode ser uma redução ou um aumento, o que reflete um benefício ou um dano), *diferença de risco absoluto* (pode ser uma redução ou um aumento, o que reflete um benefício ou um dano), *número necessário para tratar* e *número necessário para causar danos* (Boxes 7.8 e 7.9).

Boxe 7.8 Tabelas 2 × 2 para avaliação de estudos de tratamento ou intervenção de prevenção.

	Evento ocorrido	Nenhum evento	Total
Grupo experimental	a	b	$a + b$
Grupo-controle	c	d	$c + d$

Boxe 7.9 Parâmetros estatísticos utilizados para caracterizar o desempenho de um tratamento ou de uma intervenção de prevenção.

	Evento ocorrido	Nenhum evento
Taxa do evento experimental (TEE)	▪ Probabilidade de um indivíduo do grupo *intervenção* ter um desfecho	a/(a + b) Da linha 1 da tabela (grupo experimental) – ver Boxe 7.8
Taxa do evento-controle (TEC)	▪ Probabilidade de um indivíduo do grupo *controle* ter um desfecho	c/(c + d) Da linha 2 da tabela (grupo-controle) – ver Boxe 7.8
Risco relativo	▪ Probabilidade de desfecho no grupo intervenção em comparação com a probabilidade de desfecho no grupo-controle ▪ Pode ser redução ou aumento, o que reflete um benefício ou um dano	TEE/TEC
Diferença de risco relativo	▪ A proporção do risco de base é reduzida ou aumentada pela intervenção	|TEC – TEE|/TEC × 100% ou (1 – risco relativo) × 100%
Diferença de risco absoluto	▪ Diferença nas taxas de desfecho entre os grupos comparados	|TEC – TEE|

continua

| Número necessário para tratar (NNT)[a] | ▪ Número de indivíduos que precisam ser tratados durante um período específico de tempo para evitar um desfecho
▪ Em muitos estudos, esses cálculos são utilizados para medir a eficácia do tratamento entre o grupo-controle e o grupo intervenção ao se comparar medicamentos, procedimentos ou exames diagnósticos | ▪ O recíproco da diferença de risco absoluto (descrito como fração) |

[a]Se a intervenção realmente aumentar o risco de desfecho ruim, então essa estatística torna-se o *número necessário para causar dano* (NNH, do inglês *number needed to harm*). NNT, do inglês *number needed to treat*.

Como os resultados podem ser aplicados ao atendimento do paciente?

Para avaliar a generalização, faz-se necessário olhar primeiro para os dados demográficos dos indivíduos do estudo (p. ex., idade, sexo, raça/etnia, *status* socioeconômico, condições clínicas). Em seguida, deve-se determinar: os dados demográficos do estudo são aplicáveis ao paciente? A intervenção é viável no seu contexto clínico? E, o mais importante, a gama de potenciais danos e benefícios da intervenção é aceitável para o paciente?

Pesquisa Geral, Sinais Vitais e Dor

Anamnese

Este capítulo foca nas manifestações comuns das doenças, conhecidas coletivamente como *sintomas constitucionais*. Esses sintomas geralmente não se limitam a um único sistema de órgãos, uma vez que afetam amplamente o "organismo" do paciente ou seu estado físico no que diz respeito a vitalidade, saúde e força.

Sintomas comuns ou relevantes.

- Fadiga e fraqueza
- Febre, calafrios e sudorese noturna
- Alterações no peso corporal
- Dor

Fadiga e fraqueza

A *fadiga* é um sintoma inespecífico, com muitas causas possíveis. Faça perguntas abertas para explorar os atributos da fadiga do paciente e encoraje-o a descrever detalhadamente o que está experimentando. Consulte o Algoritmo 8.1, Abordagem ao paciente com fadiga.

Fraqueza difere de fadiga, pois denota uma perda mensurável na força muscular; ela será discutida posteriormente junto a outros sintomas neurológicos.

Febre, calafrios e sudorese noturna

Questione sobre a presença de febre se o paciente tiver uma doença aguda ou crônica. Descubra se o paciente usou um termômetro para medir a temperatura. Faça a distinção entre *sensação de frio* e *calafrios*, a fim de determinar se há tremores no corpo todo e ranger de dentes. A *sudorese noturna* levanta suspeitas de tuberculose ou câncer.

Concentre as suas perguntas na cronologia da doença e nos sintomas associados. Familiarize-se com os padrões de doenças infecciosas que podem afetar o paciente. Informe-se em relação a viagens, contato com pessoas doentes ou outras exposições incomuns. Certifique-se de consultar os fármacos utilizados, pois alguns podem causar febre. Em contrapartida, o uso recente de ácido acetilsalicílico, paracetamol, corticosteroides e anti-inflamatórios não esteroides pode mascarar a febre.

Alterações no peso corporal

Boas perguntas iniciais incluem: "Com que frequência você se pesa?" e "Como está o seu peso em comparação com 1 ano atrás?".

- O *ganho de peso* ocorre quando a ingestão calórica excede o gasto calórico ao longo do tempo. Também pode refletir o acúmulo excessivo de líquidos corporais
- A *perda de peso* tem muitas causas: diminuição da ingestão de alimentos ou mesmo consumo insuficiente deles; disfagia; vômitos; absorção defeituosa de nutrientes; aumento das necessidades metabólicas; e perda de nutrientes pela urina, pelas fezes ou pela pele. Considere, também, doenças crônicas, câncer e uso abusivo de bebidas alcoólicas, cocaína, anfetaminas ou opiáceos e abstinência da maconha. Esteja alerta para sinais de desnutrição.

Dor

A dor é um dos sintomas mais comuns encontrados na prática clínica e geralmente é subestimada (Figura 8.1 e Boxe 8.1).

- A *dor aguda* é a resposta fisiológica normal prevista para um estímulo adverso; normalmente perdura por menos de 3 a 6 meses e está comumente associada a cirurgia, trauma e doença aguda
- A *dor crônica* é associada ao câncer ou a outras doenças e persiste por mais de 3 a 6 meses; dor que perdura por mais de 1 mês além do quadro clínico associado a uma doença ou lesão aguda; ou dor que recorre em intervalos de meses ou anos.

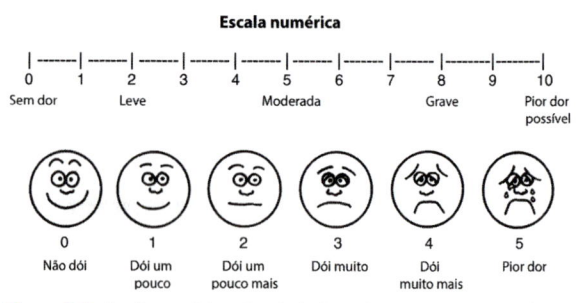

Figura 8.1 Escala numérica e Escala de faces de Wong-Baker. (De King MS et al. *Step-Up to Geriatrics*. Wolters Kluwer; 2017. Figure 5-5.)

TÉCNICAS DE EXAME	POSSÍVEIS ACHADOS

Boxe 8.1 Avaliação da dor.

- Adote uma abordagem multidisciplinar baseada na mensuração da dor, na escuta atenta da história do paciente e na análise de quaisquer fatores que contribuam para a dor
- Aceite o a*utorrelato do paciente*, que os especialistas afirmam ser o *indicador mais confiável das características da dor*
- Busque os atributos da dor, como faria com qualquer sintoma
- Peça ao paciente para apontar o local da dor. Os termos leigos podem não ser específicos o suficiente para localizá-la
- Use um método consistente para determinar a *gravidade*

Certifique-se de questionar o paciente sobre quaisquer tratamentos que ele tenha realizado, incluindo fármacos, fisioterapia e remédios alternativos. Identifique quaisquer condições comórbidas, como artrite, diabetes melito, HIV/AIDS, uso abusivo de substâncias, doença falciforme ou transtornos psiquiátricos que possam afetar significativamente a experiência de dor do paciente.

Técnicas de exame

Principais componentes da avaliação geral do paciente, sinais vitais e avaliação da dor.

- Redija uma avaliação geral do paciente
- Meça a altura e o peso do paciente e calcule o índice de massa corporal (IMC)
- Meça a pressão arterial usando um esfigmomanômetro
- Meça a pressão arterial em posição ortostática (se indicado)
- Examine os pulsos arteriais, a frequência e o ritmo cardíaco
- Observe frequência, ritmo, profundidade e esforço respiratório
- Meça a temperatura corporal central
- Avalie as dores aguda e crônica (se indicado)

Ectoscopia

Avaliação geral de saúde

Doença aguda ou crônica, frágil, robusta, vigorosa.

Nível de consciência. O paciente está acordado, alerta e interativo?

Se não estiver, avalie imediatamente o nível de consciência.

TÉCNICAS DE EXAME	POSSÍVEIS ACHADOS

Sinais de desconforto

- Desconforto cardíaco ou respiratório

Paciente aperta o tórax, apresenta palidez, sudorese; respiração difícil, respiração ofegante, tosse.

- Dor

Estremecimento, sudorese, protege área dolorosa.

- Ansiedade ou depressão.

Face ansiosa, movimentos inquietos, palmas das mãos frias e úmidas; face inexpressiva ou desinteressada, sem contato visual, movimentos alentecidos.

Cor da pele e lesões comuns. Consulte o Capítulo 10, *Pele*, *Cabelo e Unhas*, para mais detalhes.

Palidez, cianose, icterícia, erupções cutâneas, hematomas.

Vestuário, asseio e higiene pessoal

- Como o paciente está vestido? As roupas são adequadas à temperatura e ao clima? Elas estão limpas e são apropriadas para a consulta?

Piercings ou tatuagens podem estar associados ao uso abusivo de bebidas alcoólicas e drogas ilícitas.

- Observe o cabelo, as unhas e o uso de maquiagem pelo paciente.

Essas podem ser dicas da personalidade, do humor, do estilo de vida e da autoestima do paciente.

Expressão facial. Verifique se o paciente estabelece contato visual. O contato é natural? Sustentado e sem piscar? O paciente desvia os olhos rapidamente? Ou não há contato visual?

Proptose do globo ocular do hipertireoidismo; face inexpressiva ou triste da depressão. O pouco contato visual pode ser de origem cultural ou pode sugerir ansiedade, medo ou tristeza.

Odores do corpo e da respiração. Os odores podem ser pistas diagnósticas importantes.

Hálito com odor de álcool, cheiro de acetona (diabetes melito), uremia ou insuficiência hepática. Odor frutado do diabetes melito. (Nunca presuma que o hálito com odor de álcool de um paciente explica as alterações no seu estado mental ou neurológico.)

Postura, marcha e atividade motora

Preferência pela posição sentada na insuficiência cardíaca esquerda e inclinada para a frente com os braços apoiados na doença pulmonar obstrutiva crônica (DPOC).

TÉCNICAS DE EXAME	POSSÍVEIS ACHADOS

Altura e peso corporal

Altura. Meça a altura do paciente. Observe a constituição – musculoso ou descondicionado, alto ou baixo – e as proporções do corpo.

Baixa estatura na síndrome de Turner; braços alongados na síndrome de Marfan; perda de altura na osteoporose.

Peso. O paciente está muito magro? Se estiver obeso, a gordura é centralizada ou distribuída pelo corpo? Pese o paciente sem calçados.

A obesidade (IMC ≥ 30 kg/m^2) aumenta o risco de diabetes melito, doença cardíaca, acidente vascular encefálico, hipertensão arterial, osteoartrite, síndrome da apneia do sono e alguns tipos de câncer.

Conforme mostrado no Boxe 8.2, calcule o IMC do paciente, que incorpora medidas estimadas, porém mais precisas, da gordura corporal do que apenas o peso.

Boxe 8.2 Métodos para calcular o IMC.

Unidade de medida	Método de cálculo
Peso em libras, altura em polegadas	(1) Gráfico de IMC padrão
	(2) $\dfrac{\text{Peso (lb)} \times 700^a}{\text{altura (polegadas)}}$
Peso em quilogramas, altura em metros quadrados	(3) $\dfrac{\text{Peso (kg)}}{\text{altura (m}^2\text{)}}$
Qualquer unidade de medida	(4) "Calculadora de IMC" em http://www.nhlbi.nih.gov/health/educational/lose_wt/BMI/bmicalc.htm

^{a}Várias organizações usam 704,5, mas a variação no IMC é insignificante. Fórmula de conversão: 2,2 lb = 1 kg; 1 in = 2,54 cm; 100 cm = 1 m.

Fonte: National Institutes of Health–National Heart, Lung, and Blood Institute. *Calculate your body mass index*. Disponível em: http://www.nhlbi.nih.gov/health/educational/lose_wt/BMI/bmicalc.htm. Acesso em: 9 jun. 2019.

Sinais vitais: pressão arterial, frequência cardíaca, frequência respiratória e temperatura

Pressão arterial

Métodos para medir a pressão arterial. O rastreamento no consultório com *manguitos manuais* e *automáticos* ainda é comum, porém leituras elevadas exigem cada vez mais a confirmação por meio dos *monitoramentos domiciliar* e *ambulatorial*, que são mais preditivos de doença cardiovascular e danos a órgãos-alvo do que medições manuais e automatizadas feitas em consultório. O monitoramento ambulatorial automatizado da pressão arterial (MAPA) mede a pressão arterial em intervalos predefinidos durante 24 a 48 horas, geralmente a cada 15 a 20 minutos durante o dia e 30 a 60 minutos durante a noite. Familiarize-se com os diferentes métodos de medição da pressão arterial e os critérios para definição da hipertensão arterial.

Tipos de hipertensão arterial. É especialmente importante reconhecer os três tipos de hipertensão arterial (Boxe 8.3). A suspeita desses diagnósticos e a avaliação dos efeitos do tratamento são indicações para o monitoramento ambulatorial da pressão arterial. O Boxe 8.4 apresenta diretrizes para a seleção do tamanho correto do manguito para medir a pressão arterial. Os Boxes 8.5 a 8.7 oferecem informações adicionais em relação à mensuração da pressão arterial.

Boxe 8.3 Tipos de hipertensão arterial.	
Hipertensão do jaleco branco (hipertensão arterial que ocorre apenas em consultórios)	■ Pressão arterial ≥ 140/90 em consultórios e leituras ambulatoriais médias com o indivíduo acordado < 135/85 ■ Relatada em até 20% dos pacientes com pressão arterial elevada em consultório ■ Associa-se a risco cardiovascular normal ou ligeiramente aumentado e não requer tratamento; atribuída à ansiedade durante a consulta
Hipertensão mascarada	■ Pressão arterial < 140/90, porém pressão arterial diurna elevada > 135/85 no exame domiciliar ou ambulatorial ■ Encontrada em cerca de 10 a 30% da população geral ■ Se não tratada, aumenta o risco de doenças cardiovasculares e danos a órgãos-alvo
Hipertensão noturna	■ Há uma "queda" fisiológica na pressão arterial na maioria dos pacientes à medida que passam da vigília para o sono ■ Uma queda noturna < 10% em relação aos valores diurnos está associada a eventos cardiovasculares e só pode ser identificada no monitoramento ambulatorial de 24 h da pressão arterial ■ Dois outros padrões se associam a eventos cardiovasculares: um padrão *crescente* noturno e uma *queda* noturna acentuada > 20% dos valores encontrados durante o dia

Boxe 8.4 Escolha do tamanho correto do manguito para o esfigmomanômetro.
É importante que os profissionais de saúde e os pacientes utilizem um manguito adequado ao braço. As diretrizes aqui apresentadas são importantes para a escolha do tamanho correto do manguito: ■ A largura da bexiga inflável do manguito deve cobrir, aproximadamente, 40% da circunferência do braço (em torno de 12 a 14 cm no adulto de porte médio) ■ O comprimento da bexiga inflável deve ter cerca de 80% da circunferência do braço (quase o suficiente para envolver todo o braço) ■ O manguito padrão tem 12 × 23 cm, sendo apropriado para circunferências de braço de até 28 cm

Boxe 8.5 Etapas para garantir a acurácia da aferição da pressão arterial.

1. O paciente deve evitar fumar ou ingerir bebidas cafeinadas nos 30 min anteriores à aferição da pressão arterial e deve descansar pelo menos 5 min antes dessa aferição
2. Certifique-se de que a sala de exame seja um local tranquilo e com temperatura agradável
3. Assegure-se de que o braço escolhido esteja *desnudo*. Esse braço não deve ter fístulas arteriovenosas para diálise, cicatrizes de dissecção de artéria braquial prévia nem sinais de linfedema (encontrado após dissecção de linfonodo axilar ou radioterapia)
4. Palpe a artéria braquial para confirmar que existe pulso viável
5. Posicione o braço do paciente de modo que a artéria braquial, no sulco antecubital, encontre-se *no mesmo nível do coração* – aproximadamente no nível do quarto espaço intercostal em sua junção com o esterno
6. Se o paciente estiver sentado, coloque o braço dele sobre uma mesa um pouco acima da cintura; se estiver em pé, apoie o braço dele na altura que corresponde ao meio do tórax

Boxe 8.6 Potenciais fontes de imprecisão na medição da pressão arterial em adultos em contextos clínicos.

	Efeito sobre a pressão arterial sistólica	Efeito sobre a pressão arterial diastólica
Fatores relacionados com o paciente		
Indivíduo acabou de fazer uma refeição	↓	↓
Indivíduo acabou de ingerir bebidas alcoólicas	↓	↓
Indivíduo acabou de ingerir cafeína	↑	↑
Indivíduo acabou de fumar ou de ser exposto à nicotina	↑	↑
Distensão vesical	↑	↑
Exposição ao frio	↑	↑
Braço parético	↑	↑
Efeito do jaleco branco	↑	↑
Fatores relacionados com o procedimento		
Período de descanso insuficiente	↑	↑
Pernas cruzadas nos joelhos	↑	↑
Braço sem apoio	↑	↑
Braço abaixo do nível do coração	↑	↑
Falar durante a medição	↑	↑
Manguito de tamanho inferior ao correto	↑	↑

continua

Manguito de tamanho superior ao correto	↓	↓
Estetoscópio sob o manguito	↑	↓
Taxa de deflação muito rápida do manguito (> 3 mmHg/s)	↑	↓
Costas do paciente sem apoio	Nenhum efeito	↑
Pressão excessiva sobre o estetoscópio	Nenhum efeito	↑

Boxe 8.7 Aferição da pressão arterial.

- Centralize a bexiga inflável sobre a artéria braquial. A borda inferior do manguito deve estar aproximadamente 2,5 cm acima do sulco antecubital. Ajuste bem o manguito. Posicione o braço do paciente de modo que fique ligeiramente flexionado na altura do cotovelo
- Para determinar até quanto se deve elevar a pressão no manguito, primeiro faça uma estimativa da pressão sistólica por meio da palpação. Assim que palpar a artéria radial com os dedos de uma das mãos, insufle rapidamente o manguito até o pulso radial desaparecer. Verifique a pressão no manômetro e acrescente 30 mmHg a esse valor. Use esse valor como meta de insuflações subsequentes, para evitar o desconforto associado a pressões desnecessariamente elevadas no manguito. Isso também evita o erro ocasional causado pelo hiato auscultatório – o intervalo de silêncio entre as pressões sistólica e diastólica
- Desinfle rapidamente o manguito
- A seguir, coloque a campânula do estetoscópio delicadamente sobre a artéria braquial, tomando o cuidado de formar um "selo de ar" com a sua borda. Como os sons a serem auscultados (*sons de Korotkoff*) apresentam um tom um tanto baixo (grave), eles são relativamente mais bem auscultados com a campânula
- Mais uma vez, insufle rapidamente o manguito até o nível que acabou de ser determinado e, depois, desinsufle lentamente (cerca de 2 a 3 mmHg por segundo). Observe o valor no qual você ausculta os sons de, pelo menos, dois batimentos consecutivos. Essa é a *pressão sistólica*
- Continue liberando a pressão lentamente. O ponto de desaparecimento, que, habitualmente, é apenas alguns mmHg abaixo do ponto de abafamento dos ruídos, é a melhor estimativa da *pressão diastólica* verdadeira em adultos
- Arredonde os níveis pressóricos (sistólico e diastólico) para os 2 mmHg mais próximos. Espere 2 min e repita o procedimento. Em seguida, faça a média das duas aferições. Se as duas primeiras diferirem em mais de 5 mmHg, faça outras aferições
- Faça a aferição da pressão arterial em ambos os braços pelo menos uma vez
- Em pacientes em uso de medicação anti-hipertensiva ou com relato de síncope, tontura ou possível redução do volume sanguíneo, faça a aferição da pressão em duas posições: com o paciente deitado e na posição ortostática (a menos que haja alguma contraindicação)

Em 2013, o Joint National Committee on Detection, Evaluation, and Treatment of High Blood Pressure (JNC) atualizou a classificação da pressão arterial sistólica (PAS) e da pressão arterial diastólica (PAD), conforme mostrado no Boxe 8.8.

TÉCNICAS DE EXAME	POSSÍVEIS ACHADOS

Boxe 8.8 Classificação da pressão arterial de adultos segundo o JNC 8.

Categoria^a	Sistólica (mmHg)		Diastólica (mmHg)
Normal	< 120	e	< 80
Elevada	120 a 129	e	< 80
Hipertensão arterial – Estágio 1	130 a 139	ou	80 a 89
Hipertensão arterial – Estágio 2	≥ 140	ou	≥ 90

^aPA indica a pressão arterial (com base em uma média de ≥ 2 leituras cuidadosas obtidas em ≥ 2 ocasiões).
Pacientes com PAS e PAD em duas categorias diferentes devem ser designados para a categoria de PA mais alta.

Quando os níveis sistólico e diastólico caem em categorias diferentes, utilize a categoria superior. Por exemplo, 170/92 mmHg indica hipertensão arterial de estágio 2; 135/100 mmHg indica hipertensão arterial de estágio 1. Na *hipertensão sistólica isolada*, a PAS é ≥ 140 mmHg, ao passo que a PAD é < 90 mmHg.

Uma queda na pressão sistólica de 20 mmHg ou mais dentro de 3 minutos após se levantar, sobretudo quando acompanhada de sintomas, indica *hipotensão ortostática (postural)*.

Frequência cardíaca. O pulso radial é comumente utilizado para contar a frequência cardíaca. Com as pontas dos dedos indicador e médio, comprima a artéria radial até detectar a pulsação máxima (Figura 8.2). Se o ritmo for regular, conte as pulsações por 15 segundos e multiplique-as por 4. Se a frequência for excepcionalmente rápida ou lenta, conte-as por 60 segundos. Quando o ritmo é irregular, avalie a pulsação pela ausculta no ápice cardíaco (pulso apical).

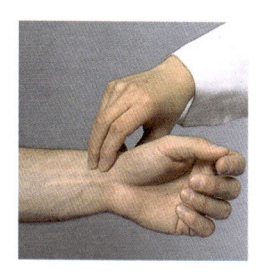

Figura 8.2 Palpação do pulso radial.

Ritmo. Palpe o pulso radial. Verifique o ritmo novamente ao auscultar o ápice cardíaco com o estetoscópio. O ritmo é regular ou irregular? Se for irregular, tente identificar um padrão: (1) os primeiros batimentos aparecem em um ritmo basicamente regular? (2) A irregularidade varia de modo consistente com a respiração? (3) O ritmo é totalmente irregular?

É provável que palpação de um ritmo irregularmente desigual indica fibrilação atrial. Sempre que houver ritmos irregulares, é necessário solicitar um eletrocardiograma (ECG) para identificar a arritmia.

TÉCNICAS DE EXAME	POSSÍVEIS ACHADOS

Frequência e ritmo respiratórios.

Observe a *frequência*, o *ritmo*, a *profundidade* e o *esforço respiratórios*. Conte o número de incursões respiratórias durante 1 minuto, seja por inspeção visual, seja pela ausculta delicada com o estetoscópio apoiado na traqueia durante o exame da cabeça e do pescoço ou do tórax. *Em geral, a frequência respiratória em adultos é de 14 a 20 respirações por minuto em um padrão calmo e regular.*

Consulte a Tabela 15.3, Alterações na frequência e no ritmo respiratórios.

Temperatura.

A *temperatura oral* média, geralmente de 37°C, flutua consideravelmente entre o início da manhã e o final da tarde ou da noite. A *temperatura retal é mais elevada* do que a temperatura oral, em média 0,4 a 0,5°C; contudo, essa diferença também é variável. Em contrapartida, a *temperatura axilar é mais baixa* que a temperatura oral em aproximadamente 1°C, porém são necessários 5 a 10 minutos para aferi-la, sendo considerada menos precisa do que as outras medidas. A *temperatura da membrana timpânica* pode ser mais variável do que as temperaturas oral ou retal. Estudos sugerem que, em adultos, as *temperaturas oral* e *da artéria temporal* correlacionam-se muito mais com a temperatura da artéria pulmonar, porém são cerca de 0,5°C inferiores. Consulte o Boxe 8.9, que descreve as fontes de mensuração da temperatura.

Febre ou *pirexia* refere-se a uma temperatura corporal elevada. A *hiperpirexia* refere-se à elevação extrema da temperatura, superior a 41°C, ao passo que a *hipotermia* consiste em uma temperatura anormalmente baixa, inferior a 35°C (temperatura retal).

As causas de febre incluem infecção, trauma (como cirurgias ou lesões por esmagamento), câncer, doenças hematológicas (como anemia hemolítica aguda), reações a medicamentos e alterações imunológicas (como doença vascular do colágeno).

A principal causa da hipotermia é a exposição ao frio. Outras causas incluem doenças em que ocorre diminuição dos movimentos, como paralisia, interferência na vasoconstrição por sepse ou consumo excessivo de bebidas alcoólicas, fome, hipotireoidismo e hipoglicemia. Os idosos são especialmente suscetíveis à hipotermia e menos propensos a desenvolver febre.

Boxe 8.9 Fontes diversas para a mensuração da temperatura corporal.

Fonte para a mensuração da temperatura	Orientações
Temperatura oral	Escolha entre um termômetro de vidro ou eletrônico
▪ Termômetro de vidro	▪ Sacuda o termômetro até baixar a coluna de mercúrio para 35°C ou menos e coloque-o sob a língua do paciente, pedindo a ele que feche a boca e espere de 3 a 5 min. A seguir, verifique o termômetro, recoloque-o na boca do paciente por 1 min e verifique novamente a temperatura ▪ Tome cuidado para não o quebrar
▪ Termômetro eletrônico	▪ Coloque cuidadosamente a capa descartável no termômetro e ponha-o sob a língua do paciente por cerca de 10 s
Temperatura retal	▪ Posicione o paciente em decúbito lateral, com os quadris flexionados ▪ Selecione um termômetro retal de ponta romba, lubrifique-o e introduza-o cerca de 3 a 4 cm no canal anal, com a ponta direcionada ao umbigo. Remova o termômetro após 3 min e faça a leitura ▪ Outra opção é usar um termômetro eletrônico depois de lubrificar a capa protetora. Espere cerca de 10 s até a temperatura aparecer no mostrador digital
Temperatura da membrana timpânica	▪ Assegure-se de que o meato acústico externo não tenha cerume. Posicione a sonda no meato acústico externo. Espere de 2 a 3 s até a leitura aparecer no mostrador digital ▪ Esse método afere a temperatura corporal central, mais elevada do que a temperatura oral normal em, aproximadamente, 0,8°C
Temperatura da artéria temporal	▪ Posicione a sonda contra o centro da fronte, puxe para baixo o botão de digitalização infravermelha e passe o dispositivo por toda a fronte, até o queixo e atrás do lóbulo da orelha. Observe a tela, na qual está registrada a maior temperatura aferida ▪ Informações dos fabricantes sugerem que o contato combinado entre a fronte e atrás da orelha é mais preciso do que examinar apenas a fronte

Manejo da dor. Lidar com a dor é um desafio clínico complexo. Os especialistas recomendam uma abordagem de atendimento em etapas, com ênfase nas ferramentas de medição e no rastreamento, para acompanhar as respostas ao tratamento e encaminhá-las a especialistas.

Esteja ciente das disparidades bem-documentadas de saúde no tratamento da dor e na prestação de cuidados, que vão desde menos uso de analgésicos em prontos-socorros para pacientes afro-americanos e hispânicos até disparidades no uso de analgésicos para câncer, pós-operatório e dor lombar. Estereótipos clínicos, barreiras de linguagem e preconceitos clínicos inconscientes na tomada de decisão contribuem para essas disparidades. Critique o seu próprio estilo de comunicação, busque informações e padrões de melhores práticas e melhore suas técnicas de orientação e empoderamento do paciente.

Registro dos achados

Pode-se iniciar com sentenças simples para organizar os achados; em seguida, você usará frases para os descrever. O estilo utilizado no próximo boxe contém expressões apropriadas para a maioria dos registros. Abreviaturas comuns para pressão arterial, frequência cardíaca e frequência respiratória são autoexplicativas.

Registro do exame físico – avaliação do estado geral e dos sinais vitais.

"A sra. Cortez é uma mulher jovem, de aparência saudável, bem-arrumada, em boa forma física e de bom humor. Mede 1,65 m e pesa 61 kg. PA: 120/80 mmHg; FC: 72 bpm; ritmo cardíaco: regular; FR: 16 rpm; temperatura: 37,5°C."

OU

"O sr. Robinson é um homem idoso de aparência pálida e com aspecto de doença crônica. Ele está alerta e faz contato visual satisfatório, mas não consegue articular mais de duas ou três palavras por vez devido à dispneia. Ele apresenta retração dos músculos intercostais ao respirar e está sentado no leito com as costas eretas. Ele é magro, com perda muscular difusa. Altura: 1,85 m; peso: 87 kg; PA: 160/95 mmHg; FC: 108 bpm; ritmo cardíaco: irregular; FR: 32, com esforço visível; temperatura: 38,8°C."

Esses achados sugerem uma exacerbação de DPOC.

Promoção e orientação da saúde: evidências e recomendações

Tópicos importantes para promoção e orientação da saúde.

- Hipertensão arterial
- Pressão arterial e sódio na dieta

Rastreamento de hipertensão arterial

A hipertensão arterial é um problema de saúde pública importante nos EUA.

- A *hipertensão primária (essencial)* é a causa mais comum de hipertensão arterial: os fatores de risco incluem idade, genética, etnia negra, obesidade e ganho de peso, ingestão excessiva de sal, sedentarismo e consumo excessivo de bebidas alcoólicas
- A *hipertensão secundária* é responsável por < 5% dos casos de hipertensão arterial. As causas incluem apneia obstrutiva do sono, doença renal crônica, estenose da artéria renal, fármacos, doenças da tireoide, doenças da paratireoide, síndrome de Cushing, hiperaldosteronismo, feocromocitoma e coarctação da aorta.

A U.S. Preventive Services Task Force (USPSTF) dos EUA emitiu uma recomendação de grau A encorajando fortemente o rastreamento anual da PA de adultos com idade igual ou superior a 40 anos e daqueles em risco aumentado de PA elevada. Há evidências consistentes de que o rastreamento oferece benefícios substanciais para a redução de eventos cardiovasculares.

Em 2017, o American College of Cardiology (ACC) e a American Heart Association (AHA) recomendaram a obtenção de medidas automatizadas de PA nos consultórios, bem como a confirmação da hipertensão arterial com monitoramento ambulatorial e domiciliar. Tanto o ACC como a AHA definiram a hipertensão arterial como PAS > 130 mmHg ou PAD > 80 mmHg, com hipertensão arterial em estágio I *versus* hipertensão arterial em estágio II como PA de 130 a 139/80 a 89 mmHg e > 140/> 90 mmHg, respectivamente. Adultos com PAS entre 120 mmHg e 129 mmHg e PAD < 80 mmHg foram classificados como tendo PA elevada. Recomenda-se uma reavaliação em 1 ano para adultos com PA normal, ao passo que aqueles com PA elevada devem ser reavaliados em 3 a 6 meses.

Pressão arterial e sódio na dieta

O Institute of Medicine (IOM) recomenda uma ingestão diária máxima de 2.300 mg de sódio por dia para adultos, a fim reduzir o risco de hipertensão arterial. Aconselhe os pacientes a lerem as informações nutricionais no rótulo dos alimentos para ajudá-los a aderir à orientação de 2.300 mg/dia e a considerarem seguir a amplamente estudada Dieta DASH (*Dietary Approaches to Stop Hypertension, Abordagens Dietéticas para Frear a Hipertensão Arterial*) (ver Tabela 8.1, Pacientes com hipertensão arterial: mudanças dietéticas recomendadas).

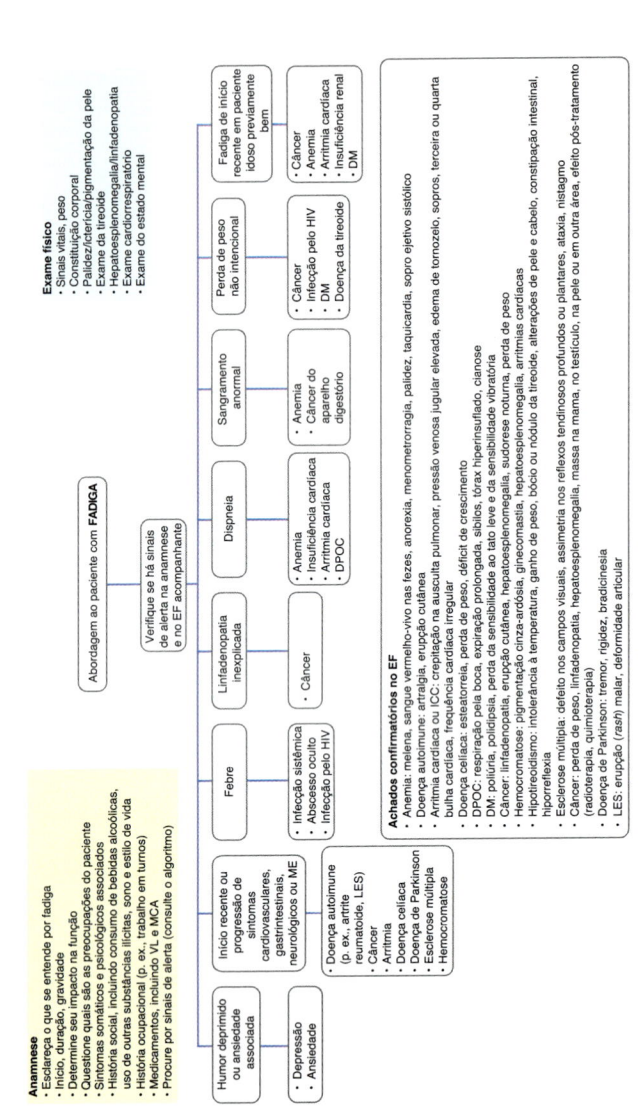

Algoritmo 8.1 Abordagem ao paciente com fadiga. (Observação: embora não seja abrangente, esse algoritmo pode ser uma abordagem inicial útil.) DM, diabetes melito; DPOC, doença pulmonar obstrutiva crônica; EF, exame físico; GI, gastrintestinal; HIV, vírus da imunodeficiência humana; ICC, insuficiência cardíaca congestiva; LES, lúpus eritematoso sistêmico; MCA, medicina complementar e alternativa; ME, musculoesquelético; VL, de venda livre.

Recursos de interpretação

Tabela 8.1 Pacientes com hipertensão arterial: mudanças dietéticas recomendadas.

Mudança na dieta	Fonte alimentar
Aumente a ingestão de alimentos ricos em potássio	Batata-inglesa ou batata-doce assada, feijão-branco, folhas de beterraba, soja, espinafre, lentilha, feijão-vermelho
	Iogurte
	Suco, purê e molho de tomate
	Bananas, banana-da-terra, muitas frutas secas, suco de laranja
Diminua a ingestão de alimentos ricos em sódio	Alimentos enlatados (sopas, atum)
	Pretzels, batatas fritas, *pizza*, picles, azeitonas
	Muitos alimentos processados (refeições congeladas, *ketchup*, mostarda)
	Alimentos fritos em imersão
	Sal de mesa, inclusive para cozinhar

Adaptada de U.S. Department of Agriculture and U.S. Department of Health and Human Services. *Dietary Guidelines for Americans,* 2010. Washington, DC: U.S. Government Printing Office; 2010; *Choose MyPlate. gov*. Disponível em: http://www.choosemyplate.gov/index.html. Acesso em: 15 dez. 2014; Office of Dietary Supplements, National Institutes of Health. Dietary Supplement fact sheets: calcium; vitamin D. Disponível em: http://ods.od.nih.gov/factsheets/list-all/. Acesso em: 9 jun. 2019.

Cognição, Comportamento e Estado Mental

Anamnese

Este capítulo utiliza o *termo transtorno* mental para denotar qualquer condição ou síndrome cujas manifestações clínicas sejam caracterizadas por prejuízo significativo da cognição, da regulação emocional ou do comportamento. O transtorno mental é medido em termos de desvio de algum conceito normativo e leva a sofrimento significativo e/ou deficiência social, ocupacional ou em outras atividades importantes da vida diária. Esse termo também é adotado na edição atual do *Manual Diagnóstico* e *Estatístico de Transtornos Mentais, Quinta edição (DSM-5)*, utilizado por psiquiatras e outros profissionais de saúde mental nos EUA. No entanto, existem problemas inerentes a essa nomenclatura, de modo que podem ser preferidos termos como *doença mental* ou *doença psiquiátrica*. Na verdade, o *DSM-5* reconhece que o termo pode ser enganoso, pois implica uma distinção entre transtornos mentais e transtornos físicos, porém continua utilizando-o porque não há um substituto apropriado até o momento.

Sintomas comuns ou relevantes.

- Ansiedade, preocupação excessiva
- Humor deprimido
- Problemas de memória
- Sintomas clinicamente inexplicáveis

Ansiedade, preocupação excessiva

Tente explorar com uma pergunta aberta, como "Você pode me dizer como andam as coisas ultimamente?". Consulte o Boxe 9.1 para obter mais informações.

Os fatores de risco comuns em pacientes com ansiedade e transtornos relacionados incluem histórico familiar de ansiedade, histórico pessoal de transtorno de humor, eventos de vida estressantes ou traumas na infância, ser do sexo feminino, ter uma doença crônica e ter inibição comportamental.

ANAMNESE	POSSÍVEIS ACHADOS

Boxe 9.1 Perguntas altamente produtivas para rastreamento de ansiedade.

- Nas últimas 2 semanas, você tem se sentido nervoso, ansioso ou tenso?
- Nas últimas 2 semanas, você não conseguiu parar de se preocupar ou controlar as suas preocupações?
- Nas últimas 4 semanas, você teve uma crise de ansiedade – uma sensação repentina de medo ou pânico?

A preocupação aumenta porque a natureza da queixa pode levar à suspeita de transtorno de ansiedade generalizada ou transtorno de pânico.

A preocupação excessiva que persiste por um período de 4 semanas sugere um possível transtorno de ansiedade generalizada.

Humor deprimido

Assim como no caso da ansiedade, é importante começar com uma pergunta aberta. "Como você tem se sentido?" ou "Como está seu humor?" podem ser maneiras úteis de iniciar o rastreamento de depressão (Boxe 9.2).

Questione o paciente sobre história pessoal de episódio depressivo, história familiar envolvendo parentes de primeiro grau com depressão, história de eventos de vida estressantes recentes ou adversidade infantil significativa e doença crônica e/ou incapacitante.

Consulte o Algoritmo 9.1, Abordagem ao paciente com depressão.

A tristeza após a perda recente de um ente querido é comum e esperada, e pode fazer parte do luto normal, em vez de ser decorrente de depressão.

Boxe 9.2 Perguntas altamente produtivas para rastreamento de depressão.

Nas últimas 2 semanas, você:
- Sentiu-se desanimado, deprimido ou sem esperança?
- Sentiu pouco interesse ou prazer em fazer as coisas (anedonia)?
- Teve dificuldade para dormir ou permanecer dormindo, ou dormiu muito?
- Tem se sentido mal consigo mesmo, ou sente que é um fracasso ou que decepcionou a sua família?
- Sentiu-se cansado ou com pouca energia?
- Teve pouco apetite ou comeu demais?
- Teve problemas para se concentrar nas coisas, como ler um jornal ou assistir à televisão?

continua

ANAMNESE	POSSÍVEIS ACHADOS
▪ Movimentou-se ou falou tão devagar a ponto de as pessoas notarem? Ou tem estado tão inquieto ou agitado que tem se movimentado muito mais do que o normal? ▪ Teve pensamentos de que estaria melhor morto ou ideias de se ferir de alguma maneira?	O transtorno depressivo maior (TDM) é caracterizado por pelo menos 2 semanas de humor deprimido/irritável. O transtorno depressivo persistente (TDP) é caracterizado por humor depressivo/irritável com duração de pelo menos 2 anos.

Problemas de memória

No *DSM-5*, *delirium* e *demência* se enquadram na nova categoria de *transtornos neurocognitivos*, com base em consultas com grupos de especialistas. A demência é classificada como um transtorno cognitivo maior; o nível menos grave de comprometimento cognitivo é agora chamado de *transtorno neurocognitivo leve*, que se aplica a indivíduos mais jovens com comprometimento por traumatismo cranioencefálico ou infecção pelo HIV. Contudo, o *DSM-5* mantém o termo *demência*, em razão do uso clínico generalizado. Consulte a Tabela 9.2, Transtornos neurocognitivos: *delirium* e demência, e o Algoritmo 9.2, Abordagem ao paciente com déficit de memória.

Pergunte: "Você ou alguém que conhece expressou preocupação em relação à sua memória?".

Pacientes com formas mais leves de demência podem reconhecer seu esquecimento. Pacientes com formas mais graves podem ter maior probabilidade de se lembrarem de outras pessoas preocupadas com a sua memória do que de episódios de esquecimento.

Pergunte: "Quando você percebeu os esquecimentos pela primeira vez?", "Foi com o tempo ou foi repentino?".

Os problemas de memória de início súbito são preocupantes, pois remetem a transtornos neurocognitivos vasculares graves. Problemas de memória que surgem logo após uma lesão na cabeça devem levantar a suspeita de transtorno neurocognitivo grave decorrente de traumatismo cranioencefálico. A maior parte das outras demências tem início insidioso.

Pacientes com sintomas clinicamente inexplicáveis

Os sintomas físicos são responsáveis por aproximadamente 50% dos atendimentos em consultório. Cerca de 25% desses pacientes podem apresentar sintomas persistentes e recorrentes, que escapam à avaliação e não melhoram.

Em geral, 30% desses sintomas são considerados *clinicamente inexplicáveis*. A falha em reconhecer a mistura de sintomas físicos, síndromes funcionais e transtornos mentais comuns – ansiedade, depressão, sintomas inexplicáveis e somatoformes e uso abusivo de substâncias – aumenta o fardo do subtratamento e da baixa qualidade de vida do paciente. Consulte a Tabela 9.1, Transtornos somatoformes: tipos e abordagem dos sintomas.

Rastreamento da saúde mental

Condições inexplicáveis que perduram por mais de 6 semanas são cada vez mais reconhecidas como distúrbios crônicos que exigem rastreamento de depressão, ansiedade ou ambos (Boxe 9.3). Como o rastreamento de todos os pacientes é demorado e dispendioso, os especialistas recomendam uma *abordagem em dois níveis*: perguntas breves de rastreamento com alta sensibilidade e especificidade para pacientes em risco, seguidas por uma investigação mais detalhada, quando indicado.

Boxe 9.3 Identificadores que sugerem a necessidade de rastreamento da saúde mental.

- Sintomas físicos clinicamente inexplicáveis
- Múltiplos sintomas físicos ou somáticos ou "alta contagem de sintomas"
- Sintoma somático de gravidade muito alta
- Dor crônica
- Sintomas por mais de 6 semanas
- Consulta classificada como "difícil" pelo profissional de saúde
- Estresse recente
- Baixa autoavaliação da saúde geral
- Alta frequência de uso dos serviços de saúde
- Uso abusivo de substâncias

Mais da metade dos pacientes têm transtorno depressivo ou de ansiedade.

Consulte a Tabela 9.1, Transtornos somatoformes: tipos e abordagem dos sintomas.

Técnicas de exame

Principais componentes do exame do estado mental.

■ Avalie a *aparência* e o *comportamento* do paciente, incluindo *nível de consciência, postura* e *comportamento motor, vestimentas, cuidados pessoais, higiene pessoal, expressão facial, afeto* e *atitude*

■ Avalie a *fala* e a *linguagem,* incluindo *quantidade, velocidade, volume, articulação* e *fluência*

■ Avalie o *humor*

■ Avalie *pensamentos* e *percepções*

■ Avalie o *insight* e o *julgamento crítico*

■ Avalie a *cognição,* incluindo *orientação, atenção, memória* e *funções cognitivas superiores*

Muitos dos termos utilizados para descrever o exame do estado mental são familiares a você por meio de conversas sociais. Reserve um tempo para aprender os seus significados precisos no contexto da avaliação formal do estado mental (Boxe 9.4).

Boxe 9.4 Terminologia: exame do estado mental.

Nível de consciência	Estado de alerta ou de consciência do ambiente
Atenção	Capacidade de focar a atenção ou de concentrar-se ao longo do tempo em uma tarefa ou atividade
Memória	Processo de registrar ou gravar informações. A memória recente ou a curto prazo abrange minutos, horas ou dias; a memória remota ou a longo prazo refere-se a intervalos de anos
Orientação	Consciência da identidade pessoal, do lugar e do tempo; requer tanto memória quanto atenção
Percepções	Consciência sensorial de objetos no ambiente e suas inter-relações; refere-se também a estímulos internos (p. ex., sonhos)
Processos de pensamento	Lógica, coerência e relevância do pensamento do paciente, ou de como as pessoas pensam
Conteúdo do pensamento	O que o paciente pensa, incluindo o nível de *insight* e o julgamento crítico
Insight	Consciência de que sintomas ou comportamentos alterados são normais ou anormais
Julgamento crítico	Processo de comparar e avaliar alternativas; reflete valores que podem ou não ser baseados na realidade e em convenções ou normas sociais

continua

TÉCNICAS DE EXAME	POSSÍVEIS ACHADOS
Afeto	Tom de sentimento observável, geralmente episódico, expresso por voz, expressão facial e atitude
Humor	Emoção mais duradoura, que influencia a visão de mundo de um indivíduo (*o humor está para o afeto, assim como o clima está para o tempo*)
Linguagem	Sistema simbólico complexo para expressar, receber e compreender palavras; essencial para a avaliação de outras funções mentais
Funções cognitivas superiores	Avaliadas pelo vocabulário, pelo conjunto de conhecimentos gerais, pelo pensamento abstrato, pela capacidade de cálculo e pela construção de objetos com duas ou três dimensões

O exame do estado mental consiste em seis componentes: aparência e comportamento, fala e linguagem, humor, pensamentos e percepções, *insight* e julgamento crítico e função cognitiva. Cada um desses componentes será discutido a seguir.

Aparência e comportamento

Avalie o seguinte:

- *Nível de consciência*. Observe o estado de alerta e a resposta a estímulos verbais e táteis (Boxe 9.5)

  Consciência normal, letargia, obtundação, estupor, coma.

- *Postura e comportamento motor.* Observe o ritmo, a amplitude, o caráter e a adequação dos movimentos

  Inquietação, agitação, posturas estranhas, imobilidade, movimentos involuntários.

- *Vestuário, cuidados pessoais e higiene pessoal*

  Cuidado excessivo com a aparência, negligência.

- *Expressão facial*. Avalie em momentos de repouso e de interação

  Ansiedade, depressão, euforia, raiva e imobilidade facial do parkinsonismo.

- *Atitude, afeto e relação com pessoas e objetos*.

  Raiva, hostilidade, desconfiança ou comportamento evasivo em pacientes com paranoia; euforia e exaltação na mania; afeto embotado e distanciamento na esquizofrenia; apatia e afeto embotado na depressão e na demência.

Boxe 9.5 Níveis de consciência.

Nível	Resposta do paciente
Alerta (lúcido)	O paciente alerta mantém os olhos abertos, olha para você quando fala em um *tom normal de voz* e responde plenamente e de maneira adequada aos estímulos
Letargia	O paciente letárgico parece sonolento, porém abre os olhos quando alguém fala com ele em *voz alta* e olha para você, responde às perguntas e depois adormece
Obnubilação	O paciente abre os olhos quando é aplicado estímulo *tátil* e olha para você, mas responde lentamente e é um tanto confuso
Torpor	O paciente só desperta depois de estímulos *dolorosos*. As respostas verbais são lentas ou até ausentes. O paciente entra em estado não responsivo quando o estímulo cessa
Coma	O paciente comatoso permanece sem despertar e se mantém com os olhos fechados. Não há resposta evidente às necessidades internas ou aos estímulos externos

Fala e linguagem

Observe a quantidade, a velocidade, o volume, a clareza e a fluência da fala. Se indicado, teste se há afasia. Uma pessoa que consegue escrever uma frase correta não tem afasia.

Afasia, disfonia, disartria, alterações com transtornos de humor.

Humor

Questione em relação ao estado de espírito do paciente. Observe a natureza, a intensidade, a duração e a estabilidade de qualquer humor anormal. Se indicado, avalie o risco de suicídio.

Felicidade, euforia, depressão, ansiedade, raiva, indiferença.

Pensamentos e percepções

Processos de pensamento. Avalie a lógica, a relevância, a organização e a coerência.

Dissociação, fuga de ideias, incoerência, confabulação, bloqueio.

Conteúdo do pensamento. Pergunte e explore quaisquer pensamentos incomuns ou desagradáveis.

Obsessões, compulsões, ideias delirantes, sentimentos de irrealidade.

TÉCNICAS DE EXAME	POSSÍVEIS ACHADOS

Percepções. Pergunte sobre quaisquer percepções incomuns (p. ex., ver ou ouvir coisas).

Ilusões, alucinações.

Insight e julgamento crítico. Avalie o grau de *insight* do paciente sobre a doença e o nível de discernimento utilizado na tomada de decisão ou ao fazer planos.

Reconhecimento ou negação da causa mental dos sintomas; julgamento estranho, impulsivo ou irrealista.

Funções cognitivas

Se indicado, avalie:
Orientação em relação a tempo, lugar e pessoa.

Desorientação.

Atenção
- *Série de números:* capacidade de repetir uma série de números na ordem e então de trás para a frente
- *Série de 7:* capacidade de subtrair de 7 em 7, repetidamente, iniciando no 100
- *Soletrar de trás para a frente* uma palavra de cinco letras (p. ex., M-U-N-D-O).

Desempenho insatisfatório na série de números, série de 7 e soletração de trás para a frente são comuns na demência e no *delirium*, porém existem outras causas.

Memória remota (p. ex., datas de nascimento, aniversários, número da identidade, nomes de escolas frequentadas, empregos que a pessoa teve ou eventos históricos passados, como guerras).

Comprometida nos estágios avançados da demência.

Memória recente (p. ex., eventos do dia) e *capacidade de aprender coisas novas* – capacidade de repetir três ou quatro palavras após alguns minutos de atividade não relacionada.

Memória recente e capacidade de aprender coisas novas comprometidas na demência, no *delirium* e em transtornos amnésicos.

Funções cognitivas superiores

Se indicado, avalie:
Capacidade de fornecer informações e vocabulário. Observe a abrangência e a profundidade das informações fornecidas pelo paciente, a complexidade das ideias expressas e o vocabulário utilizado. Para avaliar conhecimentos gerais, pergunte

Esses atributos refletem a inteligência, a escolaridade e a formação cultural. São limitados pelo atraso intelectual, mas estão razoavelmente bem preservados nos estágios iniciais de demência.

TÉCNICAS DE EXAME	POSSÍVEIS ACHADOS

nomes de presidentes, de outras figuras políticas ou de grandes cidades.

Habilidades de cálculo, como adição, subtração e multiplicação.

Pensamento abstrato: capacidade de responder de maneira abstrata a perguntas sobre:

- O significado de *provérbios*, como "Devagar se vai ao longe"
- As *semelhanças* entre seres vivos ou objetos inanimados, como um gato e um camundongo ou um piano e um violino.

Habilidade construtiva. Peça ao paciente que:
Copie figuras, como círculos, cruzes, losangos e quadrados, e dois pentágonos intersectados, ou desenhe um mostrador de um relógio com números e ponteiros.

Desempenho ruim com cálculos no atraso intelectual e na demência.

Respostas concretas (detalhes observáveis, em vez de conceitos) são comuns no atraso intelectual, na demência e no delirium. As respostas frequentemente são estranhas na esquizofrenia.

O comprometimento nessa habilidade é comum na demência e quando há danos no lobo parietal.

Registro dos achados

Pode-se iniciar com sentenças para organizar os achados; em seguida, serão utilizadas frases para os descrever. O estilo utilizado no próximo boxe contém expressões apropriadas para a maioria dos registros.

Registro do exame físico – avaliação do estado geral e dos sinais vitais.

"*Estado mental:* o paciente está alerta, bem-arrumado e alegre. A fala é fluente, e as palavras são claras. Os processos de pensamento são coerentes, o *insight* é bom. O paciente está orientado quanto a pessoa, lugar e tempo. Série de 7 correta; memórias recente e remota intactas. Capacidade de cálculo intacta."

OU

"*Estado mental:* o paciente parece triste e cansado; as roupas estão amassadas. A fala é lenta, e as palavras são murmuradas. Os processos de pensamento são coerentes, porém a percepção dos reveses da vida atual é limitada. O paciente está orientado quanto a pessoa, lugar e tempo. Série de números, série de 7 e capacidade de cálculo intactos, porém com respostas demoradas. O desenho do relógio é bom."

Esses achados sugerem depressão.

Promoção e orientação da saúde: evidências e recomendações

Tópicos importantes para promoção e orientação da saúde.

- Rastreamento de depressão
- Avaliação do risco de suicídio
- Rastreamento de transtornos neurocognitivos: demência e *delirium*

Rastreamento de depressão

A U.S. Preventive Services Task Force (USPSTF) dos EUA emitiu uma recomendação de grau B em 2016 para o rastreamento de depressão em contextos clínicos que podem fornecer "diagnóstico preciso, tratamento eficaz e acompanhamento apropriado". Responder "Sim" a duas perguntas simples em relação ao humor e à anedonia indica sensibilidade de 83% e especificidade de 92% para detectar depressão maior e parece ser tão eficaz quanto utilizar instrumentos mais detalhados (ver Boxe 9.2).

- "Nas últimas 2 semanas, você se sentiu mal, deprimido ou sem esperança?" (rastreamento de *humor deprimido*)
- "Nas últimas 2 semanas, você sentiu pouco interesse ou prazer em fazer as coisas?" (rastreamento de *anedonia*).

Essas perguntas de rastreamento também são utilizadas no Patient Health Questionnaire (PHQ-9), conforme mostrado no Boxe 9.6. Todos os testes de rastreamento positivos exigem que sejam realizadas entrevistas diagnósticas completas.

Avaliação do risco de suicídio

O suicídio está classificado como a décima causa de morte nos EUA, sendo responsável por quase 45 mil mortes anualmente; é a segunda causa de morte de jovens entre 15 e 24 anos. As taxas de suicídio são mais altas entre pessoas com idade entre 45 e 54 anos, seguidas por idosos com idade superior a 85 anos. Os homens têm taxas de suicídio quase quatro vezes maiores do que as mulheres, embora as mulheres tenham probabilidade três vezes maior de tentar suicídio. Os fatores de risco incluem: ideação, intenção ou plano suicida ou homicida; acesso aos meios para suicídio; sintomas atuais de psicose ou ansiedade grave; qualquer história de doença psiquiátrica (sobretudo associada a uma internação hospitalar); uso abusivo de substâncias; transtorno de personalidade; e história prévia ou história familiar de suicídio.

Apesar do peso do suicídio para a saúde pública, a USPSTF concluiu que as evidências atuais são insuficientes para avaliar o equilíbrio entre os benefícios e os danos do rastreamento do risco de suicídio em um contexto de atenção primária (recomendação I), porém os profissionais de saúde devem estar cientes das pistas e dos fatores de risco do paciente.

Rastreamento de transtornos neurocognitivos

Demência. O *Miniexame do Estado Mental* é o teste de rastreamento mais conhecido para demência, porém agora está protegido por direitos autorais para uso comercial e, portanto, é menos acessível. Atualmente, os testes de rastreamento recomendados incluem o Mini-Cog e a Montreal Cognitive Assessment (MoCA). O Mini-Cog tem sensibilidade e especificidade de até 91 e 86%, respectivamente, e é mais rápido de administrar – cerca de 3 minutos (Boxe 9.7).

Boxe 9.6 Rastreamento de depressão: PHQ-9.

Administração

O PHQ-9 deve ser preenchido pelo paciente e pontuado por alguém da equipe de saúde ou por um médico.

Patient Health Questionnaire (PHQ-9)
Lista de verificação dos nove sintomas de depressão

Nome: _____ Data: _____

Nas últimas 2 semanas, com que frequência você foi incomodado por algum dos seguintes problemas? (Circule sua resposta.)

	Nem um pouco	Vários dias	Mais da metade dos dias	Quase todos os dias
1. Pouco interesse ou prazer em fazer as coisas	0	1	2	3
2. Sentir-se para baixo, deprimido ou sem esperança	0	1	2	3
3. Ter problemas para dormir ou permanecer dormindo, ou dormir muito	0	1	2	3
4. Sentir-se cansado ou com pouca energia	0	1	2	3
5. Ter falta de apetite ou comer demais	0	1	2	3
6. Sentir-se mal consigo mesmo – ou achar que é um fracasso ou que decepcionou a sua família ou a você mesmo	0	1	2	3
7. Ter dificuldade para se concentrar nas coisas, como ler um jornal ou assistir à televisão	0	1	2	3
8. Movimentar-se ou falar tão devagar a ponto de as outras pessoas perceberem. Ou o oposto – estar tão agitado ou inquieto a ponto de ficar andando de um lado para o outro mais do que de costume	0	1	2	3
9. Pensar que estaria melhor morto ou em se ferir de alguma maneira	0	1	2	3

Soma das colunas, [____] + [____] + [____]

Pontuação total*, [____] *A pontuação deve ser preenchida pelo profissional de saúde

10. Se você circulou *algum* desses problemas, o quanto eles lhe causaram algum tipo de *dificuldade* para trabalhar, tomar conta das coisas em casa ou para se relacionar com as pessoas? (Por favor, circule sua resposta.)

Não dificultaram nem um pouco	Dificultaram um pouco	Dificultaram muito	Dificultaram ao máximo

Pontuação: 0 a 4, não deprimido; 5 a 9, depressão leve; 10 a 14, depressão moderada; 15 a 19, depressão moderadamente grave; e 20 a 27, depressão grave.

O PHQ-9 foi adaptado do PRIME ME TODAY®.
PHQ Copyright 1999 Pfizer Inc. Todos os direitos reservados. Reproduzido com autorização. PRIME ME TODAY é uma marca comercial da Pfizer Inc.

continua

Pontuação

Conte o número (#) de boxes marcados em uma coluna. Multiplique esse número pelo valor indicado a seguir e, em seguida, some o subtotal para produzir uma pontuação total. O intervalo possível é de 0 a 27. Use a tabela a seguir para interpretar a pontuação do PHQ-9.

- Nunca (#) _____ × 0 = _____
- Vários dias (#) _____ × 1 = _____
- Mais da metade dos dias (#) _____ × 2 = _____
- Quase todos os dias (#) _____ × 3 = _____

Pontuação total: _____

Pontuação total	Gravidade da depressão	Ação de tratamento proposta
0 a 4	Nenhuma ou mínima	Nenhuma
5 a 9	Leve	Observar intervalos curtos; repetir o PHQ-9 na consulta de acompanhamento
10 a 14	Moderada	Plano de tratamento, considerar aconselhamento, acompanhamento e/ou farmacoterapia
15 a 19	Moderadamente grave	Tratamento ativo com farmacoterapia e/ou psicoterapia
20 a 27	Grave	Início imediato de farmacoterapia e, em caso de comprometimento grave ou resposta insuficiente à terapia, encaminhamento rápido a um especialista em saúde mental para psicoterapia e/ou acompanhamento conjunto do caso

Nota: realize uma avaliação do risco de suicídio em pacientes que respondem positivamente ao item 9: "Pensar que estaria melhor morto ou em se ferir de alguma maneira".

Informações adicionais sobre a administração do PHQ-2 e do PHQ-9 podem ser encontradas em www. phqscreeners.com.

Boxe 9.7 Rastreamento de demência: Mini-Cog.

Administração

O teste é administrado da seguinte maneira:

1. Instrua o paciente a ouvir atentamente e a memorizar três palavras não relacionadas e, em seguida, repeti-las
2. Instrua o paciente a desenhar a face de um relógio, seja em uma folha de papel em branco, seja em uma folha com o círculo do relógio já desenhado na página. Após o paciente colocar os números no mostrador do relógio, peça a ele que desenhe os ponteiros do relógio mostrando uma hora específica
3. Peça ao paciente que repita as três palavras declaradas anteriormente

continua

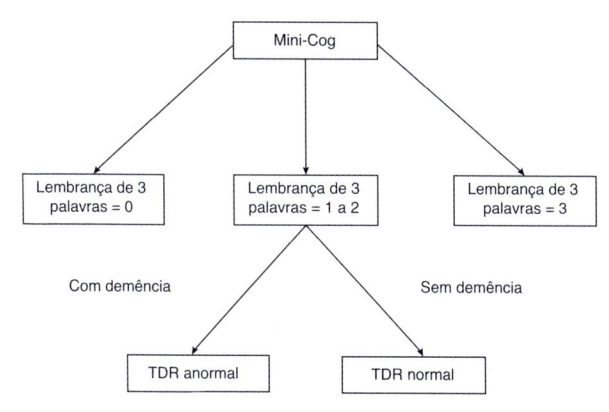

Pontuação

Atribua 1 ponto para cada palavra lembrada após o paciente se concentrar no teste de desenho do relógio (TDR)

Os pacientes que não se lembram de nenhuma das três palavras são classificados como com demência (pontuação = 0)

Os pacientes que se lembram das três palavras são classificados como sem demência (pontuação = 3)

Os pacientes com evocação intermediária de palavras (1 a 2 palavras) são classificados com base no TDR (alterado = com demência; normal = sem demência)

Nota: o TDR é considerado normal se todos os números estiverem presentes na sequência e na posição corretas e os ponteiros mostrarem a hora solicitada de maneira legível

De Borson S, Scanlan JM, Chen P et al. The Mini-Cog as a screen for dementia: validation in a population-based sample. *J Am Geriatr Soc*. 2003;51(10):1451-1454.

O *MoCA* tem sensibilidade e especificidade comparáveis (91 e 81% em estudos recentes) e leva 10 minutos para ser administrado (Boxe 9.8). No entanto, a USPSTF emitiu uma declaração I em relação ao rastreamento de comprometimento cognitivo, pois não encontrou evidências convincentes de que intervenções farmacológicas ou não farmacológicas poderiam beneficiar os pacientes com comprometimento cognitivo leve a moderado.

Boxe 9.8 Rastreamento de demência: Montreal Cognitive Assessment (MoCA).

Administração

O MoCA foi projetado como um instrumento de rastreamento rápido para disfunção cognitiva leve. Ele avalia diferentes domínios cognitivos: atenção e concentração, funções executivas, memória, linguagem, capacidades visuoespaciais, pensamento abstrato, cálculos e orientação. O tempo para administrar o MoCA é de aproximadamente 10 minutos.

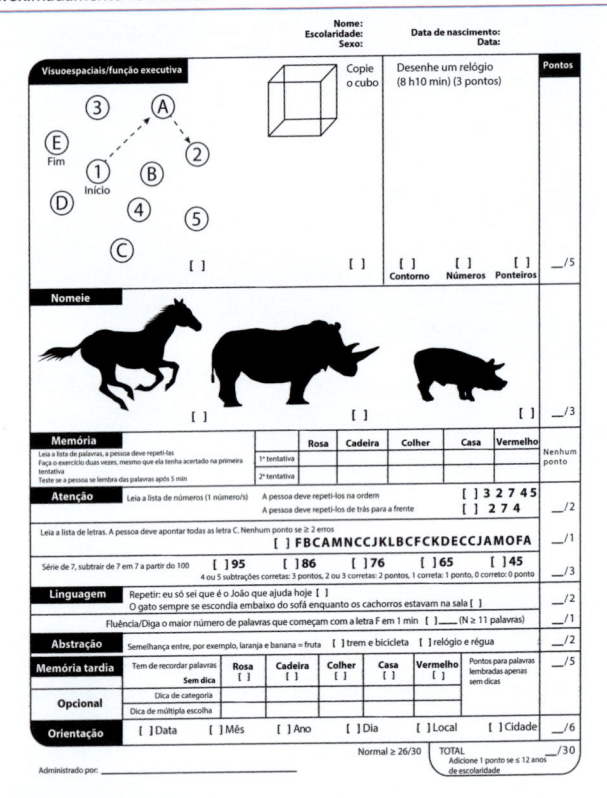

Pontuação

Some todos os subpontos listados na coluna à direita. Adicione mais um ponto para a pessoa com 12 anos ou menos de educação formal, de modo a obter uma pontuação máxima de 30 pontos. Uma pontuação total final de 26 ou mais é considerada normal.

De Nasreddine ZS, Phillips NA, Bédirian V et al. The Montreal Cognitive Assessment, MoCA: a brief screening tool for mild cognitive impairment. *J Am Geriatr Soc.* 2005;53(4):695-699. As cópias estão disponíveis em www.mocatest.org.

Delirium. O Confusion Assessment Method (MCA) é recomendado para o rastreamento de pacientes em risco (Boxe 9.9). O instrumento MCA pode detectar o *delirium* na beira do leito com rapidez e precisão. Observe as características que diferenciam a demência do *delirium* (Tabela 9.1).

Boxe 9.9 Algoritmo diagnóstico do MCA.

Alteração aguda no estado mental e curso flutuante
- Há evidências de alteração aguda na cognição em relação à condição inicial?
- O comportamento alterado vai e volta ao longo do dia?

Desatenção
- O paciente tem dificuldade para focar a atenção?

Pensamento desorganizado
- O paciente tem conversas desconexas ou irrelevantes, fluxo de ideias pouco claro ou ilógico ou mudança imprevisível de um assunto para outro?

Nível de consciência alterado
- O paciente não está alerta – hiperalerta, letárgico, em torpor ou comatoso?

Pontuação: o diagnóstico de *delirium* requer as características 1 e 2, além da 3 ou da 4.

Transtornos mentais e transtornos por uso abusivo de substâncias

As interações prejudiciais entre transtornos mentais e transtornos por uso abusivo de substâncias também representam um grande problema de saúde pública. A National Survey on Drug Use and Health (Pesquisa Nacional sobre Uso de Drogas e Saúde) de 2017 mostrou que 24,5% da população dos EUA com idade igual ou superior a 12 anos relatou consumo excessivo de bebidas alcoólicas, e cerca de 6%, consumo pesado. Mais de 30 milhões de norte-americanos relataram ter usado drogas ilícitas durante o mês anterior à pesquisa, incluindo quase 26 milhões de usuários de maconha, 2,2 milhões de usuários de cocaína e 6 milhões de pessoas que fizeram uso abusivo de fármacos psicoterapêuticos. Quase 20 milhões de pessoas com idade igual ou superior a 12 anos foram classificadas com transtorno por uso abusivo de substâncias com base nos *critérios do DSM-IV*. Consulte o Capítulo 6, *Manutenção da Saúde e Rastreamento* para obter informações adicionais em relação ao rastreamento de transtornos por uso abusivo de substâncias, incluindo uso indevido de bebidas alcoólicas, fármacos de venda controlada e drogas ilícitas.

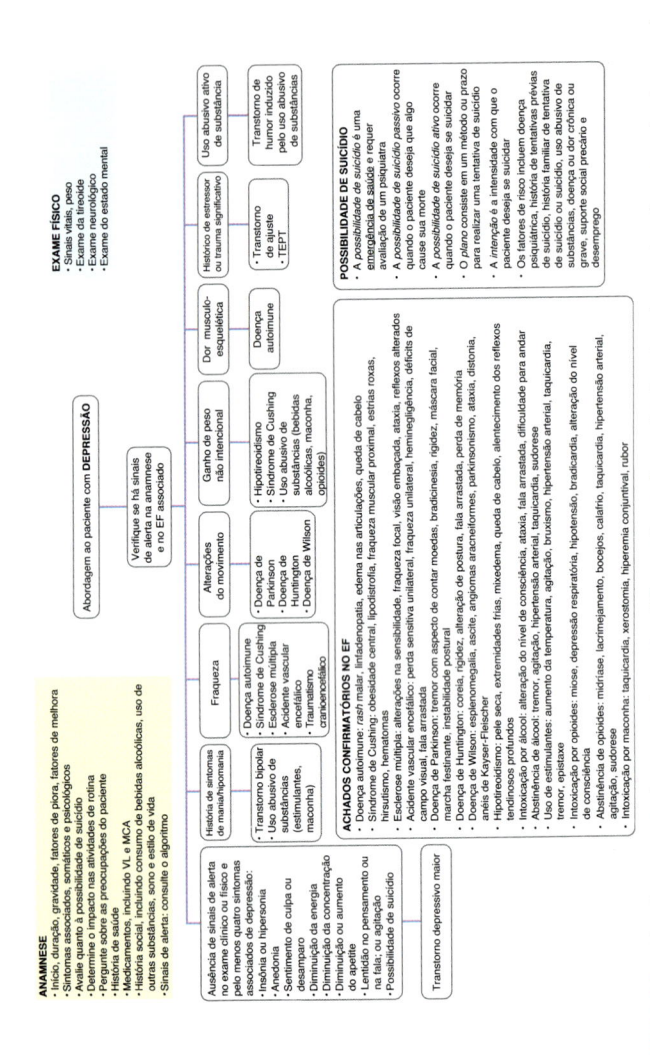

ANAMNESE
- Início, duração, gravidade, fatores de piora, fatores de melhora
- Sintomas associados, somáticos e psicológicos
- Avalie quanto à possibilidade de suicídio
- Determine o impacto nas atividades de rotina
- Pergunte sobre as preocupações do paciente
- História de saúde
- Medicamentos, incluindo VL e MCA
- História social, incluindo consumo de bebidas alcoólicas, uso de outras substâncias, sono e estilo de vida
- Sinais de alerta: consulte o algoritmo

Abordagem ao paciente com **DEPRESSÃO**

Verifique se há sinais de alerta na anamnese e no EF associado

EXAME FÍSICO
- Sinais vitais, peso
- Exame da tireoide
- Exame neurológico
- Exame do estado mental

Ausência de sinais de alerta no exame clínico ou físico e pelo menos quatro sintomas associados de depressão:
- Insônia ou hipersonia
- Anedonia
- Sentimento de culpa ou desamparo
- Diminuição da energia
- Diminuição da concentração
- Diminuição ou aumento do apetite
- Lentidão no pensamento ou na fala, ou agitação
- Possibilidade de suicídio

Transtorno depressivo maior

História de sintomas de mania/hipomania
- Transtorno bipolar
- Uso abusivo de substâncias (estimulantes, maconha)

Fraqueza
- Doença autoimune
- Síndrome de Cushing
- Esclerose múltipla
- Acidente vascular encefálico
- Traumatismo cranioencefálico

Alterações do movimento
- Doença de Parkinson
- Doença de Huntington
- Doença de Wilson

Ganho de peso não intencional
- Hipotireoidismo
- Síndrome de Cushing
- Uso abusivo de substâncias (bebidas alcoólicas, maconha, opioides)

Dor músculo-esquelética

Doença autoimune

Histórico de estressor ou trauma significativo
- Transtorno de ajuste
- TEPT

Uso abusivo ativo de substância
- Transtorno de humor induzido pelo uso abusivo de substâncias

ACHADOS CONFIRMATÓRIOS NO EF
- Doença autoimune: *rash* malar, linfadenopatia, edema nas articulações, queda de cabelo
- Síndrome de Cushing: obesidade central, lipodistrofia, fraqueza muscular proximal, estrias roxas,
  hirsutismo, hematomas
- Esclerose múltipla: alterações na sensibilidade, fraqueza focal, visão embaçada, ataxia, reflexos alterados
- Acidente vascular encefálico: perda sensitiva unilateral, fraqueza unilateral, heminegligência, déficits de
  campo visual, fala arrastada
- Doença de Parkinson: tremor com aspecto de contar moedas, bradicinesia, rigidez, máscara facial,
  marcha festinante, instabilidade postural
- Doença de Huntington: coreia, rigidez, alteração de postura, fala arrastada, perda de memória
- Doença de Wilson: esplenomegalia, ascite, angiomas aracneliformes, parkinsonismo, ataxia, distonia,
  anéis de Kayser-Fleischer
- Hipotireoidismo: pele seca, extremidades frias, mixedema, queda de cabelo, alentecimento dos reflexos
  tendinosos profundos
- Intoxicação por álcool: pele seca, alteração do nível de consciência, ataxia, fala arrastada, dificuldade para andar
- Abstinência de álcool: tremor, agitação, hipertensão arterial, taquicardia, sudorese
- Uso de estimulantes: aumento da temperatura, agitação, bruxismo, hipertensão arterial, taquicardia,
  tremor, epistaxe
- Intoxicação por opioides: miose, depressão respiratória, hipotensão, bradicardia, alteração do nível
  de consciência
- Abstinência de opioides: midríase, lacrimejamento, bocejos, calafrio, taquicardia, hipertensão arterial,
  agitação, sudorese
- Intoxicação por maconha: taquicardia, xerostomia, hiperemia conjuntival, rubor

POSSIBILIDADE DE SUICÍDIO
- A *possibilidade de suicídio é* uma
  emergência de saúde e requer
  avaliação por um psiquiatra
- A *possibilidade de suicídio passivo* ocorre
  quando o paciente deseja que algo
  cause sua morte
- A *possibilidade de suicídio ativo* ocorre
  quando o paciente deseja se suicidar
- O *plano* consiste em um método ou prazo
  para realizar uma tentativa de suicídio
- A *intenção* é a intensidade com que o
  paciente deseja se suicidar
- Os *fatores de risco* incluem doença
  psiquiátrica, história de tentativas prévias
  de suicídio, história familiar de tentativa
  de suicídio ou suicídio, uso abusivo de
  substâncias, doença ou dor crônica ou
  grave, suporte social precário e
  desemprego

Algoritmo 9.1 Abordagem ao paciente com depressão. (Observação: embora não abranja todas as situações, esse algoritmo pode ser uma abordagem inicial útil.) EF, exame físico; MCA, medicina complementar e alternativa; TEPT, transtorno de estresse pós-traumático; VL, de venda livre.

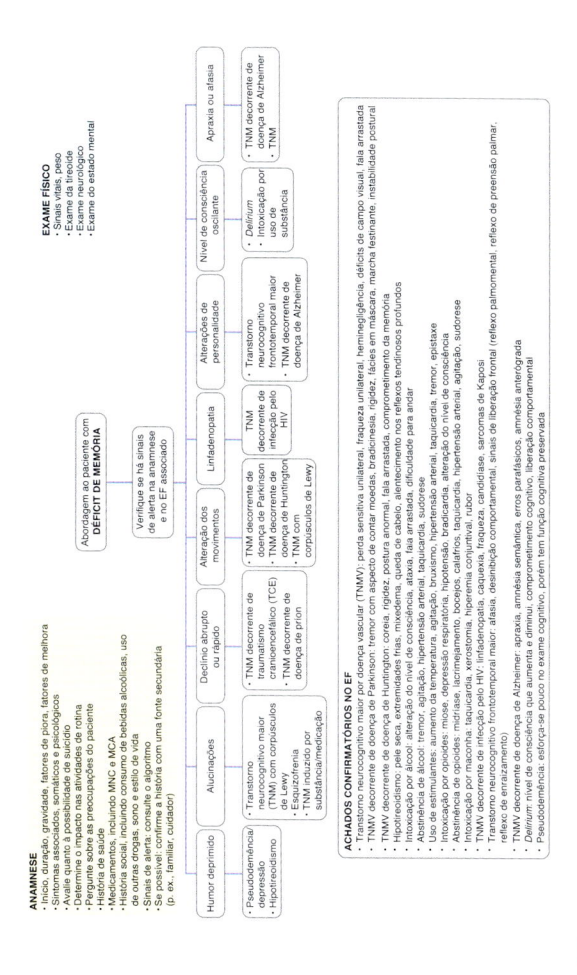

ANAMNESE
- Início, duração, gravidade, fatores de piora, fatores de melhora
- Sintomas associados, somáticos e psicológicos
- Avalie quanto à possibilidade de suicídio
- Determine o impacto nas atividades de rotina
- Pergunte sobre as preocupações do paciente
- História de saúde
- Medicamentos, incluindo MNC e MCA
- História social, incluindo consumo de bebidas alcoólicas, uso de outras drogas, sono e estilo de vida
- Sinais de alerta: consulte o algoritmo
- Se possível: confirme a história com uma fonte secundária (p. ex., familiar, cuidador)

EXAME FÍSICO
- Sinais vitais, peso
- Exame da tireoide
- Exame neurológico
- Exame do estado mental

Abordagem ao paciente com DÉFICIT DE MEMÓRIA

Verifique se há sinais de alerta na anamnese e no EF associado

Humor deprimido
- Pseudodemência/depressão
- Hipotireoidismo

Alucinações
- Transtorno neurocognitivo maior (TNM) com corpúsculos de Lewy
- Esquizofrenia
- TNM induzido por substância/medicação

Declínio abrupto ou rápido
- TNM decorrente de traumatismo cranioencefálico (TCE)
- TNM decorrente de doença de prion

Alteração dos movimentos
- TNM decorrente de doença de Parkinson
- TNM decorrente de doença de Huntington
- TNM com corpúsculos de Lewy

Linfadenopatia
- TNM decorrente de infecção pelo HIV

Alterações de personalidade
- Transtorno neurocognitivo frontotemporal maior
- TNM decorrente de doença de Alzheimer

Nível de consciência oscilante
- Delirium
- Intoxicação por uso de substância

Apraxia ou afasia
- TNM decorrente de doença de Alzheimer
- TNM

ACHADOS CONFIRMATÓRIOS NO EF
- Transtorno neurocognitivo maior por doença vascular (TNMV): perda sensitiva unilateral, fraqueza unilateral, heminegligência, déficts de campo visual, fala arrastada
- TNMV decorrente de doença de Parkinson: tremor com aspecto de contar moedas, bradicinesia, rigidez, fácies em máscara, marcha festinante, instabilidade postural
- TNMV decorrente de doença de Huntington: coreia, rigidez, postura anormal, fala arrastada, comprometimento da memória
- Hipotireoidismo: pele seca, extremidades frias, mixedema, queda de cabelo, alentecimento nos reflexos tendinosos profundos
- Intoxicação por álcool: alteração do nível de consciência, ataxia, fala arrastada, dificuldade para andar
- Abstinência de álcool: tremor, agitação, hipertensão arterial, taquicardia, sudorese
- Uso de estimulantes: aumento da temperatura, agitação, bruxismo, hipertensão arterial, taquicardia, tremor, epistaxe
- Intoxicação por opioides: miose, depressão respiratória, bradicardia, alteração do nível de consciência
- Abstinência de opioides: midríase, lacrimejamento, bocejos, calafrios, taquicardia, hipertensão arterial, agitação, sudorese
- Intoxicação por maconha: taquicardia, xerostomia, hiperemia conjuntival, rubor
- TNMV decorrente de infecção pelo HIV: linfadenopatia, caquexia, fraqueza, candidíase, sarcomas de Kaposi
- Transtorno neurocognitivo frontotemporal maior: afasia, desinibição comportamental, sinais de liberação frontal (reflexo palmomental, reflexo de preensão) palmar, reflexo de enraizamento)
- TNM decorrente de doença de Alzheimer: apraxia, amnésia semântica, erros parafásicos, amnésia anterógrada
- Delirium: alteração do nível de consciência que aumenta e diminui, comprometimento cognitivo, liberação comportamental
- Pseudodemência: esforça-se pouco no exame cognitivo, porém tem função cognitiva preservada

Algoritmo 9.2 Abordagem ao paciente com déficit de memória. (Observação: embora não abranja todas as situações, esse algoritmo pode ser uma abordagem inicial útil.) EF, exame físico; HIV, vírus da imunodeficiência humana; MCA, medicina complementar e alternativa; MNC, medicamentos não controlados.

Recursos de interpretação

Tabela 9.1 Transtornos somatoformes: tipos e abordagem dos sintomas.

Tipo de transtorno	Características diagnósticas
Transtorno com sintomas somáticos	Os sintomas somáticos são muito angustiantes ou resultam em uma desorganização importante das atividades da vida diária, bem como em pensamentos, sentimentos e comportamentos excessivos e desproporcionais relacionados com esses sintomas. Os sintomas devem ser específicos se houver dor predominante
Transtorno de ansiedade de doença	Preocupação em ter ou contrair uma doença grave, em que os sintomas somáticos, se presentes, são apenas de intensidade leve
Transtorno de conversão	Síndrome com manifestações de déficits que mimetizam doenças clínicas ou neurológicas, nas quais os fatores psicológicos têm importância etiológica
Fatores psicológicos que afetam outras doenças ou sintomas	Presença de um ou mais fatores psicológicos ou comportamentais clinicamente significativos que afetam de forma adversa uma condição clínica, aumentando o risco de sofrimento, morte ou incapacidade
Transtorno factício	Falsificação de sinais ou sintomas físicos ou psicológicos, ou indução de lesão ou doença, associada a uma fraude identificada. O indivíduo se apresenta como doente, prejudicado ou ferido, mesmo na ausência de recompensas externas
Outros transtornos ou comportamentos relacionados	
Transtorno dismórfico corporal	Preocupação com um ou mais defeitos ou imperfeições percebidos na aparência física que não são observáveis ou parecem apenas leves para outras pessoas
Transtorno dissociativo	Perturbação e/ou descontinuidade na integração normal da consciência, memória, identidade, emoção, percepção, representação corporal, controle motor e comportamento

Nota para os leitores: com relação às tabelas em edições anteriores sobre transtornos psicóticos, de ansiedade e de humor, de acordo com os direitos autorais atuais do *DSM-5*, os leitores devem consultar este manual para obter mais informações diagnósticas.

Tabela 9.2 Transtornos neurocognitivos: *delirium* e demência.

	Delirium	Demência
Estado mental		
Nível de consciência	Comprometido. A pessoa está menos lúcida e não percebe bem o ambiente, além de não conseguir focar, manter ou mudar o foco de atenção	Geralmente normal até uma fase avançada da doença
Comportamento	Com frequência, a atividade está muito diminuída (sonolência) ou aumentada (agitação psicomotora, hipervigília)	Normal a desacelerado; pode se tornar inadequado
Fala	Pode ser hesitante, lenta ou rápida, incoerente	Dificuldade para encontrar palavras, afasia
Humor	Oscilando, lábil, varia de amedrontado ou irritável a normal ou deprimido	Frequentemente inexpressivo, deprimido
Processos mentais	Desorganizados, podem ser incoerentes	Comprometidos. A fala fornece poucas informações
Conteúdo do pensamento	Ideias delirantes são comuns, mas com frequência temporárias	Pode haver ideias delirantes
Percepções	Ilusões, alucinações, mais frequentemente visuais	Podem ocorrer alucinações
Julgamento crítico	Prejudicado, muitas vezes em grau variável	Cada vez mais prejudicado ao longo do curso da doença
Orientação	Habitualmente desorientado, especialmente em relação ao tempo. Um local conhecido pode parecer não familiar	Razoavelmente bem preservada, mas se torna comprometida nos estágios mais avançados da doença
Atenção	Oscilante. A pessoa se distrai facilmente, não consegue se concentrar em tarefas específicas	Em geral, não é comprometida até as fases avançadas da doença

continua

Tabela 9.2 Transtornos neurocognitivos: *delirium* e demência. (*continuação*)

	Delirium	Demência
Memória	Comprometimento das memórias imediata e recente	A memória recente e os aprendizados novos são especialmente comprometidos
Exemplos de causas	*Delirium tremens* (decorrente da abstinência de álcool). Uremia Insuficiência hepática aguda Vasculite cerebral aguda Intoxicação por atropina	*Reversíveis*: deficiência de vitamina B12, doenças da tireoide *Irreversíveis*: doença de Alzheimer, demência – vascular (decorrente de múltiplos infartos), demência decorrente de traumatismo cranioencefálico

Pele, Cabelo e Unhas

Anamnese

Sintomas comuns ou relevantes.

- Lesões
- *Rashes* cutâneas
- Coceira ou prurido
- Queda de cabelo ou alterações nas unhas

Lesões

Uma *lesão* é qualquer área de pele alterada, podendo ser isolada ou múltipla. Comece perguntando ao paciente se ele está preocupado com alguma lesão nova: "Você notou alguma alteração na sua pele? No seu cabelo? Nas suas unhas?", "Você percebeu algum nódulo? Alguma ferida? Ou caroço?". Pesquise a história pessoal e familiar de câncer de pele do paciente e observe o tipo, o local e a data da ocorrência. Questione em relação ao autoexame regular da pele e ao uso de protetor solar. Consulte o Algoritmo 10.1, Abordagem ao paciente com lesão primária.

Rash cutâneo e prurido

Um exantema (*rash* cutâneo) consiste em lesões generalizadas. Se houver queixas de exantema, questione em relação à presença de *prurido*, o sintoma mais importante ao avaliar essas lesões. O prurido ocorre antes ou depois do exantema? Em caso de *rash* pruriginoso, pergunte sobre alergias sazonais associadas a prurido ocular e lacrimejamento, asma brônquica e dermatite atópica. O paciente consegue dormir a noite toda ou o prurido o incomoda e ele acorda?

As causas de prurido generalizado, sem *rash* cutâneo aparente, incluem: pele seca; gravidez; uremia; icterícia; linfomas e leucemia; reações a fármacos; e, menos comumente, policitemia vera e doença da tireoide.

Queda de cabelo ou alterações nas unhas

Pergunte se há enfraquecimento dos fios ou queda de cabelo e, se houver, observe o local. Se houver queda, o cabelo cai desde a raiz ou quebra ao longo do fio?

A queda de cabelo da raiz é comum no eflúvio telógeno e na alopecia areata. A quebra do cabelo ao longo do fio sugere danos resultantes de cuidados com o cabelo ou *tinea capitis*.

Técnicas de exame

Principais componentes do exame de pele do corpo inteiro.

Posição do paciente – sentado
- Inspecione o cabelo e o couro cabeludo
- Inspecione a cabeça e o pescoço, incluindo a testa, as sobrancelhas, as pálpebras, os cílios, a conjuntiva, a esclera, o nariz, as orelhas, as bochechas, os lábios, a cavidade oral, o queixo e a região da barba
- Inspecione a parte superior das costas
- Inspecione ombros, braços e mãos, incluindo a palpação das unhas
- Inspecione o tórax e o abdome
- Inspecione a parte anterior das coxas e das pernas
- Inspecione os pés e os artelhos, incluindo as plantas dos pés, as áreas interdigitais e as unhas dos artelhos

Posição do paciente – em pé
- Inspecione a parte inferior das costas
- Inspecione a parte posterior das coxas e das pernas
- Inspecione mamas, axilas e genitais, incluindo pelos axilares e púbicos

Um posicionamento alternativo é deixar o paciente em decúbito dorsal e, depois, em decúbito ventral. O fluxo sistemático do exame da cabeça aos pés, de anterior para posterior, permanece.

Técnica padrão: posição do paciente – sentado e depois em pé

Escolha um dos dois posicionamentos do paciente para realizar o exame de pele do corpo inteiro. O paciente pode ficar sentado ou deitado em decúbito dorsal e, em seguida, passar para decúbito ventral. Planeje examinar a pele sempre na mesma ordem, para que haja menor probabilidade de pular uma parte do exame.

TÉCNICAS DE EXAME	POSSÍVEIS ACHADOS

Fique de frente para o paciente e ajuste a maca a uma altura confortável. Comece examinando o cabelo e o couro cabeludo (Figura 10.1).

A *alopecia*, ou queda de cabelo, pode ser difusa, heterogênea ou total. A queda de cabelo nos padrões masculino e feminino é normal com o envelhecimento. Pode haver perda focal repentina na alopecia areata. Encaminhe pacientes com alopecia cicatricial a um dermatologista.

Observa-se rarefação do cabelo no hipotireoidismo; cabelos finos e sedosos são encontrados em pessoas com hipertireoidismo.

Consulte a Tabela 10.7, Queda de cabelo.

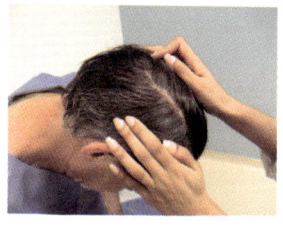

Figura 10.1 Separando o cabelo para expor o couro cabeludo.

Inspecione a cabeça e o pescoço, incluindo a testa; os olhos, incluindo as pálpebras, as conjuntivas, as escleras, os cílios e as sobrancelhas; o nariz, as bochechas, os lábios, a cavidade oral, o queixo e a parte anterior do pescoço (Figuras 10.2 a 10.4).

Procure por sinais de carcinoma basocelular na face. Consulte a Tabela 10.4, Lesões rosadas: carcinoma basocelular e lesões semelhantes.

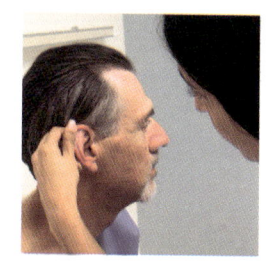

Figura 10.3 Inspecionando o rosto e as orelhas.

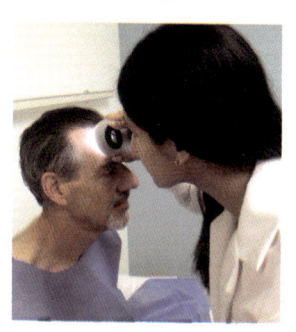

Figura 10.2 Inspecionando uma lesão na testa com um dermatoscópio.

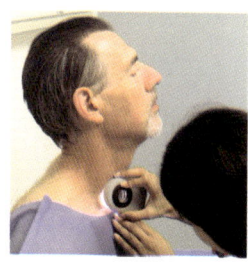

Figura 10.4 Inspecionando uma lesão na parte anterior do pescoço com um dermatoscópio.

TÉCNICAS DE EXAME	POSSÍVEIS ACHADOS

Mova as roupas para visualizar cada área. Peça permissão primeiro.

Inspecione os ombros, os braços e as mãos (Figura 10.5). Inspecione e palpe as unhas das mãos e dos pés. Observe a cor e o formato delas e quaisquer lesões existentes.

Consulte a Tabela 10.8, Achados ungueais ou periungueais.

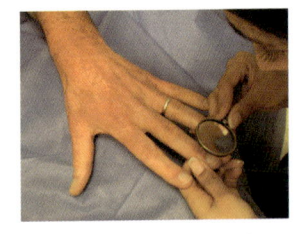

Figura 10.5 Inspecionando as mãos com uma lente de aumento e palpando as unhas.

Inspecione o tórax e o abdome (Figura 10.6). Abaixe ou levante as roupas para expor essas áreas e recubra-as quando terminar.

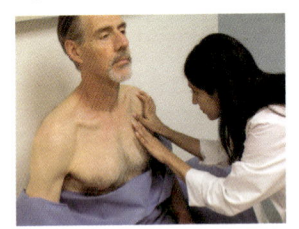

Figura 10.6 Inspecionando o tórax.

Inspecione as coxas e a parte inferior das pernas (Figura 10.7). Inspecione e palpe as unhas dos pés e inspecione as plantas dos pés e a área entre os artelhos (Figura 10.8).

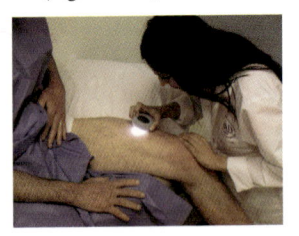

Figura 10.7 Inspecionando uma lesão na coxa com um dermatoscópio.

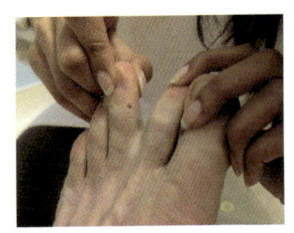

Figura 10.8 Inspecionando as áreas interdigitais.

Peça ao paciente para ficar de pé para inspecionar a parte inferior das costas e a parte posterior das pernas dele (Figura 10.9). Se necessário, descubra as nádegas. O exame das mamas e da genitália pode ser deixado para o final.

Técnica alternativa: posição do paciente – decúbito dorsal e depois decúbito ventral

Alguns profissionais de saúde preferem essa posição para exames mais completos (Figura 10.10). Com o paciente em decúbito dorsal, inspecione o couro cabeludo, o rosto e a parte anterior do pescoço; os ombros, os braços e as mãos; o tórax e o abdome; a parte anterior das coxas; e as pernas, os pés e, se apropriado, a genitália. Peça permissão para remover as roupas para expor cada área e diga ao paciente quais áreas você examinará a seguir.

Peça ao paciente que se vire em *decúbito ventral*. Observe a parte posterior do couro cabeludo e do pescoço, as costas, a parte posterior das coxas e das pernas, as plantas dos pés e as nádegas (se apropriado).

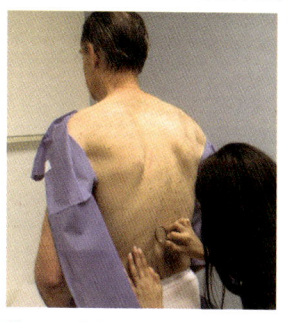

Figura 10.9 Inspecionando as costas com o paciente em pé.

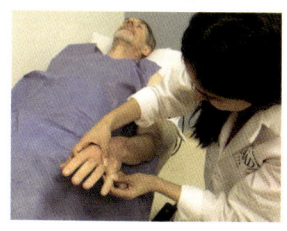

Figura 10.10 Exame da pele com o paciente em decúbito dorsal.

Exames de pele integrados

Tente integrar certos aspectos do exame de pele do corpo inteiro ao exame físico de rotina. Você pode realizar o exame de pele de áreas como cabeça e pescoço, braços, mãos e costas enquanto se ausculta os pulmões, já que estão facilmente acessíveis. Integrar o exame de pele ao exame físico e registrar seus achados rotineiramente como parte do relatório geral economiza tempo e contribui para a detecção precoce de cânceres de pele, quando são mais fáceis de tratar. As doenças sistêmicas também têm muitos achados cutâneos associados.

Consulte as Tabelas 10.1 a 10.6, que contêm exemplos de lesões primárias (planas, elevadas e preenchidas por líquido; pústulas, furúnculos, nódulos, cistos, vergões, escavações); lesões ásperas, rosadas e marrons; e lesões vasculares e purpúricas.

Técnicas especiais

Instruções ao paciente para o autoexame de pele. O paciente precisará de um espelho de corpo inteiro, um espelho de mão e uma sala bem-iluminada que forneça privacidade. Ensine aos pacientes o método ABCDE-EFG para avaliar manchas (Boxe 10.1). Ajude-os a identificar melanomas ao checarem fotografias de nevos benignos e malignos em *sites* de fácil acesso, apostilas ou tabelas deste capítulo.

Boxe 10.1 Instruções ao paciente para autoexame de pele.

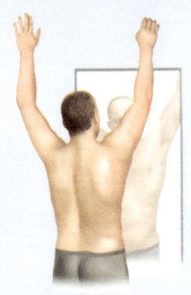

Examine seu corpo de frente e de costas no espelho, depois olhe para os lados direito e esquerdo com os braços levantados

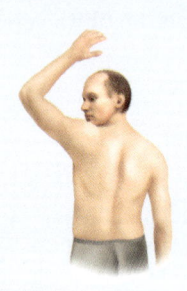

Flexione os cotovelos e observe cuidadosamente os antebraços, as axilas e as palmas das mãos

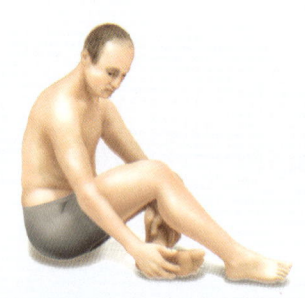

Observe a parte de trás das pernas e dos pés, os espaços entre os artelhos e as plantas dos pés

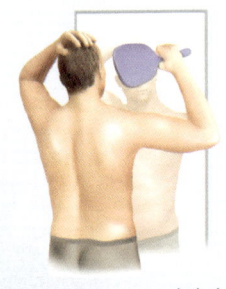

Examine a nuca e o couro cabeludo com um espelho de mão. Separe o cabelo para enxergar melhor

continua

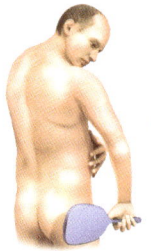

Examine a nuca e o couro cabeludo com um espelho de mão. Separe o cabelo para enxergar melhor

Exame do paciente com queda de cabelo. Examine o cabelo para determinar o padrão global de queda de cabelo ou o enfraquecimento dos fios. Inspecione o couro cabeludo à procura de eritema, descamação, pústulas, dor à palpação, edema e cicatrizes. Observe a largura do cabelo separado em segmentos diversos do couro cabeludo. Para examinar o cabelo para queda desde a raiz, realize o *teste de tração do cabelo*, segurando delicadamente 50 a 60 fios com o polegar e os dedos indicador e médio, puxando-os com firmeza para longe do couro cabeludo (Figura 10.11).

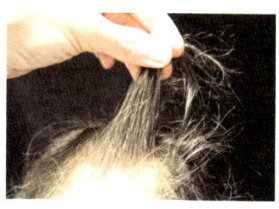

Se todos os fios tiverem bulbos telogênicos, o diagnóstico mais provável é *eflúvio telógeno*.

Figura 10.11 Exame do cabelo para ver se há queda desde a raiz (teste de tração do cabelo).

Para examinar se há fragilidade nos cabelos, realize o teste de tração, segurando um grupo de fios em uma mão e puxando-o ao longo dos folículos pilosos com a outra (Figura 10.12); se algum fio de cabelo se quebrar, não é normal.

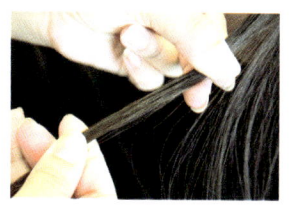

As possíveis causas internas de queda difusa de cabelo não cicatricial em mulheres jovens são anemia por deficiência de ferro e hipertireoidismo ou hipotireoidismo.

Figura 10.12 Examinando o cabelo para ver se há fragilidade (teste de tração do cabelo).

Avaliação do paciente acamado. As pessoas acamadas, sobretudo quando estão muito magras, idosas ou com comprometimento neurológico, são particularmente suscetíveis a *lesões por pressão* (Boxe 10.2). Inspecione cuidadosamente a pele que recobre o sacro, as nádegas, os trocânteres maiores, os joelhos e os calcanhares. Vire o paciente de lado para observar melhor as regiões lombar e glútea.

Eritema cutâneo localizado é um alerta de necrose iminente, embora algumas lesões por pressão profundas não sejam precedidas por eritema. Inspecione atentamente para ver se há lesões e úlceras na pele.

Boxe 10.2 Sistema de estadiamento revisado da lesão por pressão.

O novo sistema de estadiamento revisado utiliza o termo *lesão*, em vez de *úlcera*, e denota estágios usando algarismos arábicos, em vez de algarismos romanos (Figura 10.13).

- **Estágio 1:** pele intacta com área de eritema localizado não branqueável, que pode ter uma aparência diferente na pele com pigmentação escura
- **Estágio 2:** perda da espessura parcial da pele, com exposição da derme
- **Estágio 3:** perda da espessura total da pele, com exposição de tecido adiposo (gordura) na úlcera e, com frequência, presença de tecido de granulação e ferida com bordas elevadas
- **Estágio 4:** perda da espessura total da pele e dos tecidos, com fáscia, músculo, tendão, ligamento, cartilagem ou osso expostos ou diretamente palpáveis na úlcera
- **Não estadiável:** perda da espessura total da pele e dos tecidos, em que a extensão dos danos aos tecidos no interior da úlcera não pode ser confirmada, pois está obscurecida por descamação ou *escara*
- **Lesão por pressão de tecidos profundos:** descoloração persistente, não branqueável, vermelho-escura, marrom ou roxa

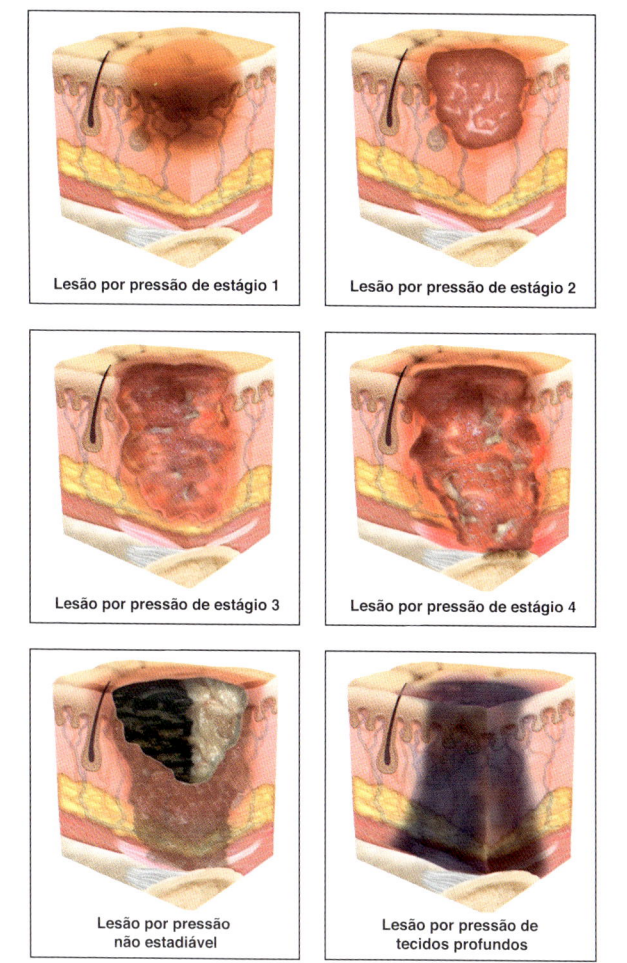

Figura 10.13 Estágios da lesão por pressão. (Modificada de Nettina SM. *Lippincott Manual of Nursing Practice*. 11th ed. Wolters Kluwer; 2019. Figure 9.3.)

Registro dos achados

Use termos específicos para descrever lesões e *rash* cutâneos, incluindo número de lesões, tamanho, cor, forma, textura, localização, configuração e se é uma lesão primária.

Registro dos achados do exame de pele, dos cabelos e das unhas.

"Pele quente e seca. Unhas sem baqueteamento nem cianose. Aproximadamente 20 máculas redondas e marrons na parte superior das costas, no tórax e nos braços, todas de pigmentação simétrica, nenhuma suspeita. Ausência de *rash* cutâneo, petéquias ou equimoses."

Esses achados sugerem nevos e perfusão normais sem *rash* cutâneo ou lesões suspeitas.

OU

"Placas verrucosas dispersas nas costas e no abdome. Mais de 30 pequenas máculas redondas e marrons com pigmentação simétrica nas costas, no tórax e nos braços. Placa única assimétrica de 1,2 × 1,6 cm marrom-escura e preta, com borda irregular eritematosa no braço esquerdo."

Esses achados sugerem queratose seborreica normal e nevos benignos, mas também um possível melanoma maligno.

Promoção e orientação da saúde: evidências e recomendações

Tópicos importantes para promoção e orientação da saúde.

- Prevenção do câncer de pele
- Rastreamento de câncer de pele, incluindo melanoma

Prevenção do câncer de pele

Os cânceres de pele afetam um em cada cinco norte-americanos ao longo da vida. O câncer de pele mais comum é o *carcinoma basocelular* (*CBC*), seguido pelo *carcinoma espinocelular* (*CEC*) e, então, pelo *melanoma*. Embora seja o câncer de pele menos comum, o melanoma é o mais letal, devido ao alto índice de metástases e à alta mortalidade nos estágios avançados, causando mais de 70% das mortes por câncer de pele. Os cânceres de pele não melanoma raramente são fatais.

Melanoma. A incidência de melanoma tem o aumento mais rápido entre todos os cânceres e, hoje, é o quinto câncer mais frequentemente diagnosticado em homens e o sexto mais diagnosticado em mulheres.

Use a ferramenta *Melanoma Risk Assessment Tool* (ferramenta de avaliação do risco de melanoma), desenvolvida pelo National Cancer Institute, disponível em: http://www.cancer.gov/melanomarisktool/, para avaliar o risco de melanoma de um indivíduo em 5 anos com base em localização geográfica, sexo, raça, idade, história de queimaduras de sol com bolhas, compleição, número e tamanho de manchas, efélides (sardas) e danos causados pelo sol.

Evitar a radiação ultravioleta e o bronzeamento artificial. O aumento da exposição ao sol ao longo da vida está diretamente relacionado com o aumento do risco de câncer de pele. A exposição intermitente ao sol parece ser mais prejudicial do que a exposição crônica. A melhor defesa contra o câncer de pele é evitar a exposição à radiação ultravioleta, limitando o tempo ao sol, evitando o sol do meio-dia, usando protetor solar e vestindo roupas de proteção solar, com mangas compridas e chapéus com abas largas. Aconselhe os pacientes a evitarem o bronzeamento artificial, especialmente crianças, adolescentes e adultos jovens. O uso de câmaras de bronzeamento artificial, especialmente antes dos 35 anos, aumenta o risco de melanoma em até 75%. Em 2009, a International Agency for Research on Cancer classificou os aparelhos de bronzeamento emissores de ultravioleta como "cancerígenos para humanos".

Uso regular de filtro solar. Um estudo marcante de 2011 demonstrou que o uso regular de filtro solar diminui a incidência de melanoma. Aconselhe os pacientes a utilizarem um fator de proteção solar (FPS) de, no mínimo, 30 e proteção de amplo espectro. Para exposição à água, os pacientes devem usar filtros solares resistentes à água. A U.S. Preventive Services Task Force (USPSTF) dos EUA emitiu uma recomendação de grau B apoiando o aconselhamento comportamental para minimizar a exposição à radiação ultravioleta em pessoas de pele clara com idades entre 6 meses e 24 anos.

Rastreamento de câncer de pele

Embora a USPSTF tenha encontrado evidências insuficientes (grau I) para recomendar o rastreamento de rotina de câncer de pele, ela aconselha os profissionais de saúde a "permanecerem alertas para lesões cutâneas com características malignas" durante os exames físicos de rotina e a consultarem os critérios ABCDE. A American Cancer Society (ACS) e a AAD recomendam exames de corpo inteiro para pacientes com idade superior a 50 anos ou de alto risco, pois o melanoma pode aparecer em qualquer local. Pacientes de alto risco são aqueles com história pessoal ou familiar de múltiplos nevos, de nevos displásicos ou de melanoma prévio. Alterações nos nevos existentes ou o surgimento de novos nevos devem ser inspecionados cuidadosamente, visto que pelo menos metade dos melanomas surge *de novo* a partir de melanócitos isolados, e não de nevos preexistentes.

Rastreamento de melanoma: ABCDE. Os profissionais de saúde devem aplicar o método ABCDE-EFG ao rastrear nevos à procura de melanoma (não se aplica a lesões não melanocíticas, como queratoses seborreicas) (Boxe 10.3). A sensibilidade dessa ferramenta para detecção do melanoma varia de 43 a 97%, e a especificidade varia de 36 a 100%; a acurácia diagnóstica depende de quantos critérios são utilizados para definir a anomalia.

Boxe 10.3 Regra ABCDE.

Se dois ou mais dos critérios ABCDE forem encontrados, o risco de melanoma aumenta, e deve-se considerar a realização de uma biopsia. Alguns profissionais sugeriram adicionar EFG para ajudar a detectar melanomas nodulares agressivos

	Melanoma	**Nevo benigno**
Assimetria De um lado do nevo em comparação com o outro	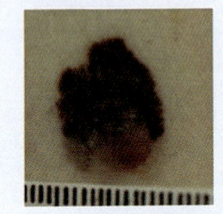	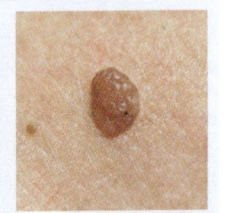
Borda irregular Especialmente se as bordas forem denteadas, chanfradas ou borradas	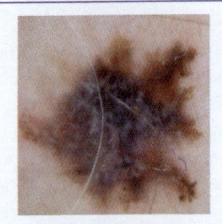	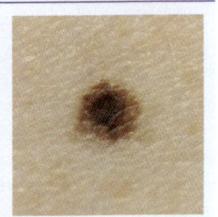
Coloração variada[a] Mais de duas cores, especialmente preto-azulado, branco (perda de pigmento decorrente da regressão) ou vermelho (reação inflamatória às células anormais)	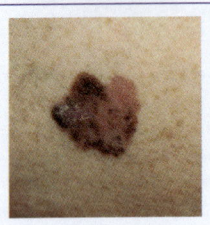	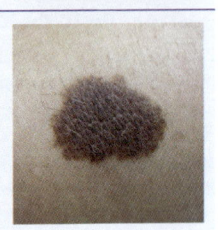

continua

| PROMOÇÃO E ORIENTAÇÃO DA SAÚDE | POSSÍVEIS ACHADOS |

Diâmetro > 6 mm[b]
Aproximadamente do tamanho de uma borracha de lápis

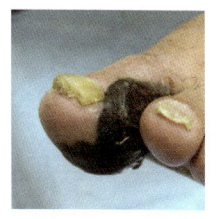 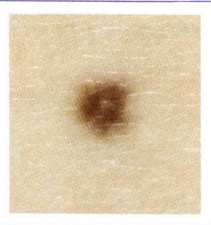

Evoluindo[c]
Ou mudando rapidamente de tamanho, sintomas ou morfologia

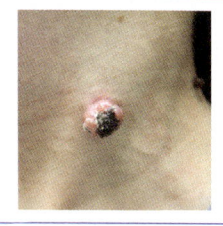 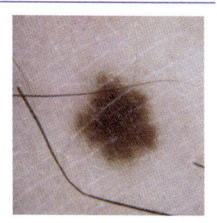

EFG sugerido para ajudar a detectar melanomas nodulares agressivos:
- **E**levados
- **F**irmes à palpação
- **G**rande crescimento em algumas semanas

[a]Com exceção da coloração azul homogênea em um nevo azul, a cor azul ou preta em uma lesão pigmentada maior é especialmente suspeita de melanoma.
[b]Melanomas em estágios iniciais podem ter < 6 mm, e muitas lesões benignas têm > 6 mm.
[c]Evolução, ou alteração, é o mais sensível desses critérios. Um relato confiável da alteração pode incitar a realização de biopsia de uma lesão aparentemente benigna.

Rastreamento do paciente: autoexame de pele.

O AAD e o ACS recomendam o autoexame regular. Instrua os pacientes com fatores de risco para câncer de pele e melanoma, sobretudo aqueles com história de alta exposição ao sol, história prévia ou familiar de melanoma e ≥ 50 nevos ou > 5 a 10 nevos atípicos, a realizarem autoexames regulares de pele.

Aproximadamente metade dos melanomas são inicialmente detectados pelos pacientes ou por seus parceiros.

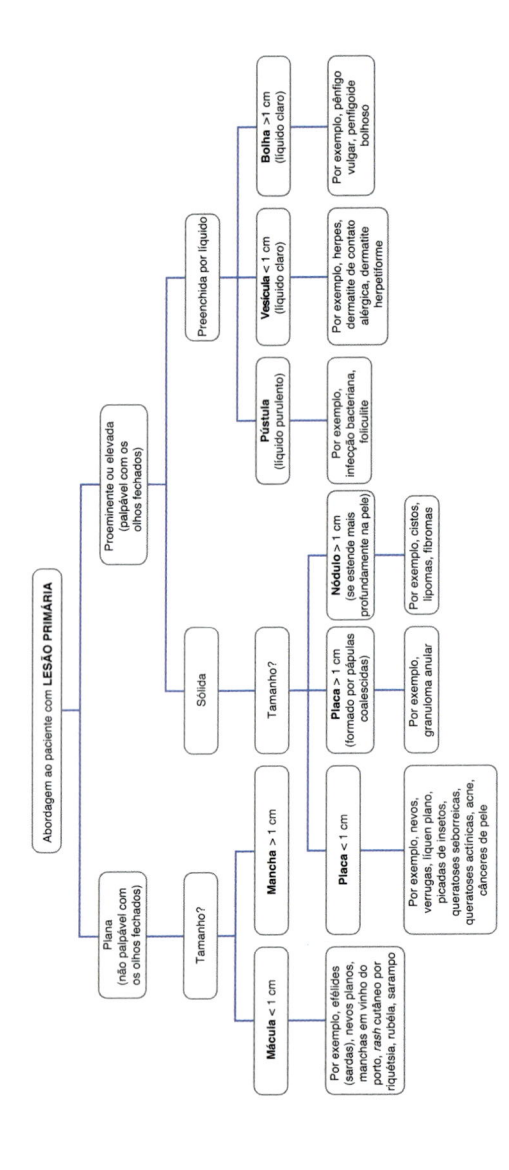

Algoritmo 10.1 Abordagem ao paciente com lesão primária. (Nota: embora não abranja todas as situações, esse algoritmo pode ser uma abordagem inicial útil.)

Recursos de interpretação

 Tabela 10.1 Como descrever lesões cutâneas primárias: planas, elevadas e preenchidas por líquido.

Descreva as lesões cutâneas com precisão, incluindo número, tamanho, cor, textura, forma, lesão primária, localização e configuração. Esta tabela identifica lesões cutâneas primárias comuns e inclui descrições clássicas de cada lesão com o diagnóstico em itálico

Lesões planas: se, ao passar o dedo sobre ela, a lesão não for sentida, então é considerada plana. Se uma lesão plana for pequena (< 1 cm), é uma mácula. Se uma lesão plana for maior (> 1 cm), é uma mancha

Máculas (planas, pequenas)

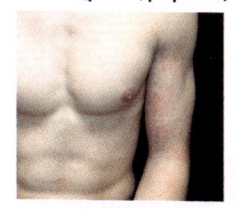

Múltiplas máculas arredondadas confluentes eritematosas com 3 a 8 mm no tórax, nas costas e nos braços; *erupção morbiliforme por fármaco*

Manchas (planas, grandes)

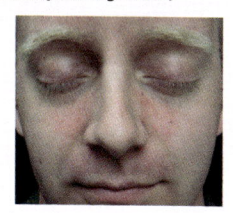

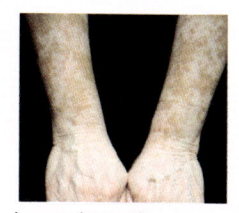

Manchas eritematosas simétricas bilaterais na parte central das bochechas e nas sobrancelhas, algumas com escama oleosa sobreposta; *dermatite seborreica*

Grandes manchas confluentes completamente despigmentadas no dorso das mãos e na parte distal dos antebraços; *vitiligo*

Lesões elevadas: se, ao passar o dedo sobre ela, a lesão for palpável acima da pele, então é *elevada*. Se uma lesão elevada for pequena (< 1 cm), ela é uma pápula. Se uma lesão elevada for maior (> 1 cm), trata-se de uma placa

continua

Tabela 10.1 Como descrever lesões cutâneas primárias: planas, elevadas e preenchidas por líquido. (*continuação*)

Pápulas (elevadas, pequenas)

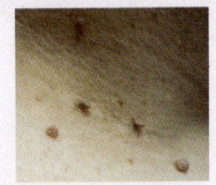

Múltiplas pápulas moles, carnosas, de cor da pele ou marrom-escuras de 2 a 4 mm nas dobras cutâneas na parte lateral do pescoço e nas axilas; *acrocórdon*

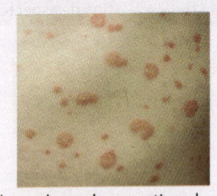

Pápulas e placas descamativas, bem circunscritas, com a parte superior retificada, em forma de gota, arredondadas e eritematosas, dispersas no tronco; *psoríase gutata*

Placas (elevadas, grandes)

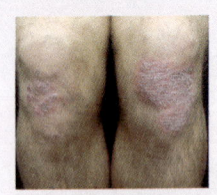

Placas com a parte superior retificada, bem circunscritas, eritematosas e rosa-brilhante, descamativas na face extensora dos joelhos e dos cotovelos, com escama prateada sobreposta; *psoríase em placa*

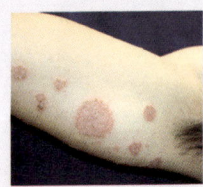

Múltiplas placas eczematosas arredondadas numulares nos braços, nas pernas e no abdome, com crosta transudada seca sobreposta; *dermatite numular*

Lesões preenchidas por líquido: se a lesão for elevada, preenchida por líquido e pequena (< 1 cm), ela é uma vesícula. Se a lesão preenchida por líquido for maior (> 1 cm), ela é uma bolha

Vesículas (preenchidas por líquido, pequenas)

Bolhas (preenchidas por líquido, grandes)

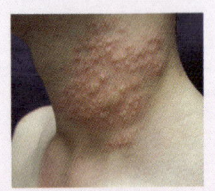

Múltiplas vesículas e pústulas de 2 a 4 mm na base eritematosa, agrupadas no lado esquerdo do pescoço; *herpes-vírus simples*

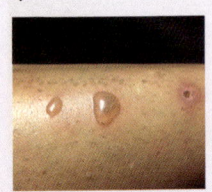

Diversas bolhas tensas nas pernas; *picadas de insetos*

Tabela 10.2 Outras lesões primárias: pústulas, furúnculos, nódulos, cistos, vergões, escavações.

Pústula: grupo palpável e pequeno de neutrófilos ou queratina de aspecto branco

Furúnculo: folículo capilar inflamado; múltiplos furúnculos juntos formam um carbúnculo

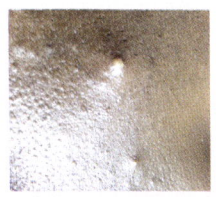

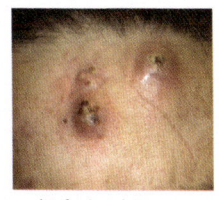

Aproximadamente 15 a 20 pústulas brancas e pápulas acneiformes nas bochechas; *acne vulgar*

Dois grandes furúnculos (2 cm) na região da testa sem flutuação; *furunculose* (Observação: infecções profundas flutuantes são *abscessos*)

Nódulo: maior e mais profundo que uma pápula

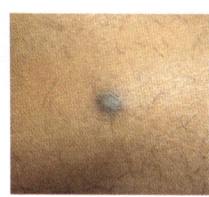

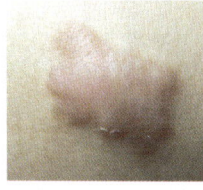

Nódulo solitário de consistência firme, de coloração marrom-azulada, de 1,2 cm, com sinal de depressão positivo e borda hiperpigmentada na face lateral da coxa; *dermatofibroma*

Nódulo solitário semelhante a uma cicatriz, rosado e marrom, de 4 cm no centro do tórax, no local de traumatismo anterior; *queloide*

Massa/cisto subcutâneo: independentemente de serem móveis ou fixos, os cistos são coleções encapsuladas de líquido ou são semissólidos

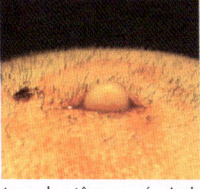

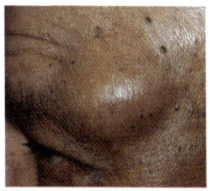

Três cistos subcutâneos móveis de 6 a 8 mm no vértice da cabeça, que, na excisão, liberaram bolas brancas peroladas; *cistos triquilemais*

Massa solitária subcutânea, de consistência elástica móvel, de 9 cm na têmpora esquerda; *lipoma*

continua

Tabela 10.2 Outras lesões primárias: pústulas, furúnculos, nódulos, cistos, vergões, escavações. (*continuação*)

Vergão: área de edema dérmico localizado que evanesce em um período de 1 a 2 dias; essa é a lesão primária essencial da *urticária*

Escavação: pequenas lesões lineares ou serpiginosas na epiderme criadas pelos ácaros da escabiose

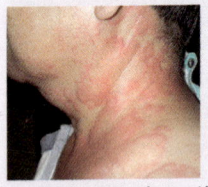

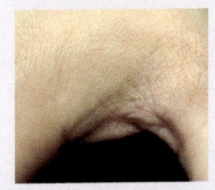

Muitos vergões com tamanhos variáveis (1 a 10 cm) na face lateral do pescoço, nos ombros, no abdome, nos membros superiores e inferiores; *urticária*

Múltiplas pápulas eritematosas pequenas (3 a 6 mm) no abdome, nas nádegas, no escroto e no corpo e na glande do pênis, com quatro escavações observadas nos espaços interdigitais; *escabiose*

Tabela 10.3 Lesões ásperas: queratose actínica e CEC.

Os pacientes geralmente relatam sentir lesões ásperas. Muitas são benignas, como as queratoses seborreicas ou verrugas, mas o CEC e seu precursor, a queratose actínica, também podem ser ásperos ou queratóticos

Queratose actínica

Verrugas

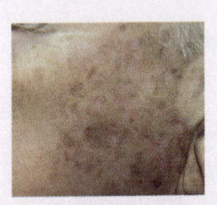

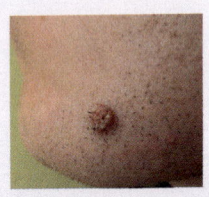

- Em geral, a palpação revela melhor a lesão do que a inspeção
- **Pápulas** queratóticas superficiais que aparecem e desaparecem na pele danificada pelo sol

- Em geral, têm textura mais verrucosa do que queratótica, de cor de pele a cor-de-rosa
- Podem ser filiformes
- Com frequência, apresentam pontilhados hemorrágicos, que podem ser vistos com uma lente de aumento ou com o dermatoscópio

continua

Tabela 10.3 Lesões ásperas: queratose actínica e CEC. (*continuação*)

Carcinoma de células escamosas

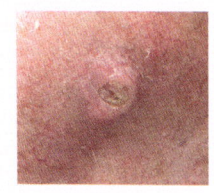

- Ceratoacantomas são CECs que surgem rapidamente e apresentam um centro crateriforme
- Com frequência, apresentam borda lisa, porém firme
- Os CECs podem se tornar muito grandes se não forem tratados (Nota: *os locais de metástases mais frequentes são couro cabeludo, lábios e orelhas*)

Tabela 10.4 Lesões rosadas: CBC e lesões semelhantes.

O CBC é o câncer mais comum no mundo. Felizmente, é raro que ele se dissemine para outras partes do corpo. No entanto, ele pode invadir e destruir tecidos locais, causando morbidade significativa aos olhos, ao nariz ou ao encéfalo

CBC

CBC superficial

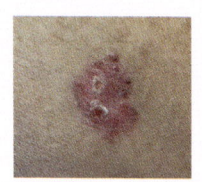

- Placa rosada que não cicatriza
- Pode apresentar descamação focal

CBC nodular

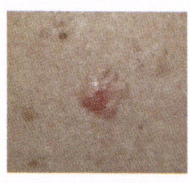 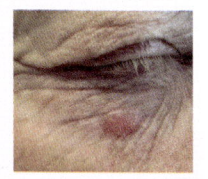

- Pápula rosada, frequentemente com aspecto translúcido ou perolado e telangiectasias sobrepostas
- Pode apresentar pigmentação focal
- A dermatoscopia mostra vasos ramificados, glóbulos de pigmento focal e outros padrões específicos

Tabela 10.5 Lesões marrons: melanoma e lesões semelhantes.

A maior parte dos pacientes apresenta manchas marrons na superfície do corpo. Embora geralmente sejam efélides (sardas), nevos benignos, lentigos actínicos ou queratoses seborreicas, você e o paciente devem observar atentamente qualquer lesão que se destaque como um possível *melanoma*. Com bastante prática, ao se deparar com um melanoma, ele se destacará como o "patinho feio". Reveja a regra ABCDE e as figuras das páginas anteriores

Melanoma	**Lesões semelhantes**
Melanoma amelanótico	***Acrocórdons ou nevos intradérmicos***

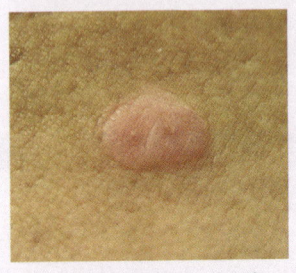

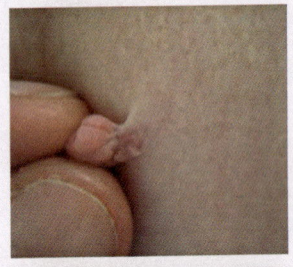

- Geralmente em pessoas de pele muito clara
- Evolução ou alteração rápida é a característica mais importante, pois não há variegação nem pigmento escuro nesse tipo de melanoma

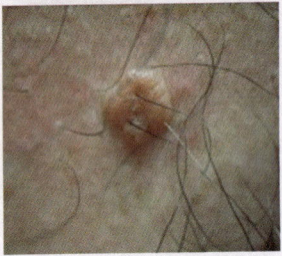

- Mole e carnoso
- Com frequência, ao redor do pescoço, nas axilas ou no dorso
- Nevos sésseis podem ter uma tonalidade acastanhada

continua

Tabela 10.5 Lesões marrons: melanoma e lesões semelhantes. (*continuação*)

Melanoma	Lesões semelhantes

Melanoma in situ

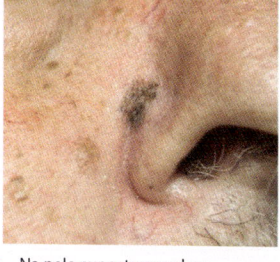

- Na pele exposta ao sol ou protegida do sol
- Pesquisar características ABCDE

Lentigo actínico

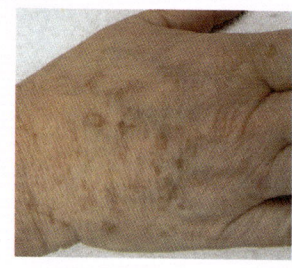

- Na pele exposta ao sol
- De coloração marrom-claro e uniforme, mas pode ser assimétrico

Melanoma

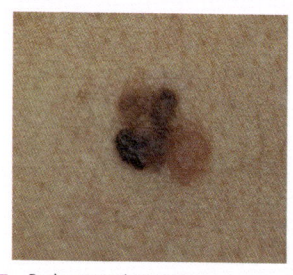

- Pode surgir *de novo* ou em nevos existentes e exibe ABCDE
- Pacientes com muitos nevos displásicos têm maior risco de melanoma

Nevo displásico

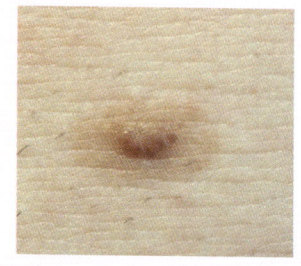

- Pode ter base macular e componente central papular (semelhante a um "ovo frito")
- Compare aos outros nevos do paciente e monitore alterações

continua

Tabela 10.5 Lesões marrons: melanoma e lesões semelhantes. (*continuação*)

Melanoma	Lesões semelhantes
Melanoma	*Queratose seborreica inflamada*

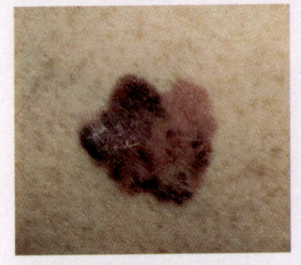 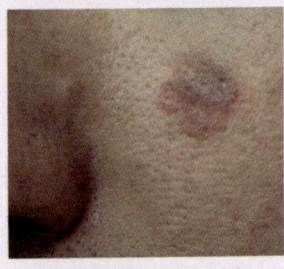

Melanoma	Lesões semelhantes
■ Pode apresentar cor variegada (tons de marrom, vermelho) ■ Apresenta características melanocíticas à dermatoscopia	■ Pode, às vezes, ser confundida com melanoma se tiver uma base eritematosa ■ A dermatoscopia ajuda o examinador experiente a distingui-la do melanoma

Melanoma	*Queratose seborreica*

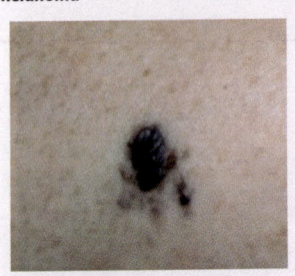 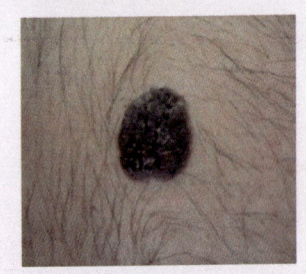

Melanoma	Lesões semelhantes
■ A coloração pode ser uniforme, mas é assimétrica; a principal característica é mudança ou evolução rápida	■ Presa e verrucosa, pode ter pigmentação escura

Tabela 10.6 Lesões vasculares e purpúricas da pele.

Lesões	Características: aspecto, distribuição, importância
Angioma rubi 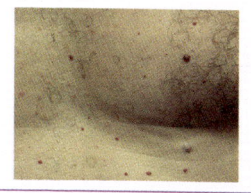	■ Vermelho-vivo ou rubi; pode ficar violáceo com a idade; 1 a 3 mm; redondo, plano, às vezes elevado; pode ser cercado por um halo pálido ■ Encontrado no tronco ou nas extremidades ■ Não significativo; aumenta de tamanho e número com o envelhecimento
Angioma aracneiforme[a] 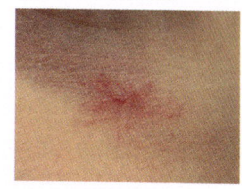	■ Vermelho intenso; varia de muito pequeno a 2 cm; corpo central, por vezes elevado, irradiando-se com eritema ■ Rosto, pescoço, braços e parte superior do tronco; mas quase nunca abaixo da cintura ■ Ocorre quando há doenças hepáticas, gravidez, deficiência de vitamina B; normal em algumas pessoas
Veia aracneiforme[a] 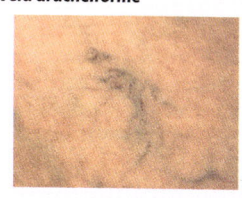	■ Azulada; de tamanho variável, de muito pequena a vários centímetros; pode assemelhar-se a uma aranha ou ser linear, irregular, em cascata ■ Mais comumente nos membros inferiores, próximo a veias; também na face anterior do tórax ■ Acompanha frequentemente pressão aumentada nas veias superficiais, como nas veias varicosas
Petéquia/púrpura 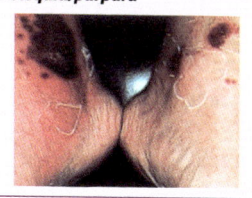	■ Vermelho profundo ou roxo-avermelhada; desaparece com o tempo; tem de 1 a 3 mm ou mais; arredondada, por vezes irregular; plana ■ Distribuição variada ■ Ocorre se houver sangue fora dos vasos; sugere transtorno hemorrágico ou, no caso de petéquias, êmbolos para a pele

[a]Essas são telangiectasias ou pequenos vasos dilatados que parecem vermelhos ou azulados.

continua

Tabela 10.6 Lesões vasculares e purpúricas da pele. (*continuação*)

Lesões	Características: aspecto, distribuição, importância
Equimose 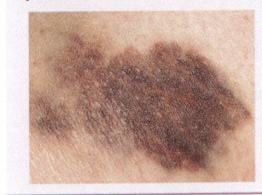	■ Violácea ou azul-arroxeada, desbotando para verde, amarelo e marrom com o passar do tempo; maior do que as petéquias; arredondada, oval ou irregular ■ Distribuição variada ■ Ocorre se houver sangue fora dos vasos; frequentemente secundária a contusões ou traumatismos; também observada em transtornos hemorrágicos

Fontes das fotografias: Spider Angioma – Imagem fornecida por Stedman's; Petechia/Purpura–Kelley WN. *Textbook of Internal Medicine*. JB Lippincott; 1989.

 Tabela 10.7 Queda de cabelo.

Queda de cabelo generalizada ou difusa

Em homens, deve-se procurar regressão da linha de implantação do cabelo da testa e adelgaçamento do cabelo na parte posterior do vértice da cabeça; já nas mulheres, deve-se buscar adelgaçamento do cabelo que se espalha do topo da cabeça para baixo sem regressão da linha de implantação do cabelo

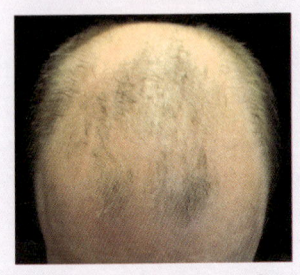 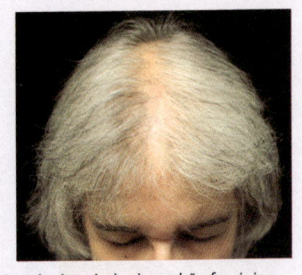

Queda de cabelo de padrão masculino   Queda de cabelo de padrão feminino

continua

Tabela 10.7 Queda de cabelo. (*continuação*)

Eflúvio telogênico e eflúvio anagênico

Em geral, no *eflúvio telogênico*, o couro cabeludo e a distribuição do cabelo parecem normais, porém um *teste de tração do cabelo* positivo revela que a maioria dos cabelos apresenta bulbos telogênicos. No *eflúvio anagênico*, ocorre queda difusa de cabelo desde a raiz. O *teste de tração do cabelo* mostra poucos ou nenhum fio de cabelo com bulbos telogênicos

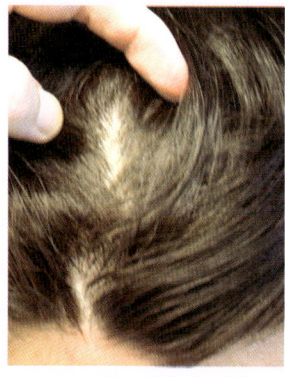

Largura normal do cabelo repartido no eflúvio telogênico

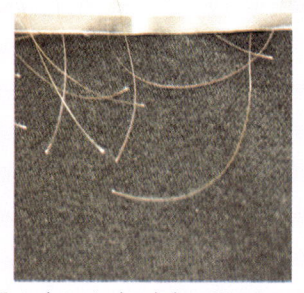

Teste de tração do cabelo positivo no eflúvio telogênico, mostrando que todos os fios de cabelo têm bulbos telogênicos

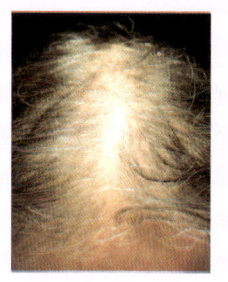

Largura normal do cabelo repartido no eflúvio telogênico

continua

Tabela 10.7 Queda de cabelo. (*continuação*)

Queda de cabelo focal

Alopecia areata

Há início súbito de áreas bem demarcadas, geralmente localizadas, arredondadas ou ovais, de queda de cabelo, deixando uma pele lisa sem fios de cabelo em crianças e adultos jovens. Não há descamação nem eritema visível

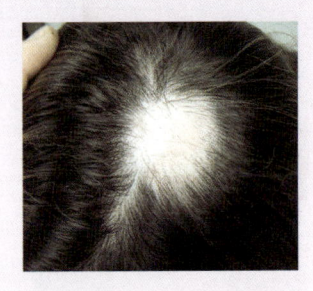

Tinha da cabeça

Há placas descamativas arredondadas de alopecia, causadas habitualmente por *Trichophyton tonsurans*, oriundo de seres humanos, e, menos comumente, *Microsporum canis*, oriundo de cães ou gatos

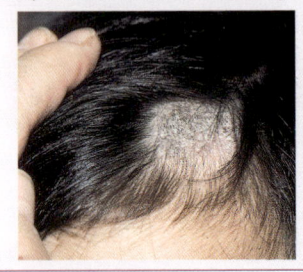
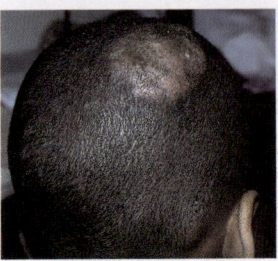

Para um guia completo de avaliação da queda de cabelo, revise Mubki T, Rucnicka L, Olszewska M et al. Evaluation and diagnosis of the hair loss patient: Part I. History and Clinical Examination. *J Am Acad Dermatol*. 2014;71(3):415.e1-415.e15.

Fontes das fotografias: Alopecia Areata–Goodheart HP, Gonzalez M. *Goodheart's Photoguide to Common Pediatric and Adult Skin Disorders*. 4th ed. Wolters Kluwer; 2016. Appendix Figure 10.

Tabela 10.8 Achados ungueais ou periungueais.

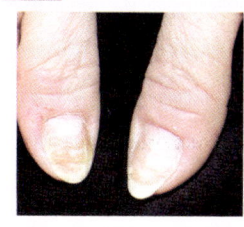

Paroníquia

Infecção superficial das pregas ungueais proximal e lateral adjacentes à placa ungueal. As pregas ungueais se mostram frequentemente vermelhas, tumefeitas e hipersensíveis. É a infecção mais comum da mão, geralmente por *Staphylococcus aureus* ou espécies de *Streptococcus*. Cria um panarício (infecção da almofada do dedo) caso se estenda ao espaço da polpa do dedo

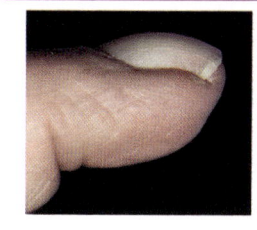

Baqueteamento digital

Clinicamente, trata-se de uma tumefação bulbosa dos tecidos moles na base da unha, com a perda do ângulo normal entre a unha e a prega ungueal proximal. O ângulo aumenta para 180° ou mais, e o leito ungueal está esponjoso ou flutuante à palpação. O mecanismo ainda não é conhecido. É observado nas cardiopatias congênitas, na doença intersticial pulmonar e no câncer de pulmão, nas doenças inflamatórias intestinais e nos processos malignos

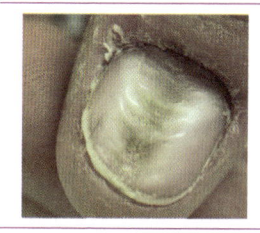

Deformidade por hábito ou tique

Há depressão da parte central da unha, com uma aparência de "árvore de Natal", devido a pequenas depressões horizontais, causadas por traumatismo repetido resultante do atrito do indicador sobre o polegar, ou vice-versa

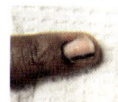 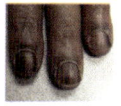

Melanoníquia

Causada pelo aumento da pigmentação na matriz da unha, levando a estrias à medida que a unha cresce. Essa pode ser uma variação étnica normal se encontrada em várias unhas. Uma grande listra, especialmente se crescente ou irregular, poderia representar um melanoma subungueal

continua

Tabela 10.8 Achados ungueais ou periungueais. (*continuação*)

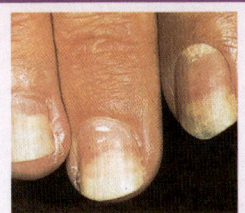

Onicólise
Separação indolor da lâmina ungueal opaca e esbranquiçada do leito ungueal translúcido e mais rosado

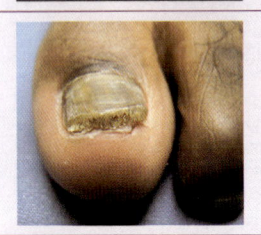

Onicomicose
A causa mais comum de espessamento da unha e de restos celulares subungueais é a onicomicose, mais habitualmente causada pelo dermatófito *Trichophyton rubrum*

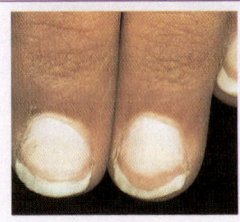

Unhas de Terry
A lâmina ungueal embranquece, com aparência de vidro moído, uma faixa distal marrom-avermelhada e obliteração da lúnula. São observadas em doenças hepáticas, geralmente cirrose, insuficiência cardíaca e diabetes melito

Fontes das fotografias: Clubbing of the Fingers, Paronychia, Onycholysis, Terry Nails – Reimpressas de Habif TP. *Clinical Dermatology: A Color Guide to Diagnosis and Therapy.* 2nd ed. CV Mosby; 1990. Copyright © 1990 Elsevier. Com autorização.

Cabeça e Pescoço

Anamnese

Sintomas comuns ou relevantes.

- Massa ou protuberância no pescoço
- Massa tireoidiana, nódulo ou bócio

Massa ou protuberância no pescoço

Avalie quaisquer protuberâncias ou glândulas aumentadas no pescoço. Pergunte em relação ao início, se há secreção, dor ao deglutir (*disfagia*), dificuldade para respirar (*dispneia*).

Uma massa persistente no pescoço de um adulto com idade superior a 40 anos deve levantar a suspeita de câncer; consulte o Algoritmo 11.1, Abordagem ao paciente com uma massa no pescoço.

Linfonodos aumentados e dolorosos à palpação comumente acompanham faringite.

Massa tireoidiana, nódulo ou bócio

Avalie a função tireoidiana. Questione sobre aumento na glândula tireoide (*bócio*), intolerância à temperatura e sudorese.

No bócio, a função tireoidiana pode estar aumentada, diminuída ou normal. No hipotireoidismo, há intolerância ao frio; já no hipertireoidismo, há intolerância ao calor, palpitações e perda involuntária de peso.

Técnicas de exame

Sintomas comuns ou relevantes.

- Examine o cabelo
- Examine o couro cabeludo
- Examine o crânio

continua

TÉCNICAS DE EXAME	POSSÍVEIS ACHADOS

- Inspecione a pele da cabeça e do rosto
- Palpe os linfonodos cervicais
- Examine a traqueia
- Examine a glândula tireoide

Cabeça

Examine:

- Cabelo, incluindo a quantidade, a distribuição e a textura

  Grosso e esparso no hipotireoidismo; fino no hipertireoidismo

- Couro cabeludo, incluindo protuberâncias ou lesões

  Cistos triquilemais, psoríase, dermatite seborreica, nevos pigmentados

- Crânio, incluindo as dimensões e os contornos

  Hidrocefalia, depressão do crânio por trauma

- Face, incluindo a simetria e a expressão facial

  Paralisia facial; fácies sem expressão na depressão; fácies alteradas com aspecto de raiva ou tristeza

- Pele, incluindo cor, textura, distribuição de pelos e presença de lesões.

  Pálida, fina, hirsuta, acne, câncer de pele.

Pescoço

Inspecione o pescoço.

Cicatrizes, massas, torcicolo.

Palpe os linfonodos cervicais.

Linfadenopatia cervical pelo HIV ou AIDS, mononucleose infecciosa, linfoma, leucemia e sarcoidose. Linfonodos supraclaviculares aumentados em razão de possível câncer abdominal.

- Submentual: palpe na linha média, alguns centímetros atrás da ponta da mandíbula
- Submandibular: a meio caminho entre o ângulo e a ponta da mandíbula
- Pré-auricular: palpe na frente da orelha
- Auricular posterior: palpe atrás da orelha e superficialmente ao processo mastoide
- Tonsilar (jugulodigástrico): palpe no ângulo da mandíbula
- Occipital: palpe na base do crânio posteriormente

TÉCNICAS DE EXAME	POSSÍVEIS ACHADOS

- Cervical superficial anterior: palpe à procura de linfonodos anterior e superficialmente ao esternocleidomastóideo (ECM)
- Cervical posterior: palpe ao longo da borda anterior do trapézio
- Cadeia cervical profunda: profundamente ao músculo ECM e, em geral, inacessível ao exame
- Supraclavicular: palpe profundamente o ângulo formado pela clavícula e o músculo ECM.

Inspecione e palpe a posição da traqueia.

Traqueia desviada por massa do pescoço ou pneumotórax.

Inspecione a glândula tireoide:
- Em repouso
- Enquanto o paciente bebe água.

Por trás do paciente, palpe a glândula tireoide, incluindo o istmo, e o primeiro lobo; em seguida, palpe o lobo oposto:
- Em repouso
- Enquanto o paciente bebe água (Figura 11.1).

Bócio, nódulos, dor à palpação na tireoidite. Consulte a Tabela 11.1, Alterações da glândula tireoide.

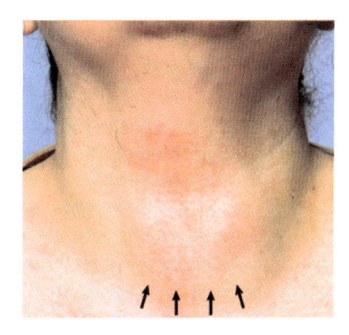

Figura 11.1   Glândula tireoide com bócio durante a deglutição.

Registro dos achados

Pode-se começar com sentenças para organizar os achados, seguidas por frases que os descrevem. O estilo utilizado no próximo boxe contém expressões apropriadas para a maioria dos registros.

Registro dos achados do exame da cabeça, dos olhos, das orelhas, do nariz, da boca e da garganta.

Cabeça: o crânio é normocefálico/atraumático. Cabelo com textura média. *Olhos*: acuidade visual de 20/20 bilateralmente. Escleras brancas, conjuntivas rosadas. Pupilas se contraem de 4 mm para 2 mm, são simetricamente redondas e fotorreagentes, com reação de acomodação. Margens do disco óptico nítidas; ausência de hemorragias e exsudatos, sem estreitamento arteriolar. *Orelhas*: acuidade boa à voz sussurrada. Membranas timpânicas com bom cone de luz. Teste de Weber na linha média. AC > BC. *Nariz*: mucosa rosada, septo na linha média. Ausência de dor à percussão dos seios da face. *Boca (garganta)*: mucosa oral rosada, dentição boa, faringe sem exsudatos

Pescoço: traqueia na linha média. Nuca livre, istmo tireoidiano palpável, lobos não palpáveis

Linfonodos: ausência de adenopatia cervical, axilar, epitroclear ou inguinal

OU

Cabeça: o crânio é normocefálico/atraumático. Calvície frontal. *Olhos*: acuidade visual de 20/100 bilateralmente. Escleras brancas, conjuntivas congestas. Pupilas se contraem de 3 mm para 2 mm, são simetricamente redondas e fotorreagentes, com reação de acomodação. Margens do disco óptico nítidas; ausência de hemorragias e exsudatos. Razão arteriolovenosa (razão AV) de 2:4; sem tortuosidade AV. *Orelhas*: acuidade diminuída à voz sussurrada; intacta à voz normal. Membranas timpânicas sem alterações. *Nariz*: mucosa edemaciada, eritematosa e com secreção clara. Septo na linha média. Dor à percussão dos seios da face. *Boca (garganta)*: mucosa oral rosada, cáries nos molares inferiores, faringe eritematosa, sem exsudatos

Pescoço: traqueia na linha média. Nuca livre, istmo tireoidiano na linha média, lobos palpáveis, sem aumento de tamanho

Linfonodos: linfonodos submandibulares e cervicais anteriores dolorosos à palpação; 1 × 1 cm, consistência elástica e móveis; ausência de linfadenopatia cervical posterior, epitroclear, axilar ou inguinal

Promoção e orientação da saúde: evidências e recomendações

Sintomas comuns ou relevantes.

- Rastreamento de disfunção tireoidiana
- Rastreamento de câncer de tireoide
- Saúde bucal

Rastreamento de disfunção tireoidiana

A U.S. Preventive Services Task Force (USPSTF) dos EUA encontrou evidências de que o tratamento do hipotireoidismo subclínico estava associado a risco reduzido de eventos coronarianos. No entanto, eles concluíram que as evidências eram insuficientes para recomendar a favor ou contra o rastreamento de adultos não gestantes assintomáticos.

Rastreamento de câncer de tireoide

Embora a palpação do pescoço e a ultrassonografia possam ser potencialmente utilizadas como testes de rastreamento para *câncer de tireoide*, a USPSTF encontrou evidências inadequadas de que o rastreamento foi benéfico.

Saúde bucal

Certifique-se de promover a *saúde bucal*: 19% das crianças com idade entre 2 e 19 anos têm cáries não tratadas, e cerca de 5% dos adultos com idade entre 40 e 59 anos e 25% das pessoas acima de 60 anos não têm dentes. Inspecione a cavidade oral em busca de dentes cariados ou soltos, inflamação da gengiva, sinais de doença periodontal (sangramento, pus, recuo gengival e mau hálito) e cânceres bucais. Aconselhe os pacientes a utilizarem cremes dentais que contenham flúor, escova e fio dental, bem como a procurarem atendimento odontológico pelo menos uma vez por ano.

Recursos de interpretação

Tabela 11.1 Alterações da glândula tireoide.

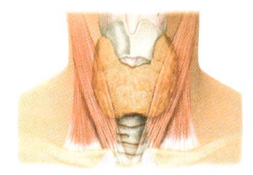

Aumento difuso. Pode resultar de doença de Graves, tireoidite de Hashimoto, bócio endêmico (deficiência de iodo) ou bócio esporádico

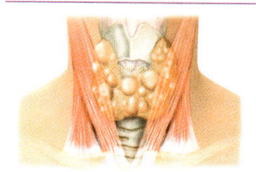

Bócio multinodular. Aumento com dois ou mais nódulos identificáveis, geralmente de causa metabólica

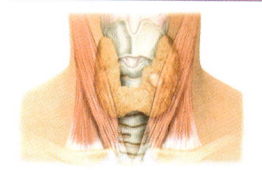

Nódulo único. Pode resultar de um cisto, tumor benigno ou câncer da tireoide, ou pode ser um nódulo palpável em um bócio multinodular de difícil palpação

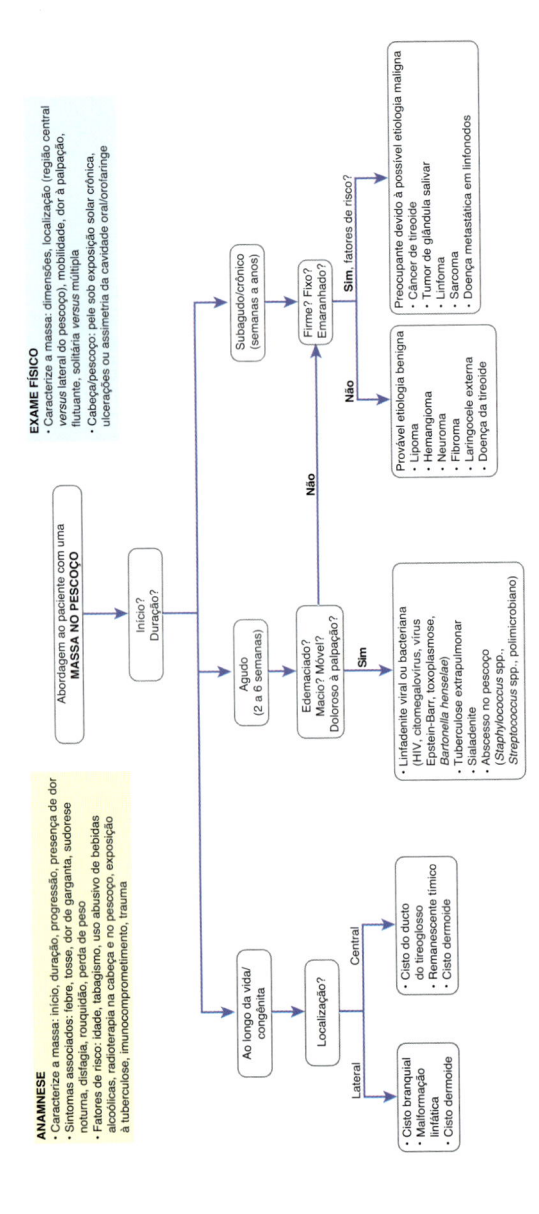

Algoritmo 11.1 Abordagem ao paciente com uma massa no pescoço. (Nota: embora não abranja todas as situações, esse algoritmo pode ser uma abordagem inicial útil.)

Olhos

Anamnese

Sintomas comuns ou relevantes.

- Alteração na visão: visão turva, perda de visão, manchas que se movem no campo da visão (moscas volantes), luzes piscando
- Dor ocular, vermelhidão ou lacrimejamento
- Visão dupla (diplopia)

Alteração na visão

Pergunte: "Como está sua visão?". Se o paciente relatar alterações na visão, investigue os detalhes relacionados:

- O problema piora em tarefas com foco próximo ou a distância?

- O início foi gradual ou súbito?

- Há borramento de todo o campo visual ou de apenas parte dele? O borramento é central, periférico ou apenas unilateral?

- O paciente vê luzes piscando, que atravessam o seu campo visual? Manchas no humor vítreo que se movem no campo da visão?

Borramento gradual, muitas vezes decorrente de erros de refração; também ocorre na hiperglicemia.

Dificuldades para realizar tarefas visuais a curta distância sugerem *hiperopia* (hipermetropia) ou *presbiopia* (vista cansada); dificuldade para focar objetos distantes sugere *miopia*.

A perda visual súbita sugere descolamento da retina, hemorragia vítrea ou oclusão da artéria central da retina.

A perda central lenta da visão ocorre na catarata nuclear e na degeneração macular; a perda da visão periférica ocorre no glaucoma de ângulo agudo avançado; a perda unilateral da visão ocorre na hemianopsia e nos defeitos quadrânticos.

Esses sintomas sugerem descolamento do humor vítreo da retina. Indica-se consulta oftalmológica imediata.

ANAMNESE	POSSÍVEIS ACHADOS

Dor ocular, vermelhidão ou lacrimejamento

Pergunte a respeito de dor intraocular ou periocular, vermelhidão, secreção aquosa ou lacrimejamento excessivo.

Dor ocular no glaucoma agudo e na neurite óptica; consulte os Algoritmos 12.1, Abordagem ao paciente com olhos vermelhos bilateralmente, e 12.2, Abordagem ao paciente com olhos vermelhos unilateralmente.

Visão dupla (diplopia)

Verifique se há *diplopia* ou visão dupla.

A diplopia ocorre em lesões do tronco encefálico ou do cerebelo, bem como quando há fraqueza ou paralisia de um ou mais músculos extraoculares.

Técnicas de exame

Sintomas comuns ou relevantes.

- Teste a acuidade visual usando uma tabela de Snellen
- Teste os campos visuais por confrontação
- Teste a visão de cores e a sensibilidade ao contraste
- Avalie a posição e o alinhamento dos olhos
- Inspecione as sobrancelhas
- Inspecione as pálpebras e os cílios
- Avalie o aparelho lacrimal
- Inspecione as conjuntivas e as escleras
- Inspecione a córnea, a íris e o cristalino
- Inspecione as pupilas
- Teste a reatividade das pupilas à luz
- Inspecione o reflexo das córneas à luz
- Teste os movimentos dos músculos extraoculares
- Realize o exame do fundo de olho (fundoscopia), incluindo a avaliação do disco óptico e da escavação fisiológica, da retina e dos vasos retinianos

Acuidade visual

Avalie a acuidade visual em cada olho com uma tabela de Snellen na parede ou um cartão manual.

Uma visão de 20/200 indica que o paciente consegue ler a 6 m o que uma pessoa com visão normal consegue a 70 m.

Campos visuais por confrontação

Avalie os campos visuais por confrontação com o *teste estático (com os dedos da mão)* do campo visual, quando indicado (Figura 12.1).

Ver Tabela 12.1, Defeitos do campo visual.

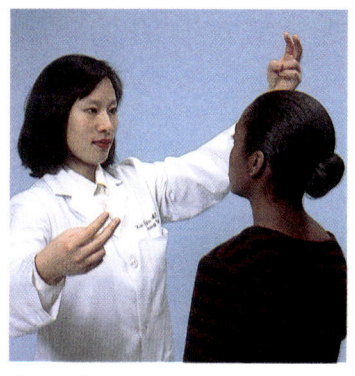

Figura 12.1 Teste estático (com os dedos da mão) do campo visual.

Inspecione:
■ Posição e alinhamento dos olhos

Exoftalmia, estrabismo

■ Sobrancelhas

Dermatite seborreica

■ Pálpebras

Hordéolo, calázio, ectrópio, ptose, xantelasma, blefarite. Consulte a Tabela 12.2, Achados físicos nas pálpebras, e o Algoritmo 12.3, Abordagem ao paciente com pálpebras edemaciadas

■ Aparelho lacrimal

Saco lacrimal edemaciado, lacrimejamento excessivo

■ Conjuntiva e esclera

Hiperemia ocular, conjuntivite, icterícia, episclerite

■ Córnea, íris e cristalino.

Catarata, sombra em crescente de glaucoma de ângulo agudo. Consulte a Tabela 12.3, Achados físicos intraoculares e perioculares.

Inspecione as pupilas para verificar:
■ Dimensões, formato e simetria

Miose, midríase, anisocoria

TÉCNICAS DE EXAME	POSSÍVEIS ACHADOS
▪ Reações à luz, direta e consensual	Ausentes na paralisia do nervo oculomotor (3ª par de nervos cranianos)
▪ O *reflexo da acomodação* refere-se à constrição pupilar com deslocamento do olhar para o objeto próximo; observe a convergência concomitante dos olhos e a acomodação do cristalino (torna-se mais convexo) (Figura 12.2).	A contração é mais lenta na pupila tônica (de *Adie*) e inexistente na pupila de Argyll Robertson (sífilis); a convergência está comprometida no hipertireoidismo.

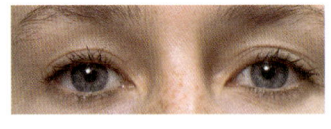 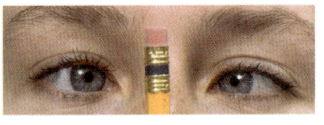

Figura 12.2 As pupilas se contraem quando o foco do olhar muda para um objeto próximo *(reflexo de acomodação)*.

Avalie os músculos extraoculares ao observar:

▪ A simetria dos reflexos córneos a partir de uma luz na linha média	Reflexo assimétrico se houver desvio no alinhamento ocular
▪ As seis direções cardinais do olhar (Figura 12.3).	Paralisia de nervo craniano, estrabismo, nistagmo, atraso palpebral do hipertireoidismo.

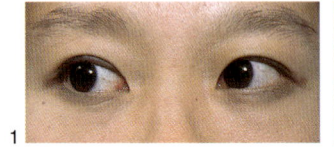 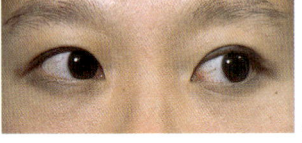

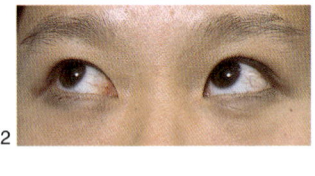 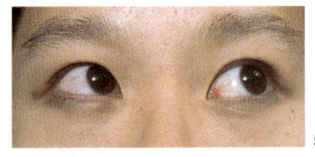

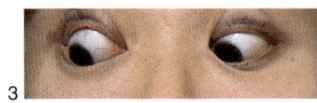 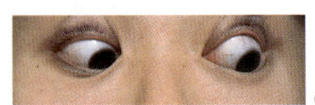

Figura 12.3 Teste os movimentos extraoculares.

Inspecione o fundo de olho com um oftalmoscópio (Boxe 12.1).

Boxe 12.1 Passos para o uso de um oftalmoscópio.

- Escureça a sala de exame. Ligue a luz do oftalmoscópio e gire o disco até perceber um grande feixe arredondado de luz branca. Projete a luz no dorso da sua mão para verificar o tipo de luz, a intensidade desejada e a carga elétrica do oftalmoscópio

- Gire o disco do oftalmoscópio para 0 dioptria. (*Dioptria* é a unidade que mede o poder de uma lente para convergir ou divergir os raios de luz.) Nessa dioptria, a lente não converge nem diverge os raios de luz. Mantenha o dedo sobre a borda do disco para poder girá-lo e focalize a lente ao examinar o fundo do olho

- Segure o oftalmoscópio com a mão direita e *use o seu olho direito para examinar o olho direito do paciente*; segure o equipamento com sua mão esquerda e *use o seu olho esquerdo para examinar o olho esquerdo do paciente*. Desse modo, você não esbarra no nariz do paciente e ganha mais mobilidade e proximidade para visualizar o fundo de olho. Com a prática, você irá se acostumar a usar seu olho não dominante

- Segure o oftalmoscópio com firmeza, apoiado na face medial da órbita, com o cabo inclinado lateralmente a cerca de 20° da vertical. Assegure-se de que consegue enxergar claramente através da abertura. *Oriente o paciente a olhar discretamente para cima e por sobre o seu ombro, fixando-se em um ponto específico na parede diretamente à frente*

- Fique a cerca de 40 cm de distância do paciente em um ângulo aproximado de *15° lateralmente à linha de visão dele*. Ilumine a pupila com o feixe luminoso e observe o brilho alaranjado na pupila – o *reflexo vermelho*. Pesquise, também, a existência de opacificações que interrompam o reflexo vermelho. Se você tem miopia e tirou os óculos, pode ser necessário ajustar o disco de foco para as dioptrias menores/vermelhas até que as estruturas que você vê a distância estejam em foco

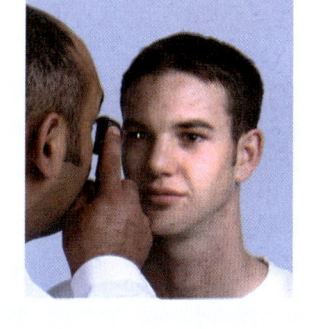

- Agora, *coloque o polegar da outra mão na sobrancelha do paciente*, o que estabiliza a sua mão de exame. Mantenha o feixe de luz focalizado no reflexo vermelho, aproxime o oftalmoscópio da pupila em um ângulo de 15° até se aproximar bem dela, quase tocando os cílios do paciente e o polegar da sua outra mão

- Tente manter os olhos abertos e relaxados, como se estivesse olhando para longe, a fim de ajudar a minimizar qualquer borrão flutuante enquanto os seus olhos tentam se acomodar

TÉCNICAS DE EXAME	POSSÍVEIS ACHADOS

Inspecione o fundo de olho à procura de:

- Reflexo vermelho — Catarata, prótese ocular

- Disco óptico (Figura 12.4 e Boxes 12.2 e 12.3). — Papiledema, escavação glaucomatosa, atrofia óptica

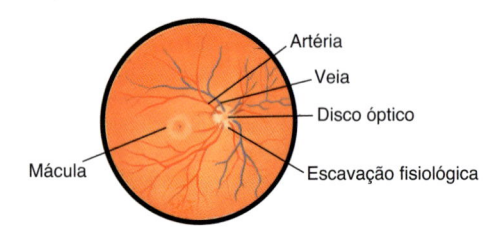

Figura 12.4 Disco óptico.

Boxe 12.2 Alterações do disco óptico.

	Processo	Aparência
Normal	Os minúsculos vasos discais conferem coloração normal ao disco	Disco com coloração amarelo-alaranjada a rosa-claro Vasos discais diminutos Bordas do disco bem delimitadas (exceto, talvez, na região nasal)
Papiledema	Estase venosa que resulta em ingurgitamento e edema	Disco com coloração rosada, hiperemiada Os vasos discais são mais visíveis, mais numerosos e curvam-se sobre as bordas do disco óptico Disco óptico edemaciado, com borramento das bordas
Escavação glaucomatosa	O aumento da pressão intraocular provoca aprofundamento da escavação (depressão posterior do disco) e atrofia	A base da escavação aumentada mostra-se pálida

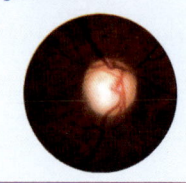

continua

TÉCNICAS DE EXAME	POSSÍVEIS ACHADOS

Atrofia óptica

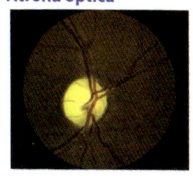

A destruição das fibras do nervo óptico resulta em destruição dos minúsculos vasos discais

Disco com coloração branca
Ausência de vasos discais

■ Artérias, veias e cruzamentos arteriovenosos (AV)

Alteração dos cruzamentos AV, arteríolas em fio de cobre na hipertensão sistêmica

■ Retina adjacente (observe quaisquer lesões)

Hemorragias, exsudatos, exsudatos algodonosos, microaneurismas, pigmentação. Ver as alterações na retinopatia diabética na Tabela 12.4

■ Região macular

Degeneração macular

■ Estruturas anteriores.

Manchas (moscas volantes) no corpo vítreo, catarata.

Boxe 12.3 Dicas para examinar o disco óptico e a retina.

■ *Localize o disco óptico.* Procure a estrutura redonda laranja-amarelada
■ Agora, *focalize bem o disco óptico,* ajustando o oftalmoscópio. Se as estruturas estiverem desfocadas, gire o disco de foco até obter um foco mais nítido
■ *Inspecione o disco óptico.* Observe as seguintes características:
   ■ A nitidez ou a definição do contorno do disco
   ■ A coloração do disco
   ■ O tamanho da escavação fisiológica central (o aumento das dimensões da escavação fisiológica sugere glaucoma de ângulo aberto crônico)
   ■ *Pulsações nas veias retinianas* no ponto onde elas emergem da parte central do disco óptico (no traumatismo cranioencefálico e na meningite, ocorre o desaparecimento das pulsações venosas em decorrência de aumento da pressão intracraniana)
■ *Inspecione a retina.* Diferencie as artérias das veias com base nas características listadas a seguir

	Artérias	**Veias**
Coloração	Vermelho-clara	Vermelho-escura
Tamanho	Menores (2/3 a 3/4 do diâmetro das veias)	Maiores
Reflexo à lux (reflexão)	Forte	Irrelevante ou ausente

continua

TÉCNICAS DE EXAME	POSSÍVEIS ACHADOS

- *Acompanhe os vasos, no sentido periférico, em cada uma das quatro direções*
- Inspecione a *fóvea* e a *mácula circundante*. Os tipos de degeneração macular incluem a *atrófica seca* (mais comum, porém de menor gravidade) e a *exsudativa úmida* (neovascular). Os restos celulares não digeridos, denominados drusas, podem ser duros ou moles
- Verifique se há *papiledema* decorrente de aumento da pressão intracraniana que resulta em tumefação da cabeça do nervo óptico

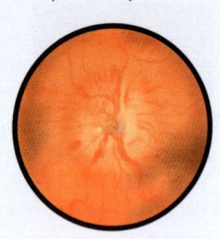

Registro dos achados

Pode-se iniciar com sentenças para organizar os achados, seguidas por frases que os descrevem. O estilo utilizado no próximo boxe contém expressões apropriadas para a maioria dos registros.

Registro dos achados do exame da cabeça, dos olhos, das orelhas, do nariz, da boca e da garganta.

Cabeça: o crânio é normocefálico/sem sinais de trauma. Calvície frontal. ***Olhos:*** **acuidade visual de 20/100 bilateralmente. Escleras brancas, conjuntivas congestas. Pupilas se contraem de 3 mm para 2 mm, são simetricamente redondas e fotorreagentes, com reação de acomodação. Margens do disco óptico nítidas; ausência de hemorragias e exsudatos. Razão arteriolovenosa (razão AV) de 2:4; sem tortuosidade AV.** *Orelhas:* acuidade diminuída à voz sussurrada; intacta à voz normal. Membranas timpânicas sem alterações. *Nariz:* mucosa edemaciada, eritematosa e com secreção clara. Septo na linha média. Dor à percussão dos seios da face. *Boca (garganta):* mucosa oral rosada, cáries nos molares inferiores, faringe eritematosa, sem exsudatos

Pescoço: traqueia na linha média. Nuca livre, istmo tireoidiano na linha média, lobos palpáveis, sem aumento de tamanho

Linfonodos: linfonodos submandibulares e cervicais anteriores dolorosos à palpação; 1 × 1 cm, com consistência elástica e móveis; ausência de linfadenopatia cervical posterior, epitroclear, axilar ou inguinal

Esses achados sugerem miopia e estreitamento arteriolar leve, bem como infecção do sistema respiratório superior.

Promoção e orientação da saúde: evidências e recomendações

Tópicos importantes para promoção e orientação da saúde.

- Deficiência visual: catarata, degeneração macular, retinopatia diabética
- Rastreamento de glaucoma

Deficiência visual

A *deficiência visual* é definida como uma acuidade visual corrigida de apenas 20/40 ou pior no melhor olho, ao passo que a acuidade visual corrigida de apenas 20/200 ou pior no melhor olho define a *cegueira legal*. As principais causas de deficiência visual são *catarata, degeneração macular relacionada com a idade, glaucoma* e *retinopatia diabética*.

Embora sabia-se que vários tratamentos podem melhorar a acuidade visual com apenas pequenos riscos, em 2009, a U.S. Preventive Services Task Force (USPSTF) dos EUA encontrou evidências insuficientes para recomendar o rastreamento de acuidade visual prejudicada em idosos, emitindo uma declaração I.

Rastreamento de glaucoma

O glaucoma primário de ângulo aberto (GPAA) é uma das principais causas de deficiência visual e cegueira nos EUA em geral. O glaucoma causa perda gradual da visão, com dano ao nervo óptico e perda dos campos visuais, geralmente se iniciando na periferia.

Em 2013, a USPSTF encontrou evidências insuficientes para o rastreamento geral de glaucoma por profissionais de saúde da atenção primária, em razão das complexidades do diagnóstico e do tratamento, emitindo uma declaração I. No entanto, a American Academy of Ophthalmology recomenda fortemente o teste periódico do glaucoma, com um exame inicial aos 40 anos de idade, mas possivelmente antes disso em pacientes de risco.

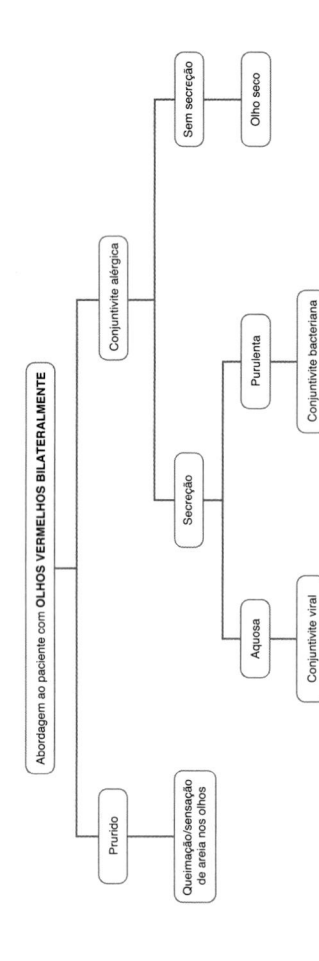

Algoritmo 12.1 Abordagem ao paciente com olhos vermelhos bilateralmente. (Nota: embora não abranja todas as situações, esse algoritmo pode ser uma abordagem inicial útil.)

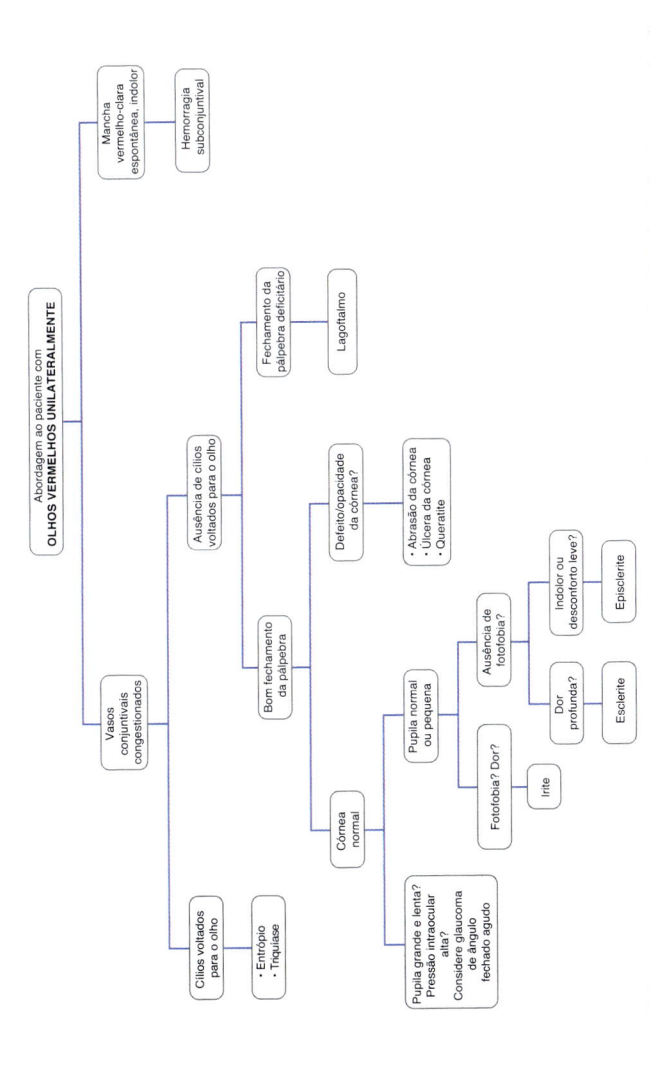

Algoritmo 12.2 Abordagem ao paciente com olhos vermelhos unilateralmente. (Nota: embora não abranja todas as situações, esse algoritmo pode ser uma abordagem inicial útil.)

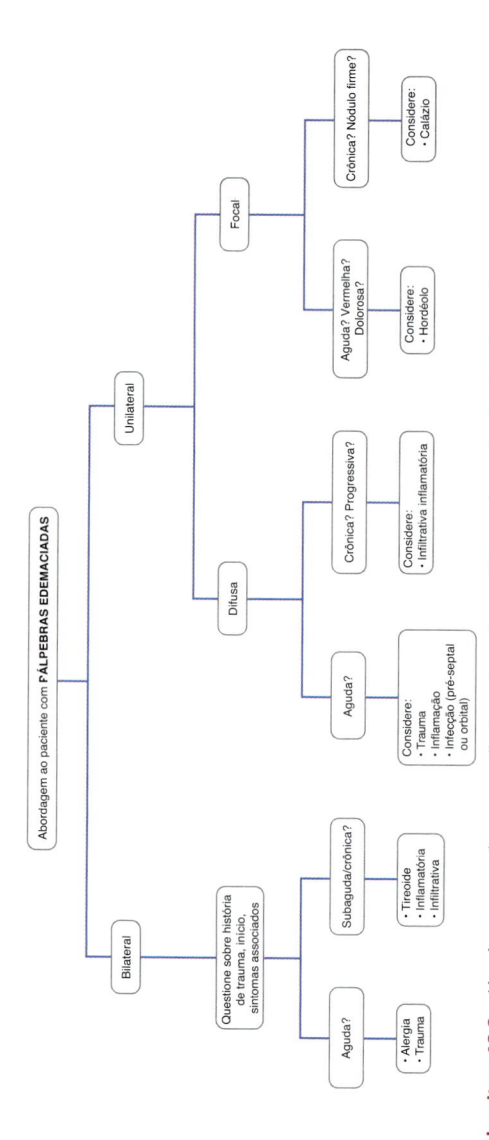

Algoritmo 12.3 Abordagem ao paciente com pálpebras edemaciadas. (Nota: embora não abranja todas as situações, esse algoritmo pode ser uma abordagem inicial útil.)

Recursos de interpretação

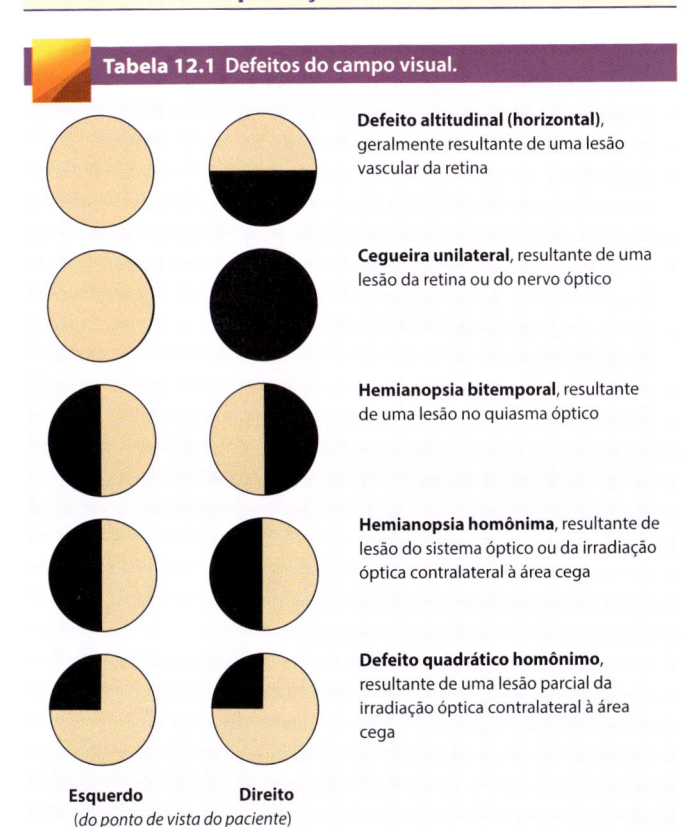

Tabela 12.1 Defeitos do campo visual.

Defeito altitudinal (horizontal), geralmente resultante de uma lesão vascular da retina

Cegueira unilateral, resultante de uma lesão da retina ou do nervo óptico

Hemianopsia bitemporal, resultante de uma lesão no quiasma óptico

Hemianopsia homônima, resultante de lesão do sistema óptico ou da irradiação óptica contralateral à área cega

Defeito quadrático homônimo, resultante de uma lesão parcial da irradiação óptica contralateral à área cega

Esquerdo   Direito
(*do ponto de vista do paciente*)

Tabela 12.2 Achados físicos nas pálpebras.

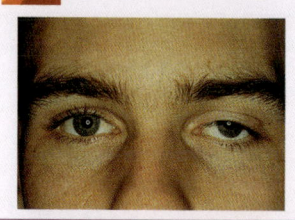

Ptose. Queda da pálpebra superior que reduz a fissura palpebral em decorrência de uma lesão muscular ou nervosa

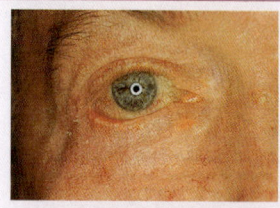

Ectrópio. Borda da pálpebra inferior virada para fora, expondo a conjuntiva palpebral

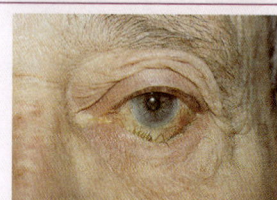

Entrópio. Borda da pálpebra inferior virada para dentro, com consequente irritação da córnea ou da conjuntiva

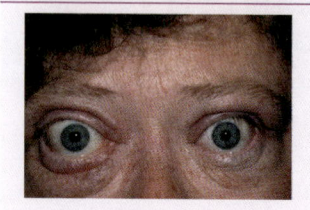

Retração palpebral e exoftalmia. O olhar esbugalhado sugere hipertireoidismo. Observe a orla de esclera entre a pálpebra superior e a íris. O achado de retração e "retardo palpebral" *(lid-lag)*, quando os olhos se movem de cima para baixo, aumenta substancialmente a probabilidade de hipertireoidismo, sobretudo quando acompanhado por tremor fino, pele úmida e frequência cardíaca > 90 bpm. Exoftalmia consiste em protrusão do globo ocular, uma característica comum da oftalmopatia de Graves, deflagrada por linfócitos T autorreativos

Fonte das fotografias: Ptosis, Ectropion, Entropion–Tasman W et al., eds. *The Wills Eye Hospital Atlas of Clinical Ophthalmology*. 2nd ed. Lippincott Williams & Wilkins; 2001.

Tabela 12.3 Achados físicos intraoculares e perioculares.

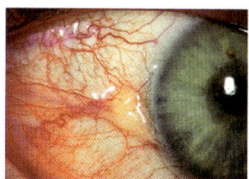

Pinguécula. Nódulo amarelado situado na conjuntiva bulbar, em qualquer lado da íris; associado ao envelhecimento

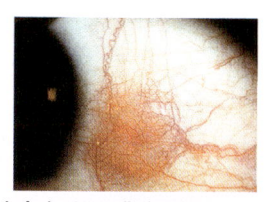

Episclerite. Vermelhidão ocular localizada, causada por inflamação dos vasos episclerais. Observada na artrite reumatoide, na síndrome de Sjögren e no herpes-zóster

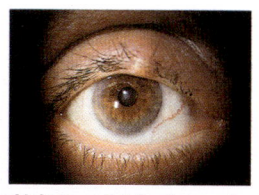

Hordéolo (terçol). Infecção semelhante à acne ao redor de um folículo piloso próximo à margem da pálpebra, geralmente causada por *Staphylococcus aureus*

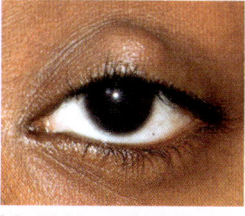

Calázio. Nódulo arredondado na pálpebra superior ou inferior causado por inflamação crônica das glândulas tarsais

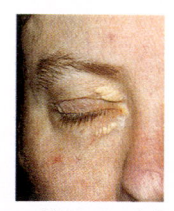

Xantelasma. Placas amareladas observadas em alterações lipídicas. Metade dos pacientes afetados tem *hiperlipidemia*; também é comum na *cirrose biliar primária*

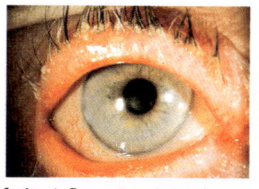

Blefarite. Inflamação crônica das pálpebras na base dos folículos pilosos, frequentemente por *S. aureus*. Há também uma variante seborreica descamativa

Fonte das fotografias: Pinguecula–Shields JA, Shields CL, eds. *Eyelid, Conjunctival, and Orbital Tumors: An Atlas and Textbook*. 3rd ed. Wolters Kluwer; 2016. Figure 24-67. Episcleritis, Sty, Xanthelasma, Blepharitis–Tasman W et al., eds. *The Wills Eye Hospital Atlas of Clinical Ophthalmology*. 2nd ed. Lippincott Williams & Wilkins; 2001. Chalazion–Bagheri N, Wajda BN. *The Wills Eye Manual: Office and Emergency Room Diagnosis and Treatment of Eye Disease*. 7th ed. Wolters Kluwer; 2017. Figure 6-2.

Tabela 12.4 Fundo do olho: retinopatia diabética.

Retinopatia não proliferativa, moderadamente grave

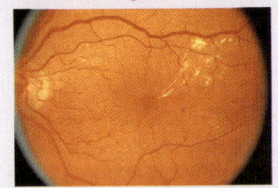

Observe os diminutos pontos vermelhos ou microaneurismas e verifique o anel de exsudatos duros (manchas brancas), localizados no quadrante temporal superior. O espessamento ou edema da retina na região dos exsudatos duros compromete a acuidade visual caso se estenda até o centro da mácula. A detecção demanda exame estereoscópico especializado

Retinopatia não proliferativa, grave

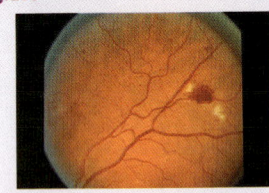

Observe, no quadrante temporal superior, a grande hemorragia retiniana entre duas manchas algodonosas, a formação de colar de contas da veia da retina logo acima e os diminutos e tortuosos vasos da retina acima da artéria temporal superior, denominados *alterações microvasculares intrarretinianas*

Retinopatia proliferativa com neovascularização

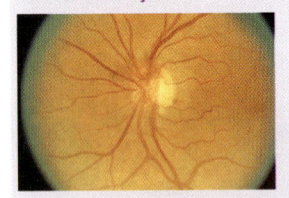

Observe os novos vasos pré-retinianos originando-se do disco e estendendo-se sobre as bordas discais. A acuidade visual ainda é normal, porém o risco de perda visual grave é alto. A fotocoagulação pode reduzir esse risco em > 50%

Retinopatia proliferativa avançada

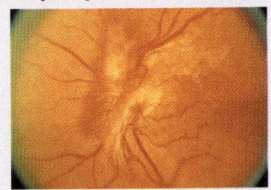

Este é o mesmo olho, porém 2 anos depois e sem tratamento. A neovascularização aumentou, agora com proliferações fibrosas, distorção da mácula e redução da acuidade visual

Fonte das fotografias: Nonproliferative Retinopathy, Moderately Severe; Proliferative Retinopathy, With Neovascularization; Nonproliferative Retinopathy, Severe; Proliferative Retinopathy, Advanced–Early Treatment Diabetic Retinopathy Study Research Group. Courtesy of MF Davis, MD, University of Wisconsin, Madison. Source: Frank RB. Diabetic retinopathy. *N Engl J Med*. 2004;350(1):48-58.

Orelhas e Nariz

Anamnese

Sintomas comuns ou relevantes.

- Perda de audição
- Otalgia (dor na orelha) e secreção nas orelhas
- Zumbido nos ouvidos (*tinnitus*)
- Tontura e vertigem
- Secreção nasal (*rinorreia*) e congestão nasal
- Sangramento nasal (epistaxe)

Orelhas

Pergunte: "Como está a sua audição?". O paciente sente dificuldade em compreender o que as pessoas estão falando? Um ambiente ruidoso faz diferença?

No caso de queixas de *otalgia* ou *dor na orelha*, indague a respeito de febre, dor de garganta, tosse ou infecção concomitante das vias respiratórias superiores.

O *tinnitus* é um som musical interno ou um ruído alto ou intenso, muitas vezes inexplicável.

Questione a respeito de tonturas, que podem ser:

- Uma percepção de que o paciente ou o ambiente está girando ou rodando (*vertigem*), muitas vezes acompanhada de nistagmo e ataxia (Boxe 13.1)

A *perda neurossensorial* (orelha interna) resulta em dificuldade na compreensão da fala, com queixas frequentes de que as outras pessoas balbuciam; ambientes ruidosos pioram a audição. Na *perda condutiva* (orelha externa ou média), ambientes ruidosos podem ajudar.

Pense em *otite externa* se houver dor no meato acústico e em *otite média* se a dor for associada à infecção das vias respiratórias.

Quando associado a perda auditiva e vertigem, o *tinnitus* (ou tinido) sugere doença de Ménière.

Vertigem na labirintite (orelha interna), lesões no sétimo nervo craniano (NC VII), lesões do tronco encefálico. Consulte o Algoritmo 13.2, Abordagem ao paciente com tontura.

Boxe 13.1 Vertigens periférica e central.

	Início	Duração e curso	Audição	*Tinnitus*	Características adicionais
Vertigem periférica					
Vertigem posicional benigna	Súbito, muitas vezes ao se virar para o lado afetado ou ao levantar a cabeça	Perdura por algumas semanas, pode recorrer	Não afetada	Ausente	Às vezes náuseas, vômitos, nistagmo
Neuronite vestibular	Súbito	Pode recorrer em 12 a 18 meses	Não afetada	Ausente	Náuseas, vômitos, nistagmo
Labirintite aguda	Súbito	Pode recorrer em 12 a 18 meses	Perda auditiva neurossensorial – unilateral	Pode estar presente	Náuseas, vômitos, nistagmo
Doença de Ménière	Súbito	Recorrente	Perda auditiva neurossensorial – oscilante, recorrente, eventualmente progressiva	Presente, oscilante	Pressão ou plenitude na orelha afetada; náuseas, vômitos, nistagmo
Toxicidade a substâncias	Insidioso ou agudo – ligado a diuréticos de alça, a minoglicosídeos, salicilatos, bebidas alcoólicas	Pode ou não ser reversível Ocorre adaptação parcial	Pode estar prejudicada	Pode estar presente	Náuseas, vômitos
Neurinoma acústico	Insidioso por compressão do NC VIII, ramo vestibular	Variável	Prejudicada, de um lado	Presente	Pode envolver os NC V e VII
Vertigem central	Frequentemente súbito (ver as causas anteriores)	Variável, mas raramente contínua	Não afetada	Ausente	Normalmente associada a outros déficits do tronco encefálico – disartria, ataxia, déficits motores e sensitivos cruzados

ANAMNESE	POSSÍVEIS ACHADOS
■ Sensação de desmaio ou tontura (*pré-síncope*)	As causas incluem hipotensão ortostática, sobretudo por medicamentos, arritmias e síncope vasovagal (aproximadamente 5%).
■ Instabilidade ou desequilíbrio ao caminhar, principalmente em pacientes idosos.	As causas incluem medo de cair, perda de visão, fraqueza por problemas musculoesqueléticos e neuropatia periférica (até 15%).
	As causas psiquiátricas incluem ansiedade, transtorno do pânico, hiperventilação, depressão, transtorno de somatização, uso abusivo de bebidas alcoólicas e substâncias (aproximadamente 10%).

Nariz e seios paranasais

A *rinorreia*, ou drenagem de secreção pelo nariz, frequentemente está associada à congestão nasal. Pergunte a respeito de *espirros*, lacrimejamento, desconforto na garganta, além de *prurido* ocular, nasal e faríngeo (Algoritmo 13.3).

As causas incluem viroses, rinite alérgica ("febre do feno") e rinite vasomotora. A queixa de prurido fala a favor de uma causa alérgica; consulte o Algoritmo 13.3, Abordagem ao paciente com rinite.

Em caso de *epistaxe*, ou sangramento oriundo do nariz, identifique a fonte com cuidado. O sangramento é de fato oriundo do nariz, ou o paciente tossiu ou vomitou sangue? Avalie o local do sangramento, a sua intensidade e os sintomas associados.

Causas locais de epistaxe incluem traumatismos (sobretudo devido ao hábito de colocar o dedo no nariz), processos inflamatórios, ressecamento e formação de crostas na mucosa nasal, tumores e corpos estranhos. Anticoagulantes, anti-inflamatórios não esteroides (AINEs) e coagulopatias podem contribuir.

Técnicas de exame

Principais componentes do exame das orelhas.

■ Inspecione a aurícula e os tecidos circundantes (deformidades, nódulos, depressões ou lesões cutâneas)

■ Palpe a aurícula, o trago e o processo mastoide (dor à palpação)

■ Examine os meatos acústicos e as membranas timpânicas com um otoscópio

■ Teste a acuidade auditiva ou avalie grosseiramente a audição com o teste da voz sussurrada

■ Se houver perda ou dificuldade auditiva, determine se a perda auditiva é neurossensorial ou condutiva, realizando o teste com um diapasão

TÉCNICAS DE EXAME	POSSÍVEIS ACHADOS

Orelhas

Examine de cada lado:

Pavilhão da orelha. Inspecione o pavilhão da orelha.

Em caso de suspeita de otite:
- Mova o pavilhão para cima e para baixo e pressione o trago
- Pressione com firmeza atrás da orelha.

Meato acústico e membrana timpânica. Tracione o pavilhão auricular para cima, para trás e discretamente para fora. Examine, utilizando um otoscópio com espéculo:
- Meato acústico

- Membrana timpânica (Figura 13.1).

Coluna direita (POSSÍVEIS ACHADOS):

Queloide, cisto epidermoide.

Dor em caso de otite externa ("teste da movimentação do pavilhão auricular")

Possível dor à compressão na otite média e na mastoidite.

Cerume; tumefação e eritema em caso de otite externa

Membrana timpânica protrusa e vermelha em caso de otite média aguda; otite média serosa, timpanosclerose, perfurações. Consulte a Tabela 13.1, Alterações da membrana timpânica.

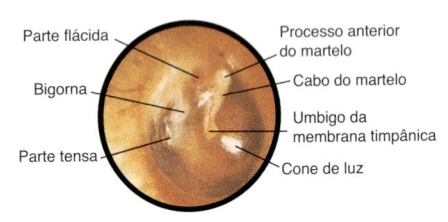

Parte flácida — Processo anterior do martelo
Bigorna — Cabo do martelo
— Umbigo da membrana timpânica
Parte tensa — Cone de luz

Figura 13.1 Membrana timpânica direita.

Audição. "Você acha que apresenta perda auditiva ou dificuldade para escutar?" é uma pergunta de rastreamento com boa sensibilidade. Avalie a acuidade auditiva para os sons de voz falada ou sussurrada ou com um audiômetro portátil (Boxe 13.2). O teste de voz sussurrada detecta perda auditiva significativa de mais de 30 decibéis. O teste de audição formal ainda é o padrão de referência.

Boxe 13.2 Teste de voz sussurrada para avaliação da acuidade auditiva.

■ Informe ao paciente que você irá sussurrar uma combinação de números e letras e pedir a ele que repita a sequência

■ Em seguida, fique à distância de um braço estendido (60 cm) atrás do paciente, que está sentado, para que ele não consiga ler seus lábios

■ Cada orelha é testada individualmente. Oclua a orelha não testada com um dedo e esfregue suavemente o trago em um movimento circular, para evitar a transferência do som para a orelha não testada

■ Expire profundamente antes de sussurrar para garantir uma voz baixa

■ Sussurre uma combinação de três palavras contendo números e letras, como 4-K-2 ou 5-B-6

■ Se o paciente responder corretamente, a audição é considerada normal para aquela orelha

■ Se o paciente responder incorretamente ou não responder, o teste deve ser repetido usando uma combinação diferente de três números/letras. É importante utilizar uma combinação diferente a cada vez para excluir o efeito do aprendizado

■ Se o paciente repetir pelo menos três de um total possível de seis letras ou numerais corretamente, então ele passou no teste de rastreamento

■ Se o paciente repetir menos de três palavras corretamente, faça testes adicionais de audiometria

■ Utilizando uma combinação diferente de número/letra, testa-se, então, a outra orelha de maneira semelhante

---

Se houver diminuição da audição, use um diapasão de 512 Hz para:

■ Testar se há *lateralização* (teste de Weber), porém somente em pacientes com perda auditiva unilateral. Apoie o diapasão vibrando no vértice do crânio e verifique a audição. Consulte o Algoritmo 13.1

Na *perda auditiva condutiva* unilateral, o som é percebido na (lateralização para a) orelha alterada. Ver Algoritmo 13.1, Abordagem ao paciente com perda auditiva.

■ Comparar a *condução aérea* (CA) com a *condução óssea* (CO) (teste de Rinne). Apoie o diapasão vibrando no processo mastoide do osso temporal, removendo-o em seguida, e verifique a audição.

Na *perda auditiva condutiva*, o som é percebido pelo osso por um período igual ou superior ao do som conduzido pelo ar (CO = CA ou CO > CA). Na *perda auditiva neurossensorial*, o som é escutado por mais tempo através do ar (CA > CO). Consulte o Boxe 13.3.

Boxe 13.3 Padrões de perda auditiva.

	Perda condutiva	**Perda neurossensorial**
Prejuízo na compreensão das palavras	Irrelevante	Frequentemente problemática
Efeitos	A audição parece melhorar em ambientes barulhentos A voz tende a ser baixa, pois o nervo coclear está intacto	A audição piora em ambientes barulhentos A voz pode ser alta devido à lesão do nervo
Idade de início usual	Infância, adulto jovem	Meia-idade e idade avançada
Meato acústico e membrana timpânica	Frequentemente com alteração visível	Problema não visível
Teste de Weber (na perda auditiva unilateral)	Lateralização do som para a orelha comprometida	Lateralização do som para a orelha hígida
Teste de Rinne	CO ≥ CA	CA > CO
Causas	Obstrução do meato acústico, *otite média*, membrana timpânica imóvel ou perfurada, otosclerose, corpo estranho	Exposição prolongada a sons altos, fármacos/drogas, infecções da orelha interna, traumatismo, alteração hereditária, envelhecimento, neurinoma do acústico

Principais componentes do exame do nariz e dos seios paranasais.

- Inspecione as superfícies anterior e inferior do nariz
- Teste se há obstrução nasal em alguma das narinas (se indicado)
- Inspecione a mucosa nasal, o septo nasal, as conchas nasais inferior e média e os meatos correspondentes com uma fonte de luz ou otoscópio com espéculo grande
- Palpe os seios frontais
- Palpe os seios maxilares

TÉCNICAS DE EXAME	POSSÍVEIS ACHADOS

⚲ Nariz e seios paranasais

Inspecione e palpe:

■ Nariz externo.

A dor à palpação na ponta ou asa do nariz sugere infecção local, como furúnculo, especialmente se houver uma pequena área eritematosa e edemaciada.

Inspecione, usando um espéculo:

■ A mucosa nasal que recobre o septo e as conchas nasais, observando sua coloração e quaisquer edemas

Edema e eritema na rinite viral, inchaço e palidez na rinite alérgica; pólipos (Figura 13.2); úlcera por uso de cocaína

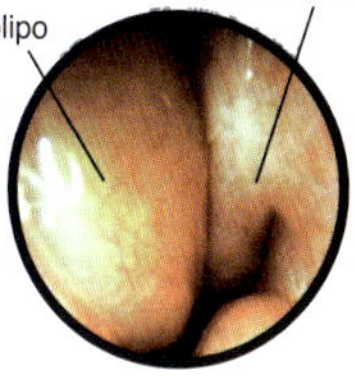

Figura 13.2   Pólipo nasal.

■ Posição e integridade do septo nasal

Desvio, perfuração

■ Palpe os seios frontal e maxilar.

Dor à palpação na sinusite aguda.

Registro dos achados

Pode-se começar com sentenças para organizar os achados, seguidas por frases que os descrevem. O estilo utilizado no boxe a seguir próximo contém expressões apropriadas para a maioria dos registros.

> **Registro dos achados do exame da cabeça, dos olhos, das orelhas, do nariz, da boca e da garganta.**
>
> *Cabeça:* o crânio é normocefálico/atraumático. Calvície frontal. *Olhos:* acuidade visual de 20/100 bilateralmente. Escleras brancas, conjuntivas congestas. Pupilas se contraem de 3 mm para 2 mm, são simetricamente redondas e fotorreagentes, com reação de acomodação. Margens do disco óptico nítidas; ausência de hemorragias e exsudatos. Razão arteriolovenosa (razão AV) de 2:4; sem tortuosidade AV
> *Orelhas:* acuidade diminuída à voz sussurrada; intacta à voz normal. Membranas timpânicas sem alterações. *Nariz:* mucosa edemaciada, eritematosa e com secreção clara. Septo na linha média. Dor à percussão dos seios da face

continua

Boca (garganta): mucosa oral rosada, cáries nos molares inferiores, faringe eritematosa, sem exsudatos

Pescoço: traqueia na linha média. Nuca livre, istmo tireoidiano na linha média, lobos palpáveis, sem aumento de tamanho

Linfonodos: linfonodos submandibulares e cervicais anteriores dolorosos à palpação; 1 × 1 cm, com consistência elástica e móveis; ausência de linfadenopatia cervical posterior, epitroclear, axilar ou inguinal

Esses achados sugerem miopia e estreitamento arteriolar leve, bem como infecção das vias respiratórias superiores.

Promoção e orientação da saúde: evidências e recomendações

Tópico importante para promoção e orientação da saúde.

- Perda auditiva

Perda auditiva

Em geral, a perda auditiva é considerada a incapacidade de ouvir tons em frequências entre 500 e 4.000 Hz, as mais importantes para o processamento da fala. Mais de um terço dos adultos com idade superior a 65 anos têm *déficits auditivos detectáveis*. Questionários e audioscópios portáteis funcionam bem para o rastreamento periódico.

A U.S. Preventive Services Task Force (USPSTF) dos EUA apontou que a eficácia de qualquer estratégia de rastreamento de perda auditiva dependerá da probabilidade de aqueles que podem se beneficiar dos aparelhos auditivos efetivamente utilizá-los. Como consequência, ela concluiu que as evidências eram insuficientes para determinar a necessidade de rastreamento de perda auditiva em adultos com 50 anos de idade (recomendação I). No entanto, reduzir e evitar ruídos são estratégias recomendadas para prevenir ou retardar a perda auditiva.

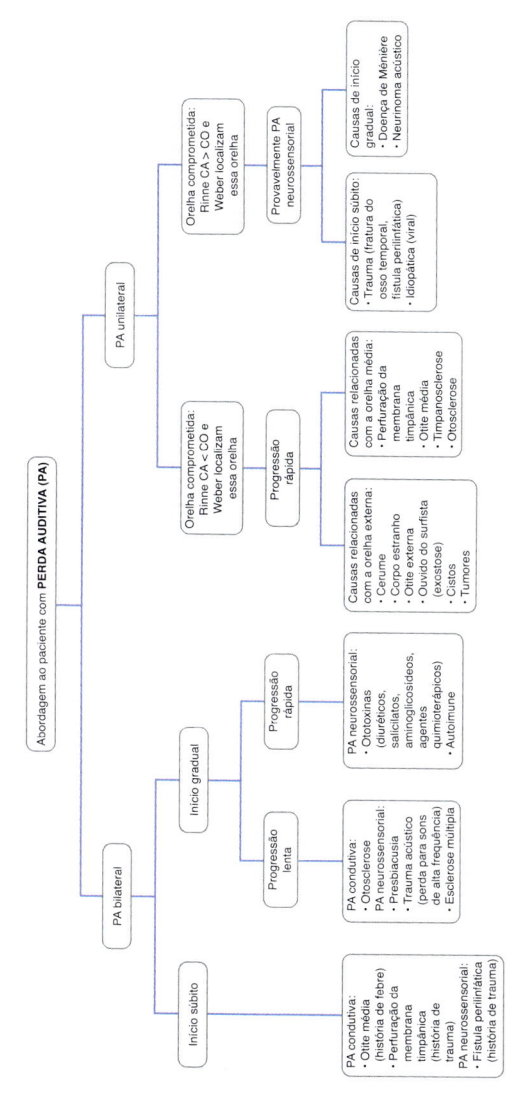

Abordagem ao paciente com PERDA AUDITIVA (PA)

PA bilateral

Início súbito

PA condutiva:
• Otite média (história de febre)
• Perfuração da membrana timpânica (história de trauma)
PA neurossensorial:
• Fístula perilinfática (história de trauma)

Início gradual

Progressão lenta

PA condutiva:
• Otosclerose
PA neurossensorial:
• Presbiacusia
• Trauma acústico (perda para sons de alta frequência)
• Esclerose múltipla

Progressão rápida

PA neurossensorial:
• Ototoxinas (diuréticos, salicilatos, aminoglicosídeos, agentes quimioterápicos)
• Autoimune

PA unilateral

Orelha comprometida: Rinne CA < CO e Weber localizam essa orelha

Progressão rápida

Causas relacionadas com a orelha externa:
• Cerume
• Corpo estranho
• Otite externa
• Ouvido do surfista (exostose)
• Cistos
• Tumores

Causas relacionadas com a orelha média:
• Perfuração da membrana timpânica
• Otite média
• Timpanosclerose
• Otosclerose

Orelha comprometida: Rinne CA > CO e Weber localizam essa orelha

Provavelmente PA neurossensorial

Causas de início súbito:
• Trauma (fratura do osso temporal, fístula perilinfática)
• idiopática (viral)

Causas de início gradual:
• Doença de Ménière
• Neuroma acústico

Algoritmo 13.1 Abordagem ao paciente com perda auditiva. (Nota: embora não abranja todas as situações, esse algoritmo pode ser uma abordagem inicial útil.)

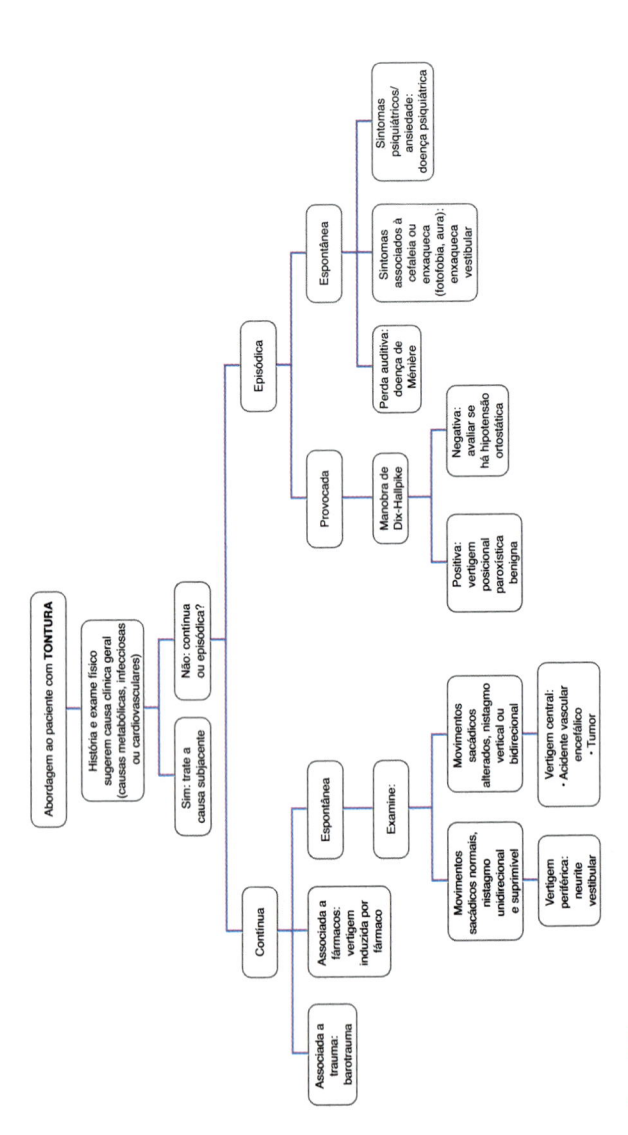

Algoritmo 13.2 Abordagem ao paciente com tontura. (Nota: embora não abranja todas as situações, esse algoritmo pode ser uma abordagem inicial útil.)

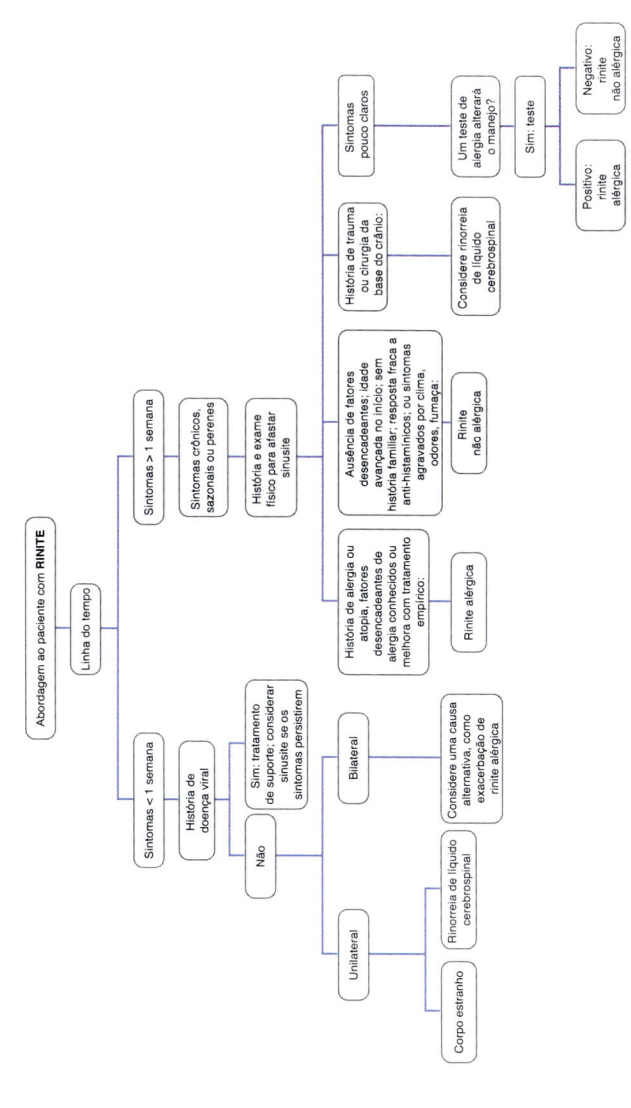

Algoritmo 13.3 Abordagem ao paciente com rinite. (Nota: embora não abranja todas as situações, esse algoritmo pode ser uma abordagem inicial útil.)

Recursos de interpretação

Tabela 13.1 Alterações da membrana timpânica.

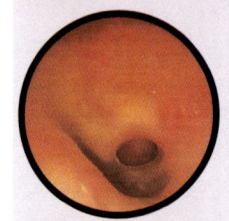

Perfuração
Orifício na membrana timpânica, que pode ser central ou marginal
Geralmente por *otite média* ou traumatismo

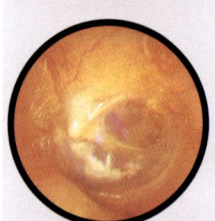

Timpanosclerose
Placa branca, semelhante a giz
Processo de cicatrização (fibrose) da orelha média resultante da otite média com depósito de hialina e cristais de fosfato e cálcio no tímpano e na orelha média. Quando grave, pode aprisionar os ossículos e causar perda auditiva condutiva

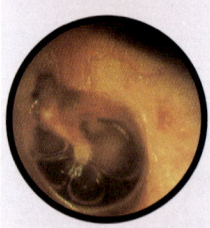

Derrame seroso
Líquido de cor âmbar por trás do tímpano, com ou sem bolhas de ar
Associado a infecções virais das vias respiratórias superiores ou a alterações bruscas na pressão atmosférica (como ao voar ou mergulhar)

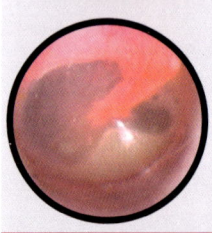

Otite média aguda associada à secreção purulenta
Membrana timpânica protrusa vermelha, com desaparecimento das estruturas
Vesículas hemorrágicas dolorosas aparecem na membrana timpânica e/ou no meato acústico, o que causa otalgia, secreção sanguinolenta proveniente da orelha e perda auditiva do tipo condutiva
Observada nas infecções por *Mycoplasma* e virais e na otite média bacteriana

Fontes das fotografias: Perforation–Courtesy of Michael Hawke, MD, Toronto, Canada. Serous Effusion–Reprinted from Hawke M, Keene M, Alberti PW. *Clinical Otoscopy: A Text and Colour Atlas*. Churchill Livingstone; 1984. Copyright © 1984 Elsevier. Com autorização. Acute Otitis Media–Johnson JT. *Bailey's Head and Neck Surgery*. 5th ed. Wolters Kluwer; 2014. Figure 99-1.

Garganta e Cavidade Bucal

Anamnese

Sintomas comuns ou relevantes.

- Dor de garganta
- Edema/sangramento gengival
- Rouquidão
- Hálito fétido (*halitose*)

Dor de garganta

A *dor de garganta* ou faringite é uma queixa frequente. Pergunte sobre febre, linfadenopatia e se há tosse associada.

Febre, exsudato faríngeo e linfadenopatia cervical anterior, sobretudo se sem tosse, sugerem *faringite estreptocócica*.

Sangramento gengival

O sangramento gengival, principalmente ao escovar os dentes, é um sintoma comum. Pergunte sobre lesões locais e qualquer tendência a sangramentos ou ferimentos em outro lugar.

O sangramento das gengivas geralmente é causado por gengivite.

Rouquidão

A rouquidão pode surgir em virtude de uso excessivo da voz, alergias, tabagismo ou irritantes inalados.

Se persistir por mais de 2 semanas, encaminhe o paciente para laringoscopia; considere hipotireoidismo, refluxo, nódulos nas pregas vocais, cânceres de cabeça e pescoço, massas da tireoide ou transtornos neurológicos (doença de Parkinson, esclerose lateral amiotrófica ou miastenia *gravis*). Consulte o Algoritmo 14.1, Abordagem ao paciente com rouquidão.

ANAMNESE	POSSÍVEIS ACHADOS

Hálito fétido

O hálito fétido (*halitose*) é um odor ruim ou desagradável que emana do hálito.

As causas bucais comuns de mau hálito incluem má higiene oral, tabagismo, placa bacteriana nos dentes e aparelhos ortodônticos. As causas do mau hálito também podem ser sistêmicas.

Técnicas de exame

Principais componentes do exame da boca e da faringe.

- Inspecione os lábios
- Inspecione a mucosa oral
- Palpe a mucosa oral (se indicado)
- Inspecione as gengivas
- Inspecione as margens das gengivas e as papilas interdentais
- Inspecione os dentes
- Inspecione o palato e o assoalho da boca
- Teste o nervo hipoglosso, ou nervo craniano (NC) XII (simetria da protrusão da língua)
- Inspecione a língua
- Palpe a língua (se indicado)
- Inspecione o palato mole, os pilares anterior e posterior, a úvula, as tonsilas e a faringe
- Teste o nervo vago, ou NC X (simetria da úvula)

♀ Boca

Inspecione:

- Lábios

  Cianose, palidez, queilose; ver Tabela 14.1, Alterações dos lábios

- Mucosa oral

  Úlceras aftosas (aftas)

- Gengiva

  Gengivite, doença periodontal

- Dentes

  Cáries dentárias, perda de dentes

- Palato

  Tórus palatino (benigno)

- Língua, incluindo:
  - Papilas

    Glossite

  - Simetria

    Desvio unilateral em razão de paralisia do NC XII por acidente vascular encefálico

TÉCNICAS DE EXAME	POSSÍVEIS ACHADOS
■ Quaisquer lesões	Eritroplasia, leucoplasia (pré-cancerosa); células escamosas ou outros carcinomas; consulte a Tabela 14.2, Alterações da língua
■ Assoalho da boca.	Lesões suspeitas de câncer.

Faringe

Inspecione:

■ Coloração ou presença de exsudato	Faringite
■ Presença e tamanho das tonsilas (amígdalas)	Exsudatos, tonsilite, abscesso peritonsilar
■ Simetria do palato mole enquanto o paciente diz "ah".	Na paralisia do NC X (decorrente de acidente vascular encefálico), o palato mole não se eleva, e a úvula está desviada para o lado oposto. Consulte a Tabela 14.3, Alterações da faringe.

Registro dos achados

Registro dos achados do exame da cabeça, dos olhos, das orelhas, do nariz, da boca e da garganta.

Cabeça: o crânio é normocefálico/atraumático. Calvície frontal. *Olhos:* acuidade visual de 20/100 bilateralmente. Escleras brancas, conjuntivas congestas. Pupilas se contraem de 3 mm para 2 mm, são simetricamente redondas e fotorreagentes, com reação de acomodação. Margens do disco óptico nítidas; ausência de hemorragias e exsudatos. Razão arteriolovenosa (razão AV) de 2:4; sem tortuosidade AV. *Orelhas:* acuidade diminuída à voz sussurrada; intacta à voz normal. Membranas timpânicas sem alterações. *Nariz:* mucosa edemaciada, eritematosa e com secreção clara. Septo na linha média. Dor à percussão dos seios da face

Boca (garganta): **mucosa oral rosada, cáries nos molares inferiores, faringe eritematosa, sem exsudatos**

Pescoço: traqueia na linha média. Nuca livre, istmo tireoidiano na linha média, lobos palpáveis, sem aumento de tamanho

Linfonodos: linfonodos submandibulares e cervicais anteriores dolorosos à palpação; 1 × 1 cm, com consistência elástica e móveis; ausência de linfadenopatia cervical posterior, epitroclear, axilar ou inguinal

Esses achados sugerem infecção das vias respiratórias superiores.

Promoção e orientação da saúde: evidências e recomendações

Tópicos importantes para promoção e orientação da saúde.

- Saúde bucal
- Cânceres bucal e faríngeo

Saúde bucal

Certifique-se de promover a saúde bucal: 19% das crianças com idade entre 2 e 19 anos têm cáries não tratadas, e cerca de 5% dos adultos de 40 a 59 anos e 25% das pessoas com idade superior a 60 anos não têm dentes. Inspecione a cavidade oral em busca de dentes cariados ou soltos, inflamação da gengiva, sinais de doença periodontal (sangramento, pus, recuo gengival e mau hálito) e cânceres bucais. Aconselhe os pacientes a utilizarem cremes dentais contendo flúor, escova e fio dental e a procurarem atendimento odontológico pelo menos uma vez por ano.

Cânceres bucal e faríngeo

O tabaco e as bebidas alcoólicas são responsáveis por cerca de 75% dos cânceres da cavidade oral. A infecção por papilomavírus humano (HPV) é uma causa cada vez mais importante de cânceres orofaríngeos (lesões nas tonsilas, na orofaringe e na base da língua), sendo responsável por cerca de 70% dos casos.

O principal teste de rastreamento desses cânceres é um exame completo da cavidade bucal. Embora a U.S. Preventive Services Task Force (USPSTF) dos EUA tenha concluído, em 2014, que as evidências eram insuficientes para recomendar o rastreamento rotineiro de câncer bucal em adultos assintomáticos (recomendação I), a American Dental Association (ADA) orienta que os pacientes com lesão suspeita da mucosa oral sejam prontamente encaminhados a um especialista para avaliação por biopsia.

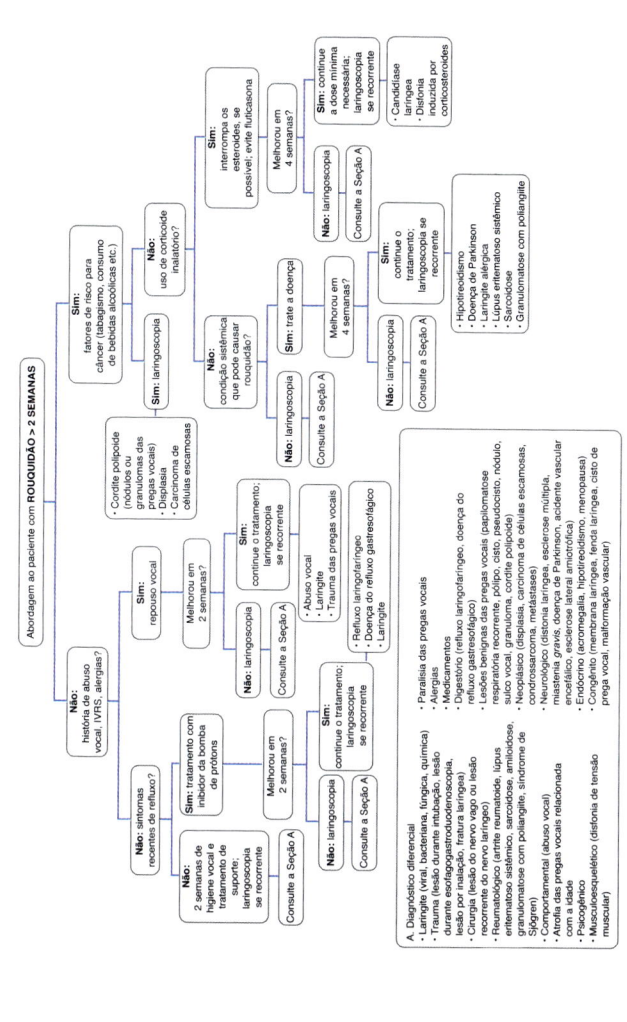

Algoritmo 14.1   Abordagem ao paciente com rouquidão. (Nota: embora não abranja todas as situações, esse algoritmo pode ser uma abordagem inicial útil.) IVRS, infecção das vias respiratórias superiores.

Recursos de interpretação

 Tabela 14.1 Alterações dos lábios.

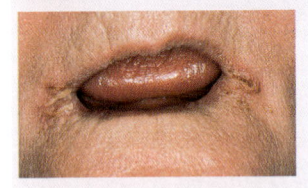

Queilite angular. Amolecimento e fissuras dos ângulos da boca

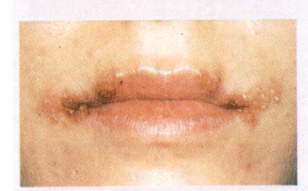

Herpes simples. Vesículas dolorosas, seguidas por crostas; também chamada de *afta*

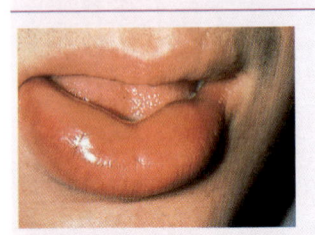

Angioedema. Tumefação difusa e tensa do tecido subcutâneo, geralmente de etiologia alérgica

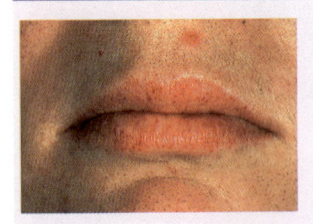

Telangiectasia hemorrágica hereditária. Pequenas manchas vermelhas. Doença autossômica dominante que provoca fragilidade capilar e malformações arteriovenosas (MAV), inclusive no encéfalo e nos pulmões. Sangramento associado oriundo do nariz e do sistema digestório

continua

Tabela 14.1 Alterações dos lábios. (*continuação*)

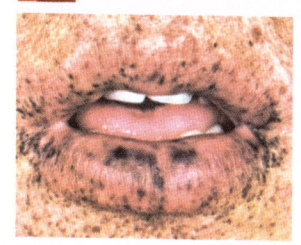

Síndrome de Peutz-Jeghers. Manchas de coloração marrom nos lábios e na mucosa bucal, importantes devido à sua associação a polipose intestinal e alto risco de câncer gastrintestinal

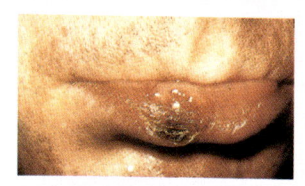

Cancro sifilítico. Lesão de consistência firme, que ulcera e evolui, com formação de crosta

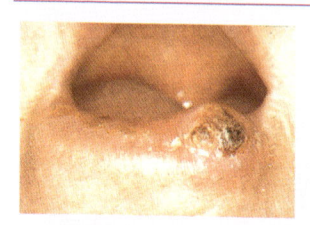

Carcinoma do lábio. Nódulo irregular ou placa espessa que pode ulcerar ou evoluir, com formação de crosta; lesão maligna

Fontes das fotografias: Angular Cheilitis, Herpes simples, Angioedema–Neville B et al. *Color Atlas of Clinical Oral Pathology*. Philadelphia: Lea & Febiger, 1991. Hereditary Hemorrhagic Telangiectasia–Mansoor AM. *Frameworks for Internal Medicine*. Wolters Kluwer; 2019. Figure 40–2. Peutz-Jeghers Syndrome–Robinson HBG et al. *Colby, Kerr, and Robinson's Color Atlas of Oral Pathology*. 5th ed. JB Lippincott; 1990. Chancre of Syphilis–Reimpressa de Wisdom A. *A Colour Atlas of Sexually Transmitted Diseases*. 2nd ed. Wolfe Medical Publications; 1989. Copyright © 1989 Elsevier. Com autorização. Carcinoma of the Lip–Reimpressa de Tyldesley WR. *A Colour Atlas of Orofacial Diseases*. 2nd ed. Wolfe Medical Publications; 1991. Copyright © 1991 Elsevier. Com autorização.

Tabela 14.2 Alterações da língua.

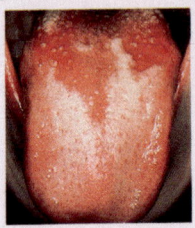

Língua geográfica. Áreas dispersas sem papilas, com aspecto semelhante a um mapa; lesão benigna

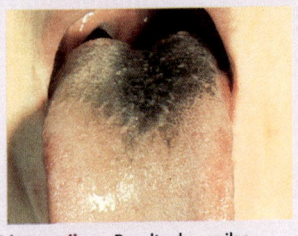

Língua pilosa. Resulta de papilas alongadas de coloração amarelada, marrom ou preta; lesão benigna

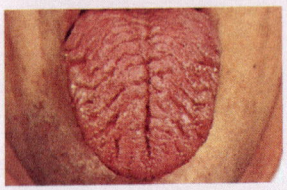

Língua fissurada. Pode aparecer com o envelhecimento; lesão benigna.

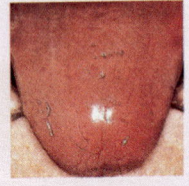

Língua lisa. Resulta do desaparecimento das papilas; observada na deficiência de riboflavina, niacina, ácido fólico, vitamina B12, piridoxina ou ferro e como efeito de quimioterapia

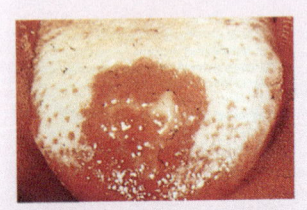

Candidíase. Camada branca espessa que, ao ser raspada, revela superfície vermelha cruenta; a língua também pode estar vermelha; entre os fatores predisponentes, estão antibióticos, corticosteroides e AIDS

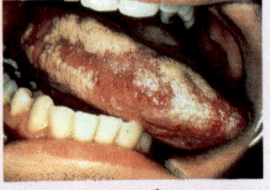

Leucoplaquia pilosa. Áreas brancas, elevadas e semelhantes a plumas, geralmente nas laterais da língua. Vista em pessoas com infecção pelo HIV/AIDS

continua

Tabela 14.2 Alterações da língua. (*continuação*)

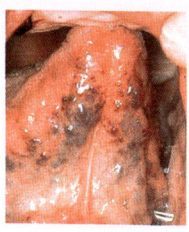

Veias varicosas. Manchas redondas e escuras na superfície inferior da língua, associadas com o envelhecimento; também chamadas de *pápulas caviar-símiles*

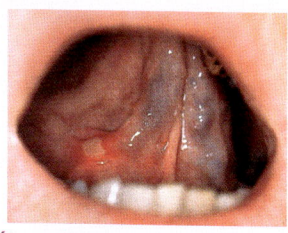

Úlcera aftosa (estomatite aftosa). Ulceração esbranquiçada, pequena e dolorosa, com um halo vermelho; cicatriza dentro de 7 a 10 dias

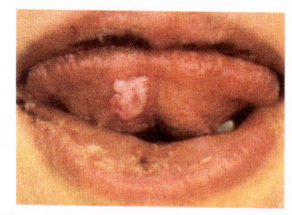

Placa mucosa da sífilis. Lesão oval, discretamente elevada, coberta por uma membrana acinzentada

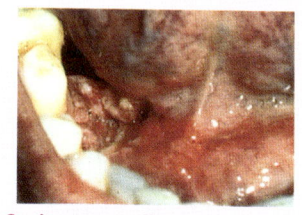

Carcinoma, assoalho da boca. Processo maligno que deve ser aventado sempre que um nódulo ou ulceração não cicatriza na base ou nas margens da boca

Fontes das fotografias: Fissured Tongue, Candidiasis, Mucous Patch, Leukoplakia, Carcinoma–Robinson HBG et al. *Colby, Kerr, and Robinson's Color Atlas of Oral Pathology.* 5th ed. JB Lippincott; 1990. Smooth Tongue–Jensen S. *Nursing Health Assessment: A Best Practice Approach.* 3rd ed. Wolters Kluwer; 2019. Figure 15-25. Geographic Tongue–From the Centers for Disease Control Public Health Image Library; ID #16520. Hairy Leukoplakia–From the Centers for Disease Control Public Health Image Library, photo credit Sol Silverman, Jr., DDS; ID #6061. Varicose Veins–Neville B et al. *Color Atlas of Clinical Oral Pathology.* Lea & Febiger, 1991.

Tabela 14.3 Alterações da faringe.

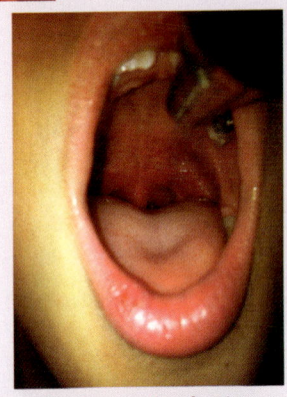

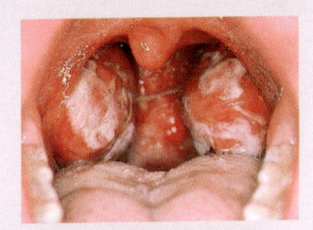

Faringite exsudativa. Orofaringe vermelha e dolorosa associada a placas de exsudato branco nas tonsilase, encontrada em pacientes com faringite estreptocócica e naqueles com algumas doenças virais

Faringite leve a moderada. Observe a vermelhidão e a vascularidade dos pilares e da úvula

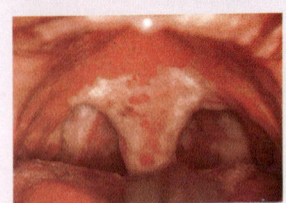

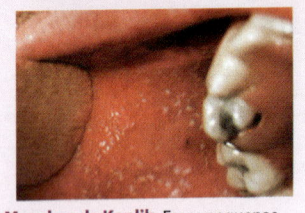

Difteria. Infecção aguda causada por *Corynebacterium diphtheriae*. A orofaringe é de coloração vermelho-escura, e um exsudato cinza é visto na úvula, na faringe e na língua

Manchas de Koplik. Essas pequenas lesões brancas, semelhantes a grãos de sal sobre uma base vermelha, são um sinal precoce de sarampo

Fontes das fotografias: Hatfield NT, Kincheloe CA. *Introductory Maternity & Pediatric Nursing*. 4th ed. Wolters Kluwer; 2018. Figure 41-12. Pharyngitis–Cortesia de Naline Lai, MD. Exudative tonsillitis – *Lippincott's Nursing Advisor 2012*; Figure 399-1. Diphtheria–Harnisch JP et al. Diphtheria among alcoholic urban adults. *Ann Intern Med*. 1989;111(1):71-82. Copyright © 1989 American College of Physicians. Todos os direitos reservados. Reimpressa, com autorização, de American College of Physicians, Inc. Koplik Spots–Cornelissen CN, Hobbs MM. *Lippincott® Illustrated Reviews: Microbiology*. 4th ed. Wolters Kluwer; 2020. Figure 34.10.

Tórax e Pulmões

Anamnese

Sintomas comuns ou relevantes.

- Dispneia (falta de ar)
- Sibilos
- Tosse e hemoptise
- Sonolência diurna, ronco e distúrbios do sono
- Dor torácica (ver também Capítulo 16, *Sistema Cardiovascular*)

Dispneia (falta de ar)

A *dispneia*, ou *falta de ar*, é uma percepção indolor, porém desconfortável, da respiração, inadequada para o nível de esforço. Para pacientes com dispneia, concentre-se nas possíveis queixas pulmonares ou cardiovasculares.

Em razão das variações de idade, peso corporal e aptidão física, não existe uma escala absoluta para quantificar a dispneia. Em vez disso, faça o possível para determinar a gravidade dessa condição com base nas atividades diárias do paciente.

Ver Tabela 15.1, Dispneia, e Algoritmo 15.1, Abordagem ao paciente com dispneia.

Sibilos

Sibilos são sons respiratórios musicais que podem ser ouvidos pelo paciente e por outras pessoas.

Ocorrem quando há obstrução parcial das vias respiratórias inferiores por secreções e inflamação dos tecidos na asma brônquica ou por corpo estranho.

Tosse e hemoptise

Para queixas de tosse, faça uma avaliação completa. Duração: *aguda* (< 3 semanas), *subaguda* (3 a 8 semanas) ou *crônica* (> 8 semanas)? Seca ou produtiva? Tosse com vestígios de sangue ou sanguinolenta, conhecida como *hemoptise*?

Ver Tabela 15.2, Tosse e hemoptise, Algoritmo 15.2, Abordagem ao paciente com tosse, e Algoritmo 15.3, Abordagem ao paciente com hemoptise.

ANAMNESE	POSSÍVEIS ACHADOS

Sonolência diurna, ronco e distúrbios do sono

Os pacientes podem relatar sonolência diurna excessiva e fadiga. Pergunte ao paciente ou ao seu parceiro em relação a problemas com roncos.

Roncos, apneias testemunhadas ≥ 10 segundos, despertar com sensação de asfixia ou cefaleia matinal apontam para apneia obstrutiva do sono.

Dor torácica

Queixas de *dor* ou *desconforto no tórax* levantam preocupações em relação ao coração, porém geralmente surgem de problemas no tórax e nos pulmões. Para esse importante sintoma, tenha em mente as possíveis causas mostradas no Boxe 15.1.

Ver também Tabela 16.1, Dor torácica, no Capítulo 16, *Sistema Cardiovascular*.

Boxe 15.1 Fontes de dor torácica e causas relacionadas.

Fonte	Possíveis causas
Miocárdio	Angina de peito, infarto agudo do miocárdio, miocardite
Pericárdio	Pericardite
Aorta	Aneurisma dissecante da aorta
Traqueia e grandes brônquios	Bronquite
Pleura parietal	Pericardite, pneumonia, pneumotórax, derrame pleural, embolia pulmonar, doença do tecido conjuntivo
Parede torácica, incluindo a pele, os sistemas musculoesquelético e neurológico	Costocondrite, herpes-zóster
Esôfago	Doença do refluxo gastresofágico, espasmo esofágico, laceração esofágica
Estruturas extratorácicas, como pescoço, vesícula biliar e estômago	Artrite cervical, cólica biliar, gastrite

Para uma discussão mais aprofundada da dor torácica aos esforços possivelmente relacionada com causas cardiovasculares, ver Capítulo 16, *Sistema Cardiovascular*.

Técnicas de exame

Principais componentes do exame do tórax e do pulmão.

- Avaliação da respiração (frequência, ritmo, profundidade, esforço respiratório)
- Examine as partes anterior e posterior do tórax:
  - Inspecione o tórax
  - Palpe tórax
  - Percute o tórax
  - Ausculte o tórax

Tórax

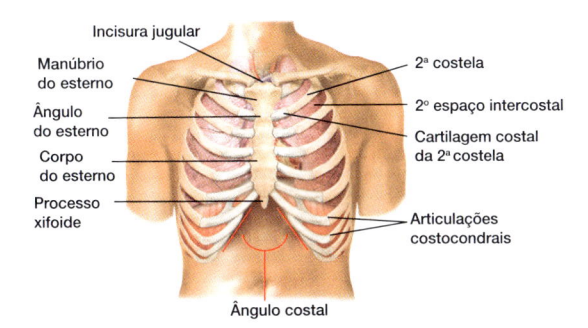

Figura 15.1 Anatomia da parede torácica.

Inspecione o tórax (Figura 15.1) e os movimentos respiratórios.
As Figuras 15.2 e 15.3 mostram as linhas verticais teóricas utilizadas para descrever as localizações anatômicas no tórax.
Observe:

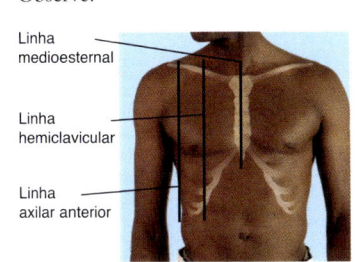
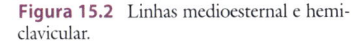

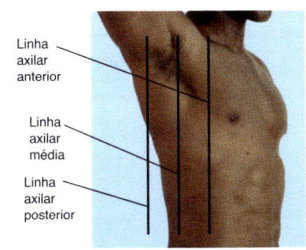

Figura 15.2 Linhas medioesternal e hemiclavicular.

Figura 15.3 Linhas axilares anterior, média e posterior.

TÉCNICAS DE EXAME	POSSÍVEIS ACHADOS
▪ Coloração da face	Cianose e palidez nos lábios e na mucosa oral indicam hipoxia
▪ Frequência, ritmo, profundidade e esforço respiratórios	Taquipneia, hiperpneia, respiração de Cheyne-Stokes. Ver Tabela 15.3, Alterações na frequência e no ritmo respiratórios
▪ Retração inspiratória das regiões supraclaviculares	Ocorre na doença pulmonar obstrutiva crônica (DPOC), na asma brônquica, na obstrução das vias respiratórias superiores
▪ Contração inspiratória dos músculos esternocleidomastóideos.	Indica dificuldade respiratória grave.
Observe a forma do tórax do paciente.	Tórax normal ou em barril (ver Tabela 15.4, Deformidades do tórax).

Tórax posterior

Inspecione o tórax posterior à procura de:

▪ Assimetria na expansibilidade torácica	A expansibilidade assimétrica ocorre em caso de grandes derrames pleurais
▪ Retração inspiratória acentuada nos espaços intercostais	Retração na asma brônquica, na DPOC, na obstrução das vias respiratórias superiores
▪ Comprometimento ou movimento *defasado* unilateral durante a respiração.	Doença do pulmão ou pleura subjacente, paralisia do nervo frênico.

Palpe o tórax à procura de:

▪ Áreas sensíveis	Costelas fraturadas
▪ Avaliação de alterações visíveis	Massas, perfurações da pele que atingem os pulmões
▪ Expansibilidade torácica (Figura 15.4)	Comprometimento de ambos os lados na DPOC e na doença pulmonar restritiva; diminuída ou defasada unilateralmente na fibrose crônica do pulmão ou da pleura subjacente, no derrame pleural, na pneumonia lobar, na dor pleural com imobilização associada, na obstrução brônquica unilateral e na paralisia do hemidiafragma

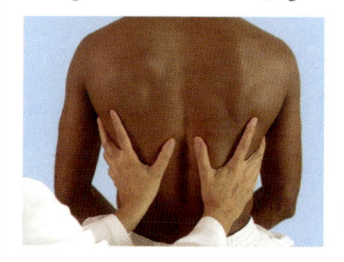

Figura 15.4   Avaliação da expansibilidade torácica.

TÉCNICAS DE EXAME	POSSÍVEIS ACHADOS
■ Frêmito toracovocal – peça ao paciente que repita as palavras "*trinta e três*" ou "*um-um-um*". Identifique e localize quaisquer áreas de frêmito *aumentado*, *diminuído* ou *ausente*.	Diminuição ou ausência de frêmito toracovocal quando a transmissão das vibrações para o tórax está comprometida por uma parede torácica espessa; obstrução brônquica; DPOC ou derrame pleural, fibrose, ar (*pneumotórax*) ou um tumor infiltrante.
	Frêmito toracovocal reduzido assimetricamente no derrame pleural unilateral, no pneumotórax ou em neoplasias; frêmito assimétrico aumentado ocorre na pneumonia unilateral, o que aumenta a transmissão pelo tecido consolidado.
Percute o tórax, comparando um lado com o outro em cada nível (Boxe 15.2), usando o "padrão escalonado" lado a lado, conforme mostrado nas Figuras 15.5 e 15.6.	Macicez quando líquido ou tecido sólido substituem o pulmão normal cheio de ar; hiper-ressonância nos casos de enfisema pulmonar ou pneumotórax.

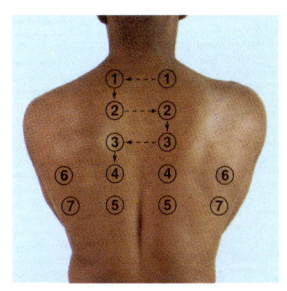

Figura 15.5 Percute e ausculte seguindo um padrão escalonado.

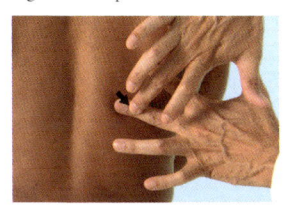

Figura 15.6 Golpeie o dedo ple-xímetro com o dedo médio direito.

TÉCNICAS DE EXAME	POSSÍVEIS ACHADOS

Boxe 15.2 Notas de percussão e suas características.

	Intensidade relativa, tom e duração	Exemplos
Macicez pétrea	Suave/alto/curta	Derrame pleural grande
Macicez	Média/médio/média	Pneumonia lobar
Som claro pulmonar (ressonância)	Intensa/baixo/longa	Pulmão normal, bronquite crônica aguda
Hipersonoridade (hiper-ressonância)	Mais intensa/mais baixo/mais longa	DPOC, pneumotórax
Timpanismo	Intensa/alto (o timbre é musical)	Pneumotórax grande

Percute o nível da macicez diafragmática de cada lado e estime a excursão do diafragma depois da inspiração completa do paciente (Figura 15.7).

O derrame pleural ou a paralisia do diafragma eleva o nível de macicez.

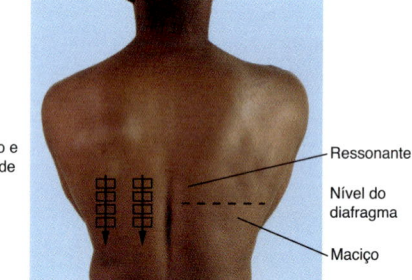

Localização e sequência de percussão

Ressonante

Nível do diafragma

Maciço

Figura 15.7 Identifique a extensão da excursão diafragmática.

Ausculte o tórax com estetoscópio (siga o padrão escalonado), comparando os lados novamente.

Ver Tabela 15.5, Achados físicos em algumas doenças torácicas.

- Avalie os sons respiratórios (Boxe 15.3)

Murmúrio vesicular, som broncovesicular ou som brônquico; diminuição dos sons respiratórios devido à redução do fluxo de ar

- Observe se existem *ruídos adventícios*.

Estertores (finos e grossos) e sons contínuos (sibilos e roncos).

Boxe 15.3 Características dos sons respiratórios.

	Duração	Intensidade e tom do som expiratório	Exemplo de localização
Vesicular	Insp. > exp.	Suave/grave	Maior parte do pulmão
Broncovesicular	Insp. = exp.	Média/médio	1º e 2º espaços intercostais, região interescapular
Brônquico	Insp. < exp.	Intensa/alto	Sobre o manúbrio
Traqueal	Insp. = exp.	Muito intensa/alto	Sobre a traqueia

A duração é indicada pelo comprimento da linha, pela intensidade da largura da linha e pelo tom da inclinação da linha.

Boxe 15.4 Ruídos adventícios.

Estertores	Sibilos e roncos
Descontínuos	**Contínuos**
▪ Intermitentes, não musicais e breves	▪ Sinusoidais, musicais, prolongados (mas não persistem necessariamente por todo o ciclo respiratório)
▪ Como pontos no tempo	▪ Como traços no tempo
▪ *Estertores finos:* suaves, de tom alto (aproximadamente 650 Hz), muito breves (5 a 10 ms)	▪ *Sibilos:* relativamente altos (≥ 400 Hz), com qualidade estridente ou sibilante (> 80 ms)
▪ *Estertores grossos:* um pouco mais intensos, tom mais grave (aproximadamente 350 Hz), breves (15 a 30 ms)	▪ *Roncos:* relativamente baixos (150 a 200 Hz), com qualidade de ronco (> 80 ms)

Fonte: Loudon R et al. Lung sounds. *Am Rev Respir Dis*. 1994;130:663; Bohadana A et al. Fundamentals of lung auscultation. *N Engl J Med*. 2014;370:744.

TÉCNICAS DE EXAME	POSSÍVEIS ACHADOS
Observe as qualidades dos sons respiratórios, o momento do ciclo respiratório em que ocorrem e a sua localização na parede torácica. Eles desaparecem com a respiração profunda ou a tosse?	O desaparecimento após a tosse sugere atelectasia.
Em caso de desconforto respiratório, ausculte o pescoço e os pulmões à procura de:	
■ Assobio inspiratório audível e agudo (*estridor*).	O estridor pode ocorrer na obstrução das vias respiratórias superiores por corpo estranho ou epiglotite e requer avaliação imediata.
Avalie a voz transmitida (Boxe 15.5) e os sons respiratórios brônquicos ouvidos em locais anormais. Peça ao paciente que:	
■ Diga "trinta e três" e "iii"	*Broncofonia*, se os sons se tornarem mais altos; *egofonia* se o som "iii" se modificar para "ei" em razão de uma consolidação lobar
■ Sussurre "trinta e três" ou "um, dois, três".	Sons sussurrados mais intensos e nítidos são denominados *pectorilóquia afônica*.

Boxe 15.5 Sons vocais transmitidos.

Através do pulmão normal preenchido com ar	Através do pulmão sem ar[a]
Geralmente acompanhados de murmúrio vesicular e frêmito toracovocal normal	Costumam ser acompanhados de sons brônquicos ou broncovesiculares e frêmito toracovocal aumentado
As palavras faladas ficam abafadas e indistintas	As palavras faladas ficam mais intensas e nítidas (*broncofonia*)
O "iii" falado é auscultado como "iii"	O "iii" falado é auscultado como "ei" (*egofonia*)
As palavras sussurradas ficam distantes e pouco nítidas, se chegarem a ser auscultadas	Palavras sussurradas mais intensas, nítidas (*pectorilóquia afônica*)

[a]Como na pneumonia lobar e próximo à parte superior de um derrame pleural volumoso.

Tórax anterior

Inspecione o tórax anterior quanto a:

■ Deformidades ou assimetria	*Pectus excavatum*
■ Retração intercostal	Por obstrução das vias respiratórias

TÉCNICAS DE EXAME	POSSÍVEIS ACHADOS
■ Comprometimento ou "retardo" do movimento respiratório.	Doença do pulmão ou pleura subjacente, paralisia do nervo frênico.
Palpe o tórax à procura de/para: ■ Áreas dolorosas à palpação	Músculos peitorais dolorosos à palpação, costocondrite
■ Avaliação de alterações visíveis ■ Expansibilidade torácica ■ Frêmito toracovocal.	Tórax instável.
Percute o tórax nas áreas ilustradas na Figura 15.8.	A macicez cardíaca normal pode desaparecer no enfisema pulmonar.

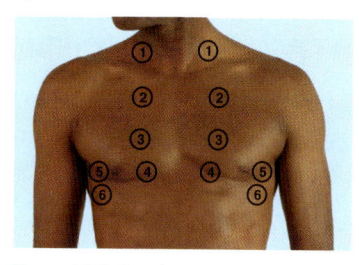

Figura 15.8 Locais para percussão em um padrão "escalonado".

Ausculte o tórax. Avalie os sons respiratórios, os eventuais ruídos adventícios e, se indicado, os sons da voz transmitida, conforme discutido previamente.

Registro dos achados

Registro dos achados do exame do tórax e dos pulmões.

"Tórax simétrico, com boa expansibilidade. Pulmões ressonantes (som claro pulmonar). Sons respiratórios normais; ausência de estertores, sibilos ou roncos. Diafragmas descem 4 cm bilateralmente."

OU

"Tórax simétrico com hipercifose moderada, aumento do diâmetro anteroposterior (AP) e expansibilidade diminuída. Pulmões estão hiper-ressonantes. Sons respiratórios diminuídos, com retardo na fase expiratória e sibilos expiratórios difusos. Redução do frêmito toracovocal; ausência de broncofonia, egofonia ou pectorilóquia afônica. Diafragmas descem 2 cm bilateralmente."

Esses achados sugerem DPOC.

Promoção e orientação da saúde: evidências e recomendações

Tópicos importantes para promoção e orientação da saúde.

- Rastreamento de câncer de pulmão
- Tuberculose latente
- Rastreamento de apneia obstrutiva do sono
- Parar de fumar (ver Capítulo 6, *Manutenção da Saúde e Rastreamento*)
- Imunizações: vacinas contra *influenza* e pneumonia estreptocócica (ver Capítulo 6, *Manutenção da Saúde e Rastreamento*)

Câncer de pulmão

O câncer de pulmão é o segundo câncer mais frequentemente diagnosticado nos EUA e é a principal causa de morte por câncer em homens e mulheres. O tabagismo é, de longe, o principal fator de risco para câncer de pulmão, sendo responsável por cerca de 90% das mortes por esse tipo de câncer. A U.S. Preventive Services Task Force (USPSTF) dos EUA recomenda o rastreamento anual utilizando tomografia computadorizada de baixa dose (TCBD) para fumantes atuais (ou aqueles que pararam de fumar nos últimos 15 anos) que fumaram um maço de cigarros por 30 anos, em média, e com idade entre 55 e 80 anos (recomendação de grau B).

Tuberculose latente

Ao contrário das pessoas com tuberculose ativa, aquelas com tuberculose latente não apresentam sintomas e não são contagiosas. No entanto, elas podem desenvolver tuberculose ativa se não receberem tratamento. A USPSTF indica o rastreamento de adultos assintomáticos com o teste tuberculínico (TST) ou o teste de liberação de interferona gama (IGRA) (recomendação de grau B).

Rastreamento de apneia obstrutiva do sono

Em 2017, a USPSTF concluiu que as evidências eram insuficientes para avaliar o equilíbrio entre os benefícios e os danos do rastreamento de apneia obstrutiva do sono (AOS) entre adultos assintomáticos.

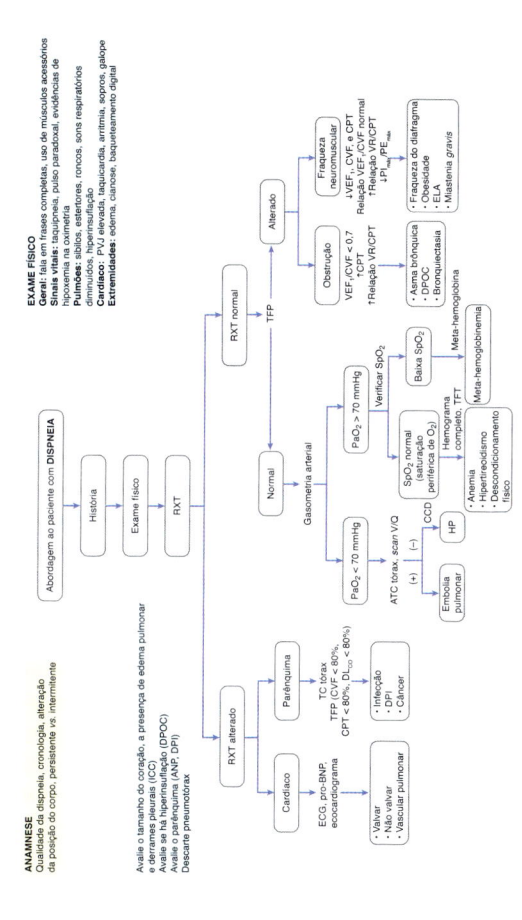

Algoritmo 15.1 Abordagem ao paciente com dispneia. (Nota: embora não abranja todas as situações, esse algoritmo pode ser uma abordagem inicial útil para sintetizar informações coletadas na anamnese e no exame físico.) ANP, amiloidose nodular pulmonar; ATC, angiografia por tomografia computadorizada; CCD, cateterismo cardíaco direito; CPT, capacidade pulmonar total; CVF, capacidade vital forçada; DPI, doença pulmonar intersticial; DL$_{CO}$, capacidade de difusão do monóxido de carbono; DPOC, doença pulmonar obstrutiva crônica; ECG, eletrocardiograma; HP, hipertensão pulmonar; ICC, insuficiência cardíaca congestiva; ELA, esclerose lateral amiotrófica; PE$_{max}$, pressão expiratória máxima; PI$_{max}$, pressão inspiratória máxima; pro-BNP, peptídeo natriurético cerebral; PVJ, pressão venosa jugular; RXT, radiografia de tórax; TC, tomografia computadorizada; TFP, testes de função pulmonar; TFT, testes de função da tireoide; VEF, volume expiratório forçado; VR, volume residual.

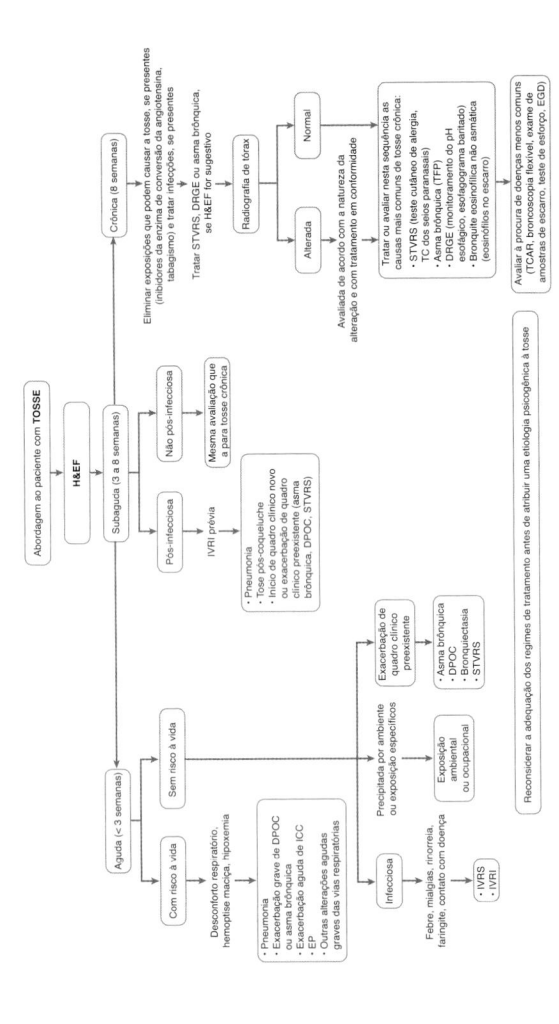

Algoritmo 15.2 Abordagem ao paciente com tosse. (Nota: embora não abranja todas as situações, esse algoritmo pode ser uma abordagem inicial útil para sintetizar informações coletadas na anamnese e no exame físico.) DPOC, doença pulmonar obstrutiva crônica; DRGE, doença do refluxo gastresofágico; EGD, esofagogastroduodenoscopia; EP, embolia pulmonar; H&EF, história e exame físicos; ICC, insuficiência cardíaca congestiva; IVRI, infecção das vias respiratórias inferiores; IVRS, infecção das vias respiratórias superiores; STVRS, síndrome da tosse das vias respiratórias superiores; TC, tomografia computadorizada; TCAR, tomografia computadorizada de alta resolução; TFP, testes de função pulmonar.

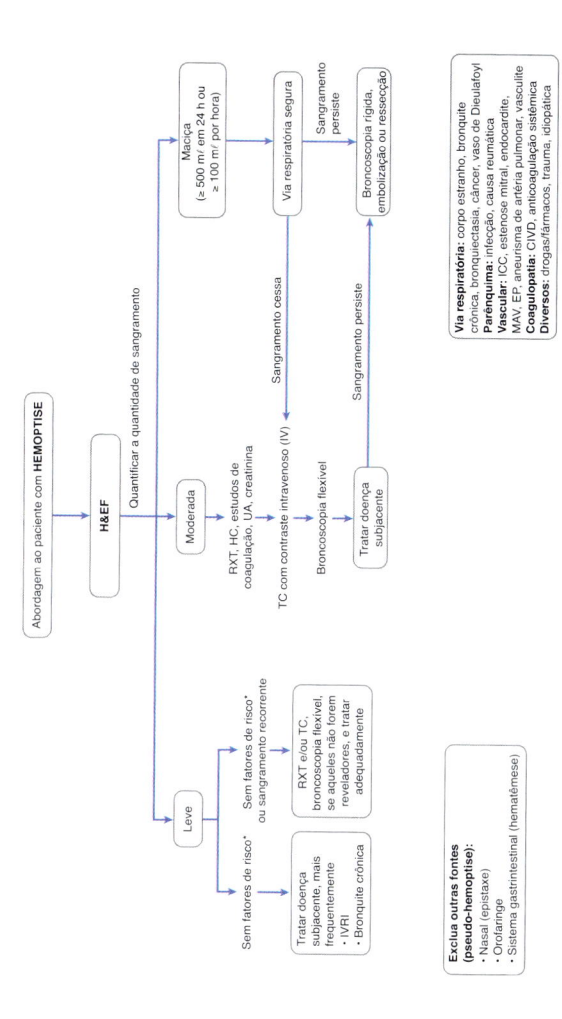

Algoritmo 15.3 Abordagem ao paciente com hemoptise. (Nota: embora não abranja todas as situações, esse algoritmo pode ser uma abordagem inicial útil para sintetizar informações coletadas na anamnese e no exame físico.) * Fatores de risco: tabagismo, idade > 40 anos, alto risco de tuberculose ou malignidade. CIVD, coagulação intravascular disseminada; EP, embolia pulmonar; H&EF, história e exame físicos; HC, hemograma completo; ICC, insuficiência cardíaca congestiva; IVRI, infecção das vias respiratórias inferiores; MAV, malformação arteriovenosa; RXT, radiografia de tórax; TC, tomografia computadorizada; UA, urinálise.

Conteúdo da figura:

Abordagem ao paciente com **HEMOPTISE**

H&EF

Quantificar a quantidade de sangramento

Leve

Sem fatores de risco*

Tratar doença subjacente, mais frequentemente
• IVRI
• Bronquite crônica

Sem fatores de risco* ou sangramento recorrente

RXT e/ou TC, broncoscopia flexível, se aqueles não forem reveladores, e tratar adequadamente

Moderada

RXT, HC, estudos de coagulação, UA, creatinina

TC com contraste intravenoso (IV)

Broncoscopia flexível

Sangramento cessa → Tratar doença subjacente

Sangramento persiste

Maciça
(≥ 500 m² em 24 h ou ≥ 100 m² por hora)

Via respiratória segura

Sangramento persiste

Broncoscopia rígida, embolização ou ressecção

Exclua outras fontes (pseudo-hemoptise):
• Nasal (epistaxe)
• Orofaringe
• Sistema gastrintestinal (hematêmese)

Via respiratória: corpo estranho, bronquite crônica, bronquiectasia, câncer, vaso de Dieulafoy
Parênquima: infecção, causa reumática
Vascular: ICC, estenose mitral, endocardite, MAV, EP, aneurisma de artéria pulmonar, vasculite
Coagulopatia: CIVD, anticoagulação sistêmica
Diversos: drogas/fármacos, trauma, idiopática

Recursos de interpretação

Tabela 15.1 Dispneia.

Problema	Cronologia	Fatores desencadeadores/ de melhora; sintomas associados
Insuficiência cardíaca esquerda (*insuficiência ventricular esquerda ou estenose mitral*)	A dispneia pode evoluir lenta ou rapidamente, como no edema agudo de pulmão	↑ aos esforços físicos, decúbito ↓ com o repouso, ao ficar na posição sentada, embora a dispneia possa se tornar persistente *Sintomas associados:* com frequência, tosse, ortopneia, dispneia paroxística noturna; às vezes sibilos
Bronquite crônica (*pode ocorrer em pacientes com DPOC*)	Tosse produtiva crônica seguida de dispneia lentamente progressiva	↑ aos esforços físicos, agentes inalatórios irritantes, infecções respiratórias ↓ com a expectoração, em repouso, embora a dispneia possa se tornar persistente *Sintomas associados:* tosse produtiva crônica, infecções respiratórias recorrentes; é possível que ocorram sibilos
Doença pulmonar obstrutiva crônica (DPOC)	Lentamente progressiva; tosse relativamente branda nas fases tardias	↑ aos esforços físicos ↓ com o repouso, embora a dispneia possa se tornar persistente *Sintomas associados:* tosse com uma quantidade escassa de escarro mucoide

continua

Tabela 15.1 Dispneia. (*continuação*)		
Problema	**Cronologia**	**Fatores desencadeadores/ de melhora; sintomas associados**
Asma brônquica	Episódios agudos, depois períodos assintomáticos; episódios noturnos são comuns	↑ com alergênicos, agentes irritantes, infecções respiratórias, exercícios físicos, emoções ↓ com afastamento dos fatores agravantes *Sintomas associados:* sibilos, tosse, sensação de opressão torácica
Doenças pulmonares intersticiais difusas (*sarcoidose, neoplasias, asbestose, fibrose pulmonar idiopática*)	De natureza progressiva; a evolução varia de acordo com a causa	↑ aos esforços físicos ↓ com o repouso, embora a dispneia possa se tornar persistente *Sintomas associados:* com frequência, fraqueza, fadiga; tosse é menos comum do que em outras doenças pulmonares
Pneumonia	Doença aguda; a cronologia varia de acordo com o agente causal	*Sintomas associados:* dor pleurítica, tosse, expectoração, febre, embora não ocorra sempre
Pneumotórax espontâneo	Dispneia de início súbito	*Sintomas associados:* dor pleurítica, tosse
Embolia pulmonar aguda	Dispneia de início súbito	*Sintomas associados:* geralmente nenhum; dor retroesternal em caráter de opressão se a oclusão for maciça; dor pleurítica, tosse, síncope, hemoptise e/ou edema e dor unilateral em membro inferior por incitar uma trombose venosa profunda; ansiedade

Tabela 15.2 Tosse e hemoptise.

Condição	Tosse, expectoração, sintomas associados e contexto
Inflamação aguda	
Laringite	*Tosse e expectoração:* seca, ou com volumes variáveis de escarro *Contexto e sintomas associados:* doença aguda, relativamente branda, associada à rouquidão. Associada à nasofaringite viral
Bronquite aguda	*Tosse e expectoração:* seca ou produtiva *Contexto e sintomas associados:* doença aguda, com frequência viral e desconforto retroesternal em caráter de queimação
Pneumonias virais e por Mycoplasma	*Tosse e expectoração:* seca e entrecortada, frequentemente com expectoração mucoide *Contexto e sintomas associados:* doença febril aguda, em geral com mal-estar, cefaleia e, possivelmente, dispneia
Pneumonias bacterianas	*Tosse e expectoração:* escarro mucoide ou purulento; pode ter vestígios de sangue, ser rosado ou ferruginoso *Contexto e sintomas associados:* doença aguda com calafrios, muitas vezes com febre alta, dispneia e dor torácica. Comumente causada por *Streptococcus, Haemophilus influenzae, Moraxella catarrhalis; Klebsiella* no alcoolismo
Inflamação crônica	
Gotejamento pós-nasal	*Tosse e expectoração:* tosse crônica com expectoração mucoide ou mucopurulenta *Contexto e sintomas associados:* pigarros repetidos, gotejamento pós-nasal, secreção na parte posterior da faringe. Associado à rinite crônica, com ou sem sinusite

continua

Tabela 15.2 Tosse e hemoptise. (*continuação*)

Condição	Tosse, expectoração, sintomas associados e contexto
Bronquite crônica	*Tosse:* crônica *Expectoração:* mucoide a purulenta; pode ter vestígios de sangue ou ser sanguinolenta *Contexto e sintomas associados:* muitas vezes, tabagismo de longa data. Infecções sobrepostas recorrentes; muitas vezes com sibilos e dispneia
Bronquiectasia	*Tosse e expectoração:* tosse crônica; expectoração mucoide a purulenta, pode ter vestígios de sangue ou ser sanguinolenta *Contexto e sintomas associados:* infecções broncopulmonares recorrentes são comuns; pode coexistir sinusite
Tuberculose pulmonar	*Tosse e expectoração:* seca, mucoide ou purulenta; pode ter vestígios de sangue ou ser sanguinolenta *Contexto e sintomas associados:* no início, nenhum sintoma. Posteriormente, anorexia, perda ponderal, fadiga, febre e sudorese noturna
Abscesso pulmonar	*Tosse e expectoração:* expectoração purulenta e de odor fétido; pode ser sanguinolenta *Contexto e sintomas associados:* muitas vezes, precedido de pneumonia por aspiração dos anaeróbios orais e higiene dentária precária; frequentemente com disfagia, comprometimento da consciência
Asma brônquica	*Tosse e expectoração:* espessa e mucoide, especialmente próximo ao fim da crise *Contexto e sintomas associados:* sibilos e dispneia episódicos, porém pode haver tosse isolada. Frequentemente há história pregressa de alergia

continua

Tabela 15.2 Tosse e hemoptise. (*continuação*)

Condição	Tosse, expectoração, sintomas associados e contexto
Refluxo gastresofágico	*Tosse e expectoração:* tosse crônica, principalmente à noite ou no início da manhã *Contexto e sintomas associados:* sibilos, especialmente à noite (com frequência confundidos com asma), rouquidão matinal e pigarros frequentes. Em geral, o paciente se queixa de pirose e regurgitação
Neoplasias	
Câncer de pulmão	*Tosse:* seca a produtiva *Expectoração e tosse:* tosse seca a produtiva; expectoração que pode ter laivos de sangue ou ser sanguinolenta *Contexto e sintomas associados:* normalmente com dispneia, perda de peso e história de tabagismo
Distúrbios cardiovasculares	
Insuficiência ventricular esquerda ou estenose mitral	*Tosse e expectoração:* tosse frequentemente seca, sobretudo aos esforços físicos ou à noite. A expectoração se torna rosada e espumosa, como no edema pulmonar, ou progride para hemoptise franca *Contexto e sintomas associados:* dispneia, ortopneia, dispneia paroxística noturna
Embolia pulmonar	*Tosse e expectoração:* tosse seca, às vezes com hemoptise *Contexto e sintomas associados:* taquipneia, dor pleurítica ou torácica, dispneia, febre, síncope, ansiedade; fatores que predispõem à trombose venosa profunda
Partículas, produtos químicos ou gases irritantes	*Tosse e expectoração:* variáveis. Existe um período de latência entre a exposição e o aparecimento dos sinais e sintomas *Contexto e sintomas associados:* exposição a agentes irritantes; sintomas oculares, nasais e faríngeos

Fontes: Irwin RS, Madison JM. The diagnosis and treatment of cough. *N Engl J Med.* 2000;343:1715; Metlay JP, Kapoor WN, Fine MJ. Does this patient have community-acquired pneumonia? Diagnosing pneumonia by history and physical examination. *JAMA.* 1997;378:1440; Neiderman M. In the clinic: community-acquired pneumonia. *Ann Intern Med.* 2009;151:ITC4–1; Barker A. Bronchiectasis. *N Engl J Med.* 2002;346:1383; Wenzel RP, Fowler AA. Acute bronchitis. *N Engl J Med.* 2006;355:2125; Kerlin MP. In the clinic. Asthma. *Ann Intern Med.* 2014;160:ITC3–1; Escalante P. In the clinic: tuberculosis. *Ann Intern Med.* 2009;150:ITC6–1; Agnelli G, Becattini C. Acute pulmonary embolism. *N Engl J Med.* 2010;363:266.

Tabela 15.3 Alterações na frequência e no ritmo respiratórios.	
Inspiração Expiração	**Normal.** A frequência respiratória normal em adultos é de 14 a 20 respirações por minuto (rpm); em lactentes, é de até 44 rpm
	Respiração rápida e superficial *(taquipneia)*. Muitas causas, incluindo intoxicação por salicilatos, doença pulmonar restritiva, dor torácica pleurítica e elevação do diafragma
	Respiração profunda e rápida *(hiperpneia, hiperventilação)*. Muitas causas, incluindo exercícios físicos, ansiedade, acidose metabólica, lesão do tronco encefálico. A respiração de Kussmaul, decorrente da acidose metabólica, é profunda, porém a frequência respiratória pode ser rápida, lenta ou normal
	Respiração lenta *(bradipneia)*. Pode ser secundária ao coma diabético e à depressão respiratória induzida por fármacos/drogas ilícitas
Hiperpneia Apneia	**Respiração de Cheyne-Stokes.** Alternância rítmica entre períodos de hiperpneia e apneia. Em lactentes e idosos, pode ser normal durante o sono; acompanha também a lesão encefálica, a insuficiência cardíaca, a uremia e a depressão respiratória induzida por fármacos/drogas ilícitas
	Respiração atáxica *(de Biot)*. Irregularidade imprevisível de profundidade e frequência. As causas incluem meningite, depressão respiratória e lesão encefálica
Suspiros	**Respiração suspirosa.** Respiração caracterizada por suspiros frequentes. Quando associada a outros sintomas, sugere síndrome de hiperventilação. Suspiros ocasionais são normais
Expiração prolongada	**Respiração obstrutiva.** Na doença pulmonar obstrutiva, a expiração é prolongada, pois as vias respiratórias estreitadas aumentam a resistência ao fluxo de ar. As causas incluem asma, bronquite crônica e DPOC

Tabela 15.4 Deformidades do tórax.

Adulto normal
O tórax é mais largo do que profundo; seu diâmetro lateral é maior que o diâmetro anteroposterior (AP)

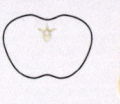 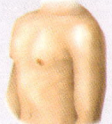

Tórax em tonel (barril)
Aumento do diâmetro AP observado em lactentes normais e no envelhecimento normal; também visto na DPOC

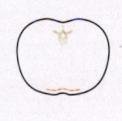 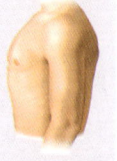

Tórax instável traumático
Se houver fratura de múltiplas costelas, observam-se movimentos paradoxais do tórax. A descida do diafragma diminui a pressão intratorácica durante a inspiração e a região fraturada pode movimentar-se para dentro; na expiração, ela move-se para fora

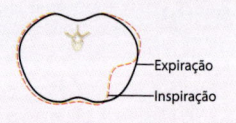

Expiração
Inspiração

Pectus excavatum *(tórax escavado)*
Depressão na parte inferior do esterno. A compressão associada do coração e dos grandes vasos pode causar sopros cardíacos

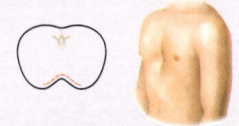

Pectus carinatum *(peito de pombo)*
O esterno está deslocado para a frente, aumentando o diâmetro AP; as cartilagens costais adjacentes ao esterno protruso estão deprimidas

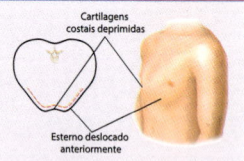

Cartilagens costais deprimidas

Esterno deslocado anteriormente

Cifoescoliose torácica
As curvaturas da coluna vertebral anormais e a rotação vertebral deformam o tórax, dificultando a interpretação dos achados pulmonares

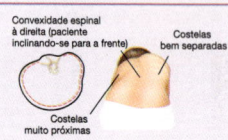

Convexidade espinal à direita (paciente inclinando-se para a frente)

Costelas bem separadas

Costelas muito próximas

Tabela 15.5 Achados físicos em algumas doenças torácicas.

	Traqueia	Tom à percussão	Sons respiratórios	Sons vocais transmitidos	Ruídos adventícios
Bronquite crônica	Linha média	Som claro atimpânico (ressonante)	Normais	Normais	Nenhum, ou sibilos, roncos, estertores
Insuficiência cardíaca esquerda (fase inicial)	Linha média	Som claro atimpânico (ressonante)	Normais	Normais	Estertores no final da inspiração nas bases pulmonares; possíveis sibilos
Consolidação[a]	Linha média	Macicez	Brônquicos	Aumentados[b]	Estertores no final da inspiração
Atelectasia (obstrução lobar)	Pode estar desviada *para o* lado da lesão	Macicez	Normalmente ausentes	Normalmente ausentes	Nenhum
Derrame pleural	Pode estar *afastada* do lado da lesão	Macicez	Diminuídos a ausentes	Diminuídos a ausentes	Geralmente nenhum, possível atrito pleural
Pneumotórax	Pode estar *afastada* do lado da lesão	Hipersonoridade (hiper-ressonante) ou timpânico	Diminuídos a ausentes	Diminuídos a ausentes	Possível atrito pleural
DPOC	Linha média	Hipersonoridade (hiper-ressonante)	Diminuídos a ausentes	Diminuídos	Nenhum ou sibilos e roncos da bronquite crônica
Asma brônquica	Linha média	Ressonante a hiper-ressonante	Podem ser obscurecidos por sibilos	Diminuídos	Sibilos, às vezes estertores crepitantes

[a]Como na pneumonia lobar, no edema pulmonar ou na hemorragia pulmonar.
[b]Com exacerbação do frêmito toracovocal, da broncofonia, da egofonia, da pectorilóquia afônica.

16

Sistema Cardiovascular

Anamnese

Sintomas comuns ou relevantes.

- Dor torácica (ver também Capítulo 15, *Tórax e Pulmões*)
- Falta de ar: dispneia, ortopneia ou dispneia paroxística noturna
- Palpitações
- Inchaço (*edema*) e desmaio (*síncope*)

Dor torácica

Seja sistemático ao pensar na gama de possíveis etiologias cardíacas, pulmonares e extratorácicas. Observe os clássicos sintomas de dor aos esforços, pressão ou desconforto no tórax, no ombro, no dorso, no pescoço ou no braço na angina torácica ou no infarto agudo do miocárdio. Descritores atípicos também são comuns, como cãibras, sensação de opressão precordial, dor perfurante ou, em raras ocasiões, dor nos dentes ou na mandíbula.

Na dissecção aguda de aneurismas da aorta, ocorre dor torácica prévia, com frequência dilacerante ou cortante, que irradia para as costas ou para o pescoço.

Consulte a Tabela 16.1, Dor torácica, e o Algoritmo 16.1, Abordagem ao paciente com dor torácica.

Dispneia

Questione em relação a qualquer falta de ar ou *dispneia* (percepção consciente e desconfortável da respiração, incompatível com o nível de esforço físico específico); pergunte também se há *ortopneia* (dispneia que ocorre quando o paciente está em decúbito dorsal e melhora quando ele se senta) ou *dispneia paroxística noturna* (episódios noturnos de dispneia súbita que despertam o paciente do sono). Lembre-se de que sintomas como dispneia, sibilos, tosse e hemoptise podem ser de origem cardíaca e pulmonar.

A ortopneia e a dispneia paroxística noturna ocorrem na insuficiência ventricular esquerda, na estenose mitral e na doença pulmonar obstrutiva.

Consulte o Algoritmo 15.1, Abordagem ao paciente com dispneia, no Capítulo 15, *Tórax e Pulmões*.

ANAMNESE	POSSÍVEIS ACHADOS

Palpitações

Pergunte em relação a qualquer percepção desagradável dos batimentos cardíacos, as *palpitações*. Outros termos descritivos incluem coração pulando, acelerado, palpitando, batendo forte ou parando. Contudo, as palpitações não necessariamente indicam doença cardíaca.

Se houver sintomas ou sinais de frequência cardíaca irregular, solicite um eletrocardiograma (ECG). A fibrilação atrial, que causa um pulso "irregularmente irregular", em geral é identificada à beira do leito.

Pacientes ansiosos e com hipertireoidismo podem relatar palpitações; consulte o Algoritmo 16.2, Abordagem ao paciente com palpitações.

Edema e síncope

Questione também se há *edema*, sobretudo nas pernas e nos pés; ou algum episódio de *síncope*.

Com frequência, as causas de edema são cardíacas (disfunção ventricular direita ou esquerda; hipertensão pulmonar) ou pulmonares (doença pulmonar obstrutiva crônica – DPOC).

A síncope ocorre na insuficiência cardíaca em estágio avançado e nas arritmias.

Além disso, ao avaliar os sintomas cardíacos, é importante determinar se o episódio sintomático foi compatível com o nível de atividade basal do paciente.

Técnicas de exame

Principais componentes do exame cardiovascular.

- Observe a aparência geral e meça a pressão arterial e a frequência cardíaca
- Estime o nível de pressão venosa jugular
- Ausculte as carótidas (sopro), uma de cada vez
- Palpe o pulso carotídeo, incluindo o movimento de ascensão da artéria carótida (amplitude, contorno da ascensão, duração) e a presença de frêmito
- Inspecione a parede torácica anterior (impulso apical, movimentos precordiais)
- Palpe o precórdio em busca de batimentos, frêmitos ou bulhas cardíacas palpáveis
- Palpe e localize o *ictus cordis* ou impulso apical

continua

TÉCNICAS DE EXAME	POSSÍVEIS ACHADOS

- Palpe o impulso sistólico do ventrículo direito, a artéria pulmonar e as áreas que correspondem à saída da aorta na parede torácica
- Ausculte B_1 e B_2 nas seis posições da base do ápice
- Identifique desdobramentos fisiológicos e paradoxais de B_2
- Ausculte e reconheça bulhas anormais no início da diástole, incluindo B_3, estalido de abertura (EA) da estenose mitral e B_4, na diástole
- Distinga sopros sistólicos e diastólicos, utilizando manobras, quando necessário; se presentes, identifique sua cronologia, forma, grau, localização, irradiação, tom e qualidade

Frequência cardíaca e pressão arterial

Conte a frequência de pulso radial ou apical. Faça uma estimativa da pressão arterial sistólica por meio da palpação e *adicione* 30 mmHg. Utilize esse valor como meta nas insuflações subsequentes.

Isso ajuda a detectar hiato auscultatório e evita o registro de uma pressão arterial sistólica inapropriadamente baixa.

Faça a aferição da pressão arterial usando um esfigmomanômetro. Caso indicado, *torne a verificá-la*.

A hipotensão ortostática (postural) 3 min após a mudança do decúbito dorsal para a posição ortostática é de pressão arterial sistêmica (PAS) ↓ ≥ 20 mmHg; frequência cardíaca (FC) ↑ ≥ 20 bpm.

Veias jugulares

Pulsações venosas jugulares. Na veia jugular interna direita, identifique o seu ponto mais elevado no pescoço. Comece com a cabeceira do leito elevada a 30°; ajuste-a conforme necessário, considerando a volemia do paciente.

Pressão venosa jugular (PVJ). Meça a distância vertical entre o ponto mais elevado e o ângulo do esterno, normalmente < 3 a 4 cm (Figura 16.1).

PVJ elevada na insuficiência cardíaca direita; diminuição da PVJ na hipovolemia por desidratação ou hemorragia digestiva.

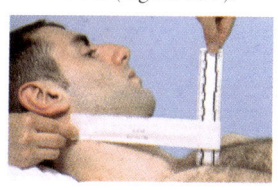

Figura 16.1 Meça a altura da PVJ.

TÉCNICAS DE EXAME	POSSÍVEIS ACHADOS
Estude as ondas da pulsação venosa. Observe a onda *a* da contração atrial e a onda *v* do enchimento venoso.	*Ondas a muito proeminentes* ocorrem na estenose tricúspide, na hipertensão pulmonar e na estenose pulmonar; *ondas a ausentes* ocorrem na fibrilação atrial. *Ondas v maiores* ocorrem na insuficiência tricúspide, na comunicação interatrial (CIA) e na pericardite constritiva.

Pulso carotídeo

Palpe a amplitude e o contorno do pulso carotídeo. O pulso carotídeo normal é vigoroso.	Pulso carotídeo tardio na estenose aórtica; pulso carotídeo latejante na insuficiência aórtica.
Pulso alternante. Palpe para verificar alteração na amplitude do pulso carotídeo. Reduza a pressão da braçadeira do esfigmomanômetro lentamente até o nível sistólico enquanto ausculta com o estetoscópio sobre a artéria braquial.	A variação da amplitude do pulso ou uma duplicação súbita dos sons de Korotkoff indica *pulso alternante*, sinal de insuficiência ventricular esquerda.
Pulso paradoxal. Reduza a pressão do esfigmomanômetro lentamente e observe dois níveis de pressão: (1) em que os sons de Korotkoff são auscultados pela primeira vez e (2) em que eles persistem durante o ciclo respiratório. Esses níveis normalmente não ultrapassam de 3 a 4 mmHg de diferença.	Uma queda > 10 mmHg durante a inspiração indica pulso paradoxal. Considere DPOC, asma brônquica, tamponamento pericárdico ou pericardite constritiva.
Ausculte à procura de sopros. *Sopros* são sons semelhantes a um murmúrio que surgem do fluxo sanguíneo arterial turbulento. Peça ao paciente para parar de respirar por aproximadamente 10 segundos e, em seguida, ouça com o diafragma do estetoscópio.	Embora geralmente sejam causados por estenose luminal aterosclerótica, os sopros também são causados por artéria carótida tortuosa, doença arterial da carótida externa, estenose aórtica, débito cardíaco elevado do hipertireoidismo e compressão externa da síndrome do desfiladeiro torácico. Os sopros não se correlacionam com a presença de doença subjacente clinicamente significativa.

Coração

Consulte o Boxe 16.1 para ver como posicionar o paciente e uma sugestão de sequência para o exame cardíaco.

Boxe 16.1 Sequência do exame cardíaco.

Posição do paciente	Exame
Em decúbito dorsal, com a cabeceira do leito elevada a 30°	Após examinar a PVJ e o pulso carotídeo, inspecione e palpe o precórdio: os segundos espaços intercostais direito e esquerdo; o ventrículo direito; e o ventrículo esquerdo, incluindo o impulso apical (diâmetro, localização)
Decúbito lateral esquerdo	Palpe o impulso apical para avaliar o seu diâmetro. Ausculte no ápice com a *campânula* do estetoscópio à procura de bulhas extras de tom baixo (grave), como B_3, estalido de abertura e ronco diastólico por estenose mitral
Em decúbito dorsal, com a cabeceira do leito elevada a 30°	Ausculte as seis áreas com o *diafragma* e, em seguida, com a *campânula*: os segundos espaços intercostais direito e esquerdo, descendo pela borda esternal esquerda aos espaços intercostais 4° e 5° e ao longo do ápice. Conforme indicado, ausculte com o *diafragma* e a *campânula* a borda esternal direita inferior à procura de sopros e bulhas do lado direito, muitas vezes acentuados com a inspiração
Sentado, inclinado para a frente, após uma expiração máxima	Ausculte a borda esternal esquerda e o ápice com o *diafragma* à procura de sopro em decrescendo suave por insuficiência aórtica

Inspeção e palpação. Inspecione e palpe a parte anterior do tórax em busca de batimentos, pulsos paraesternais ou frêmitos. Inspecione e palpe o *impulso apical* (Figura 16.2).

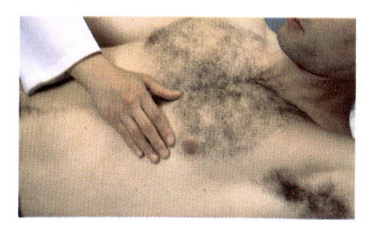

Figura 16.2 Palpação do impulso apical.

Vire o paciente para a esquerda conforme necessário. Observe:

■ Localização do impulso apical

Deslocado na insuficiência cardíaca, na cardiomiopatia e na doença cardíaca isquêmica

TÉCNICAS DE EXAME	POSSÍVEIS ACHADOS
■ Diâmetro ou área (geralmente mede < 2,5 cm no paciente em decúbito dorsal)	Aumento do diâmetro, da amplitude e da duração na dilatação do ventrículo esquerdo por insuficiência cardíaca ou cardiomiopatia isquêmica
■ Amplitude – geralmente *propulsiva*	*Persistente* na hipertrofia ventricular esquerda; *difusa* na insuficiência cardíaca congestiva (ICC)
■ Duração – tente perceber um impulso ventricular direito nas regiões paraesternal esquerda e epigástrica.	Impulsos proeminentes sugerem aumento do ventrículo direito.
Palpe os espaços intercostais direito e esquerdo próximo ao esterno. Observe se há frêmitos nessas regiões.	Pulsações de grandes vasos; B_2 hiperfonética; frêmitos de estenose aórtica ou pulmonar.

Ausculta. Ausculte o coração, "movendo lentamente" o estetoscópio desde a base até o ápice (ou do ápice até a base) nas áreas ilustradas na Figura 16.3.

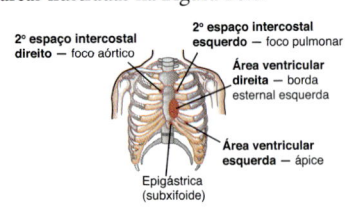

2º espaço intercostal direito — foco aórtico
2º espaço intercostal esquerdo — foco pulmonar
Área ventricular direita — borda esternal esquerda
Área ventricular esquerda — ápice
Epigástrica (subxifoide)

Figura 16.3 Ausculte o coração desde a base até o ápice.

Use o *diafragma* para detectar *sons agudos*, como B_1 e B_2.	Também para detectar sopros das insuficiências aórtica e mitral e atrito pericárdico.
Use a *campánula do estetoscópio* para verificar se há *sons graves* na borda esternal inferior esquerda e no ápice.	B_3, B_4, sopro de *estenose mitral*.
Ausculte cada área para verificar:	
■ B_1	Ver Tabela 16.2, Bulhas cardíacas; Tabela 16.3, Variações na primeira bulha cardíaca (B_1); e Tabela 16.4, Variações na segunda bulha cardíaca (B_2) durante a inspiração e a expiração
■ B_2. Há desdobramento normal nos 2º e 3º espaços intercostais esquerdos?	Desdobramento fisiológico (inspiratório) ou patológico (expiratório)

TÉCNICAS DE EXAME	POSSÍVEIS ACHADOS
■ Bulhas extras na sístole	Cliques sistólicos
■ Bulhas extras na diástole	B_3, B_4
■ Sopros sistólicos	Sopros mesossistólico, pansistólico, telessistólico
■ Sopros diastólicos.	Sopros protodiastólicos, mesodiastólicos ou telediastólicos.

Utilize duas manobras, conforme necessário, para ajudar a identificar os sopros de estenose mitral e insuficiência aórtica. Ausculte o ápice com o paciente virado para o lado esquerdo para verificar se há sons graves (Figura 16.4).

B_3 do lado esquerdo e sopro diastólico da estenose mitral.

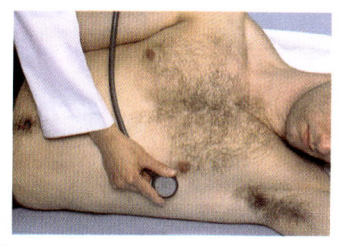

Figura 16.4 Ausculte o ápice para verificar se há sons graves.

Ausculte descendo pela borda esternal esquerda até o ápice, com o paciente sentado, inclinado para a frente e prendendo a respiração após uma expiração forçada (Figura 16.5).

Sopro diastólico em decrescendo da insuficiência aórtica.

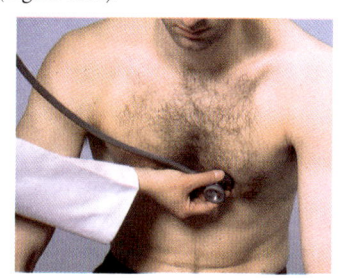

Figura 16.5 Ausculte na borda esternal inferior esquerda à procura de insuficiência aórtica.

TÉCNICAS DE EXAME	POSSÍVEIS ACHADOS

Avaliação e descrição dos sopros. Se houver sopros, identifique:

- Cronologia no ciclo cardíaco (sístole, diástole). É útil palpar o pulso da artéria carótida enquanto ausculta qualquer sopro – sopros que ocorrem simultaneamente com o impulso ascendente são sistólicos

Ver Tabela 16.5, Sopros cardíacos, e Algoritmo 16.3, Abordagem ao paciente com sopro cardíaco.

- Formato

Platô; em crescendo-decrescendo. A intensidade do *sopro em crescendo-decrescendo* primeiro aumenta e depois diminui (p. ex., estenose aórtica)

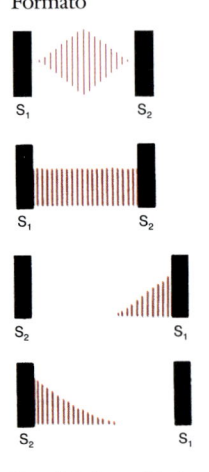

O *sopro em platô* apresenta a mesma intensidade até o fim (p. ex., insuficiência da valva mitral esquerda)

O *sopro em crescendo* fica cada vez mais forte (p. ex., estenose mitral)

O *sopro em decrescendo* torna-se progressivamente mais suave (p. ex., insuficiência aórtica)

- Local de intensidade máxima

Os sopros mais fortes na *base* são, muitas vezes, aórticos; no *ápice*, eles com frequência são mitrais

- Irradiação
- Tom
- Características
- Intensidade dos sopros (Boxes 16.2 e 16.3).

Intenso (agudo), médio, baixo (grave)

Assopro, áspero, musical e estrondoso.

Técnicas especiais

Recursos para a identificação de sopros sistólicos

Manobra de Valsalva. Peça ao paciente para forçar a expiração com o nariz fechado.

Boxe 16.2 Graduação dos sopros sistólicos.

Grau	Descrição
Grau 1	Mais suave em volume do que B_1 e B_2, muito fraco
Grau 2	Igual em volume a B_1 e B_2, silencioso, porém ouvido imediatamente
Grau 3	Mais alto em volume do que B_1 e B_2, moderadamente alto
Grau 4	Mais alto em volume do que B_1 e B_2, com *frêmito palpável*
Grau 5	Mais alto em volume do que B_1 e B_2, com *frêmito*; pode ser ouvido quando o estetoscópio está parcialmente fora do tórax
Grau 6	Mais alto em volume do que B_1 e B_2, com *frêmito*; pode ser ouvido com o estetoscópio totalmente fora do tórax

Boxe 16.3 Graduação dos sopros diastólicos.

Grau	Descrição
Grau 1	Mais suave em volume que B_1 e B_2, muito fraco
Grau 2	Igual em volume a B_1 e B_2, silencioso, porém ouvido imediatamente
Grau 3	Mais alto em volume que B_1 e B_2; moderadamente alto
Grau 4	Mais alto em volume do que B_1 e B_2; pode ser ouvido com o estetoscópio fora do tórax

Se houver suspeita de prolapso da valva mitral esquerda (PVM), ausculte a cronologia do clique e do sopro.

Há redução do enchimento ventricular, o clique sistólico do PVM é mais precoce, e o sopro se prolonga.

Para diferenciar a estenose aórtica da cardiomiopatia hipertrófica (CMH), ausculte a intensidade do sopro.

Na estenose aórtica, o sopro diminui; na CMH, muitas vezes, aumenta.

Agachamento e posição ortostática. Na suspeita de PVM, ausculte o clique e o sopro nas duas posições.

A posição agachada aumenta o enchimento ventricular e retarda o clique e o sopro, ao passo que a posição ortostática reverte as alterações.

Tente diferenciar entre estenose aórtica e CMH ao auscultar o sopro nas duas posições.

A posição agachada exacerba o sopro de estenose aórtica e reduz o sopro de CMH, ao passo que a posição ortostática reverte as alterações.

Registro dos achados

Registro dos achados do exame cardiovascular.

"Pulso venoso jugular situado 3 cm acima do ângulo do esterno, com a cabeceira do leito elevada a 30°. Os impulsos ascendentes carotídeos são vigorosos e sem sopros. O *ictus cordis* é propulsivo, situado 1 cm lateralmente à linha esternal média, no 5° espaço intercostal. B_1 e B_2 normofonéticas. B_2 na base é mais forte que B_1, apresentando desdobramento fisiológico, com $A_2 > P_2$. No ápice, B_1 é mais forte que B_2, sem desdobramento. Ausência de sopros ou de bulhas extras."

OU

"PVJ situado 5 cm acima do ângulo do esterno, com a cabeceira do leito elevada a 50°. Os impulsos ascendentes carotídeos são vigorosos; ausculta-se um sopro sobre a artéria carótida esquerda. O *ictus cordis* é difuso, com 3 cm de diâmetro, palpável na linha axilar anterior, nos 5° e 6° espaços intercostais esquerdos. B_1 e B_2 são hipofonéticas. B_3 é auscultada no ápice. Sopro holossistólico, grau 2/6, rude e agudo, mais bem auscultado no ápice, com irradiação para a axila. Ausência de B_4 ou sopros diastólicos."

Esses achados sugerem ICC com possível estenose da artéria carótida esquerda e insuficiência da valva mitral esquerda.

Promoção e orientação da saúde: evidências e recomendações

Tópicos importantes para promoção e orientação da saúde.

- Rastreamento de fatores de risco cardiovascular
  - *Etapa 1:* rastreie fatores de risco globais
  - *Etapa 2:* calcule o risco global de doença cardiovascular (DCV) em 10 anos e ao longo da vida utilizando calculadoras *on-line*
  - *Etapa 3:* analise fatores de risco individuais, como hipertensão arterial, diabetes melito, dislipidemias, síndrome metabólica, tabagismo, história familiar e obesidade
- Promoção de mudanças no estilo de vida e modificação dos fatores de risco

A DCV, que consiste basicamente em hipertensão arterial (a grande maioria dos diagnósticos), doença da artéria coronária (DAC), insuficiência cardíaca e acidente vascular encefálico, é a principal causa de morte de homens e mulheres nos EUA. A *prevenção primária* em pacientes sem evidências de DCV e a *prevenção secundária* em pacientes com eventos cardiovasculares conhecidos continuam sendo prioridades clínicas importantes.

Forneça orientações e aconselhamento para promover níveis ideais de pressão arterial, colesterol, peso, exercício e abandono do tabagismo e para reduzir os fatores de risco para DCV e acidente vascular encefálico.

Rastreamento de fatores de risco cardiovascular

Etapa 1: rastreie os fatores de risco globais. Inicie o rastreamento de rotina aos 20 anos à procura de fatores de risco individuais combinados ou risco "global" de DCV e de qualquer história familiar de doença cardíaca prematura, isto é, aquela que tem início antes dos 55 anos de idade em parentes de primeiro grau do sexo masculino e antes dos 65 anos de idade em parentes de primeiro grau do sexo feminino. Os intervalos de rastreamento recomendados estão listados no Boxe 16.4.

Boxe 16.4 Principais fatores de risco cardiovascular e frequência de rastreamento.

Fator de risco	Frequência de rastreamento	Objetivo
História familiar de DCV prematura	Atualize regularmente	Estimar risco de DCV
Tabagismo	A cada consulta	Abandonar o tabagismo ou realizar a manutenção da abstinência
Dieta não saudável	A cada consulta	Melhorar o padrão geral de alimentação
Inatividade física	A cada consulta	Fazer 30 min de exercício de intensidade moderada, 5 vezes por semana
Obesidade, sobretudo obesidade central	A cada consulta	Índice de massa corporal (IMC) = 25 kg/m²; circunferência abdominal: ≤ 102 cm para homens, ≤ 89 cm para mulheres
Hipertensão arterial	A cada consulta	< 130/80 mmHg em adultos
Dislipidemias	A cada 5 anos em adultos de risco médio que tenham idade entre 40 e 75 anos	Iniciar terapia com estatina se atender às diretrizes da ACC/AHA
Diabetes melito	A cada 3 anos (se normal), iniciando aos 45 anos de idade; com mais frequência em qualquer idade se houver fatores de risco	Evitar/retardar diabetes melito nos indivíduos com HbA1c de 5,7 a 6,4%
Pulso arterial	A cada consulta	Identificar e tratar a fibrilação atrial

Fontes: Arnett DK, Blumenthal RS, Albert MA et al. 2019 ACC/AHA guideline on the primary prevention of cardiovascular disease: executive summary: a report of the American College of Cardiology/American Heart Association Task Force on Clinical Practice Guidelines. *J Am Coll Cardiol*. 2019;74(10):1376–1414; Grundy SM, Stone NJ, Bailey AL et al. 2018 AHA/ACC/AACVPR/AAPA/ABC/ACPM/ADA/AGS/APhA/ASPC/NLA/PCNA guideline on the management of blood cholesterol: executive summary: a report of the American College of Cardiology/American Heart Association Task Force on Clinical Practice Guidelines. *Circulation*. 2019;139(25):e1046–e1081; James PA, Oparil S, Carter BL et al. 2014 evidence-based guideline for the management of high blood pressure in adults: report from the panel members appointed to the Eighth Joint National Committee (JNC 8). *JAMA*. 2014;311:507; Meschia JF, Bushnell C, Boden-Albala B et al. Guidelines for the primary prevention of stroke: a statement for healthcare professionals from the American Heart Association/American Stroke Association. *Stroke*. 2014;45:3754; Flack JM, Sica DA, Bakris G et al. Management of high blood pressure in Blacks: an update of the International Society on Hypertension in Blacks consensus statement. *Hypertension*. 2010;56:780; and American Diabetes Association. Standards of medical care in diabetes. *Diabetes Care* 2004;27(suppl 1):s15-s35.

Etapa 2: calcule o risco global de DCV em 10 anos e a longo prazo utilizando calculadoras *on-line.* Utilize as calculadoras de risco de DCV para estabelecer o risco em 10 anos e ao longo da vida para pacientes com idade entre 40 e 79 anos (Boxe 16.5). O uso principal dessas estimativas de risco é apoiar e facilitar a importante discussão a respeito da redução do risco entre o profissional de saúde e o paciente.

Boxe 16.5 Calculadoras de risco global de DCV disponíveis *on-line.*	
American College of Cardiology/ American Heart Association	http://www.cvriskcalculator.com
American College of Cardiology	http://tools.acc.org/DCVAS-Risk- Estimator- Plus/#!/calculate/estimate

Etapa 3: analise fatores de risco individuais, como hipertensão arterial, diabetes melito, dislipidemias, síndrome metabólica, tabagismo, história familiar e obesidade

Hipertensão arterial. A U.S. Preventive Services Task Force (USPTF) dos EUA recomenda o *rastreamento de hipertensão arterial em todas as pessoas ≥ 18 anos de idade*. Utilize a classificação de pressão arterial do Eighth Report of the Joint National Committee on Prevention, Detection, Evaluation, and Treatment of High Blood Pressure (JNC 8), baseada em uma revisão científica rigorosa de dados de ensaios clínicos (Boxe 16.6).

Diabetes melito. Utilize os critérios de rastreamento e diagnóstico mostrados nos Boxes 16.7 e 16.8, respectivamente.

Boxe 16.6 Categorias de pressão arterial para adultos (JNC8).			
Categoria[a]	**Sistólica (mmHg)**		**Diastólica (mmHg)**
Normal	< 120	e	< 80
Elevada	120 a 129	e	< 80
Hipertensão arterial – estágio 1	130 a 139	ou	80 a 89
Hipertensão arterial – estágio 2	≥ 140	ou	≥ 90

Pacientes com PAS e pressão arterial diastólica (PAD) em duas categorias diferentes devem ser designados para a categoria de pressão arterial mais alta.
[a]PA indica pressão arterial (baseada em uma média de duas leituras cuidadosas obtidas em duas ocasiões diferentes).
Fonte: James PA, Oparil S, Carter BL et al. 2014 evidence-based guideline for the management of high blood pressure in adults: report from the panel members appointed to the Eighth Joint National Committee (JNC 8). *JAMA.* 2014;311(5):507-520.

Boxe 16.7 American Diabetes Association 2017: classificação e diagnóstico do diabetes melito – rastreamento.

Critérios de rastreamento

Adultos saudáveis sem fatores de risco: inicie aos 45 anos de idade, repita em intervalos de 3 anos

Adultos com IMC ≥ 25 kg/m^2 e fatores de risco adicionais:

- HbA1c ≥ 5,7%, tolerância à glicose prejudicada ou glicose em jejum prejudicada em exames anteriores
- Parente de primeiro grau com diabetes melito
- Pessoas de etnia de alto risco: afro-americanos, americanos nativos, norte-americanos de ascendência latina, norte-americanos de ascendência asiática, pessoas provenientes das ilhas do Pacífico
- Mães de recém-nascidos com peso ≥ 4 kg ou diagnosticadas com diabetes gestacional
- História de DCV
- Hipertensão arterial ≥ 140/90 mmHg ou em tratamento para hipertensão arterial
- Colesterol HDL < 35 mg/dℓ e/ou triglicerídeos > 250 mg/dℓ
- Mulheres com síndrome do ovário policístico
- Inatividade física
- Outras condições associadas à resistência à insulina, como obesidade grave, acantose *nigricans*

Fonte: American Diabetes Association. Classification and diagnosis of diabetes. *Diabetes Care*. Jan 2017;40 (Supplement 1):S11-S24.

Boxe 16.8 American Diabetes Association 2017: classificação e diagnóstico de diabetes melito – diagnóstico.

Critério diagnóstico	Diabetes melito[a]	Pré-diabetes
HbA1c	≥ 6,5%	5,7 a 6,4%
Glicose plasmática em jejum (em pelo menos duas ocasiões)	≥ 126 mg/dℓ	100 a 125 mg/dℓ
Glicose plasmática 2 h após ingestão de glicose (teste de tolerância à glicose oral)	≥ 200 mg/dℓ	140 a 199 mg/dℓ
Glicemia aleatória se houver sinais e sintomas clássicos	≥ 200 mg/dℓ	

[a]Na ausência de sinais/sintomas clássicos, um teste alterado deve ser repetido para confirmar o diagnóstico. No entanto, se dois testes diferentes obtiverem resultados alterados, não é necessário um teste adicional.

Fonte: American Diabetes Association. Classification and diagnosis of diabetes. *Diabetes Care*. 2017;40(Suppl 1):S11-S24.

Dislipidemias. O colesterol LDL é o principal alvo do tratamento para redução do colesterol. A USPSTF emitiu uma recomendação grau A para rastreamento de rotina de lipídios em todos os homens > 35 anos de idade e mulheres > 45 anos de idade com risco aumentado de DAC; bem como uma recomendação grau B para rastreamento de alterações lipídicas que se iniciam aos 20 anos de idade para homens e mulheres que tenham diabetes melito, hipertensão arterial, obesidade, tabagismo, aterosclerose não coronariana ou história familiar de DCV precoce. A diretriz da ACC/AHA mais recente para o colesterol traz recomendações baseadas em evidências para iniciar a terapia com estatinas de acordo com os níveis de risco: alto, moderadamente alto e baixo (Figura 16.6).

Síndrome metabólica. A *síndrome metabólica* consiste em um grupo de fatores de risco que conferem maior risco de doenças cardiovasculares e diabetes melito. Em 2009, a International Diabetes Association e outras sociedades harmonizaram critérios diagnósticos, como a presença de três ou mais dos cinco fatores de risco listados a seguir: (1) circunferência abdominal elevada (específica para a população e o país), (2) triglicerídeos elevados, (3) colesterol HDL reduzido, (4) pressão arterial elevada e (5) níveis séricos de glicose em jejum elevados.

Outros fatores de risco: tabagismo, história familiar e obesidade. O *tabagismo* aumenta o risco de DCV e de acidente vascular encefálico em duas a quatro vezes em comparação com não fumantes ou pessoas que pararam de fumar há mais de 10 anos; cerca de um terço das mortes anuais por doença coronariana na população norte-americana, ou mais de 120 mil mortes, são atribuídas ao tabagismo. Entre os adultos, 12% relatam *história familiar* de infarto agudo do miocárdio ou angina de peito antes dos 50 anos de idade. Juntamente a uma história familiar de revascularização prematura, esse fator de risco está associado a um aumento de cerca de 50% do risco de DAC e morte por DCV ao longo da vida. A *obesidade*, ou IMC acima de 30 kg/m², contribuiu para as 112 mil mortes de adultos norte-americanos em comparação com os de peso normal.

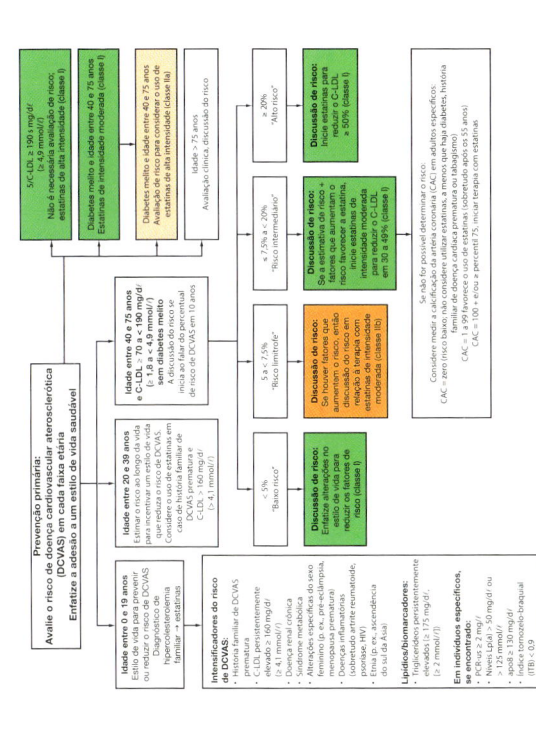

Figura 16.6 Diretrizes da American College of Cardiology/American Heart Association Cholesterol. (Reproduzida, com autorização, de Grundy SM et al. 2018 AHA/ACC/AACVPR/AAPA/ABC/ACPM/ADA/AGS/APhA/ASPC/NLA/PCNA Guideline on the Management of Blood Cholesterol: A Report of the American College of Cardiology/American Heart Association Task Force on Clinical Practice Guidelines. *Circulation.* 139(25):e1082-e1143. Copyright © 2018 American Heart Association, Inc.)

Promoção de mudanças no estilo de vida e modificação de fatores de risco

Motivar a mudança de comportamento é um desafio, porém é uma habilidade clínica essencial para promover a redução dos fatores de risco. Incentive as recomendações da ACC/AHA (Boxe 16.9).

Boxe 16.9 Modificações de estilo de vida para a saúde cardiovascular.

- Peso ideal ou IMC de 18,5 a 24,9 kg/m^2
- Ingestão de < 6 g de cloreto de sódio ou 2,3 g de sódio por dia
- Exercícios aeróbicos regulares, como caminhadas rápidas 3 a 4 vezes/semana, com duração, em média, de 40 min por sessão
- Consumo diário moderado de bebidas alcoólicas ≤ 2 doses para homens e ≤ 1 dose para mulheres (2 doses = 30 mℓ de etanol, 700 mℓ de cerveja, 300 mℓ de vinho ou 60 a 90 mℓ de uísque)
- Dieta rica em frutas, vegetais, grãos integrais e laticínios desnatados, com ingestão reduzida de gordura saturada e colesterol total, doces e carnes vermelhas

Fonte: Eckel RH, Jakicic JM, Ard JD et al. 2013 AHA/ACC guideline on lifestyle management to reduce cardiovascular risk: a report of the American College of Cardiology/American Heart Association Task Force on Practice Guidelines. *Circulation*. 2014;129:S76.

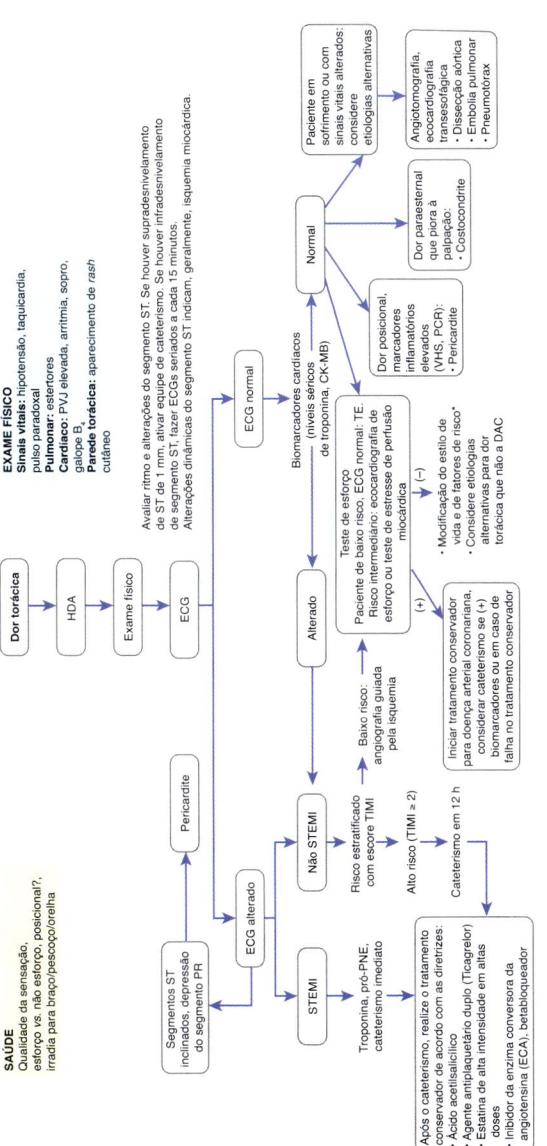

Algoritmo 16.1 Abordagem ao paciente com dor torácica. (Nota: embora não abranja todas as situações, esse algoritmo pode ser uma abordagem inicial útil para sintetizar informações coletadas na anamnese e no exame físico.) *Fatores de risco: tabagismo, diabetes melito, hiperlipidemia, homens com idade > 55 anos, mulheres com idade > 65 anos, história de doença arterial coronariana; DAC, doença arterial coronariana; ECG, eletrocardiograma; HDA, história da doença atual; PCR, proteína C reativa; PNE, peptídeo natriurético encefálico; STEMI, infarto de miocárdio por elevação de segmentos ST; TE, teste de esforço; TIMI, escore TIMI (trombólise no infarto agudo do miocárdio); VHS, velocidade de hemossedimentação. (Um ponto para cada: DAC conhecida ≥ 50% estenose, + biomarcadores, idade ≥ 65, ≥ três fatores de risco para DAC, ≥ dois episódios anginosos em 24 horas, desvio ST de 0,5 mm, uso de ácido acetilsalicílico [aspirina] nos últimos 7 dias.)

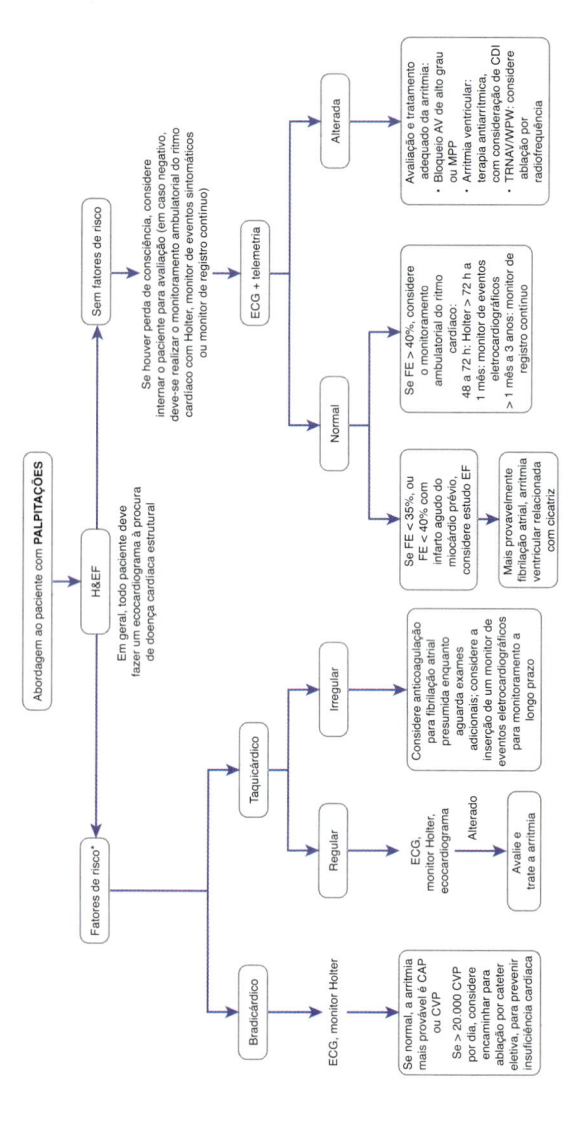

Algoritmo 16.2 Abordagem ao paciente com palpitações. (Nota: embora não abranja todas as situações, esse algoritmo pode ser uma abordagem inicial útil para sintetizar informações coletadas na anamnese e no exame físico.) *Fatores de risco: infarto agudo do miocárdio prévio, síncope, fratura inexplicada, fração de ejeção reduzida conhecida, palpitações > duas vezes semanalmente. CAP, contração atrial prematura; CDI, cardioversor-desfibrilador implantável; CVP, contração ventricular prematura; ECG, eletrocardiograma; Estudo EF, estudo eletrofisiológico; FE, fração de ejeção; H&EF, história e exame físicos; MPP, marca-passo permanente; TRNAV, taquicardia por reentrada nodal atrioventricular; WPW, síndrome de Wolff-Parkinson-White.

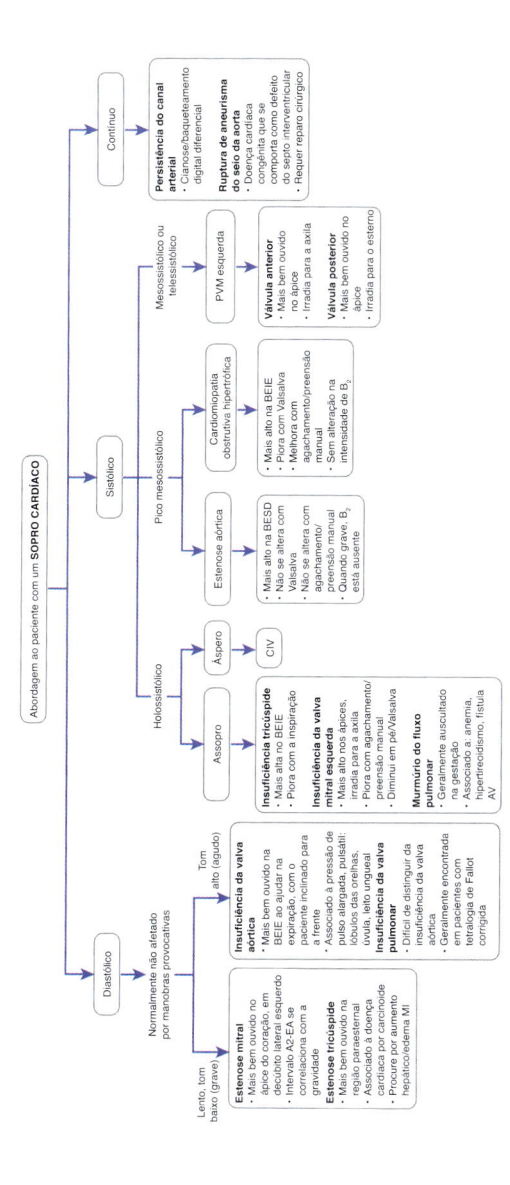

Algoritmo 16.3 Abordagem ao paciente com sopro cardíaco (Nota: embora não abranja todas as situações, esse algoritmo pode ser uma abordagem inicial útil para sintetizar informações coletadas na anamnese e no exame físico). AV, arteriovenoso; BEIE, borda esternal inferior esquerda; BESD, borda esternal superior direita; CIV, comunicação interventricular; MI, membro inferior; PVM, prolapso da valva mitral.

Recursos de interpretação

Tabela 16.1 Dor torácica.

Condição e local	Características, gravidade, cronologia e manifestações associadas
Pulmonar **Dor pleurítica** Parede torácica que recobre o processo	■ Aguda, em caráter de facada ■ Frequentemente intensa ■ Persistente ■ Sintomas associados à doença subjacente (em geral, pneumonia, embolia pulmonar)
Cardiovascular **Angina de peito** Retroesternal ou atravessando a região anterior do tórax, às vezes com irradiação para ombros, braços, pescoço, maxilar inferior ou região abdominal superior	■ Compressiva, em aperto, constrição, peso, às vezes em queimação ■ Gravidade leve a moderada, às vezes percebida como desconforto, em vez de dor ■ Em geral, perdura por 1 a 3 min, mas pode persistir por até 10 min. Os episódios prolongados chegam até 20 min ■ Às vezes com dispneia, náuseas e inchaço
Infarto agudo do miocárdio Igual à angina torácica	■ Iguais às da angina torácica ■ Com frequência, porém nem sempre, dor intensa ■ Cerca de 20 min a várias horas ■ Associado a náuseas, vômitos, sudorese, fraqueza
Pericardite **retrosternal ou precordial** Pode irradiar para a ponta do ombro e para o pescoço	■ Aguda, em caráter de facada ■ Frequentemente intensa ■ Persistente ■ Aliviada ao inclinar o corpo para a frente ■ Observada em doenças autoimunes, pós-infarto agudo do miocárdio, infecção viral, irradiação para o tórax

continua

Tabela 16.1 Dor torácica. (*continuação*)

Condição e local	Características, gravidade, cronologia e manifestações associadas
Aneurisma dissecante da aorta Região anterior do tórax, com irradiação para pescoço, dorso ou abdome	■ Dilacerante, cortante ■ Muito intensa ■ Início súbito, alcança logo o seu máximo, persiste por algumas horas ou até mais ■ Síncope, hemiplegia, paraplegia associadas
Digestório ***Doença por refluxo gastrintestinal*** Retrosternal, pode irradiar para o dorso	■ Em queimação, pode ser em caráter constritivo ■ Leve a grave ■ Cronologia variável ■ Associada a insuficiência, disfagia; também há tosse, laringite, asma
Espasmo esofágico difuso Retroesternal, pode irradiar para o dorso, para os braços e para a mandíbula	■ Geralmente em caráter constritivo ■ Leve a grave ■ Cronologia variável ■ Disfagia associada
Outros ***Dor na parede torácica, costocondrite*** Com frequência, abaixo da mama esquerda ou ao longo das cartilagens costais	■ Em caráter de facada, pontada, ou difusa e incômoda ■ Intensidade variável ■ Fugaz, de horas a dias ■ Com frequência, com dor localizada à palpação
Ansiedade, transtorno do pânico	■ A dor pode ser em caráter de facada, pontada, ou difusa e incômoda ■ Pode mimetizar a dor da angina torácica ■ Associada a dispneia, palpitações, fraqueza, ansiedade

Tabela 16.2 Bulhas cardíacas.

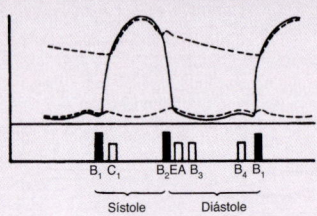

Achados	Causas possíveis
B_1 hiperfonética	Taquicardia, estados de alto débito cardíaco; estenose mitral
B_1 hipofonética	Bloqueio atrioventricular de primeiro grau; contratilidade ventricular esquerda reduzida; valva mitral esquerda imóvel, como na insuficiência da valva mitral
Clique(s) sistólico(s)	PVM
B_2 acentuada no 2° espaço intercostal direito	Hipertensão arterial sistêmica, raiz da aorta dilatada
B_2 reduzida ou ausente no 2° espaço intercostal direito	Válvula aórtica imóvel, como na estenose aórtica calcificada
P_2 acentuado	Hipertensão pulmonar, artéria pulmonar dilatada, CIA
P_2 reduzido ou ausente	Envelhecimento, estenose pulmonar
Estalido de abertura	Estenose mitral
B_3	Fisiológica (geralmente em crianças e adultos jovens); sobrecarga de volume do ventrículo, como na insuficiência da valva mitral ou na insuficiência cardíaca
B_4	Condicionamento físico excelente (atletas treinados); resistência ao enchimento ventricular por complacência diminuída, hipertrofia ventricular esquerda por sobrecarga de pressão, como na cardiopatia hipertensiva ou na estenose aórtica

Tabela 16.3 Variações na primeira bulha cardíaca (B₁).

Variações normais	
	B₁ é mais suave do que B₂ na *base* (segundos espaços intercostais direito e esquerdo)
	Com frequência, porém nem sempre, B₁ é mais alta que B₂ no *ápice*

B₁ hiperfonética	
	Ocorre (1) na taquicardia, nos ritmos com um intervalo PR curto e nos estados de alto débito cardíaco (p. ex., exercício físico, anemia, hipertireoidismo) e (2) na estenose mitral

B₁ hipofonética	
	Ocorre no bloqueio atrioventricular de primeiro grau, na valva mitral calcificada, na insuficiência da valva mitral e ↓ contratilidade ventricular esquerda na insuficiência cardíaca ou na DAC

B₁ variável	
	B₁ varia no bloqueio atrioventricular completo e em qualquer ritmo totalmente irregular (p. ex., fibrilação atrial)

B₁ desdobrada	
	Em geral, auscultada ao longo da **borda esternal esquerda inferior**, se houver componente tricúspide audível. No caso de desdobramento de B₁ no ápice, considere B₄, sopro de ejeção aórtica, clique protossistólico, bloqueio de ramo direito e extrassístoles ventriculares

Tabela 16.4 Variações na segunda bulha cardíaca (B₂) durante a inspiração e a expiração.

Desdobramento fisiológico

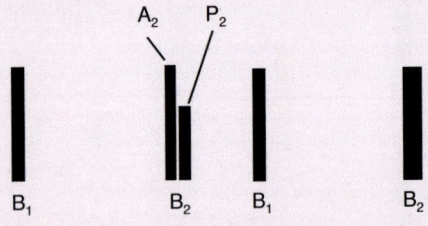

Auscultados nos 2° e 3° espaços intercostais: o componente pulmonar de B₂ é comumente hipofonético demais para ser auscultado no ápice ou no foco aórtico, em que B₂ é única e deriva exclusivamente do fechamento da valva da aorta. Acentuado pela inspiração; geralmente desaparece aos esforços

Desdobramento patológico

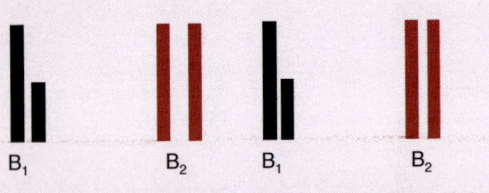

O amplo desdobramento de B₂ persiste durante a respiração; provém do fechamento tardio da valva pulmonar (p. ex., devido à estenose pulmonar ou ao bloqueio do ramo direito); também resulta do fechamento precoce da valva da aorta, assim como ocorre na insuficiência da valva mitral

Desdobramento fixo

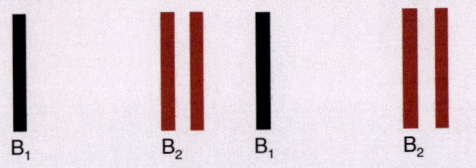

Não varia com a respiração, como ocorre na CIA e na insuficiência ventricular direita

continua

Tabela 16.4 Variações na segunda bulha cardíaca (B_2) durante a inspiração e a expiração. (*continuação*)

Desdobramento paradoxal ou invertido

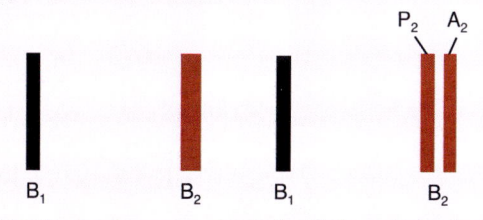

Aparece na expiração e desaparece na inspiração. O fechamento da valva da aorta está retardado, de modo que A_2 ocorre após P_2 na expiração, assim como no bloqueio de ramo esquerdo

Mais em A_2 e P_2

A intensidade aumentada de A_2 no 2° espaço intercostal direito (onde geralmente somente A_2 pode ser auscultado) ocorre na hipertensão sistêmica devido à sobrecarga de pressão de ejeção. Isso também ocorre quando a raiz aórtica está dilatada, provavelmente porque a raiz aórtica fica mais próxima à parede torácica

O A_2 reduzido ou ausente no 2° espaço intercostal direito é observado na estenose aórtica calcificada, devido à imobilidade da valva. Se o A_2 for inaudível, não é auscultado desdobramento

Aumento da intensidade de P_2. Suspeite de hipertensão pulmonar quando P_2 for igual ou mais forte que A_2. Outras causas incluem dilatação da artéria pulmonar e CIA. Quando o desdobramento de B_2 for auscultado em vários focos, até mesmo no ápice e na base direita, P_2 é hiperfonético

P_2 reduzido ou ausente ocorre comumente devido ao aumento do diâmetro anteroposterior do tórax, associado ao envelhecimento. Pode decorrer também devido à estenose pulmonar. O desdobramento não é auscultado se P_2 for inaudível

Tabela 16.5 Sopros cardíacos.

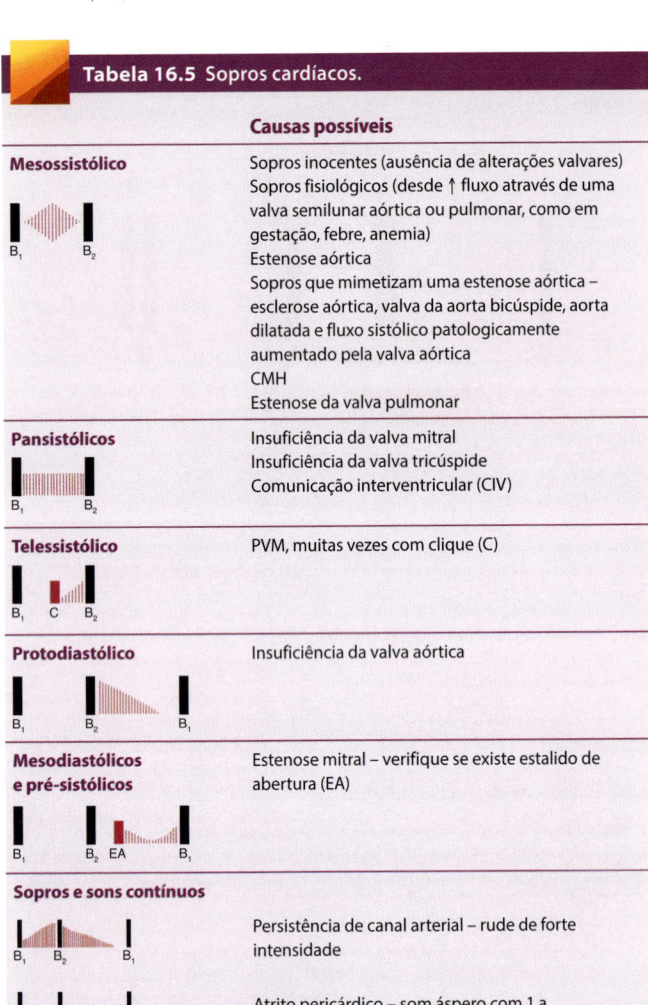

	Causas possíveis
Mesossistólico	Sopros inocentes (ausência de alterações valvares) Sopros fisiológicos (desde ↑ fluxo através de uma valva semilunar aórtica ou pulmonar, como em gestação, febre, anemia) Estenose aórtica Sopros que mimetizam uma estenose aórtica – esclerose aórtica, valva da aorta bicúspide, aorta dilatada e fluxo sistólico patologicamente aumentado pela valva aórtica CMH Estenose da valva pulmonar
Pansistólicos	Insuficiência da valva mitral Insuficiência da valva tricúspide Comunicação interventricular (CIV)
Telessistólico	PVM, muitas vezes com clique (C)
Protodiastólico	Insuficiência da valva aórtica
Mesodiastólicos e pré-sistólicos	Estenose mitral – verifique se existe estalido de abertura (EA)

Sopros e sons contínuos

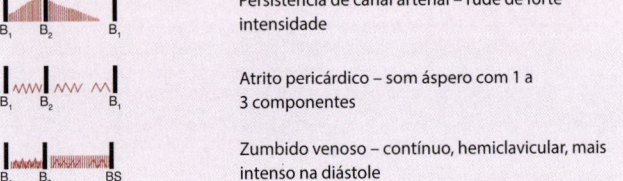

	Persistência de canal arterial – rude de forte intensidade
	Atrito pericárdico – som áspero com 1 a 3 componentes
	Zumbido venoso – contínuo, hemiclavicular, mais intenso na diástole

Sistema Vascular Periférico

Anamnese

Sintomas comuns ou relevantes.

- Dor e edema nos braços e nas pernas
- Cãibras nas pernas aos esforços, com alívio durante o repouso (*claudicação intermitente*)
- Extremidades frias, dormência, palidez ou descoloração nas pernas; desaparecimento de pelos
- Dor no abdome, nos flancos ou nas costas

Dor e edema nos braços e nas pernas

Pergunte se o paciente sente alguma dor nos braços e nas pernas.

Alteração isquêmica nos dedos induzida pelo frio, com palidez, seguida por cianose e, então, rubor na doença de Raynaud. Consulte o Algoritmo 17.1, Abordagem ao paciente com dor em membros inferiores.

Pergunte se há *edema nos pés e nas pernas* ou alguma úlcera na parte inferior das pernas, geralmente próximo aos tornozelos, decorrente de doença vascular periférica.

Edema de panturrilha na trombose venosa profunda (TVP); hiperpigmentação, edema e possível cianose, sobretudo quando as pernas estão em posição pendente, nas *úlceras de estase venosa*; edema com vermelhidão e dor à palpação na *celulite*. Consulte o Algoritmo 17.2, Abordagem ao paciente com edema em membros inferiores.

Cãibras nas pernas aos esforços que melhoram ao repouso

Há *claudicação intermitente*, dor induzida pelo exercício físico que está ausente em repouso, faz o paciente interromper o exercício e diminui em aproximadamente 10 minutos? Pergunte: "Você já sentiu alguma dor ou cãibra nas pernas ao caminhar ou fazer exercícios?", "Quão longe você consegue andar sem parar para descansar?" e "A dor melhora com o repouso?".

Como os pacientes apresentam poucos sintomas, identifique os fatores de risco – tabagismo, hipertensão arterial, diabetes melito, hiperlipidemia e doença arterial coronariana – e sinais de alerta de DAP (Boxe 17.1).

A doença arterial periférica (DAP) pode causar isquemia sintomática do membro aos esforços; diferencie esse quadro clínico da dor neurogênica decorrente da *estenose vertebral*, que produz dor no membro inferior aos esforços físicos e geralmente melhora com a inclinação do corpo para a frente (estiramento da medula espinal no canal vertebral estreitado) e menos prontamente com o repouso.

Apenas 10 a 30% dos pacientes afetados apresentam os sintomas clássicos de dor na panturrilha aos esforços que melhora com o repouso.

Boxe 17.1 Sinais de alerta de DAP.

- Fadiga, dor incômoda, dormência ou dor nos membros inferiores que limitam a deambulação ou a prática de exercícios; se existentes, identifique a localização. Pergunte também sobre disfunção erétil
- Quaisquer ferimentos nos membros inferiores ou nos pés com cicatrização insatisfatória ou que não cicatrizam
- Qualquer dor em repouso na perna ou no pé, que muda ao ficar em pé ou em decúbito dorsal
- Dor abdominal após as refeições e o *medo de se alimentar* associado (os pacientes não querem comer porque sentem dor) e perda de peso
- Algum parente de primeiro grau com aneurisma da aorta abdominal (AAA)

A localização do sinal/sintoma sugere a região da isquemia arterial:
- Nádegas, quadril: *aortoilíaca*
- Disfunção erétil: *iliacopudenda*
- Coxa: *femoral comum* ou *aortoilíaca*
- Parte superior da panturrilha: *femoral superficial*
- Parte inferior da panturrilha: *poplítea*
- Pé: *tibial* ou *fibular*

Esses sintomas sugerem isquemia intestinal das *artérias celíaca* ou *mesentéricas superior* ou *inferior*

A prevalência de AAA abdominal em parentes de primeiro grau é de 15 a 28%.

Extremidades frias, dormência, palidez ou alteração de coloração nas pernas; desaparecimento de pelos

Pergunte também sobre *extremidades frias*, *dormência* ou *palidez* nas pernas ou nos pés ou *desaparecimento dos pelos* da superfície anterior da tíbia.

Desaparecimento dos pelos da pele da região anterior da tíbia na DAP. A seguir, podem surgir úlceras "secas" ou castanho-escuras devido à gangrena. Consulte o Algoritmo 17.3, Abordagem ao paciente com alteração de coloração em membros inferiores.

Dor no abdome, nos flancos ou nas costas

Pergunte sobre dor no abdome, nos flancos ou nas costas, principalmente para tabagistas idosos do sexo masculino.

A presença de aneurisma de aorta abdominal em expansão pode comprimir artérias ou ureteres.

Técnicas de exame

Principais componentes do exame do sistema vascular periférico.

Membros superiores:
- Inspecione os membros superiores
- Palpe os membros superiores (pulso radial, pulso braquial, linfonodos epitrocleares)

Abdome:
- Palpe os linfonodos inguinais
- Palpe o abdome (largura e pulsação da aorta)
- Ausculte o abdome (sopros aórtico, renal e femoral)

Membros inferiores:
- Inspecione os membros inferiores
- Palpe os membros inferiores (pulso femoral, pulso poplíteo, pulso pedial dorsal, pulso tibial posterior, temperatura, edema)

Além disso, revise as técnicas para avaliar a pressão arterial, a artéria carótida, a aorta e as artérias renal e femoral:

- Mensure a pressão arterial em ambos os braços (ver Capítulo 8, *Pesquisa Geral, Sinais Vitais e Dor*)
- Palpe a curva de ascensão da artéria carótida, ausculte à procura de sopros (ver Capítulo 16, *Sistema Cardiovascular*)
- Ausculte à procura de sopros aórtico, renal e femoral; palpe a aorta e avalie o seu diâmetro máximo (ver Capítulo 19, *Abdome*)

TÉCNICAS DE EXAME	POSSÍVEIS ACHADOS

⚲ Membros superiores

Verifique:

- Tamanho, simetria e quaisquer edemas
- Padrão venoso

- Cor e textura da pele e das unhas.

Linfedema, obstrução venosa

Vasos venosos colaterais visíveis, tumefação, edema e alteração da coloração sinalizam TVP no membro superior

Palidez nitidamente demarcada dos dedos na doença de Raynaud.

Palpe e classifique os pulsos (Boxe 17.2).

Boxe 17.2 Graduação recomendada dos pulsos arteriais.	
3+	Amplo
2+	Vigoroso, dentro do esperado (normal)
1+	Reduzido, mais fraco que o esperado
0	Ausente, impossível de ser palpado

- Radial (Figura 17.1)

Pulsos radial, carotídeo e femoral latejantes na insuficiência da valva aórtica

Desaparece na tromboangiite obliterante ou na oclusão arterial aguda.

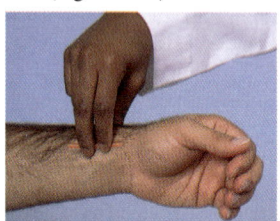

Figura 17.1 Palpação do pulso radial.

- Braquial (Figura 17.2).

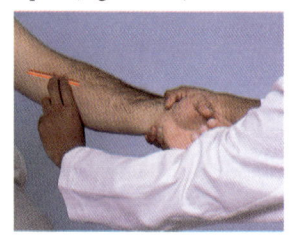

Figura 17.2 Palpação do pulso braquial.

TÉCNICAS DE EXAME	POSSÍVEIS ACHADOS

Pesquise se há linfonodos epitrocleares palpáveis.

Linfadenopatia decorrente de infecção local ou distal, linfoma ou vírus da imunodeficiência humana (HIV).

⌀ Abdome

Ausculte à procura de sopros aórticos, renais e femorais.

Palpe delicadamente e faça uma estimativa da largura da aorta abdominal, medindo a distância entre os dois dedos.

Massa pulsátil, AAA se largura ≥ 4 cm.

Palpe os linfonodos inguinais superficiais (Figura 17.3). Observe o tamanho, a consistência e se eles podem ser individualizados, registrando qualquer dor à palpação.
- Grupo horizontal
- Grupo vertical.

Linfadenopatia nas infecções genitais, no linfoma, na AIDS.

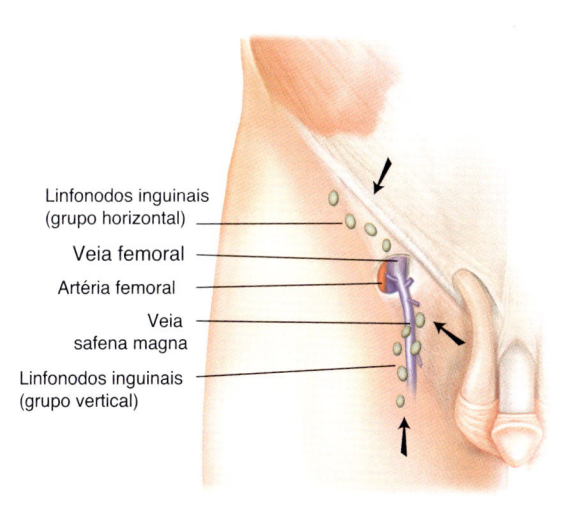

Linfonodos inguinais (grupo horizontal)
Veia femoral
Artéria femoral
Veia safena magna
Linfonodos inguinais (grupo vertical)

Figura 17.3 Linfonodos inguinais superficiais.

TÉCNICAS DE EXAME	POSSÍVEIS ACHADOS

Membros inferiores

Verifique:

Consulte a Tabela 17.1, Insuficiência crônica de artérias e veias, e a Tabela 17.2, Úlceras comuns nos pés e nos tornozelos.

- Tamanho, simetria e quaisquer tumefações na coxa ou na panturrilha

Insuficiência venosa, linfedema; TVP. Assimetria da panturrilha > 3 cm (medida 10 cm abaixo da tuberosidade anterior da tíbia) duplica o risco de TVP

- Distribuição das veias

Veias varicosas

- Coloração e textura da pele

Palidez, rubor, cianose; eritema e aumento da temperatura da pele na *celulite* e na *tromboflebite*; pigmentação, úlceras nos pés na DAP

- Distribuição dos pelos, temperatura.

Pele fria, glabra e atrófica na DAP.

Palpe e classifique os pulsos:

Desaparecimento dos pulsos arteriais em caso de oclusão arterial aguda e de arteriosclerose obliterante.

- Femoral
- Poplíteo (Figura 17.4)

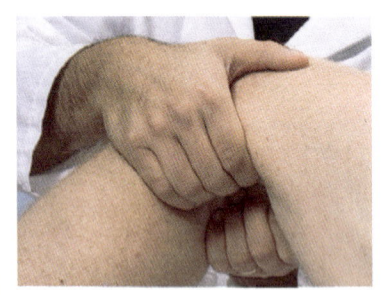

Figura 17.4 Palpação do pulso poplíteo.

TÉCNICAS DE EXAME	POSSÍVEIS ACHADOS

▪ Pedioso dorsal e tibial posterior (Figuras 17.5 e 17.6).

A ausência de pulso pedioso dorsal com pulsos femoral e poplíteo com intensidades normais torna muito provável a ocorrência da DAP. Confirme com o índice tornozelo-braquial (ITB) (ver Boxe 17.3, Mensuração do ITB).

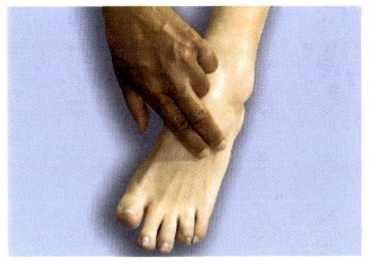

Figura 17.5 Palpação do pulso pedioso dorsal.

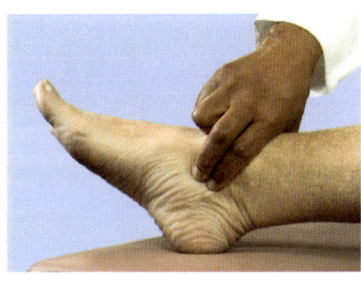

Figura 17.6 Palpação do pulso tibial posterior.

Palpe para determinar se há edema depressível.

Edema dependente, insuficiência cardíaca, hipoalbuminemia, síndrome nefrótica.

Palpe as panturrilhas.

Possível existência de cordão e de dor à palpação na TVP (nem sempre presente).

Peça ao paciente que se levante e inspecione novamente a distribuição venosa.

Veias varicosas.

Técnicas especiais

🔎 **Avaliação à procura de doença arterial periférica.** Para o rastreamento da DAP, utilize o *índice tornozelo-braquial* (*ITB*), que é a relação entre as medidas de pressão arterial no pé e no braço (Boxe 17.3); valores < 0,9 são considerados anormais.

Boxe 17.3 Mensuração do ITB.

Instruções para medir o ITB

1. O paciente deve repousar em decúbito dorsal em um quarto aquecido durante pelo menos 10 min antes de iniciar o teste

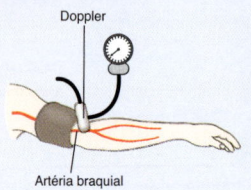

2. Posicione o esfigmomanômetro nos dois braços e tornozelos, como ilustrado; em seguida, aplique gel de ultrassom sobre as artérias braquial, pediosa dorsal e tibial posterior

3. Afira as pressões sistólicas dos braços
   - Utilize o Doppler vascular para localizar o pulso braquial
   - Infle o esfigmomanômetro 20 mmHg acima do último pulso audível
   - Desinfle o esfigmomanômetro lentamente e registre a pressão em que o pulso se torna audível
   - Realize duas aferições em cada braço e registre a média da pressão braquial naquele braço

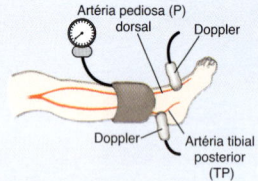

4. Afira as pressões sistólicas nos tornozelos
   - Utilize o Doppler vascular para localizar o pulso pedioso dorsal
   - Infle o esfigmomanômetro 20 mmHg acima do último pulso audível
   - Desinfle o esfigmomanômetro lentamente e registre a pressão em que o pulso se torna audível
   - Obtenha duas aferições em cada tornozelo e registre a média da pressão na artéria pediosa dorsal dessa perna
   - Repita essas mesmas etapas para as artérias tibiais posteriores

5. Calcule o ITB para cada membro inferior
   - Os valores de ITB calculados devem ser registrados com duas casas decimais

$$\text{ITB direito} = \frac{\text{Média mais elevada da pressão do tornozelo direito (TP ou P)}}{\text{Media mais elevada da pressão do braço (direito ou esquerdo)}}$$

$$\text{ITB esquerdo} = \frac{\text{Média mais elevada da pressão do tornozelo esquerdo (TP ou P)}}{\text{Media mais elevada da pressão do braço (direito ou esquerdo)}}$$

continua

TÉCNICAS DE EXAME	POSSÍVEIS ACHADOS

Interpretação do ITB

Resultado do ITB	Interpretação clínica
> 0,90 (com variação de 0,90 a 1,30)	Fluxo sanguíneo normal no membro inferior
< 0,89 a > 0,60	DAP leve
< 0,59 a > 0,40	DAP moderada
< 0,39	DAP grave

⚲ Avaliação da irrigação arterial da mão. Palpe o pulso arterial ulnar, se possível. Realize o *teste de Allen*.

1. Solicite ao paciente que feche a mão com a palma voltada para cima. Oclua as artérias radial e ulnar com o polegar (Figura 17.7).

2. Peça ao paciente que abra a mão, mantendo-a em uma posição relaxada e levemente fletida (Figura 17.8).

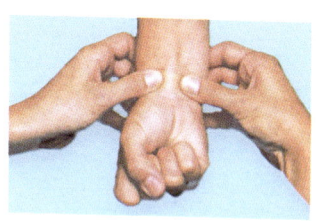

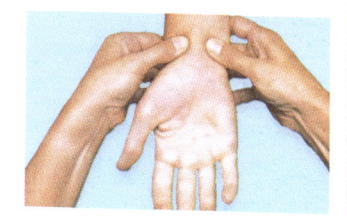

Figura 17.7 Compressão das artérias radial e ulnar.

Figura 17.8 Palidez quando a mão está relaxada.

3. Libere a pressão exercida sobre a artéria. A coloração da palma da mão do paciente deve retornar em 3 a 5 segundos (Figura 17.9).

4. Repita, liberando a outra artéria. A palidez persistente da palma da mão indica oclusão da artéria liberada ou de seus ramos distais (Figura 17.10).

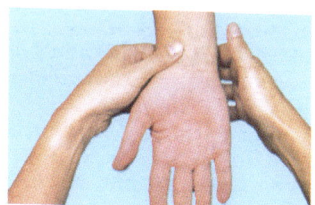

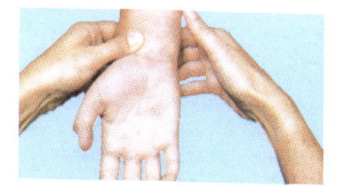

Figura 17.9 Rubor palmar – teste de Allen negativo indica uma circulação arterial livre.

Figura 17.10 Palidez palmar – teste de Allen positivo indica uma possível doença oclusiva.

Registro dos achados

Registro dos achados do exame do sistema vascular periférico.

"Membros quentes e sem edema. Não há varicosidades nem alterações típicas de estase. Panturrilhas livres e indolores. Não há sopros abdominais nem femorais. Os pulsos braquial, radial, femoral, poplíteo, pedioso (P) dorsal e tibial posterior (TP) são 2+ e simétricos."

OU

"Membros pálidos abaixo da metade da panturrilha, com perda acentuada de pelos. Observa-se rubor quando as pernas ficam pendentes, porém sem edema ou ulceração. Sopros femorais bilaterais; ausência de sopros abdominais. Os pulsos braquial e radial são 2+, ao passo que os pulsos femoral, poplíteo, P e TP são 1+."

De modo alternativo, os punhos podem ser registrados conforme a seguir

	Radial	Braquial	Femoral	Poplíteo	Pedioso dorsal	Tibial posterior
Direito	2+	2+	1+	1+	1+	1+
Esquerdo	2+	2+	1+	1+	1+	1+

Esses achados sugerem DAP aterosclerótica.

Promoção e orientação da saúde: evidências e recomendações

Tópicos importantes para promoção e orientação da saúde.

- Rastreamento de DAP em membros inferiores
- Rastreamento de aneurismas da aorta abdominal

Rastreamento de doença arterial periférica

A prevalência de DAP aumenta com a idade, variando de cerca de 8% em idosos com idade entre 65 e 75 anos a 18% em idosos com idade igual ou superior a 75 anos. Os fatores de risco cardiovascular, particularmente o tabagismo e o diabetes melito, aumentam o risco: estima-se que 40 a 60% dos pacientes com DAP apresentam doença coronariana e/ou doença cerebrovascular coexistente; a existência de DAP aumenta significativamente o risco de eventos cardiovasculares. A maioria dos pacientes com DAP não apresenta manifestações clínicas ou apresenta uma variedade de sinais e sintomas inespecíficos nos membros inferiores, como dor incômoda, cãibras, parestesia ou fadiga. A U.S. Preventive Services Task Force (USPSTF) dos EUA não indica o rastreamento de DAP, pois as evidências disponíveis são insuficientes para estimar os benefícios e os danos relativos de se avaliar o ITB (declaração I). No entanto, a diretriz de prática da American Heart Association/American College of Cardiology sugere que é razoável utilizar o ITB para o rastreamento de DAP em pacientes com fatores de risco (Boxe 17.4).

Boxe 17.4 Fatores de risco para DAP em membros inferiores.

- Idade ≥ 65 anos
- Idade ≥ 50 anos com história de diabetes melito ou tabagismo
- Sintomas em membros inferiores aos esforços
- Feridas que não cicatrizam

Rastreamento de aneurisma da aorta abdominal

Considera-se que há AAA quando o diâmetro da aorta infrarrenal excede 3 cm. As taxas de ruptura e de mortalidade aumentam muito quando os AAA têm mais de 5,5 cm de diâmetro. Outros fatores de risco são tabagismo, idade superior a 65 anos, história familiar, doença coronariana, DAP, hipertensão arterial e elevação dos níveis séricos de colesterol. Como os sintomas são raros e o rastreamento reduz a mortalidade em aproximadamente 50% em 13 a 15 anos, a USPSTF dos EUA recomenda rastreamento único com ultrassonografia em homens com idade entre 65 e 75 anos com histórico de tabagismo em algum momento da vida, definido como o consumo de mais de 100 cigarros em suas vidas. As evidências são insuficientes em relação ao rastreamento de mulheres dessa faixa etária que já fumaram em algum momento da vida (recomendação I). A USPSTF não recomenda o rastreamento de mulheres que nunca fumaram (recomendação grau D).

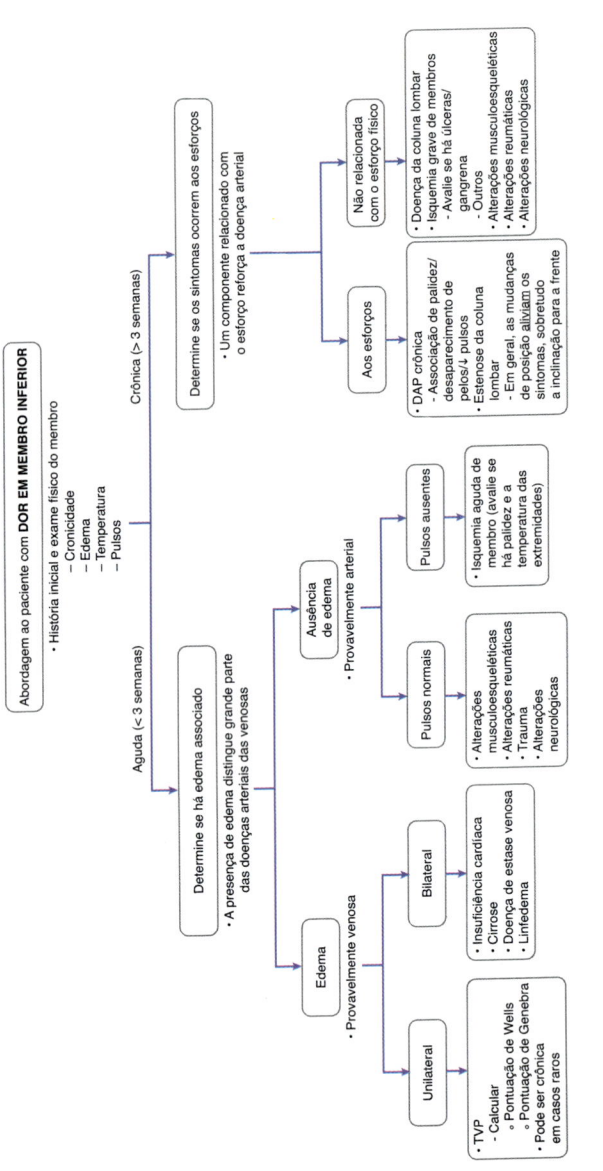

Algoritmo 17.1 Abordagem ao paciente com dor em membros inferiores. (Nota: embora não abranja todas as situações, esse algoritmo pode ser uma abordagem inicial útil para sintetizar informações coletadas na anamnese e no exame físico.) DAP, doença arterial periférica; TVP, trombose venosa profunda.

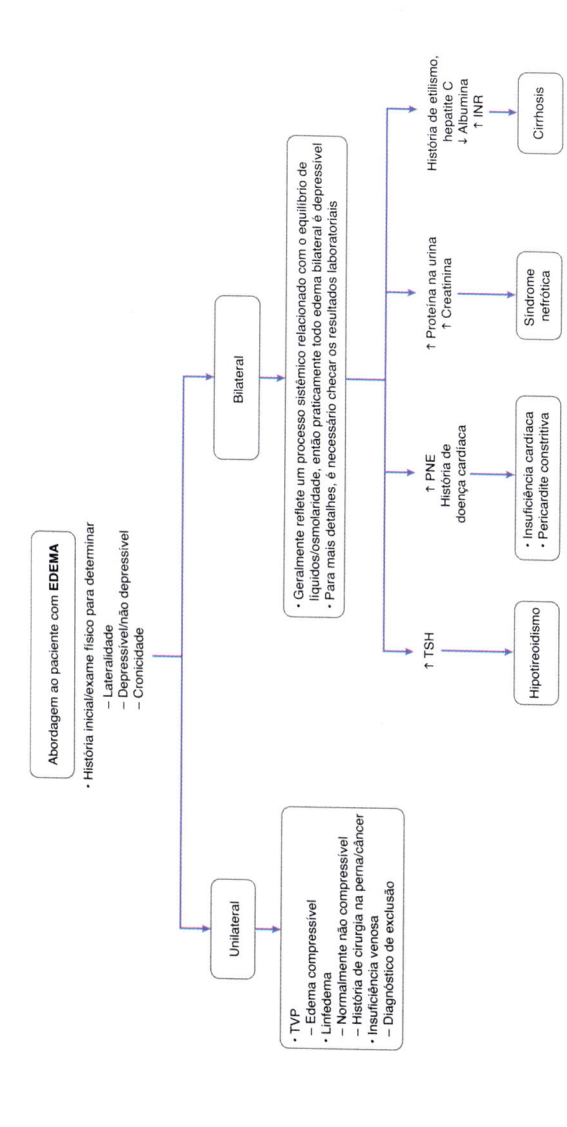

Algoritmo 17.2 Abordagem ao paciente com edema em membros inferiores. (Nota: embora não abranja todas as situações, esse algoritmo pode ser uma abordagem inicial útil para sintetizar informações coletadas na anamnese e no exame físico.) INR, coeficiente internacional normatizado; PNE, peptídeo natriurético encefálico; TSH, hormônio tireoestimulante; TVP, trombose venosa profunda.

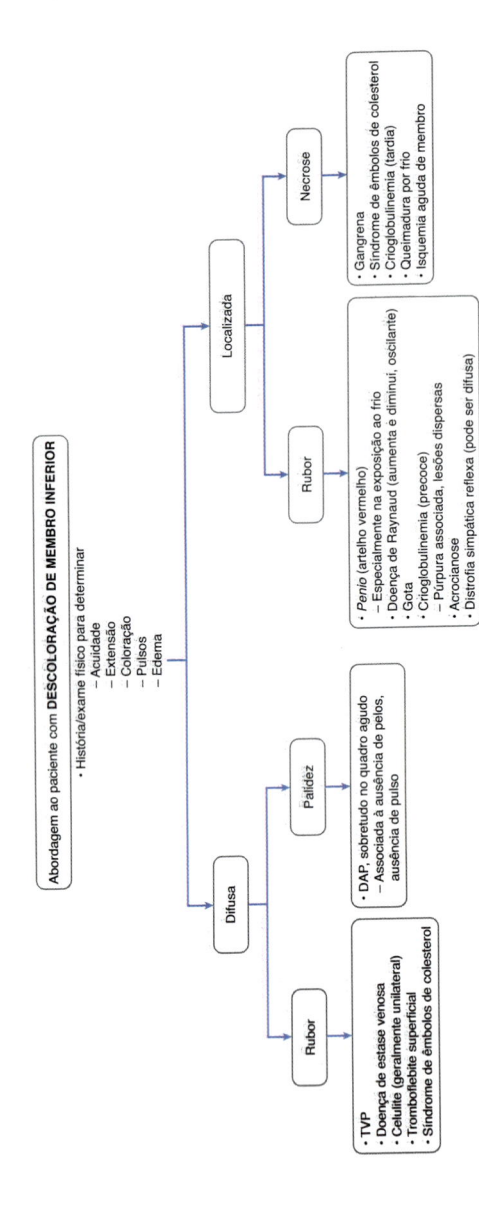

Algoritmo 17.3 Abordagem ao paciente com alteração de coloração em membros inferiores. (Nota: embora não abranja todas as situações, esse algoritmo pode ser uma abordagem inicial útil para sintetizar informações coletadas na anamnese e no exame físico.) DAP, doença arterial periférica; TVP, trombose venosa profunda.

Recursos de interpretação

Tabela 17.1 Insuficiência crônica de artérias e veias.

Condição	Características
Insuficiência arterial crônica 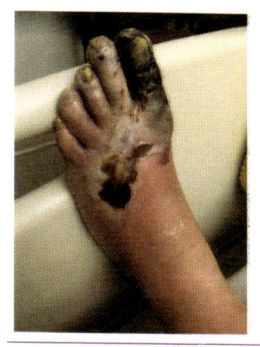	Claudicação intermitente, progredindo para dor em repouso. Pulsos arteriais reduzidos ou ausentes. Coloração pálida, especialmente durante elevação do membro; vermelho-escura quando os membros ficam pendentes. Temperatura fria. Edema ausente ou discreto; pode surgir quando o paciente tenta aliviar a dor em repouso, abaixando a perna. Pele fina, brilhosa e atrófica; perda dos pelos nos pés e nos artelhos; unhas espessas e com sulcos. Possível ulceração nos artelhos ou em pontos de traumatismo nos pés. Potencial para gangrena
Insuficiência venosa crônica 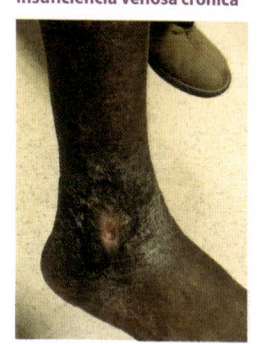	Não ocorre dor quando as pernas ficam pendentes à beira do leito. Pulsos normais, embora possa ser difícil palpá-los sobre o edema. Coloração normal, ou cianótica com os membros pendentes. Pode haver petéquias ou pigmentação marrom. Com frequência, o edema é acentuado. Dermatite por estase, possível espessamento da pele e diminuição do diâmetro da perna conforme desenvolvem-se cicatrizes. Ulceração potencial nas laterais dos tornozelos. Não há gangrena

Fonte das fotografias: cortesia de Daniel Han, MD.

Tabela 17.2 Úlceras comuns nos pés e nos tornozelos.

Úlcera	Características
Insuficiência arterial 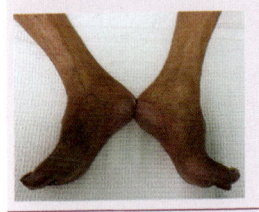	Ocorre em artelhos, nos pés ou nas regiões passíveis de traumatismo. Não há calosidades nem excesso de pigmentação. Pode ser atrófica. A dor costuma ser intensa, exceto quando mascarada por neuropatia. Pode ocorrer gangrena, juntamente à diminuição dos pulsos arteriais, alterações tróficas, palidez dos pés ao serem elevados e rubor pardacento quando os pés ficam pendentes
Insuficiência venosa crônica 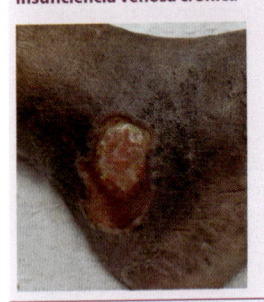	Localizada no maléolo medial ou lateral. Lesão pigmentada, às vezes fibrótica. A dor não é intensa. Não há gangrena. Edema, pigmentação, dermatite por estase e, possivelmente, cianose nos pés quando em posição pendente
Úlcera neuropática 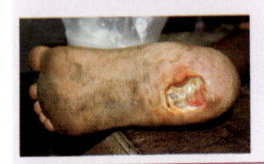	Localizada em pontos de pressão em áreas com diminuição da sensibilidade, tal como ocorre na neuropatia diabética. Pele com calosidades. Indolor (o que faz a ulceração não ser percebida pelo indivíduo). Geralmente, não há gangrena. Diminuição da sensibilidade, ausência do reflexo calcâneo

Fonte das fotografias: Chronic Venous Insufficiency–Shutterstock photo by Casa nayafana; Arterial Insufficiency–Shutterstock photo by Alan Nissa; Neuropathic Ulcer–Shutterstock photo by Zay Nyi.

Mamas e Axilas

Anamnese

Sintomas comuns ou relevantes.

- Nódulo ou massa mamária
- Desconforto ou dor na mama
- Secreção mamilar

Nódulo ou massa mamária

Pergunte: "Você faz o autoexame das mamas?", "Com que frequência?". Pergunte se há alguma massa ou nódulo nos seios. Identifique a localização precisa, há quanto tempo está presente, qualquer história de trauma, dor à palpação e se há qualquer mudança no tamanho ou na variação com o ciclo menstrual. Todas as massas mamárias requerem avaliação meticulosa, e deve-se adotar medidas diagnósticas definitivas.

Os nódulos podem ser fisiológicos ou patológicos, variando de cistos e fibroadenomas a cânceres de mama. Consulte o Algoritmo 18.1, Abordagem à paciente com nódulo ou massa mamária.

Consulte a Tabela 18.1, Massas mamárias palpáveis.

Desconforto ou dor na mama

Pergunte se há algum desconforto ou dor na mama.

Os medicamentos associados à dor mamária incluem inibidores seletivos da recaptação de serotonina, haloperidol, espironolactona e digoxina. Consulte o Algoritmo 18.2, Abordagem à paciente com desconforto ou dor na mama.

Secreção mamilar

Pergunte também sobre qualquer secreção mamilar, alterações no contorno mamário, ondulações, edema ou enrugamento da pele sobre as mamas (ver Algoritmo 18.3, Abordagem à paciente com secreção mamilar).

Técnicas de exame

Principais componentes do exame de mamas e axilas.

Em mulheres:
- Inspecione as mamas com a paciente em quatro posições: com os braços nas laterais, com os braços acima da cabeça, com os braços pressionados contra os quadris e com o tronco inclinado para a frente (aparência da pele, tamanho, simetria, contorno, características dos mamilos)
- Palpe as mamas
- Inspecione as axilas
- Palpe os linfonodos axilares

Em homens:
- Inspecione os mamilos e as aréolas
- Palpe a aréola e o tecido mamário

Mama feminina

Inspecione as mamas com a paciente em quatro posições, identificando o quadrante em que aparecem as alterações (Figuras 18.1 a 18.5).

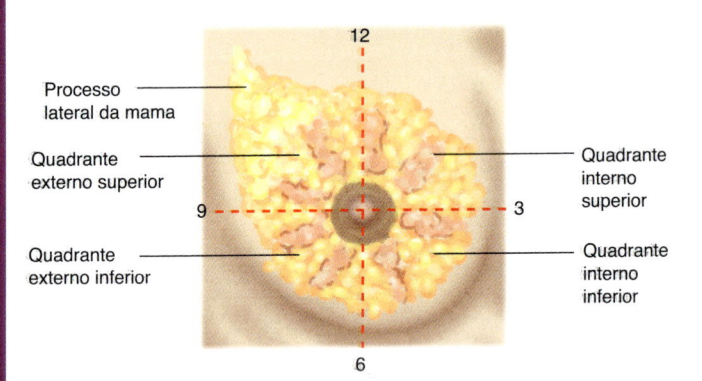

Processo lateral da mama

Quadrante externo superior

Quadrante externo inferior

Quadrante interno superior

Quadrante interno inferior

12

9

3

6

Figura 18.1 Quadrantes mamários.

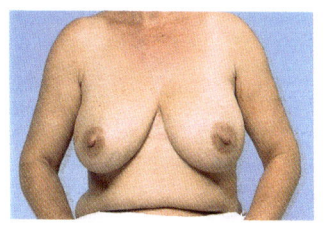

Figura 18.2 Inspeção com os braços ao lado do corpo.

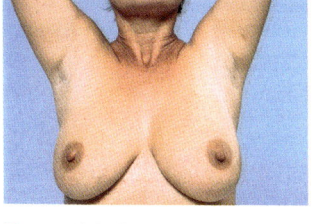

Figura 18.3 Inspeção com os braços acima da cabeça.

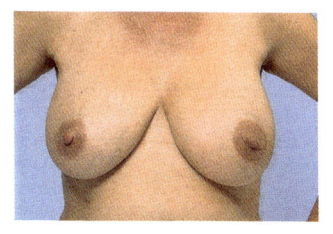

Figura 18.4 Inspeção com as mãos pressionadas contra os quadris.

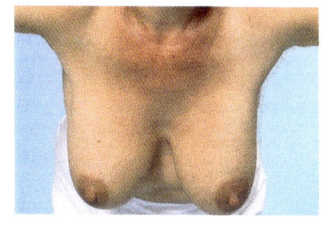

Figura 18.5 Inspeção com a paciente inclinada para a frente.

Observe:

- Tamanho e simetria

Consulte a Tabela 18.2, Sinais visíveis de câncer de mama

- Contorno

Achatamento, ondulação suspeita de câncer

- Aparência da pele.

Edema (*peau d'orange*) no câncer de mama.

Inspecione os mamilos.
- Compare tamanho, forma e direção em que apontam

Inversão, retração, desvio

- Observe se há *rash*, ulcerações ou secreção.

Doença de Paget mamária, galactorreia.

Palpe as mamas, inclusive aquelas com implantes. O tecido mamário deve estar achatado, e a paciente deve estar em decúbito dorsal.

| TÉCNICAS DE EXAME | POSSÍVEIS ACHADOS |

Use o *padrão em faixas verticais* (atualmente, é a técnica mais bem validada para detectar massas da mama) ou um padrão circular ou em cunha. Palpe em *pequenos círculos concêntricos*.

- Para examinar a *parte lateral da mama*, solicite à paciente que role sobre o quadril oposto, coloque a mão na testa e mantenha os ombros comprimidos contra o leito ou a maca de exame (Figura 18.6)

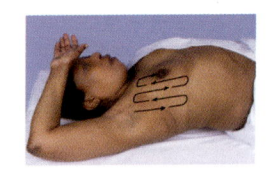

Figura 18.6 Padrão em faixas verticais – parte lateral da mama.

- Para examinar a *parte medial da mama*, deve-se solicitar à paciente que se deite com os ombros tocando a maca de exame ou o leito, coloque a mão no pescoço e levante o cotovelo até ele ficar alinhado com o ombro (Figura 18.7).

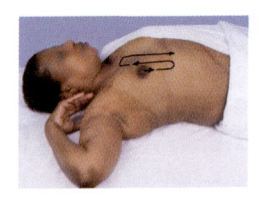

Figura 18.7 Padrão em faixas verticais – parte medial da mama.

Palpe a área retangular, que se estende desde a clavícula até a linha inframamária, e da linha esternal média até a linha axilar posterior, avançando até a axila, para pesquisar o processo lateral da mama. Observe:

- Consistência

  Nodularidade fisiológica

- Dor à palpação

  Infecção, dor à palpação durante período pré-menstrual

- Nódulos. Se existentes, observe localização, tamanho, formato, consistência, delimitação, dor à palpação e mobilidade.

  Cisto, fibroadenoma, câncer.

Palpe ambos os mamilos.

Espessamento no câncer.

Comprima a aréola em padrão "roda de carroça" ao redor do mamilo. Observe se há secreção.

É possível identificar o tipo e a origem da secreção.

TÉCNICAS DE EXAME	POSSÍVEIS ACHADOS

Palpe e inspecione ao longo das linhas de incisão da mastectomia.

Recidiva local de câncer de mama.

Mama masculina

Inspecione e palpe o mamilo e a aréola.

Ginecomastia, massa sugestiva de câncer, gordura.

Axilas

Inspecione se há erupção (*rash*) cutânea, infecção e pigmentação.

Hidradenite supurativa, acantose *nigricans*.

Palpe os linfonodos axilares, incluindo os grupos central, peitoral, lateral e subcapsular (Figura 18.8).

Linfadenopatia.

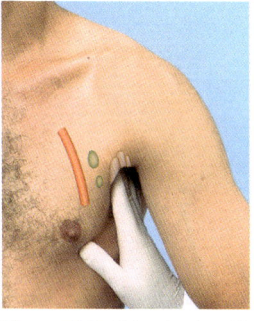

Figura 18.8 Palpação da axila esquerda.

Registro dos achados

Registro dos achados do exame de mamas e axilas.

"Mamas simétricas e regulares, sem nódulos. Não há secreção mamilar." (A linfadenopatia axilar é, em geral, descrita após o exame do pescoço, na seção sobre linfonodos.)

OU

"Mamas pendulares, com alterações fibrocísticas difusas. Massa isolada, de consistência firme, com 1 × 1 cm, móvel e indolor, com aspecto de casca de laranja na pele que recobre a mama direita, quadrante superior externo em 11 h, a 2 cm do mamilo."

Esses achados sugerem possível câncer de mama.

Promoção e orientação da saúde: evidências e recomendações

Tópicos importantes para promoção e orientação da saúde.
- Avaliação do risco de câncer de mama
- Rastreamento de câncer de mama

Avaliação do risco de câncer de mama

Cerca de 50% das mulheres com câncer de mama não apresentam fatores de risco predisponentes conhecidos; no entanto, alguns fatores de risco são bem estabelecidos (Boxe 18.1).

Boxe 18.1 Fatores de risco para câncer de mama.

Fatores de risco não modificáveis:
- Idade (mais importante)
- História familiar de câncer de mama e de ovário
- Mutações genéticas hereditárias
- História pessoal de câncer de mama ou carcinoma lobular *in situ*
- Altos níveis de hormônios endógenos
- Densidade do tecido mamário
- Lesões proliferativas com atipia na biopsia de mama
- Duração da exposição ao estrogênio sem oposição da progesterona, relacionada com a menarca precoce
- Idade na primeira gestação a termo
- Menopausa tardia
- Densidade mamária nas mamografias (cada vez mais considerada um forte fator de risco independente)
- História de radioterapia no tórax
- História de exposição ao dietilestilbestrol (DES)

Fatores de risco modificáveis:
- Amamentação por menos de 1 ano
- Obesidade pós-menopausa
- Uso de terapia de reposição hormonal (TRH)
- Tabagismo
- Etilismo
- Sedentarismo
- Tipo de contracepção

Consulte a Tabela 18.3, Fatores que aumentam o risco relativo de câncer de mama em mulheres.

Há diversas calculadoras e ferramentas de avaliação do risco de câncer de mama que podem ser utilizadas para ajudar as mulheres a determinarem o seu risco individual de desenvolver câncer de mama (Boxe 18.2).

Boxe 18.2 Calculadoras para avaliar o risco de câncer de mama.

■ Gail model: http://www.cancer.gov/bcrisktool/
■ Centers for Disease Control and Prevention Division of Cancer Prevention and Control–Know BRCA Tool: https://www.knowbrca.org/

Rastreamento de câncer de mama

A mamografia, combinada com o exame clínico das mamas (ECM), é a modalidade de rastreamento mais comum; no entanto, as recomendações de grupos de especialistas variam em relação a como rastrear, a quando começar a rastrear e aos intervalos de rastreamento, conforme mostrado no Boxe 18.3. Os profissionais de saúde devem estar bem-informados para aconselhar cada paciente, principalmente à medida que surgem mais evidências para orientar o rastreamento baseado no risco.

Boxe 18.3 Recomendações para o rastreamento de câncer de mama em mulheres de risco médio.

Organização	Mamografia	Exame clínico da mama	Autoexame da mama
U.S. Preventive Services Task Force dos EUA – mulheres de risco médio	50 a 74 anos – bienalmente < 50 anos – rastreamento individualizado com base em fatores específicos da paciente ≥ 75 anos – evidências insuficientes para avaliar a relação entre benefícios e danos	Evidências insuficientes para avaliar os benefícios e danos que superam os da mamografia de rastreamento	Recomenda contra ensinar o autoexame das mamas, apoia a autoconsciência das mamas
American Cancer Society – mulheres de risco médio (2015)	40 a 45 anos – rastreamento anual opcional 45 a 54 anos – rastreamento anual ≥ 55 anos – rastreamento a cada 2 anos com a opção de continuar os rastreamentos anuais Continuar o rastreamento se estiver saudável e a expectativa de vida for ≥ 10 anos	Não recomendado	Não recomendado

continua

| American College of Obstetricians and Gynecologists | Oferecer rastreamento a partir dos 40 anos
O rastreamento deve ser feito a cada 1 ou 2 anos com base em um processo de tomada de decisão compartilhada
Continuar o rastreamento até pelo menos 75 anos de idade | Pode ser oferecido no contexto de processo de tomada de decisão compartilhada a cada 1 a 3 anos para mulheres de 25 a 39 anos e anualmente para mulheres com 40 anos ou mais | Não recomendado, porém as mulheres devem ser aconselhadas em relação à autoconsciência da mama |

Fontes: Siu AL, U.S. Preventive Services Task Force. Screening for breast cancer: U.S. Preventive services task force recommendation statement. *Ann Intern Med*. 2016;164:279-296; Oeffinger KC, Fontham ET, Etzioni R et al. Breast cancer screening for women at average risk: 2015 guideline update from the American cancer society. *JAMA*. 2015;314:1599–1614; Practice bulletin No. 179 Summary: Breast cancer risk assessment and screening in average-risk women. *Obstet Gynecol*. 2017;130:241-243.

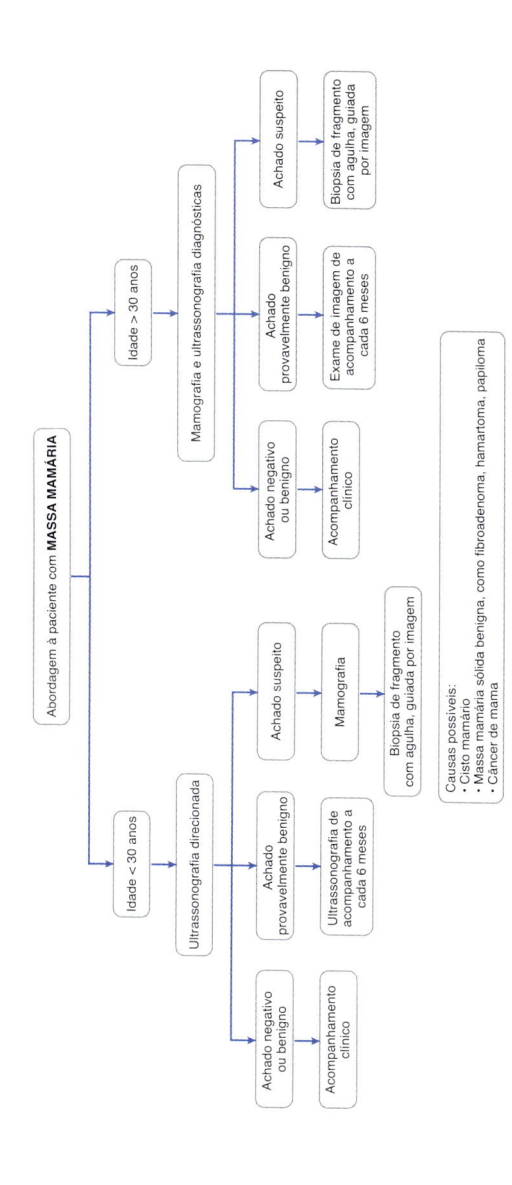

Algoritmo 18.1 Abordagem à paciente com nódulo ou massa mamária. (Nota: embora não abranja todas as situações, esse algoritmo pode ser uma abordagem inicial útil para sintetizar informações coletadas na anamnese e no exame físico.)

The flowchart content:

Abordagem à paciente com **MASSA MAMÁRIA**

Idade < 30 anos
- Ultrassonografia direcionada
  - Achado negativo ou benigno
    - Acompanhamento clínico
  - Achado provavelmente benigno
    - Ultrassonografia de acompanhamento a cada 6 meses
  - Achado suspeito
    - Mamografia
      - Biopsia de fragmento com agulha, guiada por imagem

Idade > 30 anos
- Mamografia e ultrassonografia diagnósticas
  - Achado negativo ou benigno
    - Acompanhamento clínico
  - Achado provavelmente benigno
    - Exame de imagem de acompanhamento a cada 6 meses
  - Achado suspeito
    - Biopsia de fragmento com agulha, guiada por imagem

Causas possíveis:
- Cisto mamário
- Massa mamária sólida benigna, como fibroadenoma, hamartoma, papiloma
- Câncer de mama

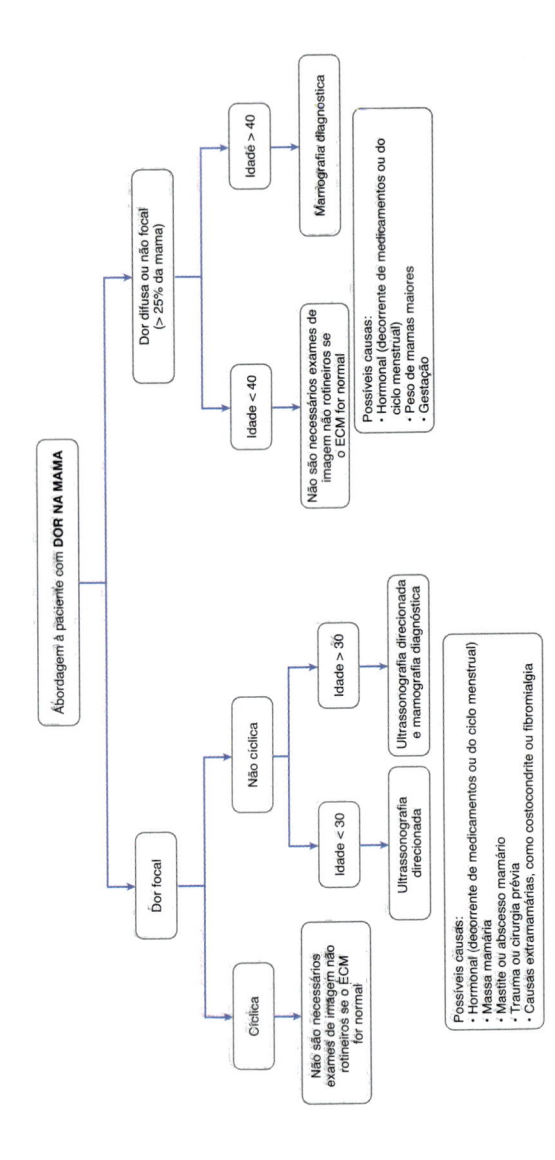

Algoritmo 18.2   Abordagem à paciente com desconforto ou dor na mama. (Nota: embora não abranja todas as situações, esse algoritmo pode ser uma abordagem inicial útil para sintetizar informações coletadas na anamnese e no exame físico.) ECM, exame clínico da mama.

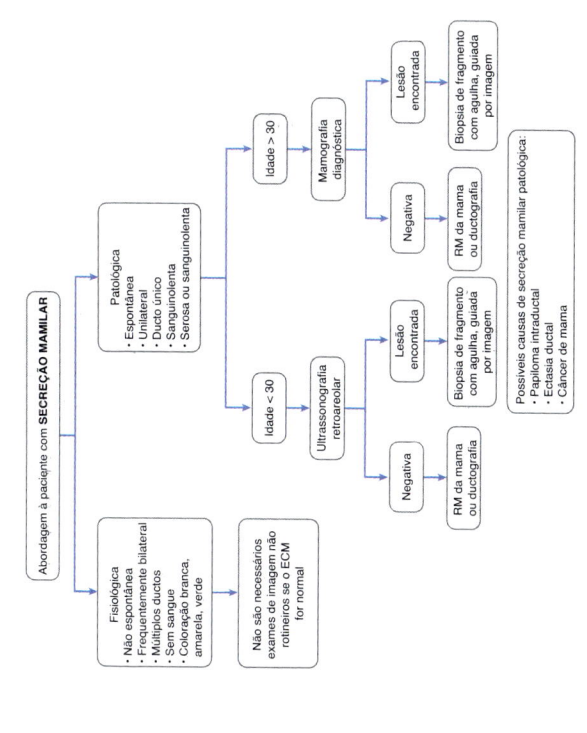

Algoritmo 18.3 Abordagem à paciente com secreção mamilar. (Nota: embora não abranja todas as situações, esse algoritmo pode ser uma abordagem inicial útil para sintetizar informações coletadas na anamnese e no exame físico.) ECM, exame clínico da mama; RM, ressonância magnética.

Recursos de interpretação

Tabela 18.1 Massas mamárias palpáveis.

Idade	Lesão comum	Características
15 a 25	Fibroadenoma	Geralmente regular, de consistência elástica, redondo, móvel e indolor à palpação
25 a 50	Cistos	Geralmente de consistência mole a firme, redondos, móveis; com frequência dolorosos à palpação
	Alterações fibrocísticas	Nodulares, filiformes
	Câncer	Irregular, de consistência firme, pode ser móvel ou fixo ao tecido circundante
Acima de 50	Câncer, até que se prove o contrário	Irregular, de consistência firme, pode ser móvel ou fixo ao tecido circundante
Gestação/ lactação	Adenomas da lactação, cistos, mastite e câncer	Irregular, de consistência firme, pode ser móvel ou fixo ao tecido circundante

Adaptada de Schultz MZ, Ward BA, Reiss M. Breast diseases. In: Noble J, Greene HL, Levinson W et al. eds. *Primary Care Medicine*. 3rd ed. St. Louis, MO; 2000; Pruthi S. Detection and evaluation of a palpable breast mass. *Mayo Clin Proc*. 2001;76(6):641-647.

Tabela 18.2 Sinais visíveis de câncer de mama.

Sinais de retração

Fibrose causada por câncer de mama, necrose gordurosa e ectasia ductal mamária podem produzir os três sinais de retração ilustrados aqui

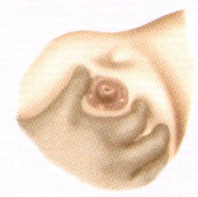

Depressão da pele

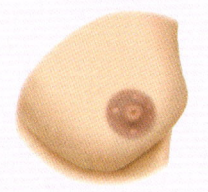

Contornos anormais
Verificar se há variação na convexidade normal de cada mama e comparar os dois lados

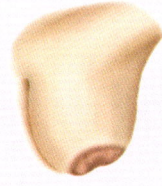

Retração e desvio mamilares
O mamilo retraído fica achatado ou recolhido e pode ficar alargado e espesso. Em geral, o mamilo se desvia em direção ao câncer subjacente

Edema cutâneo
A pele está espessa, com poros grandes aumentados – semelhante à casca da laranja (*peau d'orange*)

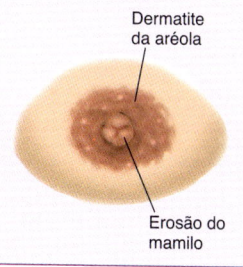

Dermatite da aréola

Erosão do mamilo

Doença de Paget mamária
Forma rara de câncer de mama que costuma se iniciar como uma lesão descamativa, semelhante ao eczema. A lesão é exsudativa, crostosa ou erodida. Pode existir massa mamária. Suspeita de doença de Paget em qualquer paciente com dermatite persistente do mamilo e da aréola

Tabela 18.3 Fatores que aumentam o risco relativo de câncer de mama em mulheres.	
Risco relativo	**Lesão comum**
> 4,0	■ Idade (> 65 anos em comparação com < 65 anos, embora o risco aumente de modo proporcional à idade até os 80 anos) ■ Hiperplasia atípica ■ Carcinoma lobular *in situ* ■ Variações genéticas patogênicas (p. ex., *BRCA1, BRCA2, PALB2, TP53*)
2,1 a 4,0	■ Carcinoma ductal *in situ* ■ Altos níveis endógenos de hormônio (pós-menopausa) ■ Radioterapia em altas doses no tórax (p. ex., tratamento para linfoma de Hodgkin) ■ Mamas densas na mamografia ■ Dois ou mais parentes de primeiro grau com câncer de mama
1,1 a 2,0	■ Consumo de bebidas alcoólicas ■ Menarca precoce (< 11 anos) ■ Obesidade ■ Altos níveis endógenos de estrogênio ou testosterona (pré-menopausa) ■ Idade avançada na primeira gravidez a termo (> 30 anos) ■ Menopausa tardia (≥ 55 anos) ■ Nunca amamentar ■ Nenhuma gravidez a termo ■ Parente de primeiro grau com câncer de mama ■ Obesidade (pós-menopausa) ■ História pessoal de câncer de ovário ou de endométrio ■ Sedentarismo ■ Doença proliferativa da mama sem atipia (hiperplasia ductal usual, fibroadenoma) ■ Uso recente e prolongado de terapia hormonal na menopausa contendo estrogênio e progesterona ■ Uso recente de anticoncepcional hormonal ■ Ganho de peso na idade adulta ■ Estatura elevada

Nota: os riscos relativos para alguns fatores variam de acordo com o subtipo molecular do câncer de mama.

Fonte: Reproduzida, com autorização, da American Cancer Society. *Breast Cancer Facts and Figures 2019-2020*. Atlanta: American Cancer Society, Inc.; 2019. Disponível em: https://www.cancer.org/content/dam/cancer-org/research/cancer-facts-and-statistics/breast-cancer-facts-and-figures/breast-cancer-facts-and-figures-2019-2020.pdf. Acesso em: 21 jul. 2020.

Abdome

Anamnese

Sintomas comuns ou relevantes.

Alterações digestórias	Alterações urinárias e renais
■ Dor abdominal, aguda e crônica	■ Dor suprapúbica
■ Indigestão, náuseas, vômito com sangue (*hematêmese*), perda de apetite (*anorexia*), saciedade precoce	■ Dificuldade para urinar (*disúria*), urgência ou frequência
	■ Micção excessiva (*poliúria*) ou excesso de micção à noite (*noctúria*)
■ Dificuldade para deglutir (*disfagia*) e/ou deglutição dolorosa (*odinofagia*)	■ Incontinência urinária
■ Alteração na função intestinal	■ Sangue na urina (*hematúria*)
■ Diarreia, constipação intestinal	■ Dor no flanco e cólica ureteral
■ Icterícia	

Mecanismos da dor abdominal

Familiarize-se com as três principais categorias (Boxe 19.1).

Boxe 19.1 Categorias de dor abdominal.

| Dor visceral | ■ Ocorre quando órgãos abdominais ocos, como o intestino ou as vias biliares, contraem-se de maneira incomum e vigorosa ou são distendidos ou estirados | ■ Pode ser de difícil localização
■ As características da dor visceral variam; ela pode ser sentida como corrosão, queimação, cólica ou ser vaga e incômoda
■ Quando é intensa, pode estar associada a sudorese, palidez, náuseas, vômitos e inquietação | Dor visceral no quadrante superior direito (QSD) causada por distensão da cápsula hepática na hepatite por várias etiologias, incluindo a hepatite alcoólica |

continua

ANAMNESE			POSSÍVEIS ACHADOS
Dor somática ou parietal	▪ Origina-se da inflamação no peritônio parietal	▪ Constante, imprecisa ▪ Geralmente mais intensa ▪ Em geral, localizada mais precisamente sobre a estrutura envolvida do que a dor visceral	A dor visceral periumbilical na fase inicial da apendicite aguda causada por distensão do apêndice inflamado experimenta transição gradual para dor parietal no quadrante inferior direito (QID) do abdome, em decorrência de inflamação do peritônio parietal adjacente
Dor referida	▪ Ocorre em locais mais distantes, que são inervados aproximadamente pelos mesmos níveis espinais que a estrutura acometida	▪ A dor proveniente do tórax, da coluna vertebral ou da pelve pode ser referida para o abdome ▪ A palpação no local da dor referida geralmente não resulta em dor	A dor da pleurisia ou do infarto agudo do miocárdio pode ser referida para a região epigástrica A dor de origem duodenal ou pancreática pode ser referida para o dorso; a dor originada nas vias biliares pode ser referida para o ombro direito ou para a região posterior direita do tórax.

Sistema digestório

Solicite aos pacientes que *descrevam a dor com as suas próprias palavras*, principalmente a cronologia da dor (aguda ou crônica); em seguida, solicite a eles que *apontem o local da dor*.

Investigue detalhes importantes:

"Onde a dor começa?"
"Como é a dor?"
"Qual é a intensidade da dor?"
"O que melhora ou piora a dor?"
"Ela se irradia ou se espalha?"

Consulte o Algoritmo 19.1, Abordagem ao paciente com dor abdominal, de acordo com a localização.

O ato de dobrar o corpo devido à dor em caráter de cólica sinaliza cálculo renal. A dor epigástrica súbita, em caráter de facada, que frequentemente irradia para as costas, é típica da pancreatite.

A dor epigástrica ocorre na doença do refluxo gastresofágico (DRGE), na pancreatite e na úlcera perfurada. A dor no QSD e a dor abdominal alta são comuns na colecistite e na colangite.

ANAMNESE	**POSSÍVEIS ACHADOS**

Faça um levantamento dos *sintomas associados à dor*, como febre ou calafrios; pergunte sobre a sequência em que ocorrem.

Dor ou desconforto abdominal superior ou pirose. Pergunte se há desconforto crônico ou recorrente na parte superior do abdome, ou *dispepsia*. Manifestações relacionadas incluem distensão abdominal, náuseas, plenitude na parte superior do abdome e pirose. Ocorrem:

▪ Distensão abdominal provocada por gases em excesso, principalmente associada a eructação frequente, distensão abdominal ou flatulência, e eliminação de gases pelo reto

A distensão pode ocorrer na intolerância à lactose, na doença inflamatória intestinal ou no câncer de ovário; a eructação resulta de *aerofagia* ou deglutição de ar. Consulte o Algoritmo 19.2, Abordagem ao paciente com dor no quadrante superior direito

▪ *Plenitude abdominal* desagradável após refeições normais ou *saciedade precoce*, isto é, a incapacidade de fazer uma refeição completa

Considere a possibilidade de gastroparesia diabética, uso de fármacos anticolinérgicos, obstrução pilórica, câncer gástrico. Saciedade precoce pode significar *hepatite*

▪ *Pirose, disfagia ou regurgitação?*

Sugere DRGE. Até 90% dos pacientes asmáticos apresentam manifestações semelhantes às da DRGE.

Dor ou desconforto na parte baixa do abdome – aguda e crônica. Se a dor for aguda, é em caráter de pontada e contínua, ou intermitente e em cólicas?

Dor no QID ou dor que migra da região periumbilical na apendicite; em mulheres com dor no QID, considerar doença inflamatória pélvica, gravidez ectópica, ruptura de um folículo ovariano. Consulte o Algoritmo 19.3, Abordagem ao paciente com dor no quadrante inferior direito.

Dor no quadrante inferior esquerdo (QIE) do abdome na diverticulite, dor abdominal difusa espontânea com distensão abdominal, peristalse intestinal hiperativa e dor à palpação na obstrução do intestino delgado ou grosso; dor com ausência de peristalse, rigidez, dor à percussão e reação de defesa na peritonite. Consulte o Algoritmo 19.4, Abordagem ao paciente com dor no quadrante inferior esquerdo.

ANAMNESE	POSSÍVEIS ACHADOS
Se a dor for crônica, há alteração do ritmo intestinal? Há alternância entre diarreia e constipação intestinal?	Câncer de cólon; síndrome do intestino irritável (SII).

Dor abdominal com sintomas gastrintestinais associados

ANAMNESE	POSSÍVEIS ACHADOS
■ Náuseas, vômitos, perda de apetite (*anorexia*)	Gravidez, cetoacidose diabética, insuficiência suprarrenal, hipercalcemia, uremia, hepatopatia. Vômitos induzidos, sem náuseas, na anorexia/bulimia
■ Regurgitação	DRGE, estreitamento esofágico e câncer de esôfago
■ Vômito em borra de café (*hematêmese*)	Varizes gástricas ou esofágicas, lacerações de Mallory-Weiss ou doença de úlcera péptica
■ Dificuldade para engolir (*disfagia*)	No caso de alimentos sólidos e líquidos, alterações neuromusculares afetam a motilidade (p. ex., acalasia). No caso de alimentos sólidos apenas, pensar em condições estruturais, como divertículo de Zenker, anel de Schatzki, estreitamento, neoplasia
■ Deglutição dolorosa (*odinofagia*)	Radiação; ingestão de substâncias cáusticas, infecção por citomegalovírus, herpes-vírus simples (HSV), HIV, ulceração esofágica por ácido acetilsalicílico (AAS) ou anti-inflamatórios não esteroides (AINEs)
■ Diarreia aguda (< 14 dias), persistente (14 a 30 dias) e crônica (> 30 dias)	Infecção aguda (viral, *Salmonella*, *Shigella* etc.); crônica na doença de Crohn, colite ulcerativa; diarreia com gordura (*esteatorreia*) na insuficiência pancreática. Consulte a Tabela 19.1, Diarreia
■ Constipação intestinal	Medicamentos, principalmente agentes anticolinérgicos e opioides; câncer de colo, diabetes melito, hipotireoidismo, hipercalcemia, esclerose múltipla, doença de Parkinson
■ Fezes pastosas e de coloração escura (*melena*)	Hemorragia digestiva alta

ANAMNESE	POSSÍVEIS ACHADOS
■ Icterícia por níveis aumentados de bilirrubina; aparente quando a bilirrubina plasmática > 3 mg/dℓ.	Excreção de bilirrubina conjugada comprometida observada na hepatite viral, na cirrose, na cirrose biliar primária e na colestase induzida por fármacos
	Obstrução do ducto colédoco por cálculos biliares ou carcinoma pancreático, colangiocarcinoma ou carcinoma duodenal.
Pergunte sobre a coloração da *urina e das fezes*.	Urina escura por aumento de bilirrubina conjugada excretada na urina (hepatite); fezes de coloração branco-acinzentada (acolia) quando a excreção de bilirrubina no intestino é obstruída.
A pele coça sem outra explicação óbvia?	Ocorre prurido na icterícia colestática ou obstrutiva quando os níveis de bilirrubina estão acentuadamente elevados.

Pergunte em relação a fatores de risco para doenças hepáticas (Boxe 19.2).

Boxe 19.2 Fatores de risco para doença hepática.

- *Hepatite:* viagens ou refeições em regiões em que as condições sanitárias são precárias, consumo de água ou alimentos contaminados (*hepatite A*); exposição parenteral ou das mucosas a líquidos corporais infecciosos, como sangue, soro, sêmen e saliva, principalmente por contato sexual com parceiro infectado ou pelo uso compartilhado de agulhas para aplicação de drogas injetáveis (*hepatite B*); uso de drogas injetáveis ilícitas ou transfusões de sangue (*hepatite C*)
- *Hepatite alcoólica* ou *cirrose alcoólica* (faça um rastreamento cuidadoso com o paciente em relação ao consumo de bebidas alcoólicas)
- *Lesão hepática tóxica* por medicamentos, exposição a solventes industriais ou toxinas ambientais ou alguns agentes anestésicos
- *Doenças* ou *cirurgias da vesícula biliar* que possam ocasionar obstrução biliar extra-hepática
- *Doenças hereditárias* detectadas na história familiar

Sistema urinário

Pergunte sobre *dor à micção*, geralmente uma sensação de queimação, às vezes chamada de *disúria* (também se refere à dificuldade para urinar).

Infecção vesical (*cistite*).

Também encontrada na uretrite, nas infecções urinárias, nos cálculos vesicais, nos tumores e, nos homens, na prostatite aguda. Em mulheres, queimação interna na uretrite e externa na vulvovaginite.

ANAMNESE	POSSÍVEIS ACHADOS

Ocorrem:

- *Urgência*, desejo incomumente intenso e imediato de urinar

  Pode levar à incontinência urinária de urgência

- *Polaciúria*, ou micção muito frequente

  Infecção urinária

- Calafrios ou febre; sangue na urina (hematúria)

  Infecção urinária

- Dor no abdome, no flanco ou no dorso

  Dor difusa, estável na pielonefrite; dor intensa em caráter de cólica na obstrução ureteral por cálculo renal

- Em homens, *hesitação* para iniciar o jato urinário, *esforço miccional, redução do calibre e da força do jato urinário* ou *gotejamento* ao término da micção.

  Prostatite, uretrite.

Avalie se há:

- *Poliúria*, aumento significativo do volume da urina de 24 h

  Diabetes melito, diabetes insípido

- *Noctúria*, aumento da frequência urinária à noite

  Obstrução da bexiga.

- *Incontinência urinária*, perda involuntária de urina (Algoritmo 19.5):

  Ver Tabela 19.2, Incontinência urinária.

  - Ao tossir, espirrar, levantar objetos pesados

    Incontinência urinária de esforço (tônus insatisfatório do esfíncter uretral)

  - Urgência miccional

    Incontinência urinária de urgência (hiperatividade do músculo detrusor da bexiga)

  - Plenitude vesical com extravasamento, porém esvaziamento incompleto.

    Incontinência urinária por transbordamento (obstrução anatômica, comprometimento da inervação da bexiga); consulte o Algoritmo 19.5, Abordagem ao paciente com incontinência urinária.

Técnicas de exame

Principais componentes do exame do abdome.

Abdome
- Observe a aparência geral do paciente (comportamento, desconforto, cor, estado mental)
- Inspecione a superfície, os contornos e os movimentos do abdome

continua

TÉCNICAS DE EXAME	POSSÍVEIS ACHADOS

- Antes da palpação ou da percussão, coloque o diafragma do seu estetoscópio em uma região do abdome e ouça os ruídos intestinais
- Percuta o abdome levemente nos quatro quadrantes
- Palpe levemente com uma mão os quatro quadrantes
- Palpe profundamente com as duas mãos os quatro quadrantes
- Verifique se há sinais de peritonite

Fígado
- Estime o tamanho do fígado ao longo da linha hemiclavicular direita
- Palpe e caracterize a borda do fígado

Baço
- Percute à procura de esplenomegalia ao longo da região anterior do tórax (espaço de Traube)
- Palpe a borda esplênica com o paciente em decúbito dorsal e em decúbito lateral direito

Rins
- Verifique se há dor à palpação no ângulo costovertebral (ACV) utilizando a percussão de punho

Bexiga urinária
- Percute a bexiga urinária

Técnicas especiais
- Utilize técnicas especiais, se indicado

Abdome

Inspecione o abdome, incluindo:
- Pele

  Cicatrizes, estrias, veias, equimoses (na hemorragia intraperitoneal ou retroperitoneal)

- Umbigo

  Hérnia, inflamação

- Formato e simetria do contorno abdominal, órgãos com tamanho aumentado ou massas

  Flancos abaulados por ascite, abaulamento suprapúbico, hepatomegalia ou esplenomegalia, tumores

- Quaisquer ondas peristálticas

  Aumentadas na obstrução gastrintestinal

- Quaisquer pulsações.

  Aumentadas no aneurisma da aorta.

Ausculte o abdome à procura de:
- Peristalse

  Aumento ou diminuição de motilidade

  As alterações na peristalse geralmente são inespecíficas e não diagnósticas

TÉCNICAS DE EXAME	POSSÍVEIS ACHADOS

- Sopros (Figura 19.1)

Sopro hepático no carcinoma do fígado e na hepatite alcoólica

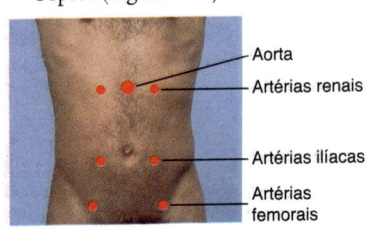

Aorta
Artérias renais
Artérias ilíacas
Artérias femorais

Sopro arterial na obstrução parcial da aorta ou das artérias renais, ilíacas ou femorais

Figura 19.1 Áreas para ausculta do abdome à procura de sopros.

- Atrito.

Tumor hepático, infarto esplênico.

Percute o abdome à procura de padrões de timpanismo e macicez.

Ascite, obstrução gastrintestinal, útero gravídico, tumor de ovário.

Palpe os quadrantes do abdome:
- Delicadamente, para determinar se há reação de defesa, dor à descompressão ou dor à palpação (Figura 19.2)

Consulte a Tabela 19.3, Dor à palpação do abdome. "Abdome agudo" ou peritonite se houver:

Reação de defesa quando o paciente tensiona voluntariamente a parede abdominal devido à dor

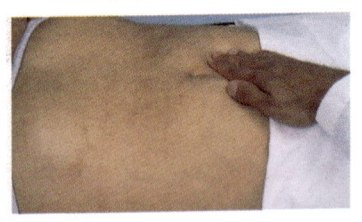

Dor à descompressão por inflamação peritoneal; a dor é maior quando você retira a mão do que quando pressiona. Pressione lentamente em uma área sensível e, em seguida, solte rapidamente

Figura 19.2 Uso de uma das mãos para a palpação leve do abdome nos quatro quadrantes.

Parede abdominal firme e rígida sugere inflamação peritoneal

- Profundamente à procura de massas ou dor à palpação (Figura 19.3).

Tumores, distensão visceral.

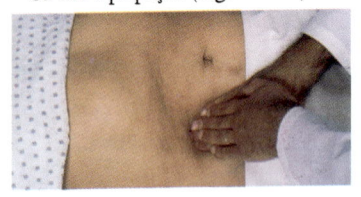

As massas abdominais podem ser: fisiológicas (útero gravídico), inflamatórias (diverticulite), vasculares (AAA), neoplásicas (carcinoma de cólon) ou obstrutivas (bexiga distendida ou alça intestinal dilatada).

Figura 19.3 Uso das duas mãos para a palpação profunda do abdome nos quatro quadrantes.

TÉCNICAS DE EXAME

✏ Fígado

Percute ao longo da macicez do fígado na linha hemiclavicular (LHC), Figura 19.4.

Aumento da macicez na hepatomegalia causada por hepatite aguda, insuficiência cardíaca; diminuição da macicez na cirrose.

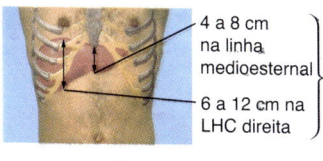

4 a 8 cm na linha medioesternal
6 a 12 cm na LHC direita
Limites hepáticos normais

Figura 19.4 Área de percussão para estimar o tamanho do fígado ao longo da LHC.

Sinta a borda do fígado, se possível, enquanto o paciente inspira.

Iniciando bem abaixo da margem costal, meça a distância da borda do fígado até a margem costal na LHC (Figura 19.5).

Distância aumentada na hepatomegalia – pode passar despercebida (conforme observado na Figura 19.6) se a palpação for iniciada em uma região mais alta no QSD do abdome.

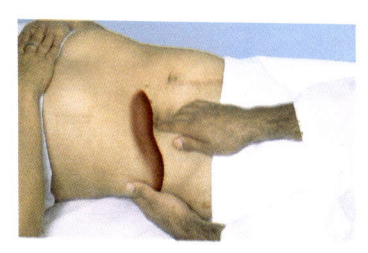

Figura 19.5 Palpação da borda hepática.

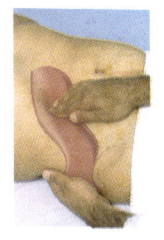

Figura 19.6 Se a margem costal for palpada primeiro, a borda hepática pode não ser percebida.

Observe se há dor à palpação ou massa.

Fígado doloroso à palpação na hepatite ou na insuficiência cardíaca; massa tumoral.

Baço

Percute a porção inferior esquerda da região anterior do tórax (*espaço de Traube*), observando se há mudança de timpanismo para macicez.

TÉCNICAS DE EXAME	POSSÍVEIS ACHADOS

Palpe o baço com o paciente em decúbito dorsal e, em seguida, em decúbito lateral direito, com os membros inferiores flexionados nos quadris e nos joelhos (Figura 19.7).

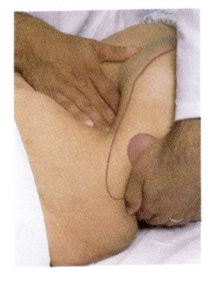

Figura 19.7 Borda do baço (em roxo) palpável abaixo da margem costal.

Rins

Os rins são órgãos retroperitoneais e geralmente não são palpáveis, a menos que estejam muito aumentados.

Verifique se há dor à palpação no ângulo costovertebral (ACV) (Figura 19.8).

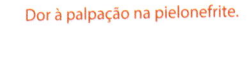

Dor à palpação na pielonefrite.

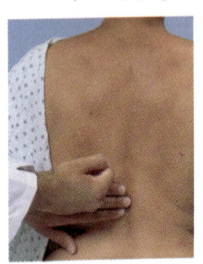

Figura 19.8 Percussão para determinar se há dor no ângulo costovertebral.

Aorta

Palpe delicadamente as pulsações da aorta (Figura 19.9). Em pessoas de mais idade, estime a largura da aorta.

Massa periumbilical com pulsações expansíveis e ≥ 3 cm de diâmetro sugere aneurisma da aorta abdominal. Avalie detalhadamente devido ao risco de ruptura.

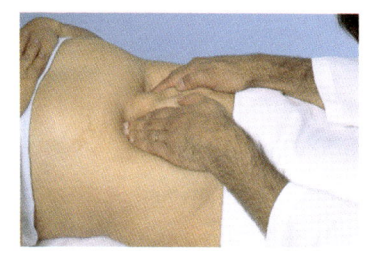

Figura 19.9 Palpação do epigástrio em ambos os lados da aorta.

Técnicas especiais

- Ascite
- Apendicite
- Colecistite aguda.

Avaliação da ascite

○—/○— Palpe para verificar se há macicez móvel (macicez de decúbito). Mapeie as áreas de timpanismo e macicez com o paciente em decúbito dorsal e, em seguida, em decúbito lateral (Figura 19.10).

O líquido ascítico geralmente desloca-se para o lado mais baixo, alterando a margem de macicez (Figura 19.11).

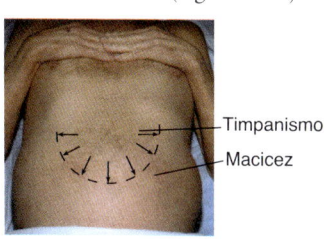

Figura 19.10 Percussão centrífuga para mapear a macicez da ascite.

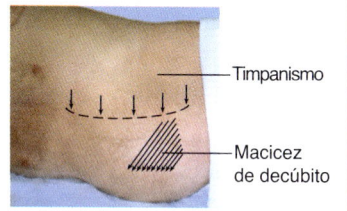

Figura 19.11 Percussão à procura de macicez de decúbito (macicez móvel), com o paciente em decúbito lateral direito.

Os resultados desse teste não são específicos.

Balance um órgão ou uma massa em um abdome ascítico. Coloque os dedos rígidos e estendidos no abdome, empurre-os brevemente em direção à estrutura e tente tocar a sua superfície.

A sua mão, deslocando rapidamente o líquido, para abruptamente tocar a superfície sólida (Figura 19.12).

TÉCNICAS DE EXAME   **POSSÍVEIS ACHADOS**

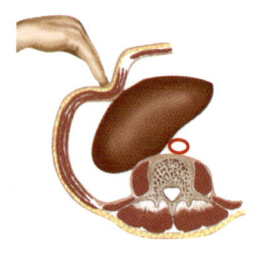

Figura 19.12   Deslocamento do líquido ascítico pelo balanço das estruturas, possibilitando a palpação do fígado.

Avaliação de uma possível apendicite. Palpe o local à procura de dor; em geral, no ponto de McBurney (Figura 19.13).

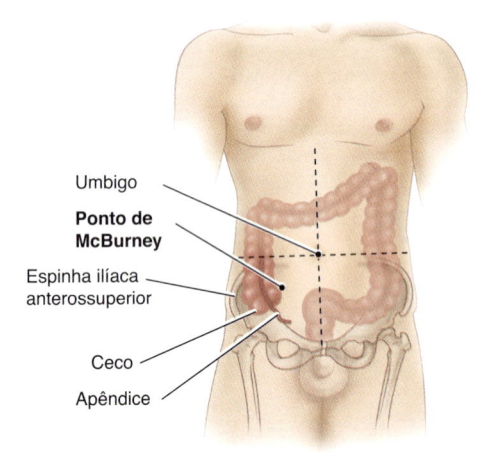

Figura 19.13   Projeção da superfície da pelve, do ceco e do apêndice mostrando o ponto de McBurney. (De Honan L. *Focus on Adult Health: Medical-Surgical Nursing*. 2nd ed. Wolters Kluwer; 2019. Figure 24-2.)

Palpe para verificar se há rigidez muscular. Realize o toque retal e, em mulheres, o exame ginecológico.

Dor à palpação local, sobretudo se o apêndice for retrocecal.

| TÉCNICAS DE EXAME | POSSÍVEIS ACHADOS |

Manobras especiais para apendicite

- *Sinal de Rovsing:* comprima, profunda e uniformemente, o quadrante inferior *esquerdo* do abdome. Em seguida, retire rapidamente os seus dedos

A dor no quadrante inferior *direito* do abdome durante a pressão do lado *esquerdo* sugere apendicite (um sinal de Rovsing *positivo*)

- *Sinal do psoas:* coloque a sua mão logo acima do joelho direito do paciente. Peça a ele que eleve essa coxa contra a sua mão. Ou peça ao paciente que vire para o lado esquerdo. Em seguida, estenda a perna direita do paciente na altura do quadril para estirar o músculo psoas

A dor proveniente de irritação do músculo psoas sugere apêndice inflamado (sinal de psoas *positivo*)

- *Sinal do obturador:* flexione a coxa direita do paciente na altura do quadril, com os joelhos flexionados, e efetue a rotação interna da coxa, movimento que provoca o estiramento do músculo obturador interno.

A dor hipogástrica direita em um sinal do obturador *positivo* sugere irritação do músculo obturador decorrente de apêndice inflamado.

A probabilidade de apendicite é duas vezes maior em caso de dor no QID, sinal de Rovsing positivo (dor à palpação indireta) e sinal do psoas positivo; é três vezes maior em caso de dor à palpação no ponto de McBurney (sinal de McBurney).

Avaliação de uma possível colecistite aguda.
Ausculte, percute e palpe o abdome à procura de dor.

Os sons intestinais podem estar ativos ou diminuídos; pode haver aumento do timpanismo no íleo paralítico: avalie se há dor à palpação do QSD.

Avalie se há *sinal de Murphy*. Coloque o polegar em garra por baixo do rebordo costal direito, na margem do músculo reto do abdome, e solicite ao paciente que respire fundo.

Dor aguda à palpação e parada súbita no esforço respiratório indicam sinal de Murphy *positivo*.

Registro dos achados

Registro dos achados do exame do abdome.

"Abdome protuberante e com peristalse. Flácido e indolor à palpação. Ausência de massas ou hepatoesplenomegalia. Hepatimetria de 7 cm na LHC direita; borda lisa e palpável 1 cm abaixo do rebordo costal direito. Baço impalpável. Não há dor no ângulo costovertebral."

OU

"Abdome plano. Ausência de peristalse. Abdome firme e em tábua, com dor à palpação, reação de defesa e descompressão dolorosa no quadrante inferior direito. Hepatimetria de 7 cm na LHC; borda hepática impalpável. Baço impalpável. Ausência de massa palpável. Não há dor no ângulo costovertebral. Sinal do psoas positivo."

Esses achados sugerem peritonite, causada por possível apendicite.

Promoção e orientação da saúde: evidências e recomendações

Tópicos importantes para promoção e orientação da saúde.

- Hepatite viral: fatores de risco, rastreamento e vacinação
- Rastreamento de câncer colorretal

Hepatite viral: fatores de risco, rastreamento e vacinação

As medidas de proteção contra *hepatite infecciosa* incluem aconselhamento em relação à transmissão (Boxe 19.3).

- *Hepatite A:* a transmissão é orofecal. A doença se manifesta aproximadamente 30 dias após a exposição. Aconselhe o paciente a lavar as mãos com água e sabão após usar o banheiro ou trocar fraldas e antes de preparar alimentos ou comer. Água sanitária diluída pode ser utilizada para limpar as superfícies do ambiente

Boxe 19.3 Recomendações do Centers for Disease Control and Prevention para a vacinação contra hepatite A.

- Todas as crianças com 1 ano de idade
- Indivíduos com doença hepática crônica

continua

- Grupos com maior risco de contrair o vírus da hepatite A: viajantes para áreas com altas taxas endêmicas de infecção, homens que fazem sexo com homens, usuários de drogas ilícitas injetáveis ou não, indivíduos que trabalham com primatas não humanos e pessoas que tenham alterações dos fatores de coagulação
- A vacina pode ser administrada isoladamente a qualquer momento antes de viajar para áreas endêmicas

- *Hepatite B:* a transmissão ocorre durante o contato com líquidos corporais infectados, como sangue, sêmen, saliva e secreções vaginais. A infecção aumenta o risco de hepatite fulminante, infecção crônica e subsequente cirrose e carcinoma hepatocelular. Oriente e realize o rastreamento sorológico do paciente de risco (Boxe 19.4).
- *Hepatite C:* atualmente a forma mais comum de hepatite é transmitida pela exposição a sangue infectado e pelo uso de drogas injetáveis. Não há vacinação contra a hepatite C; então, a prevenção visa ao aconselhamento para evitar fatores de risco. Deve-se recomendar rastreamento sorológico para grupos de alto risco.

> ## Boxe 19.4 Recomendações do Centers for Disease Control and Prevention para a vacinação contra hepatite B: grupos e contextos de alto risco.
>
> - *Todos os adultos em contextos de alto risco*, como em clínicas de infecções sexualmente transmissíveis (ISTs), programas de teste e tratamento de HIV, programas para o tratamento da dependência de drogas e para usuários de drogas injetáveis, instituições correcionais, programas para homens que fazem sexo com homens, instituições de hemodiálise crônica e programas para doença renal em estágio terminal, além de instituições que cuidam de pessoas com transtornos do desenvolvimento
> - *Indivíduos com exposição percutânea ou mucosa a sangue*, incluindo usuários de drogas injetáveis, indivíduos com contato domiciliar com pessoas antígeno-positivas, residentes e equipes de saúde de instituições que cuidam de pessoas com transtornos do desenvolvimento, profissionais de saúde e indivíduos em diálise
> - *Contatos sexuais*, incluindo os parceiros sexuais de pessoas positivas para o antígeno de superfície do vírus da hepatite B, indivíduos com mais de um parceiro sexual nos últimos 6 meses, indivíduos que buscam avaliação e tratamento para ISTs e homens que fazem sexo com homens
> - *Outros indivíduos*, incluindo viajantes para regiões endêmicas, indivíduos portadores de hepatopatias crônicas e infecção pelo HIV, bem como aqueles que buscam proteção contra a infecção pelo vírus da hepatite B

Rastreamento de câncer colorretal

Adote as recomendações de 2016 da U.S. Preventive Services Task Force (USPSTF) dos EUA (Boxe 19.5).

Boxe 19.5 Rastreamento de câncer colorretal recomendado pela U.S. Preventive Services Task Force em 2016.

- Adultos de 50 a 75 anos – opções (recomendação de grau A)
    - Exames de fezes
    - Teste imunoquímico fecal (TIF) anualmente
    - Pesquisa de sangue oculto nas fezes de alta sensibilidade uma vez ao ano
    - Teste TIF-DNA a cada 1 ou 3 anos
    - Testes de visualização direta
    - Colonoscopia a cada 10 anos
    - Sigmoidoscopia a cada 5 anos
    - Sigmoidoscopia flexível a cada 10 anos com TIF a cada 3 anos
    - Colonografia por tomografia computadorizada (TC) a cada 5 anos
- Idosos de 76 a 85 anos – tomada de decisão individualizada (recomendação de grau C); as decisões devem levar em consideração a expectativa de vida e o rastreamento prévio. Adultos não testados previamente podem se beneficiar com o rastreamento
- Idosos com mais de 85 anos – não faça o rastreamento (recomendação de grau D), pois as "causas concorrentes de mortalidade impedem um benefício na mortalidade que superaria os riscos"

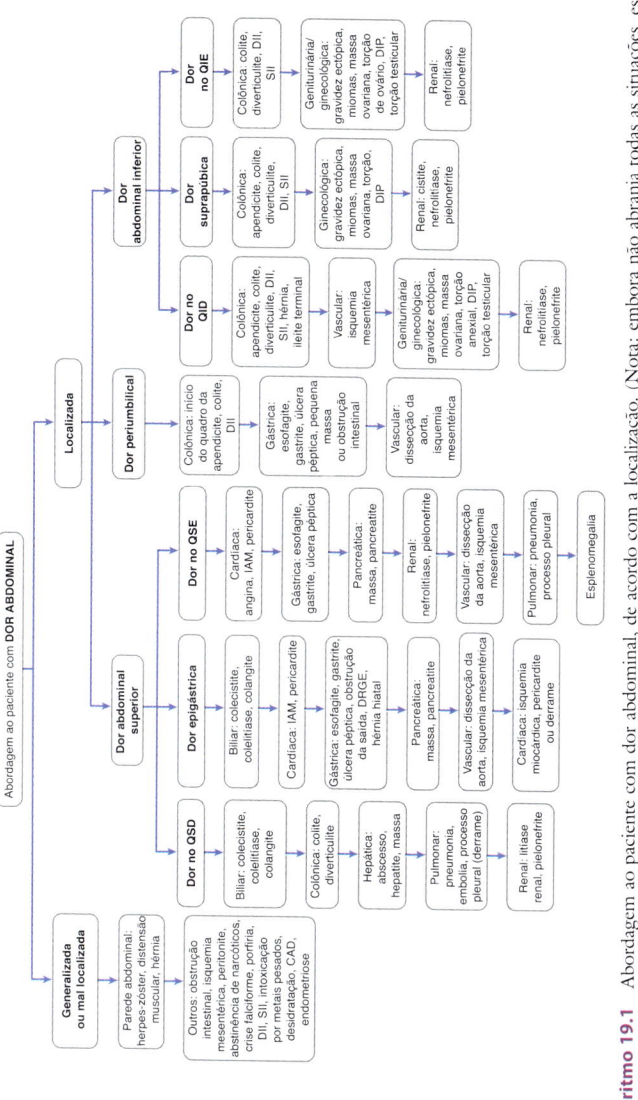

Algoritmo 19.1 Abordagem ao paciente com dor abdominal, de acordo com a localização. (Nota: embora não abranja todas as situações, esse algoritmo pode ser uma abordagem inicial útil para sintetizar informações coletadas na anamnese e no exame físico.) CAD, cetoacidose diabética; DII, doença inflamatória intestinal; DIP, doença inflamatória pélvica; DRGE, doença do refluxo gastresofágico; IAM, infarto agudo do miocárdio; QID, quadrante inferior direito; QIE, quadrante inferior esquerdo; QSD, quadrante superior direito; QSE, quadrante superior esquerdo; SII, síndrome do intestino irritável.

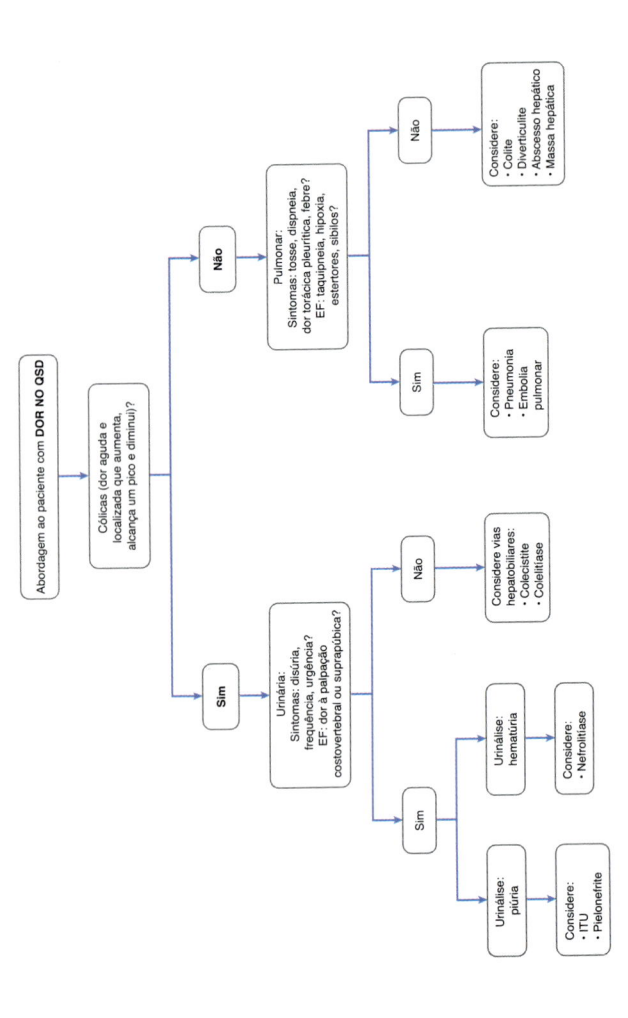

Algoritmo 19.2 Abordagem ao paciente com dor no quadrante superior direito. (Nota: embora não abranja todas as situações, esse algoritmo pode ser uma abordagem inicial útil para sintetizar informações coletadas na anamnese e no exame físico.) EF, exame físico; ITU, infecção do trato urinário; QSD, quadrante superior direito.

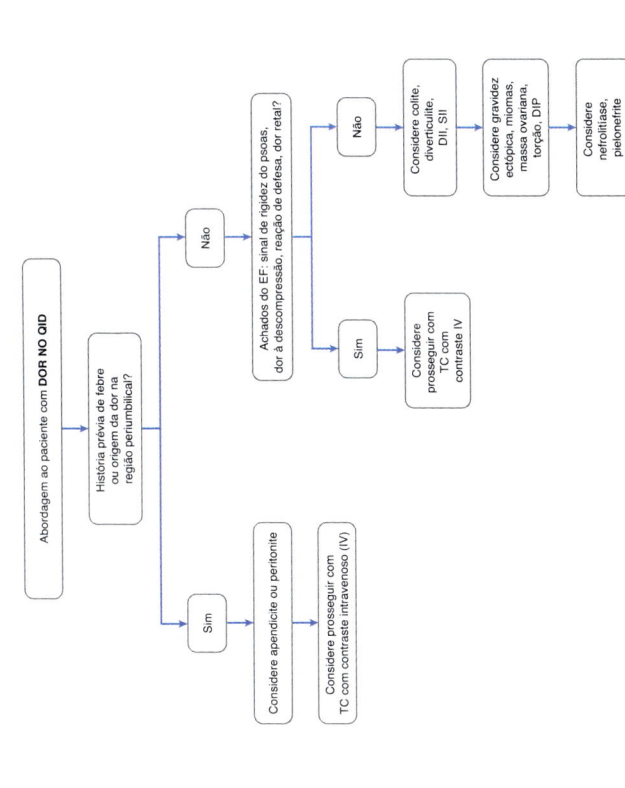

Algoritmo 19.3 Abordagem ao paciente com dor no quadrante inferior direito. (Nota: embora não abranja todas as situações, esse algoritmo pode ser uma abordagem inicial útil para sintetizar informações coletadas na anamnese e no exame físico.) DII, doença inflamatória intestinal; DIP, doença inflamatória pélvica; EF, exame físico; IV, intravenoso; QID, quadrante inferior direito; SII, síndrome do intestino irritável; TC, tomografia computadorizada.

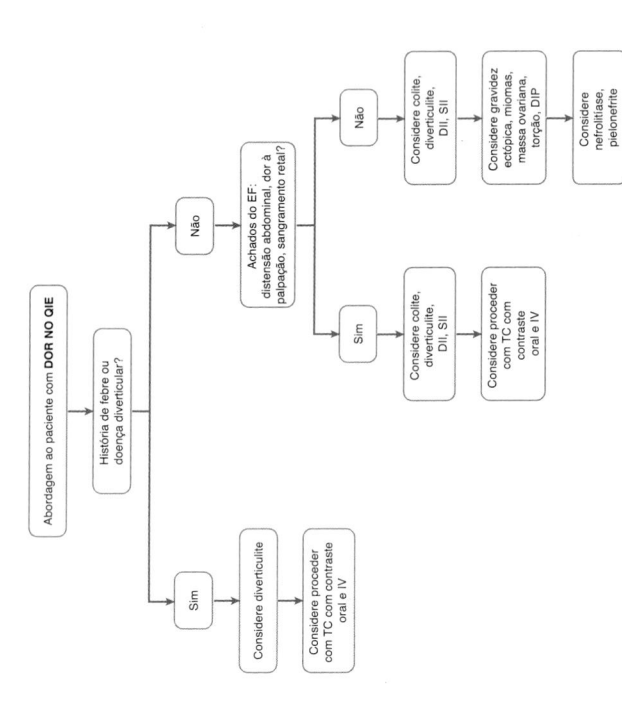

Algoritmo 19.4 Abordagem ao paciente com dor no quadrante inferior esquerdo. (Nota: embora não abranja todas as situações, esse algoritmo pode ser uma abordagem inicial útil para sintetizar informações coletadas na anamnese e no exame físico.) DII, doença inflamatória intestinal; DIP, doença inflamatória pélvica; EF, exame físico; IV, intravenoso; QIE, quadrante inferior esquerdo; SII, síndrome do intestino irritável; TC, tomografia computadorizada.

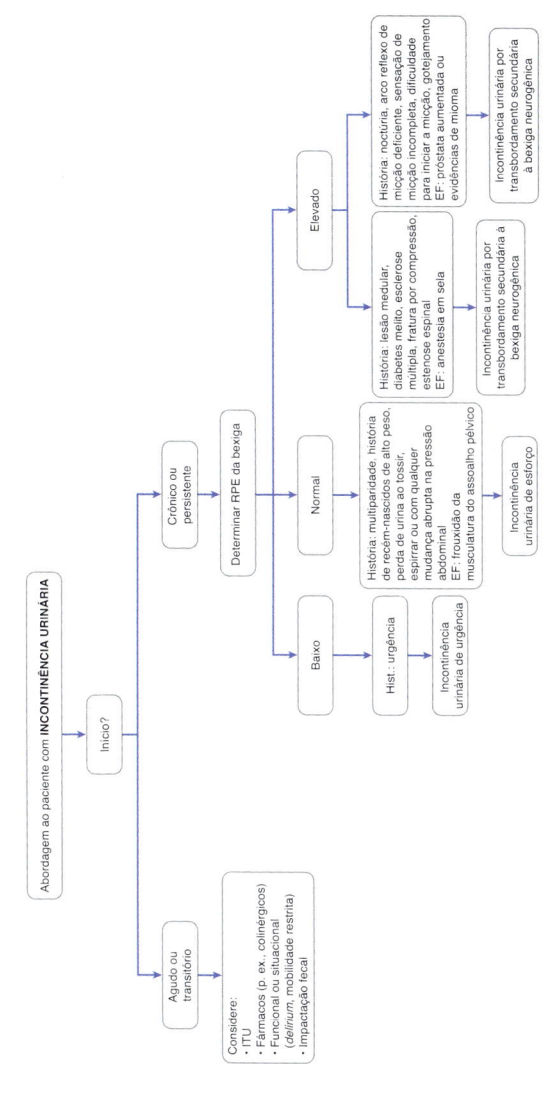

Algoritmo 19.5 Abordagem ao paciente com incontinência urinária. (Nota: embora não abranja todas as situações, esse algoritmo pode ser uma abordagem inicial útil para sintetizar informações coletadas na anamnese e no exame físico.) EF, exame físico; Hist., histórico; ITU, infecção do trato urinário; RPE, resíduo pós-esvaziamento.

Tabela 19.1 Diarreia.

Problema/processo	Características das fezes
Diarreia aguda *Infecção secretora* **(não inflamatória)** Infecção por vírus; toxinas bacterianas pré-formadas, como *Staphylococcus aureus*, *Clostridium perfringens*, *Escherichia coli* toxigênica; *Vibrio cholerae*, *Cryptosporidium*, *Giardia lamblia*, rotavírus	Aquosa, ausência de sangue, pus ou muco
Infecção inflamatória Colonização ou invasão da mucosa intestinal, como na *Salmonella* não tifoide, *Shigella*, *Yersinia*, *Campylobacter*, *E. coli* enteropática, *Entamoeba histolytica*, *Clostridium difficile*	Pastosas a aquosas, frequentemente com sangue, pus ou muco
Diarreia induzida por fármacos Ação de muitos fármacos, como antiácidos contendo magnésio, antibióticos, agentes antineoplásicos e laxantes	Pastosas a aquosas
Diarreia crônica (≥ 30 dias) *Síndromes diarreicas* *Síndrome do intestino irritável:* transtorno da motilidade intestinal com alternância de diarreia e constipação intestinal	Pastosas; pode haver muco, mas não há sangue. Fezes pequenas e duras na constipação intestinal
Câncer do colo sigmoide: obstrução parcial por neoplasia maligna	Pode ter estrias de sangue

continua

Tabela 19.1 Diarreia. (*continuação*)

Problema/processo	Características das fezes
Doença inflamatória intestinal *Colite ulcerativa:* inflamação e ulceração da mucosa e da submucosa do reto e do colo	Moles a aquosas, muitas vezes contendo sangue
Doença de Crohn do intestino delgado (enterite regional) ou do cólon (colite granulomatosa): inflamação crônica da parede do intestino, geralmente envolvendo o íleo terminal, o cólon proximal ou ambos	Pequenas, moles a pastosas ou aquosas, geralmente sem sangue macroscópico (enterite) ou com menos sangramento do que na colite ulcerativa (colite)
Diarreia volumosa *Síndrome da má absorção:* má absorção de gordura, incluindo vitaminas lipossolúveis, com esteatorreia (excreção excessiva de gordura), como na insuficiência pancreática, na deficiência de sais biliares e no crescimento bacteriano excessivo	Geralmente volumosas, moles, de coloração amarelo-clara a cinza, gordurosas ou oleosas; odor particularmente fétido; em geral, boiam na privada (esteatorreia)

Diarreia osmótica
   ■ Intolerância à lactose: deficiência de lactase intestinal
   ■ Uso abusivo de purgantes osmóticos: hábito de ingerir laxante, muitas vezes de maneira furtiva
	
	Diarreia aquosa
	Diarreia aquosa

Diarreias secretoras causadas por infecção bacteriana, secreção de adenoma viloso, má absorção de gordura ou sais biliares, doenças mediadas por hormônios (gastrina na síndrome de Zollinger-Ellison, peptídeo intestinal vasoativo): o processo é variável	Diarreia aquosa

Tabela 19.2 Incontinência urinária.*

Problema	Mecanismos
Incontinência urinária de esforço: enfraquecimento do esfíncter uretral. Elevações transitórias da pressão intra-abdominal resultam em aumento da pressão vesical a níveis que ultrapassam a resistência uretral. Leva a extravasamento involuntário de *pequenos volumes de urina ao rir, tossir e espirrar*	▪ Nas mulheres, fraqueza do assoalho pélvico com suporte muscular inadequado da bexiga e da parte proximal da uretra, além de alterações no ângulo entre a bexiga e a uretra, causadas por partos vaginais, cirurgias e alterações locais capazes de afetar o esfíncter uretral interno, como atrofia da mucosa após a menopausa e infecções uretrais ▪ Em homens, após a cirurgia da próstata
Incontinência urinária de urgência: as contrações do músculo detrusor são mais intensas do que o normal e sobrepujam a resistência normal da uretra. A bexiga é geralmente pequena. Resulta em urgência, polaciúria e noctúria com perda de *volumes moderados de urina*	▪ Inibição cortical reduzida das contrações do músculo detrusor, como no acidente vascular encefálico, no tumor cerebral, na demência e nas lesões medulares acima do nível sacral ▪ Hiperexcitabilidade das vias sensitivas, como na infecção vesical, no tumor e na impactação fecal ▪ Descondicionamento dos reflexos miccionais, causado pela eliminação voluntária frequente em situações de baixo volume vesical
Incontinência urinária por transbordamento: as contrações do músculo detrusor não são suficientes para superar a resistência uretral. A bexiga é geralmente grande, mesmo após o esforço miccional, levando a *gotejamento contínuo*	▪ Obstrução do trato de saída vesical, como na hiperplasia prostática benigna ou no tumor de próstata ▪ Fraqueza do músculo detrusor associada à neuropatia periférica no nível sacral ▪ Comprometimento da sensibilidade vesical que interrompe o arco reflexo, como na neuropatia diabética
Incontinência funcional: incapacidade funcional de chegar a tempo ao banheiro, devido ao comprometimento da saúde ou às condições ambientais	▪ Comprometimento da mobilidade decorrente de fraqueza, artrite, déficit visual ou outras condições; fatores ambientais, como ambiente não familiar, banheiro distante, grades laterais no leito ou contenção física
Incontinência secundária ao uso de medicamentos: os fármacos podem contribuir para qualquer tipo de incontinência listado	▪ Sedativos, ansiolíticos, anticolinérgicos, bloqueadores simpáticos e diuréticos potentes

*Os pacientes podem ter mais de um tipo de incontinência.

Tabela 19.3 Dor à palpação do abdome.

Dor à palpação de vísceras

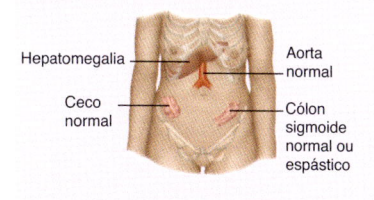

Hepatomegalia
Ceco normal
Aorta normal
Cólon sigmoide normal ou espástico

Dor à palpação peritoneal

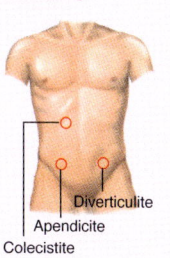

Diverticulite
Apendicite
Colecistite

Dor à palpação à procura de doença no tórax e na pelve

Pleurisia aguda

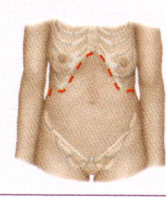

Unilateral ou bilateral, na parte inferior ou superior do abdome

Salpingite aguda

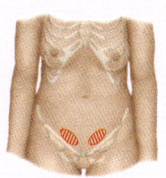

Genitália Masculina

Anamnese

Sintomas comuns ou relevantes.

- Secreção ou lesões penianas
- Edema ou dor escrotal ou testicular

Secreção ou lesões penianas

Para pesquisar uma possível infecção sexualmente transmissível (IST), pergunte ao paciente se ele apresenta secreção peniana, gotejamento ou manchas na roupa íntima. Se houver secreção peniana, pergunte a quantidade, a coloração e se há febre, calafrios, erupções na pele ou sintomas associados.

Indague sobre feridas ou crescimentos no pênis.

As ISTs podem comprometer outras partes do corpo. Pergunte a respeito de práticas de sexo oral e anal e queixas de dor de garganta, prurido ou dor oral, diarreia ou sangramento retal.

A secreção peniana ocorre em caso de uretrite gonocócica (geralmente amarela) e uretrite não gonocócica (clara ou branca).

Erupção cutânea na infecção gonocócica disseminada.

Consulte a Tabela 20.1, Infecções sexualmente transmissíveis da genitália masculina, e o Algoritmo 20.1, Abordagem ao paciente com massa ou lesão peniana.

Edema ou dor escrotal ou testicular

Pergunte sobre edema ou dor no escroto ou nos testículos.

Procure por edema escrotal na orquite da caxumba e por edema escrotal, câncer de testículo e dor na torção testicular, na epididimite e na orquite. Consulte Algoritmo 20.2, Abordagem ao paciente com massa ou dor escrotal.

Técnicas de exame

> **Principais componentes do exame da genitália masculina.**
>
> - Inspecione a pele, o prepúcio e a glande
> - Inspecione o meato uretral e, se indicado, abra ou "ordenhe" a haste do pênis
> - Palpe a haste do pênis
> - Inspecione o escroto, incluindo a pele, os pelos e o contorno
> - Palpe cada testículo, incluindo o epidídimo e o cordão espermático
> - Use técnicas especiais, conforme indicado:
>   - Avalie à procura de hérnias na virilha
>   - Avalie à procura de massa escrotal

Genitália masculina

Use luvas para examinar a genitália masculina (Figura 20.1). O paciente pode ficar em pé ou em decúbito dorsal.

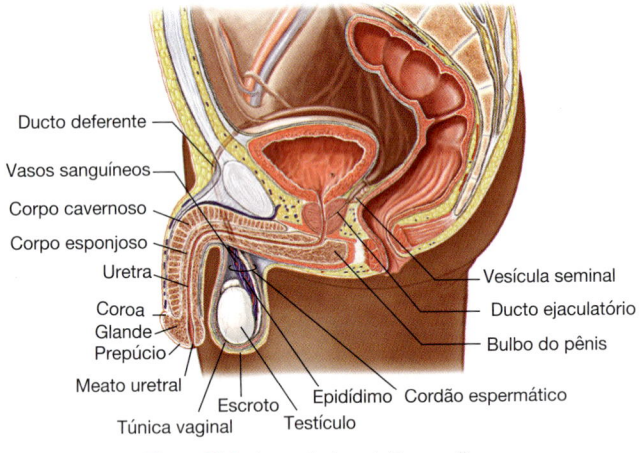

Figura 20.1 Anatomia da genitália masculina.

Pênis. Inspecione:

- Desenvolvimento do pênis, bem como a pele e os pelos na sua base

Maturação sexual, piolhos, sarna

Consulte a Tabela 25.6, Avaliações da maturidade sexual em meninos (estágios de Tanner), Capítulo 25, *Crianças: do Nascimento à Adolescência*

TÉCNICAS DE EXAME	**POSSÍVEIS ACHADOS**
▪ Prepúcio (se presente, retraia-o)	Fimose, câncer
▪ Glande	Balanite, cancro, herpes, verrugas, câncer
▪ Meato uretral (comprima a glande para inspecionar o meato e checar se há secreção).	Hipospadia, secreção de uretrite.
Palpe:	
▪ Quaisquer lesões visíveis	Induração peniana, cancro, câncer.
▪ Corpo do pênis.	Estenose ou câncer uretral.
	Consulte a Tabela 20.2, Alterações do pênis e do escroto.

Escroto e seu conteúdo. Inspecione:

▪ Pele do escroto	Lesões cutâneas
▪ Contornos do escroto	Hérnia, hidrocele, criptorquidia
▪ Áreas inguinais.	Infecção fúngica.
Palpe:	
▪ Os testículos (Figura 20.2), avaliando seu tamanho, forma e consistência; observe se há:	Consulte a Tabela 20.3, Alterações dos testículos

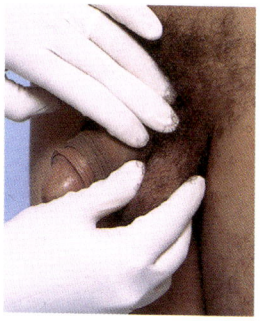

Figura 20.2 Palpação do testículo e do epidídimo.

▪ Nódulos	Carcinoma de testículo
▪ Dor à palpação	Epididimite aguda, orquite aguda, torção do cordão espermático, hérnia inguinal estrangulada

TÉCNICAS DE EXAME	POSSÍVEIS ACHADOS

- Epidídimo

Epididimite, cisto

- Cordão espermático e áreas adjacentes (Figura 20.3).

Varicocele se houver múltiplas veias tortuosas; estrutura cística pode indicar hidrocele.

Consulte a Tabela 20.4, Alterações do epidídimo e do cordão espermático.

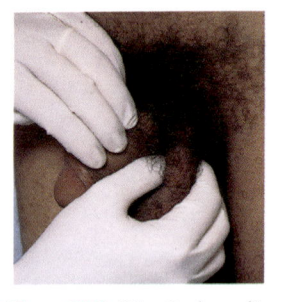

Figura 20.3 Palpação do cordão espermático.

Técnicas especiais

Avaliação de hérnias de virilha. O paciente geralmente fica em pé.

Consulte a Tabela 20.5, Hérnias na virilha.

Inspecione as regiões inguinal e femoral enquanto o paciente faz força para baixo (*Valsalva*).

Hérnias inguinais e femorais.

Palpe o anel inguinal externo pela pele do escroto e solicite ao paciente que faça força para baixo (Figura 20.4).

Hérnias inguinais indiretas e diretas.

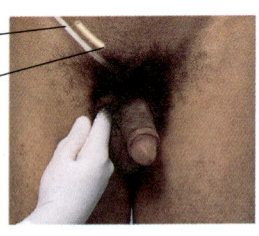

Ligamento inguinal

Anel inguinal externo

Figura 20.4 Pele escrotal redundante e invaginante.

Transiluminação escrotal. Segure uma fonte de luz forte atrás da massa escrotal. Cística (a luz brilha com iluminação vermelha) ou sólida (luz bloqueada).

Hidrocele.

Registro dos achados

Registro dos achados do exame da genitália masculina.

"Homem circuncidado. Não há lesões nem secreções penianas. Não há edema nem alteração da cor do escroto. Testículos localizados bilateralmente no escroto, lisos, sem massas. Epidídimos indolores. Não há hérnias inguinais ou femorais."

OU

"Homem não circuncidado; prepúcio facilmente retrátil. Não há lesões nem secreções penianas. Não há edema nem alteração da cor do escroto. Testículos palpados na bolsa escrotal bilateralmente; testículo direito liso; nódulo firme, de 1 × 1 cm, na região lateral do testículo esquerdo. Fixo e indolor à palpação. Epidídimos indolores à palpação. Não há hérnias inguinais ou femorais."

Esses achados são suspeitos de carcinoma testicular.

Promoção e orientação da saúde: evidências e recomendações

Tópicos importantes para promoção e orientação da saúde.

- Rastreamento de câncer de testículo
- Infecções sexualmente transmissíveis (ver Capítulo 6, *Manutenção da Saúde e Rastreamento*)

Rastreamento de câncer de testículo

O câncer de testículo é raro, porém altamente tratável quando detectado precocemente. É o câncer mais comumente diagnosticado em homens brancos com idade entre 20 e 34 anos. Os fatores de risco são etnia branca, história familiar, infecção pelo vírus da imunodeficiência humana (HIV) e história de criptorquidia. Em 2011, a U.S. Preventive Services Task Force (USPSTF) dos EUA concluiu que é improvável que o rastreamento tenha benefícios significativos para a saúde, seja por exame clínico, seja por autoexame do testículo (AET); assim, o órgão desaconselhou o rastreamento de câncer de testículo em adolescentes e adultos assintomáticos do sexo masculino (recomendação de grau D). Em contrapartida, a American Cancer Society (ACS) apoia o exame de testículo como parte do exame físico geral. A ACS não tem uma recomendação para o AET regular, porém aconselha os homens a procurarem atendimento médico em caso de algum dos seguintes achados: nódulo indolor, edema ou aumento no testículo; dor ou desconforto no testículo ou no escroto; crescimento ou dor na mama; ou dor difusa na parte inferior do abdome ou na virilha.

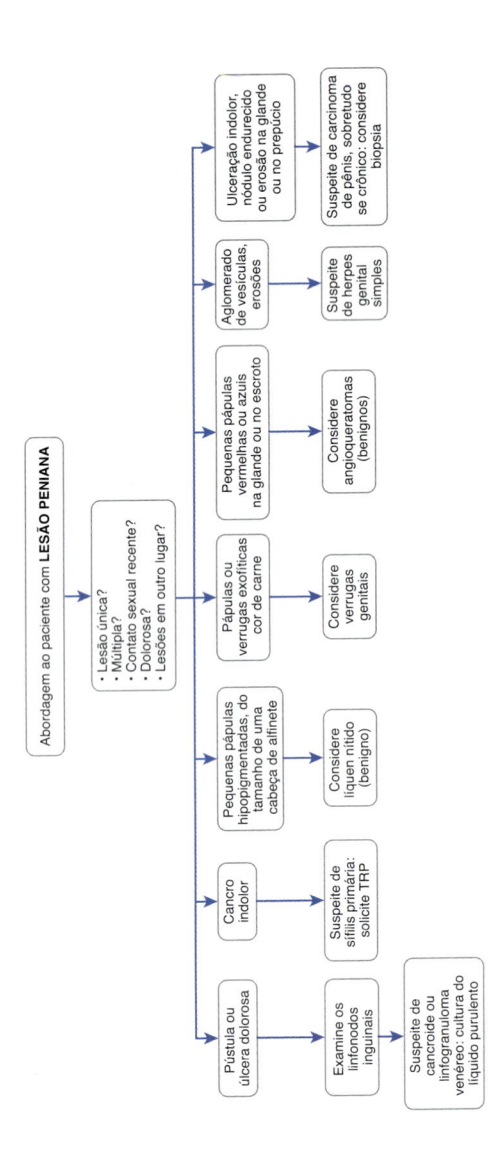

Algoritmo 20.1 Abordagem ao paciente com massa ou lesão peniana. (Nota: embora não abranja todas as situações, esse algoritmo pode ser uma abordagem inicial útil para sintetizar informações coletadas na anamnese e no exame físico.) TRP, teste rápido de reagina plasmática.

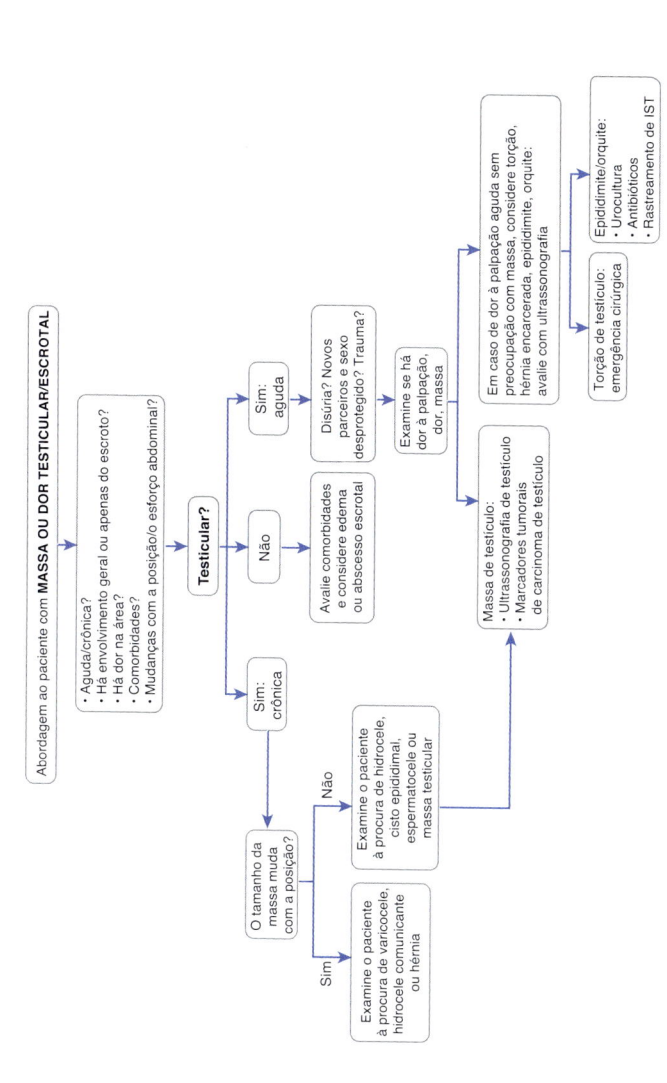

Algoritmo 20.2 Abordagem ao paciente com massa ou dor escrotal. (Nota: embora não abranja todas as situações, esse algoritmo pode ser uma abordagem inicial útil para sintetizar informações coletadas na anamnese e no exame físico.) IST, infecção sexualmente transmissível.

Recursos de interpretação

 Tabela 20.1 Infecções sexualmente transmissíveis da genitália masculina.

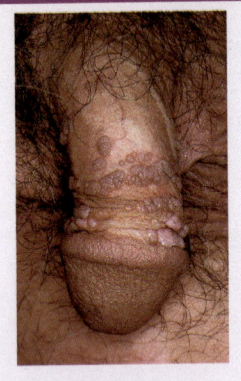 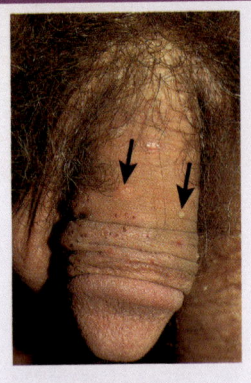

Verrugas genitais (condiloma acuminado)

- *Aspecto:* pápulas ou placas isoladas ou múltiplas de aspecto variado; podem ser arredondadas, acuminadas (ou pontudas), ou finas e achatadas. Podem ser elevadas, achatadas ou em forma de couve-flor (verrucosa)
- *Agente etiológico: papilomavírus humano* (HPV), em geral dos subtipos 6, 11; subtipos carcinogênicos são raros, aproximadamente 5 a 10% das verrugas anogenitais
- *Incubação:* semanas a meses; contato infectado pode não apresentar verrugas visíveis
- Podem ocorrer no pênis, no escroto, na região inguinal, nas coxas, no ânus; em geral assintomáticas, porém podem causar prurido e dor ocasional
- Podem desaparecer sem tratamento

Herpes simples genital

- *Aspecto:* pequenas vesículas isoladas ou agrupadas, cada uma com 1 a 3 mm de tamanho, localizadas na glande ou no corpo do pênis. Aparecem como erosões se a membrana das vesículas se romper
- *Agente etiológico:* geralmente *herpes-vírus simples 2* (HSV) (90%), um vírus DNA de dupla-hélice
- *Incubação:* 2 a 7 dias após a exposição
- O episódio primário pode ser assintomático; a recorrência é, de modo geral, menos dolorosa, além de ter menor duração
- Associado a febre, mal-estar, cefaleia, artralgias; dor e edema localizados, linfadenopatia
- Necessário fazer diagnóstico diferencial com herpes-zóster genital (geralmente em pacientes idosos e com distribuição em dermátomos); candidíase

continua

Tabela 20.1 Infecções sexualmente transmissíveis da genitália masculina. (*continuação*)

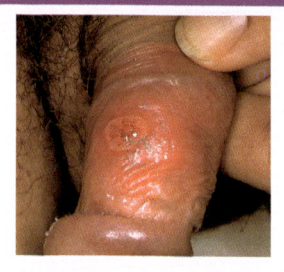

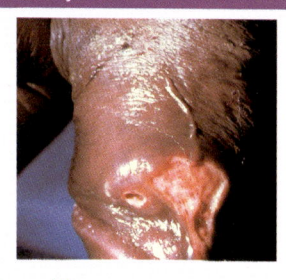

Sífilis primária

- *Aspecto:* pequena pápula avermelhada que evolui para cancro, ou erosão indolor com até 2 cm de diâmetro. A base do cancro apresenta-se limpa, avermelhada, regular e brilhante; as bordas são elevadas e endurecidas. O cancro cicatriza em 3 a 8 semanas
- *Agente etiológico: Treponema pallidum*, uma espiroqueta
- *Incubação:* 9 a 90 dias após a exposição
- Pode surgir linfadenopatia inguinal nos primeiros 7 dias; os linfonodos são elásticos, móveis e indolores
- Em 20 a 30% dos pacientes, há evolução para a forma de sífilis secundária enquanto ainda existe o cancro (sugere coinfecção pelo HIV)
- Necessário fazer diagnóstico diferencial com herpes simples genital; cancroide; granuloma inguinal causado por *Klebsiella granulomatis* (rara nos EUA; quatro variantes de identificação muito difícil)

Cancroide

- *Aspecto:* inicialmente pápula ou pústula avermelhada, que se transforma em úlcera profunda e dolorosa, com bordas solapadas irregulares sem induração; contém exsudato necrótico sobre uma base friável
- *Agente etiológico: Haemophilus ducreyi*, um bacilo anaeróbio
- *Incubação:* 3 a 7 dias após a exposição
- Linfadenopatia inguinal dolorosa; bubões supurativos em 25% dos pacientes
- Necessidade de diagnóstico diferencial com: sífilis primária; vírus herpes simples genital; linfogranuloma venéreo, granuloma inguinal causado por *Klebsiella granulomatis* (raros nos EUA)

Tabela 20.2 Alterações do pênis e do escroto.

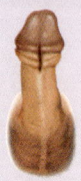

Hipospadia
Deslocamento congênito do meato uretral para a superfície inferior do pênis. Um sulco estende-se desde o meato uretral efetivo até a sua localização normal, na extremidade da glande

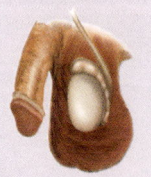

Edema escrotal
Edema depressível que estica a pele escrotal; observado na insuficiência cardíaca ou na síndrome nefrótica

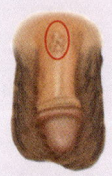

Induração peniana
Placas duras e indolores palpáveis logo abaixo da pele, geralmente ao longo do dorso do pênis. O paciente queixa-se de ereções tortas e dolorosas

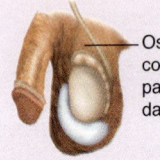

Os dedos conseguem palpar acima da massa

Hidrocele
Placas duras e indolores palpáveis logo abaixo da pele, geralmente ao longo do dorso do pênis. O paciente queixa-se de ereções tortas e dolorosas

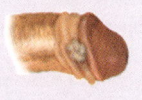

Carcinoma do pênis
Um nódulo ou úlcera endurecido, em geral indolor. É quase exclusivo de homens não circuncidados, podendo ser mascarado pelo próprio prepúcio. Qualquer úlcera peniana persistente é considerada suspeita

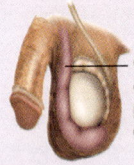

Os dedos não conseguem palpar acima da massa

Hérnia escrotal
Geralmente uma *hérnia inguinal indireta* que atravessa o anel inguinal externo, de modo que os dedos do examinador não conseguem penetrar acima dela no escroto

Tabela 20.3 Alterações dos testículos.

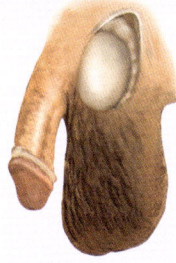
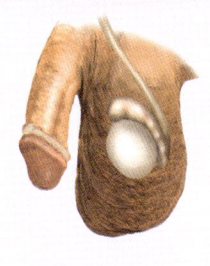
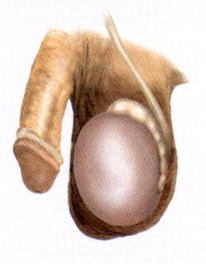

Criptorquidia
O testículo se apresenta atrofiado e pode se localizar no canal inguinal ou no abdome, o que resulta em escroto vazio. Como mostra a imagem, o testículo e o epidídimo esquerdo não são palpáveis. A criptorquidia aumenta de maneira considerável o risco de câncer de testículo

Testículo pequeno
Nos adultos, o testículo tem ≤ 3,5 cm de comprimento. Os testículos são pequenos e firmes (em geral ≤ 2 cm de comprimento) na *síndrome de Klinefelter*. Testículos pequenos e moles sugerem atrofia, que ocorre na cirrose, na distrofia miotônica, no uso de estrogênios e no hipopituitarismo; pode ocorrer após orquite

Orquite aguda
O testículo com inflamação aguda mostra-se edemaciado e doloroso espontaneamente e à palpação. O diagnóstico diferencial com epididimite pode ser difícil. O escroto pode ficar avermelhado. Observado na caxumba e em outras infecções virais; geralmente unilateral

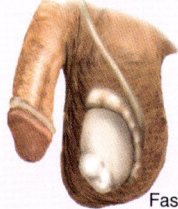
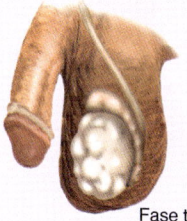

Fase inicial

Fase tardia

Tumor do testículo
Manifesta-se, em geral, como um nódulo indolor. Qualquer nódulo detectado no testículo justifica investigação à procura de neoplasia maligna

A neoplasia de testículo, quando cresce e se dissemina, parece ocupar o lugar de todo o órgão. O testículo fica geralmente mais pesado do que o normal

Tabela 20.4 Alterações do epidídimo e do cordão espermático.

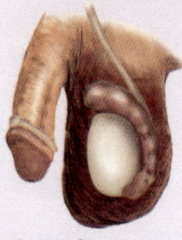

Epididimite aguda

O epidídimo com inflamação aguda é doloroso à palpação e edemaciado, podendo ser difícil diferenciá-lo do testículo. O escroto pode ficar avermelhado, e o ducto deferente, inflamado. A epididimite ocorre principalmente em adultos. A concomitância de infecções urinárias ou prostatite corrobora o diagnóstico

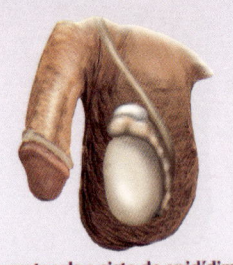

Espermatocele e cisto do epidídimo

Massa cística móvel e indolor, situada logo acima do testículo, é sugestiva de espermatocele ou cisto de epidídimo. Ambos são passíveis de transiluminação. A primeira contém espermatozoides, ao passo que o último não, embora sejam clinicamente indistinguíveis

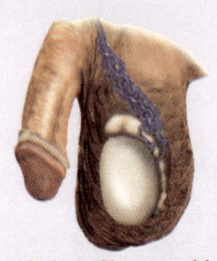

Varicocele do cordão espermático

A varicocele consiste em veias varicosas no cordão espermático, em geral localizadas à esquerda. A sensação tátil é a de uma "bolsa de minhocas" mole, independente do testículo e que colapsa lentamente quando se levanta o escroto do paciente em decúbito dorsal

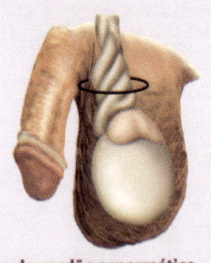

Torção do cordão espermático

A torção do testículo em torno do cordão espermático produz dor e edema agudo do órgão, que se retrai em direção ao escroto. O escroto torna-se avermelhado e edemaciado. Não há infecção urinária associada. A torção constitui uma emergência cirúrgica, em virtude do comprometimento da circulação

Tabela 20.5 Hérnias na virilha.

Inguinal indireta

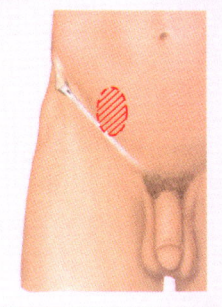

É a hérnia mais frequente em todas as faixas etárias, tanto em homens como em mulheres. Origina-se acima do ligamento inguinal, e, com frequência, a alça intestinal penetra no escroto. *Pode tocar a ponta do dedo do examinador no canal inguinal*

Inguinal direta

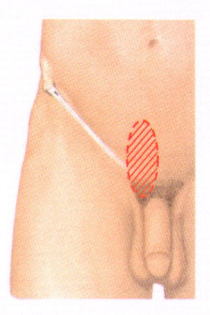

Menos comum que a hérnia indireta, ocorre geralmente em homens com idade superior a 40 anos. Origina-se acima do ligamento inguinal, próximo ao anel inguinal externo e *raramente penetra o escroto. Pode projetar-se anteriormente, tocando a lateral do dedo do examinador*

Femoral

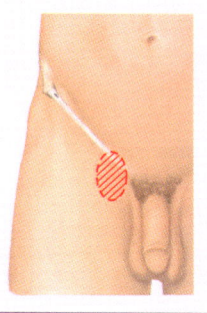

Hérnia menos comum, que ocorre mais em mulheres do que em homens. Origina-se sob o ligamento inguinal, mais lateralmente do que a hérnia inguinal. *Nunca penetra o escroto*

Genitália Feminina

Anamnese

Sintomas comuns ou relevantes.

- Menarca, menstruação
- Menopausa, sangramento pós-menopausa
- Sintomas vulvovaginais
- Dor pélvica – aguda e crônica
- Infecções sexualmente transmissíveis (ISTs)
- Gravidez

Menarca, menstruação

Quanto à *história menstrual*, pergunte à paciente que idade ela tinha quando a sua menstruação se iniciou (a idade da *menarca*).

Quando começou a sua última menstruação (data da última menstruação [DUM]) e quando ocorreu a menstruação anterior a essa? Qual é o intervalo entre as menstruações (do primeiro dia de uma menstruação até o primeiro dia da seguinte)? Os ciclos menstruais são regulares ou irregulares? Qual é a duração de cada menstruação? Quão intenso é o fluxo menstrual?

O termo *amenorreia* significa ausência de menstruação. *Amenorreia primária* refere-se à ausência de menstruação na mulher que nunca menstruou, ao passo que *amenorreia secundária* se refere à interrupção dos ciclos menstruais.

Alterações no intervalo entre as menstruações podem ser sinal de gravidez ou de irregularidade menstrual.

Outras causas de amenorreia secundária incluem gravidez, lactação, menopausa; baixo peso corporal secundário a desnutrição, anorexia nervosa, estresse, doenças crônicas e disfunção hipotalâmico-hipofisário-ovariana.

ANAMNESE	POSSÍVEIS ACHADOS

Na amenorreia como resultado da gravidez, manifestações iniciais comuns são dor à palpação, sensação de formigamento e aumento das mamas; polaciúria; náuseas e vômitos; fadiga frequente e sensação de movimentos fetais (percebidos habitualmente por volta da 20ª semana de gestação).

Amenorreia seguida por sangramento volumoso ocorre quando há ameaça de aborto ou hemorragia uterina disfuncional.

Consulte o Algoritmo 21.1, Abordagem à paciente com hemorragia uterina disfuncional.

Dismenorreia (dor durante a menstruação) é comum.

A dismenorreia primária decorre da produção aumentada de prostaglandina. Já a dismenorreia secundária é causada por endometriose, adenomiose, doença inflamatória pélvica (DIP) e pólipos endometriais.

Os critérios diagnósticos para a *síndrome pré-menstrual* incluem sintomas emocionais e comportamentais nos 5 dias anteriores à menstruação por pelo menos três ciclos consecutivos, cessação dos sinais e sintomas dentro de 4 dias após o início da menstruação e interferência nas atividades diárias.

Menopausa, sangramento pós-menopausa

A *menopausa*, ausência de menstruação durante 12 meses consecutivos, ocorre geralmente entre os 48 e 55 anos de idade. As manifestações clínicas associadas incluem fogachos, rubor facial, sudorese e alterações do sono.

Sangramento pós-menopausa – sangramento vaginal que ocorre 6 meses após a interrupção dos ciclos menstruais – é sugestivo de câncer de endométrio, terapia de reposição hormonal ou pólipos uterinos ou do colo do útero.

Sintomas vulvovaginais

Em caso de *secreção vaginal* e *prurido* localizado, pergunte a respeito do volume, da coloração, da consistência e do odor do corrimento.

Consulte a Tabela 21.1, Lesões da vulva, e a Tabela 21.2, Secreção vaginal.

Consulte o Algoritmo 21.3, Abordagem à paciente com sintomas vulvovaginais.

ANAMNESE	POSSÍVEIS ACHADOS

Dor pélvica

Avalie se há dor pélvica aguda e crônica (> 6 meses).

Dor pélvica *aguda* na DIP, na ruptura do cisto de ovário, na apendicite; na gravidez ectópica; também no *mittelschmerz* (dor abdominal baixa quando há ovulação), ruptura de cisto ovariano, abscesso tubo-ovariano. Dor pélvica *crônica* na endometriose, DIP, adenose e miomas, história de violência sexual; espasmo dos músculos do assoalho pélvico.

Consulte o Algoritmo 21.2, Abordagem à paciente com dor pélvica.

Técnicas de exame

Principais componentes do exame da genitália feminina.

- Realize um exame externo:
  - Avalie a maturidade sexual (se adolescente)
  - Inspecione o monte do púbis, os grandes e pequenos lábios (ou lábios maiores e menores da vulva) e o períneo
- Faça um exame interno:
  - Inspecione o colo do útero
  - Inspecione a vagina
- Faça um exame bimanual:
  - Palpe o colo do útero
  - Palpe o útero
  - Palpe os ovários
  - Avalie os músculos do assoalho pélvico
- Realize um exame retovaginal (se indicado)

Órgãos genitais externos

Observe os pelos pubianos para avaliar a maturidade sexual.

Puberdade normal ou tardia. Consulte a Tabela 25.6, Avaliação da maturidade sexual em meninos (estágios de Tanner), Capítulo 25, *Crianças: do Nascimento à Adolescência.*

Examine os órgãos genitais externos (Figura 21.1).

Ver Tabela 21.1, Lesões da vulva.

TÉCNICAS DE EXAME	POSSÍVEIS ACHADOS

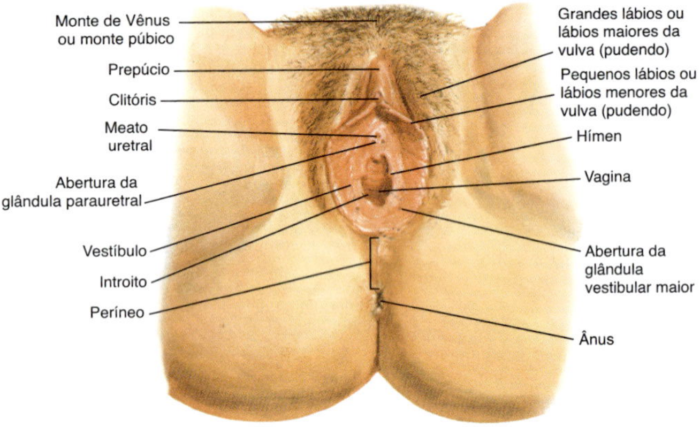

Figura 21.1 Órgãos genitais externos femininos.

- Lábios menores da vulva

  Ulceração no caso de herpes simples, cancro sifilítico; inflamação no cisto da glândula vestibular maior

- Clitóris

  Hipertrofiado nos casos de masculinização

- Óstio uretral

  Carúncula ou prolapso uretral; dor à palpação na cistite intersticial

- Introito vaginal

  Hímen imperfurado

- Comprima a uretra para checar se há secreção, se indicado.

  Secreção da uretrite.

Órgãos genitais internos e esfregaço de Papanicolau

Um assistente deve acompanhar o examinador para observar e, às vezes, auxiliar o profissional nesse exame sensível. Sempre que possível, o assistente deve ser do gênero com o qual o paciente se sinta mais confortável (Boxe 21.1).

Boxe 21.1 Dicas para um exame pélvico bem-sucedido.

Paciente	Examinador
▪ Evite relações sexuais, duchas vaginais ou uso de supositórios vaginais nas 24 a 48 h anteriores ao exame ▪ Esvazie a bexiga antes do exame ▪ Deite-se em decúbito dorsal, com a cabeça e os ombros elevados, braços ao lado do corpo ou cruzados sobre o tórax, para aumentar o contato visual e reduzir a contração dos músculos abdominais	▪ Obtenha a permissão para o exame; escolha um assistente para acompanhar o exame ▪ Explique antecipadamente à paciente cada etapa do exame ▪ Cubra a paciente da região abdominal média aos joelhos; abaixe a coberta entre os joelhos, de modo a proporcionar contato visual com a paciente ▪ Evite movimentos inesperados ou súbitos ▪ Escolha um espéculo que seja do tamanho correto ▪ Aqueça o espéculo com água morna ▪ Monitore o conforto do exame observando a face da paciente ▪ Use uma técnica especializada, porém delicada, sobretudo ao introduzir o espéculo

---

Localize o colo do útero com o dedo indicador, que deve estar enluvado e lubrificado com gel hidrossolúvel.

Solicite à paciente que faça força para baixo para avaliar o suporte da abertura externa da vagina.

Cistocele, cistouretrocele, retocele

Dilate o introito comprimindo a margem posterior para baixo. Insira um espéculo de tamanho apropriado e lubrificado com água. Inicialmente, o examinador segura o espéculo obliquamente (Figura 21.2) e, depois, gira-o à posição horizontal para introdução total (Figura 21.3).

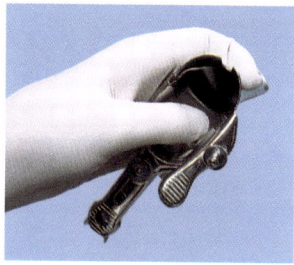

Figura 21.2 Ângulo de entrada.

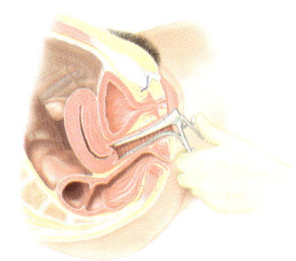

Figura 21.3 Insira cuidadosamente o espéculo no seu comprimento total.

TÉCNICAS DE EXAME	POSSÍVEIS ACHADOS

Abra o espéculo com cuidado e inspecione o colo do útero:

- Posição

O colo do útero está voltado para a frente se o útero for retrovertido

- Coloração

Arroxeado na gravidez

- Formato do óstio do colo do útero (Figura 21.4); superfície epitelial (junção epitelial escamocolunar)

Óstio oval (normal), em forma de fenda ou transverso em decorrência de parto vaginal; lesões verrucosas elevadas, friáveis ou lobuladas são observadas no condiloma ou câncer do colo do útero (consulte a Tabela 21.3, Alterações do colo do útero)

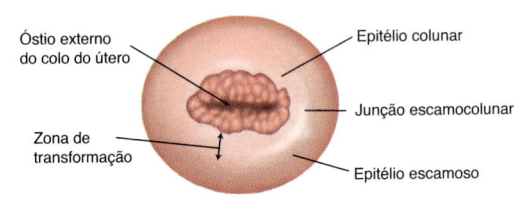

Óstio externo do colo do útero

Epitélio colunar

Junção escamocolunar

Zona de transformação

Epitélio escamoso

Figura 21.4 Superfície epitelial cervical.

- Secreção ou sangramento

Secreção que drena pelo óstio do colo do útero em caso de cervicite mucopurulenta causada por *Chlamydia* ou gonorreia (ver Tabela 21.2, Secreção vaginal).

- Ulcerações, nódulos ou massas.

Herpes, pólipos, câncer.

Colete amostras para exame citológico (esfregaço de Papanicolau) com:

Câncer em estágio inicial antes de surgirem manifestações clínicas.

- Escova endocervical (Figura 21.5) ou escova com raspador (exceto em gestantes) para coletar células escamosas e colunares
- Ou, se a paciente estiver grávida, um aplicador com ponta de algodão embebido com água.

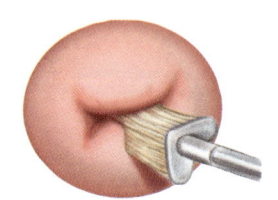

Figura 21.5 Escova endocervical.

TÉCNICAS DE EXAME	POSSÍVEIS ACHADOS
Examine a mucosa vaginal durante a retirada do espéculo.	Coloração azulada e pregas profundas na gravidez; câncer de vagina (raro); secreção vaginal proveniente de infecção por *Candida*, *Trichomonas vaginalis*, vaginose bacteriana (ver Tabela 21.2, Secreção vaginal).

Palpe, utilizando a técnica bimanual (Figura 21.6):

- Colo do útero e fórnices

  Dor à mobilização do colo do útero na DIP

- Útero

  Gravidez, miomas; istmo amolecido nos estágios iniciais da gestação (ver Tabela 21.4, Posições do útero e miomas uterinos).

- Anexos (ovários) direito e esquerdo.

  Cistos ou massas ovarianos, salpingite, DIP, gravidez tubária.

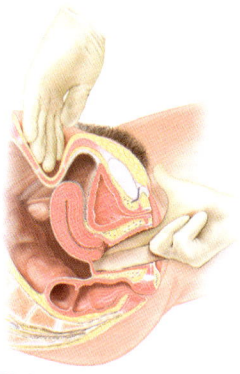

Figura 21.6 Palpação do colo do útero, do útero e dos anexos.

Avalie a força dos músculos do assoalho pélvico. O examinador, sem tocar o colo do útero, pede à paciente que contraia a musculatura em torno dos dedos o mais intensamente e pelo máximo de tempo possível.	A compressão firme que aperta os dedos do examinador, movendo-os para cima e para dentro, e dura mais de 3 segundos implica força plena (ver Tabela 21.5, Deslocamento de estruturas no enfraquecimento do assoalho pélvico).

TÉCNICAS DE EXAME	POSSÍVEIS ACHADOS

〰〰 Quando indicado, realize o exame retovaginal, conforme mostrado na Figura 21.7, para palpar o útero retrovertido, os ligamentos uterossacrais, o fundo de saco e os anexos. Também se pesquisa câncer colorretal em mulheres com idade igual ou superior a 50 anos.

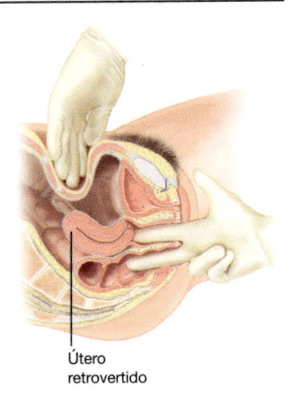

Útero
retrovertido

Figura 21.7   Exame da área reto-vaginal.

Técnicas especiais

Avaliação de hérnias. Solicite à paciente que faça força para baixo enquanto verifica se surge uma protuberância:

- No canal femoral

- Nos lábios maiores da vulva, lateralmente ao tubérculo púbico.

Hérnia femoral

Hérnia inguinal indireta.

Avaliação da uretrite. O examinador introduz o dedo indicador na vagina e ordenha delicadamente a uretra, de dentro para fora (Figura 21.8). Verifique se há secreção.

Secreção na infecção por *C. trachomatis* e *Neisseria gonorrhoeae*.

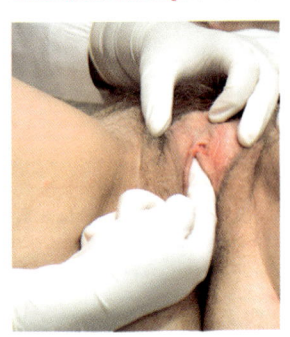

Figura 21.8   Comprima a uretra, se indicado.

Registro dos achados

Registro dos achados do exame dos órgãos genitais femininos.

"Não há linfadenopatia inguinal. Genitália externa sem eritema, lesões ou massas. Mucosa vaginal rosada. Colo do útero com evidências de paridade, rosado e sem secreção. Útero anterior, na linha média, liso e sem aumento de suas dimensões. Ausência de dor à palpação dos anexos. Coletado material para esfregaço de Papanicolau. Parede retovaginal íntegra. Abóbada retal sem massas. Fezes de coloração marrom e pesquisa de sangue oculto negativa."

OU

"Linfadenopatia inguinal bilateral discreta e bem-definida. Genitália externa sem eritema nem lesões. Mucosa vaginal e colo do útero recobertos por secreção esbranquiçada fina homogênea, com discreto odor de peixe. Não há secreção visível no óstio do colo do útero após a limpeza do colo. Útero na linha média; não há massas nos anexos. Abóbada retal sem massas. Fezes de coloração marrom e pesquisa de sangue oculto negativa."

Esses achados sugerem vaginose bacteriana.

Promoção e orientação da saúde: evidências e recomendações

Tópicos importantes para promoção e orientação da saúde.

- Prevenção do câncer de colo do útero
- Rastreamento de câncer de colo do útero
- Menopausa e terapia de reposição hormonal

Prevenção do câncer de colo do útero

O fator de risco mais importante de câncer de colo do útero é infecção por papilomavírus humanos (HPV; sorotipos 16, 18, 6 ou 11). A série de vacinação de três doses contra o HPV previne a infecção por HPV (desses sorotipos) quando administrada *antes* da exposição sexual aos 11 anos de idade. A vacina também é recomendada para meninas e mulheres não vacinadas e imunocomprometidas até os 26 anos de idade.

O Advisory Committee on Immunization Practices (ACIP) recomenda a vacinação de rotina para mulheres a partir dos 11 ou 12 anos, embora a vacinação possa ser realizada pela primeira vez aos 9 anos. A vacinação também é recomendada para mulheres até os 26 anos que não foram previamente vacinadas de modo adequado.

Rastreamento de câncer de colo do útero

Em 2018, a U.S. Preventive Services Task Force (USPSTF) dos EUA emitiu uma recomendação de grau A para o rastreamento de mulheres de risco médio com idades entre 21 e 65 anos (Boxe 21.2). A USPSTF não recomendou o rastreamento de mulheres com idade inferior a 21 anos, mulheres de risco médio com idade superior a 65 anos com rastreamento prévio adequado e mulheres que se submeteram à histerectomia com remoção do colo do útero (recomendações de grau D).

Boxe 21.2 Diretrizes atuais de rastreamento de câncer de colo do útero em mulheres de risco médio.	
Variáveis	**Recomendação**
Idade em que se inicia o rastreamento	21 anos
Método de rastreamento e intervalo	21 a 65 anos de idade: citologia a cada 3 anos OU 21 a 29 anos de idade: citologia a cada 3 anos 30 a 65 anos de idade: citologia mais teste de HPV (para tipos de HPV de alto risco ou oncogênicos) a cada 5 anos; somente teste de HPV (25 ou 30 anos de idade)
Idade em que se interrompe o rastreamento	Idade > 65 anos, presumindo-se três resultados negativos consecutivos na citologia ou dois resultados negativos consecutivos na citologia mais teste de HPV 10 anos antes da suspensão do rastreamento, com o teste mais recente realizado dentro de 5 anos
Rastreamento após a histerectomia com remoção do colo do útero	Não recomendado

Risco médio: sem histórico de lesão cervical pré-cancerosa de alto grau ou câncer de colo do útero; não imunocomprometida; e ausência de exposição intrauterina ao dietilestilbestrol.
Fonte: Curry SJ, Krist AH, Ownes DK et al. Screening for cervical cancer: U.S. Preventive Services Task Force recommendation statement. *JAMA*. 2018;320:674-686.

Menopausa e terapia de reposição hormonal

Familiarize-se com as alterações psicológicas e fisiológicas que acompanham a menopausa. Deve-se ajudar a paciente a ponderar os riscos da terapia de reposição hormonal (TRH) para tratar os sintomas da menopausa, inclusive o risco aumentado de acidente vascular encefálico, embolia pulmonar e câncer de mama.

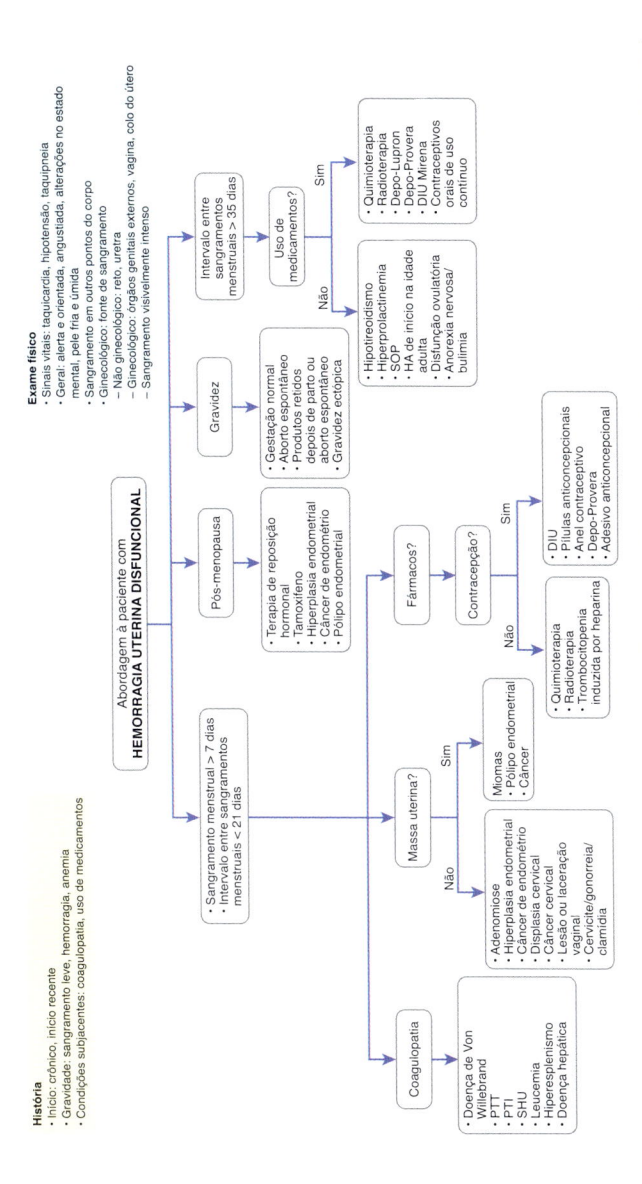

Algoritmo 21.1 Abordagem à paciente com hemorragia uterina disfuncional. (Nota: embora não abranja todas as situações, esse algoritmo pode ser uma abordagem inicial útil para sintetizar informações coletadas na anamnese e no exame físico.) DIU, dispositivo intrauterino; HAC, hiperplasia adrenal congênita; PTT, púrpura trombocitopênica idiopática; PTT, púrpura trombocitopênica trombótica; SHU, síndrome hemolítico-urêmica; SOP, síndrome dos ovários policísticos.

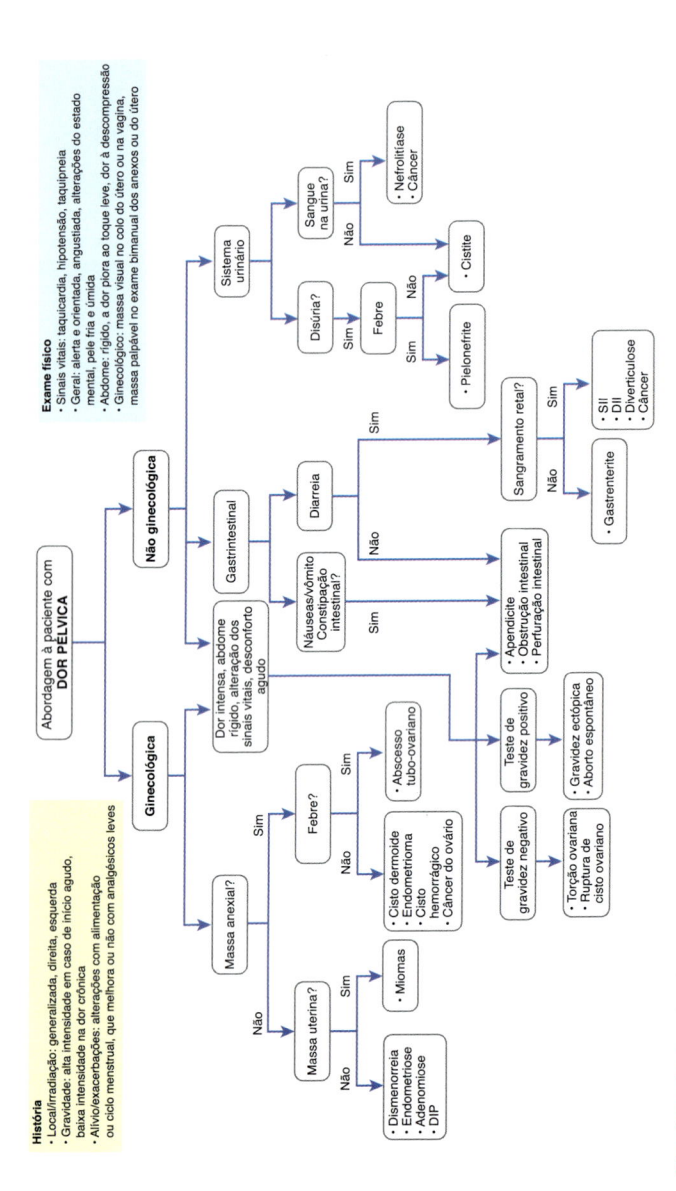

Algoritmo 21.2 Abordagem à paciente com dor pélvica. (Nota: embora não abranja todas as situações, esse algoritmo pode ser uma abordagem inicial útil para sintetizar informações coletadas na anamnese e no exame físico.) DII, doença inflamatória intestinal; DIP, doença inflamatória pélvica; SII, síndrome do intestino irritável.

História
- Início: crônico, início recente
- Qualidade: sanguinolento, odor fétido, branco e sólido, verde ou cinza
- Sintomas associados: dor, disúria, prurido
- Problemas clínicos subjacentes: reação alérgica, hidradenite, síndrome de Behçet

Exame físico
- Órgãos genitais externos: lesões visíveis
- Exame com espéculo: atrofia vaginal, lesões vaginais ou cervicais
- Microscopia:
  – Esfregaço para exame a fresco com solução salina: procure hifas (candidíase), tricomonas móveis (tricomoníase) e de células-alvo (clue cells) (VB)
  – Preparação com hidróxido de potássio: facilita a visualização de hifas e leveduras brotando na vaginite por Candida
  – Teste das aminas (Whiff): cheirar a preparação com hidróxido de potássio à procura de odor de "peixe", que indica VB

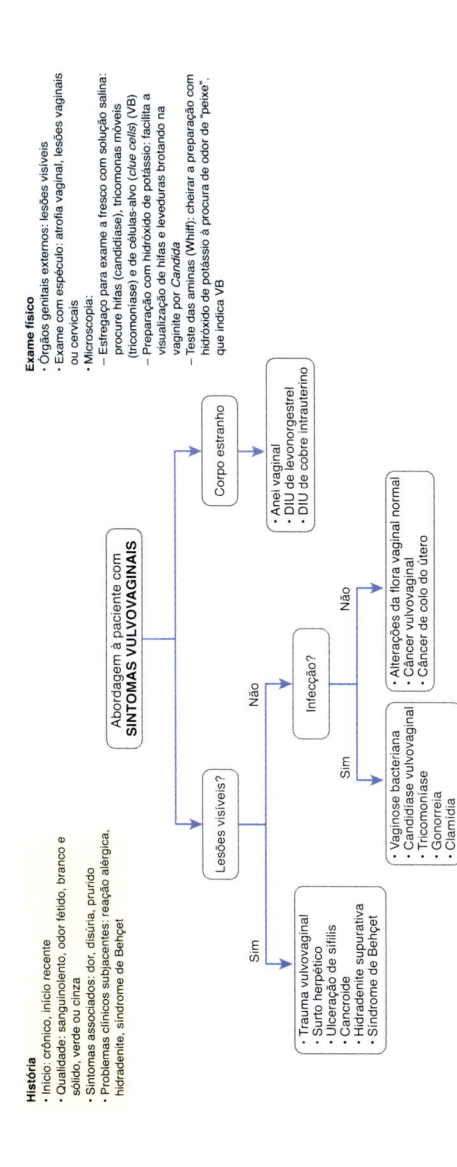

Algoritmo 21.3   Abordagem à paciente com sintomas vulvovaginais. (Nota: embora não abranja todas as situações, esse algoritmo pode ser uma abordagem inicial útil para sintetizar informações coletadas na anamnese e no exame físico.) VB, vaginose bacteriana; DIU, dispositivo intrauterino.

Recursos de interpretação

Tabela 21.1 Lesões da vulva.

Cisto epidermoide

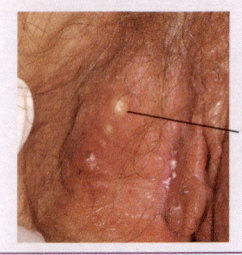

Nódulo cístico na pele

Nódulo cístico pequeno, firme e arredondado nos lábios da vulva (pudendo) sugere cisto epidermoide. Os cistos epidermoides apresentam cor amarelada. Procure o ponto escuro, que assinala o bloqueio da abertura da glândula

Verruga venérea (*condiloma acuminado*)

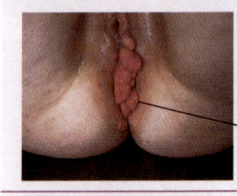

Verruga

Lesões verrucosas nos lábios da vulva (do pudendo) e no vestíbulo vaginal sugerem condiloma acuminado. Elas decorrem da infecção pelo HPV

Herpes genital

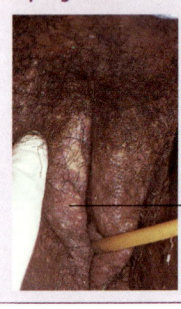

Úlceras rasas sobre bases avermelhadas

Úlceras rasas, pequenas e dolorosas sobre bases vermelhas sugerem infecção por herpes. A infecção inicial pode ser extensa, como é mostrado. As infecções recorrentes restringem-se habitualmente a uma área pequena e de fácil localização

continua

Tabela 21.1 Lesões da vulva. (*continuação*)

Cancro sifilítico

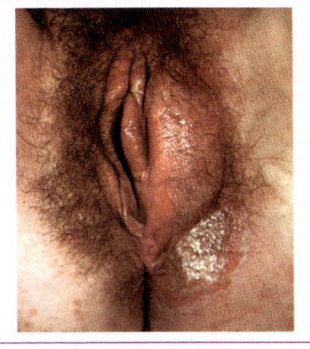

Úlcera dura e indolor sugere cancro da sífilis primária. Como a maioria dos cancros surge internamente nas mulheres, geralmente eles não são detectados

Sífilis secundária (*condiloma plano*)

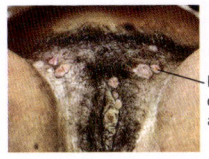

Pápulas cinzentas e achatadas

Pápulas discretamente elevadas, arredondadas ou ovais e com a parte superior retificada, recobertas por exsudato cinza, sugerem condilomas planos. Elas constituem uma das manifestações da sífilis secundária. São contagiosas

Carcinoma da vulva

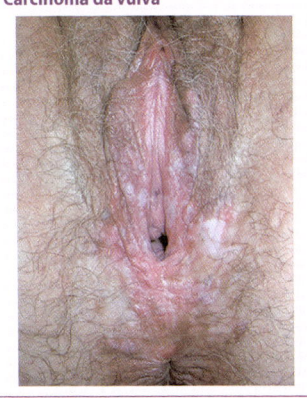

A presença de lesão vulvar vermelha ulcerada ou elevada em uma mulher idosa pode indicar carcinoma vulvar

Tabela 21.2 Secreção vaginal.

O diagnóstico preciso depende da avaliação laboratorial e das culturas

Vaginite por *Trichomonas*

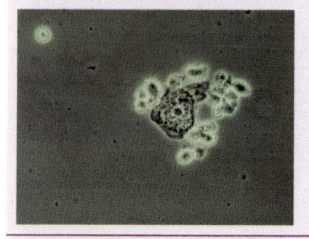

Secreção: verde-amarelada, frequentemente profusa, pode ser fétida
Outros sintomas: prurido, dor vaginal, dispareunia
Vulva: pode estar avermelhada
Vagina: pode estar normal ou avermelhada, com manchas vermelhas, petéquias
Exame laboratorial: esfregaço a fresco para *Trichomonas*

Vaginite por *Candida*

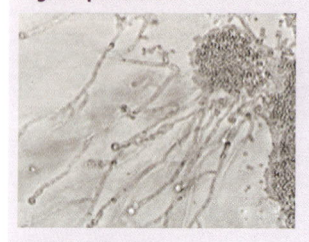

Secreção: branca, grumosa, com frequência espessa, sem odor fétido
Outros sintomas: prurido, dor vaginal, disúria externa, dispareunia
Vulva: com frequência avermelhada e edemaciada
Vagina: com frequência avermelhada, com placas brancas de corrimento
Exame laboratorial: preparação com KOH para detecção de hifas ramificadas

Vaginose bacteriana

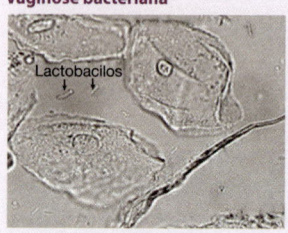

Lactobacilos

Secreção: cinzenta ou branca, pouco espessa, homogênea, escassa, fétida
Outros sintomas: odor genital semelhante a peixe
Vulva: habitualmente normal
Vagina: habitualmente normal
Exame laboratorial: esfregaço a fresco à procura de células-alvo (*clue cells*), teste com KOH para detectar odor de peixe

Tabela 21.3 Alterações do colo do útero.

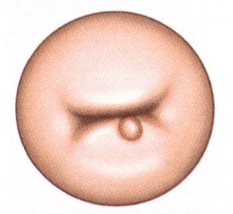

Pólipo endocervical. Massa lisa de coloração vermelho-brilhante, que se projeta do óstio do colo do útero, é sugestiva de pólipo. Sangra facilmente

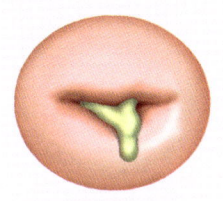

Cervicite mucopurulenta. Exsudato amarelado que drena pelo óstio do colo do útero é sugestivo de infecção por *Chlamydia*, *gonorreia* (com frequência assintomática) ou herpes

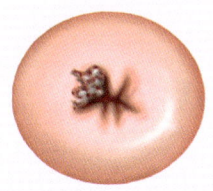

Carcinoma do colo do útero. Massa irregular e endurecida é sugestiva de carcinoma por infecção por HPV. As lesões iniciais são mais bem detectadas por esfregaço de Papanicolau e pesquisa de HPV, seguidos por colposcopia

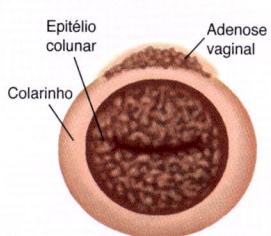

Epitélio colunar

Adenose vaginal

Colarinho

Exposição fetal ao dietilestilbestrol (DES). Várias alterações podem ser encontradas: um "colarinho" de tecido em torno do colo do útero, epitélio colunar que recobre o colo do útero ou se estende para a parede da vagina (a denominada *adenose vaginal*) e, raramente, carcinoma de vagina

Tabela 21.4 Posições do útero e miomas uterinos.

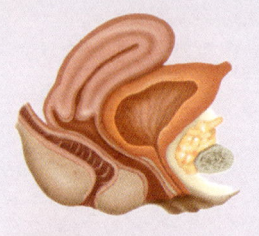

O **útero antevertido** está em uma posição anterior, em um ângulo quase reto com a vagina. Essa é a posição mais comum. *Anteflexão* – flexão para a frente do corpo do útero em relação ao colo do útero – com frequência é um achado associado

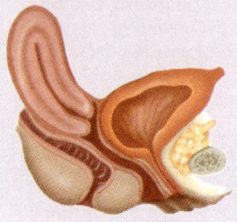

O **útero retrovertido** está inclinado posteriormente, ao passo que o colo do útero está voltado para a frente

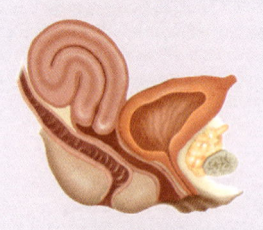

O **útero retrofletido** apresenta inclinação posterior do corpo, mas não do colo do útero. O útero retrofletido ou retrovertido só pode ser palpado através da parede retal. Às vezes, não se consegue fazer a palpação

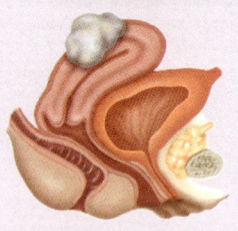

O **mioma uterino** é um tumor benigno muito comum, de consistência firme à palpação. Com frequência, a superfície é irregular. Pode haver mais de um mioma. O mioma localizado na face posterior do útero pode ser confundido com o útero retrovertido, ao passo que o mioma na face anterior do útero pode ser confundido com o útero antevertido

Tabela 21.5 Deslocamento de estruturas no enfraquecimento do assoalho pélvico.

Quando o assoalho pélvico está enfraquecido, várias estruturas podem ser deslocadas. O deslocamento dessas estruturas é mais bem avaliado quando a paciente faz força para baixo

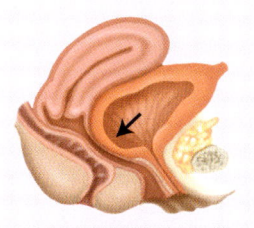

Cistocele consiste em protrusão da parede anterior da parte superior da vagina, juntamente à bexiga urinária acima dela

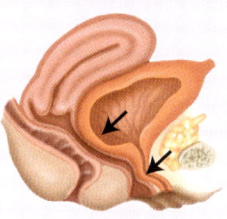

Na **cistouretrocele**, existe o envolvimento da bexiga urinária e da uretra, e ambas se projetam para a parede anterior da vagina em quase toda a sua extensão

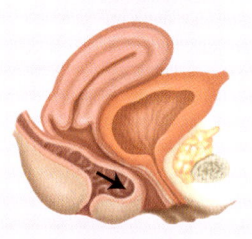

A **retocele** consiste na protrusão da parede posterior da vagina, juntamente à parte do reto

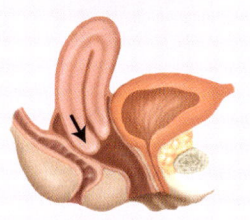

O **útero prolapsado** desce pelo canal vaginal. Existem três graus de prolapso uterino: primeiro grau, o útero ainda se encontra na vagina (ver figura ao lado); segundo grau, o colo do útero está à altura do introito; e terceiro grau, o colo do útero está além do introito

Ânus, Reto e Próstata

Anamnese

Sintomas comuns ou relevantes.

- Alteração no ritmo intestinal
- Sangue nas fezes
- Dor à defecação; dor no ânus
- Verrugas ou fissuras anais
- Fluxo urinário fraco

Familiarize-se com a área anorretal e as estruturas circundantes (Figura 22.1).

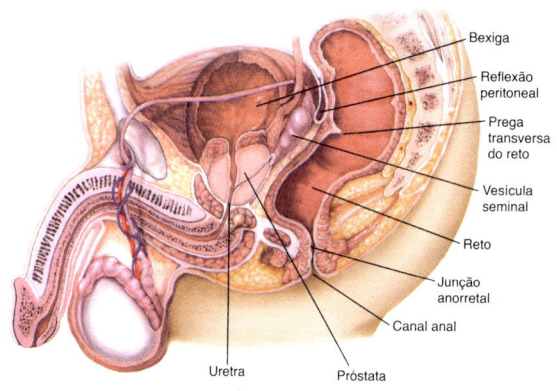

Figura 22.1   Ânus e reto – vista sagital.

Alteração no ritmo intestinal

Pergunte sobre qualquer alteração no ritmo intestinal, bem como sobre as dimensões ou o calibre das fezes e se há diarreia ou constipação intestinal.

Mudanças no calibre das fezes, principalmente no caso de fezes finas como lápis, pode alertar em relação a câncer de cólon.

ANAMNESE	POSSÍVEIS ACHADOS

Sangue nas fezes

Já observou sangue nas fezes, desde fezes pretas cor de alcatrão (*melena*) a fezes com sangue (*hematoquezia*) e sangue vermelho-vivo eliminado pelo reto? Há muco nas fezes?

Fezes pretas cor de alcatrão em caso de pólipos, carcinoma, sangramento gastrintestinal; muco no adenoma viloso, na doença inflamatória do intestino (DII) ou na síndrome do intestino irritável (SII).

Há dor à defecação, dor no ânus

Há dor à defecação ou sangramento retal ou dor no ânus?

Hemorroidas, proctite secundária a infecção sexualmente transmissível (IST).

Verrugas ou fissuras anais

Há fissuras, verrugas ou ulcerações anais?

Papilomavírus humano (HPV), condiloma plano em caso de sífilis secundária; fissuras em caso de doença de Crohn, proctite causada por relação sexual anal passiva, ulcerações de herpes simples ou cancro da sífilis primária.

Fluxo urinário fraco

Nos homens, há dificuldade para iniciar o jato urinário ou para conter a micção? O jato urinário é fraco? A micção é frequente, principalmente durante a noite? Há algum sangue na urina?

Esses sinais e sintomas sugerem obstrução uretral, como ocorre na hiperplasia prostática benigna (HPB) ou no câncer de próstata, em particular nos homens com idade superior a 70 anos. O escore de sintomas da American Urological Association (AUA) ajuda a quantificar a gravidade da HPB. Consulte a Tabela 22.1, Escore de sintomas da hiperplasia prostática benigna (American Urological Association, AUA).

Consulte o Algoritmo 22.1, Abordagem ao paciente com sintomas urinários.

Técnicas de exame

Principais componentes do exame anorretal e da próstata.

- Inspecione as áreas sacrococcígea e perianal
- Inspecione o ânus
- Realize um exame retal digital:
  - Avalie o tônus do esfíncter anal
  - Palpe o canal anal e a superfície retal
  - Nos homens, palpe a próstata

TÉCNICAS DE EXAME	POSSÍVEIS ACHADOS

⚕︎—/♀ **No paciente com próstata**

Posicione o paciente em decúbito lateral ou em pé, inclinado para a frente sobre a maca de exame e com os quadris flexionados (Figura 22.2).

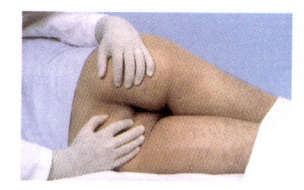

Figura 22.2 Posicione o paciente em decúbito lateral esquerdo.

Inspecione:

■ Área sacrococcígea

Cisto pilonidal ou fístula

■ Área perianal.

Hemorroidas, verrugas, herpes, cancro, câncer, fissuras de proctite, de IST ou de doença de Crohn, fístula de abscesso anorretal.

Palpe o canal anal e o reto com um dedo lubrificado e enluvado. Palpe:

Tônus esfincteriano relaxado em alguns transtornos neurológicos; esfíncter contraído em caso de proctite.

■ Paredes do reto

Câncer retal, pólipos

■ Próstata, conforme mostrado na Figura 22.3, incluindo o sulco mediano

Nódulo ou câncer de próstata (Figura 22.4); HPB; dor à palpação na prostatite

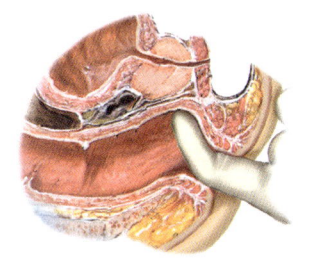

Figura 22.3 Palpação da próstata.

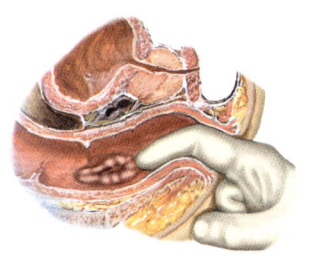

Figura 22.4 Câncer retal.

■ Tente palpar acima da próstata, à procura de irregularidades ou dor, se houver indicação.

Consulte a Tabela 22.2, Alterações no exame retal.

TÉCNICAS DE EXAME	POSSÍVEIS ACHADOS

〰/◠— Paciente do sexo feminino

Em geral, a paciente fica em posição de litotomia ou em decúbito lateral.

Prateleira retal de metástases peritoneais; dor à palpação quando houver inflamação.

Inspecione o ânus.

Hemorroidas.

Palpe o canal anal e o reto.

Câncer retal, colo do útero normal ou tampão (percebido através da parede retal).

Registro dos achados

Registro dos achados do exame do ânus, do reto e da próstata.

"Não há lesões nem fissuras perirretais. Tônus do músculo esfíncter externo conservado. Cúpula retal sem massas. Próstata lisa e indolor à palpação, com sulco mediano palpável. (Ou, no sexo feminino, colo uterino indolor à palpação.) Fezes de coloração marrom e pesquisa de sangue oculto negativa."

OU

"Não há lesões nem fissuras perirretais. Tônus do músculo esfíncter externo conservado. Cúpula retal sem massas. No lobo lateral esquerdo da próstata, há um nódulo duro e firme, com 1×1 cm; o lobo lateral direito apresenta-se liso, ao passo que o sulco mediano se encontra empastado. Fezes de coloração marrom e pesquisa de sangue oculto negativa."

Esses achados são sugestivos de câncer de próstata.

Promoção e orientação da saúde: evidências e recomendações

Tópico importante para promoção e orientação da saúde.

■ Rastreamento do câncer de próstata

Rastreamento do câncer de próstata

O câncer de próstata é o câncer mais frequentemente diagnosticado nos EUA após os cânceres da pele e é a segunda principal causa de morte em homens. Os fatores de risco são idade, história familiar de câncer de próstata e etnia afro-americana. As principais organizações profissionais, incluindo a

U.S. Preventive Services Task Force (USPSTF) dos EUA, a American Cancer Society (ACS) e a American Urological Association (AUA), publicaram diretrizes nos últimos anos (Boxe 22.1).

Incentive os homens com sintomas como esvaziamento incompleto da bexiga, aumento da frequência ou urgência urinária, jato urinário fraco ou intermitente ou esforço para iniciar o jato urinário, hematúria, noctúria ou mesmo dores ósseas na pelve a buscarem avaliação e tratamento precoces.

Boxe 22.1 Diretrizes para rastreamento do câncer de próstata.

	USPSTF (2018)	ACS (2012)	AUA (2013)
Tomada de decisão compartilhada	Sim	Sim (considere auxiliar para a decisão)	Sim
Idade para começar a oferecer o rastreamento			
Risco médio	55	50 anos	55 anos
Risco alto	Nenhuma recomendação	40 a 45 anos	40 anos
Idade para parar de oferecer o rastreamento	69	Expectativa de vida < 10 anos	Expectativa de vida < 10 anos
Testes de rastreamento	PSA	PSA ERD (opcional)	PSA ERD (opcional)
Frequência de rastreamento	Nenhuma recomendação	Anual (bienal quando PSA < 2,5 ng/mℓ)	A cada 2 anos pode ser preferível
Critérios de encaminhamento para biopsia	Nenhuma recomendação	PSA ≥ 4 ng/mℓ ERD anormal Avaliação de risco individualizada à procura de níveis de PSA de 2,5 a 4 ng/mℓ	Nenhum nível específico de PSA, considere o uso de biomarcadores, exames de imagem e calculadoras de risco para informar decisões relativas a biopsias

ERD, exame retal digital; PSA, antígeno específico da próstata.

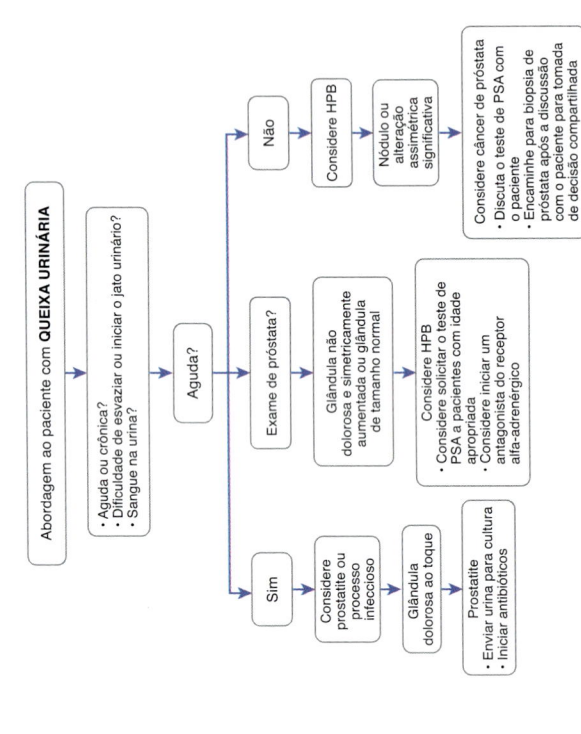

Abordagem ao paciente com QUEIXA URINÁRIA
- Aguda ou crônica?
- Dificuldade de esvaziar ou iniciar o jato urinário?
- Sangue na urina?

Aguda?

Sim
- Considere prostatite ou processo infeccioso
- Glândula dolorosa ao toque
- **Prostatite**
  - Enviar urina para cultura
  - Iniciar antibióticos

Exame de próstata?
- Glândula não dolorosa e simetricamente aumentada ou glândula de tamanho normal
- **Considere HPB**
  - Considere solicitar o teste de PSA a pacientes com idade apropriada
  - Considere iniciar um antagonista do receptor alfa-adrenérgico

Não
- Considere HPB
- Nódulo ou alteração assimétrica significativa
- **Considere câncer de próstata**
  - Discuta o teste de PSA com o paciente
  - Encaminhe para biópsia de próstata após a discussão com o paciente para tomada de decisão compartilhada

Algoritmo 22.1 Abordagem ao paciente com sintomas urinários. (Nota: embora não abranja todas as situações, esse algoritmo pode ser uma abordagem inicial útil para sintetizar informações coletadas na anamnese e no exame físico.) HPB, hiperplasia prostática benigna; PSA, antígeno prostático específico.

Recursos de interpretação

 Tabela 22.1 Escore de sintomas da hiperplasia prostática benigna (American Urological Association, AUA).

PARTE A	Pontos

Pontue ou peça ao paciente para pontuar cada uma das questões a seguir em uma escala de 1 a 5, sendo 0 = nunca, 1 = menos de 1 vez em 5, 2 = menos da metade das vezes, 3 = cerca de metade das vezes, 4 = mais da metade das vezes e 5 = quase sempre

1. **Esvaziamento incompleto:** no último mês, quantas vezes você teve a sensação de não esvaziar completamente a bexiga após terminar de urinar? _____

2. **Polaciúria:** no último mês, quantas vezes você teve de urinar novamente em menos de 2 h após ter urinado? _____

3. **Intermitência:** no último mês, quantas vezes você observou que, ao urinar, parou e recomeçou várias vezes? _____

4. **Urgência:** no último mês, quantas vezes você achou difícil atrasar a micção? _____

5. **Jato urinário fraco:** no último mês, quantas vezes você observou que o jato urinário estava fraco? _____

6. **Esforço:** no último mês, quantas vezes você teve de fazer força ou esforço para começar a urinar? _____

TOTAL DA PARTE A _____

PARTE B	Pontos

0 = nenhuma, 1 = 1 vez, 2 = 2 vezes, 3 = 3 vezes, 4 = 4 vezes, 5 = 5 vezes

7. **Noctúria:** no último mês, quantas vezes em média você teve de levantar à noite para urinar? (Pontuação de 0 a 5 vezes à noite) _____

TOTAL DAS PARTES A e B (máximo de 35 pontos) _____

Pontuações mais altas (máximo de 35) indicam sintomas mais graves; pontuações ≤ 7 são consideradas leves e geralmente não justificam tratamento

Adaptada de Madsen FA, Burskewitz RC. Clinical manifestations of benign prostatic hyperplasia. *Urol Clin North Am.* 1995:22(2):291-298. Copyright © 1995 Elsevier. Com autorização.

Tabela 22.2 Alterações no exame retal.

Hemorroidas externas (trombosadas). As hemorroidas externas consistem em veias hemorroidárias dilatadas, que se originam abaixo da linha pectinada e são recobertas por pele; uma massa ovoide dolorosa à palpação e edemaciada é visualizada na borda anal

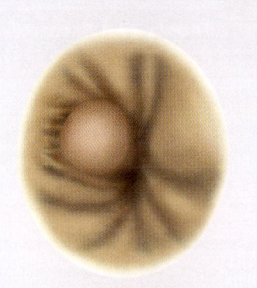

Fissura anal. Ulceração oval, longitudinal, muito dolorosa, em geral encontrada na região posterior da linha média com plicoma "sentinela" logo abaixo da fissura

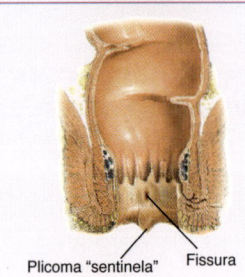

Plicoma "sentinela"   Fissura

Fístula anorretal. Trajeto ou canal inflamatório que desemboca no ânus ou no reto e na área perineal ou em outra víscera

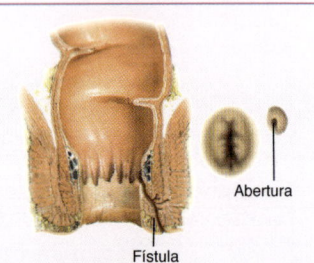

Abertura

Fístula

Pólipos retais. Massa de consistência amolecida, que pode ou não ter um pedículo; pode não ser palpável

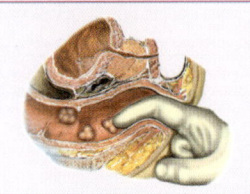

continua

Tabela 22.2 Alterações no exame retal. (*continuação*)

Hiperplasia prostática benigna.
Próstata aumentada de tamanho,
indolor à palpação, lisa, de consistência
firme, mas discretamente elástica; o
paciente pode ter sintomas mesmo sem
aumento palpável da próstata

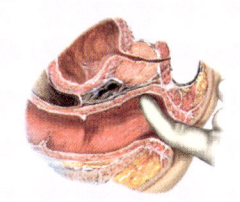

Prostatite aguda. Próstata muito
dolorosa à palpação, edemaciada e de
consistência firme devido à infecção
aguda

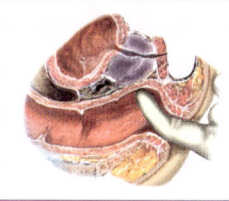

Câncer de próstata. Área endurecida na
próstata, que pode ou não ser nodular à
palpação

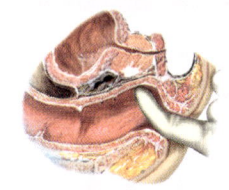

Câncer retal. Borda de consistência
firme, nodular e arredondada de câncer
ulcerado

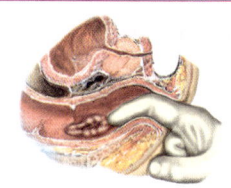

Sistema Musculoesquelético

Fundamentos para avaliação das articulações

A avaliação das articulações requer o conhecimento da estrutura e da função de cada uma delas. Aprenda os pontos de referência de superfície e a anatomia subjacente de cada uma das principais articulações. Use os termos descritivos a seguir.

Anatomia articular – termos importantes.

- As *estruturas articulares* incluem a *cápsula articular* e a *cartilagem articular*, a *sinóvia* e o *líquido sinovial*, os *ligamentos intra-articulares* e o *osso justarticular*. A cartilagem articular é composta por uma matriz de colágeno que contém íons com carga elétrica e água, os quais possibilitam que a cartilagem mude de forma em resposta à pressão ou à carga, atuando como uma almofada para o osso subjacente. O líquido sinovial nutre a cartilagem articular adjacente, que é relativamente avascular

- Entre as *estruturas extra-articulares*, estão os ligamentos periarticulares, os tendões, as bolsas sinoviais, os músculos, as fáscias, os ossos, os nervos e a pele sobrejacente

- Os *ligamentos* são feixes alongados de fibrilas de colágeno que conectam os ossos entre si

- Os *tendões* são fibras de colágeno que conectam os músculos aos ossos

- As *bolsas* são estruturas saculares preenchidas por líquido sinovial que amortecem o movimento dos tendões e dos músculos sobre os ossos ou outras estruturas articulares

Revise os três tipos principais de articulação – *sinovial*, *cartilaginosa* e *fibrosa* – e os vários graus de movimento que cada tipo permite (Boxe 23.1). Observe que a anatomia articular determina a função e os graus de movimento dessas articulações.

Boxe 23.1 Tipos de articulações.

Tipo de articulação	Características	Exemplos
Sinovial Osso Ligamento Membrana sinovial Espaço articular Cápsula articular Cavidade sinovial Cartilagem articular	■ Tem movimento livre nos limites dos ligamentos circundantes ■ É separada por cartilagem articular e uma cavidade sinovial ■ É lubrificada pelo líquido sinovial ■ É circundada por uma cápsula articular	Joelho, ombro
Cartilaginosa Corpo vertebral Núcleo pulposo do disco Disco Ligamento	■ É discretamente móvel ■ Contém discos fibrocartilaginosos que separam as superfícies ósseas ■ Apresenta um núcleo pulposo nos discos, que amortece o contato ósseo	Corpos vertebrais da coluna vertebral, sínfise púbica, articulação esternomanubrial
Fibrosa	■ Imóvel ■ Nenhum movimento apreciável ■ Constituída por tecido fibroso ou cartilagem ■ Não contém cavidade articular	Suturas do crânio

Revise também os tipos de articulações sinoviais e suas características associadas (Boxe 23.2).

Boxe 23.2 Tipos de articulações sinoviais.

Tipo de articulação sinovial	Formato articular	Movimento	Exemplos
Esferoidal 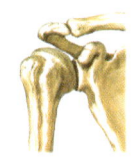	Superfície convexa em uma cavidade côncava	Grande amplitude de flexão, extensão, abdução, adução, rotação, circundução	Ombro, quadril
Gínglimo 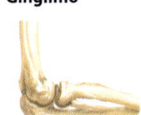	Achatado, plano	Movimento em um único plano; flexão, extensão	Articulações interfalangeanas da mão e do pé; cotovelo
Bicondilar 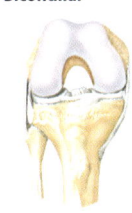	Convexo ou côncavo	Movimento de duas superfícies articuladas que não podem ser dissociadas	Joelho; articulação temporomandibular (ATM)

Anamnese

Sintomas comuns ou relevantes.

- Dor articular
- Cervicalgia
- Lombalgia

ANAMNESE	POSSÍVEIS ACHADOS

Dor articular

Localização. Pergunte: "Você sente dor em suas articulações?" (Boxe 23.3). Solicite ao paciente que *aponte o local da dor*. Se a dor for *localizada* e acometer apenas uma articulação, é considerada *monoarticular*. A dor é *oligo/pauciarticular* (duas a quatro articulações) ou *poliarticular*?

Consulte a Tabela 23.1, Padrões de dor articular e periarticular, e o Algoritmo 23.1, Abordagem ao paciente com queixas musculoesqueléticas.

Artrite monoarticular na artrite traumática, microcristalina (gota) ou séptica; artrite oligoarticular na gonorreia ou na febre reumática, na doença do tecido conjuntivo e na osteoartrite (OA); a poliartrite pode ser de origem viral ou inflamatória por artrite reumatoide (AR), lúpus eritematoso sistêmico (LES) ou psoríase.

> ### Boxe 23.3 Dicas para avaliar a dor articular.
>
> - Peça ao paciente que "aponte para o local de dor". Isso pode economizar um tempo considerável, pois muitos pacientes têm dificuldade em identificar a localização da dor em palavras
> - Caracterize a dor utilizando os sete atributos de um sintoma: *localização, qualidade, quantidade* ou *gravidade, cronologia, início, fatores de remissão* ou *exacerbação* e *manifestações associadas*
> - Esclareça e registre o mecanismo de lesão, principalmente se houver história de trauma
> - Determine se a dor é articular ou extra-articular, aguda ou crônica, inflamatória ou não inflamatória e localizada (monoarticular) ou difusa (poliarticular)

Se a dor for poliarticular, questione se ela migra de uma articulação para outra ou se dissemina de modo constante de uma articulação para múltiplas articulações. O envolvimento é *simétrico* (afeta articulações semelhantes em ambos os lados do corpo) ou *assimétrico* (afeta articulações diferentes em lados distintos)?

Padrão migratório na febre reumática ou na artrite gonocócica; padrão progressivo e simétrico na AR; assimétrico na artrite associada à doença psoriásica, na artrite reativa e na doença inflamatória intestinal (DII).

Há "dor e incômodo" generalizados (*mialgia* se a dor for nos músculos, *artralgia* se a dor for nas articulações e não houver evidências de artrite)?

Bursite se houver inflamação nas bolsas sinoviais; *tendinite* se o processo inflamatório for nos tendões, e *tenossinovite* se for nas bainhas tendíneas; pense também em *distensão* por estiramento ou laceração dos ligamentos.

ANAMNESE	POSSÍVEIS ACHADOS

Pergunte se há redução do movimento articular e rigidez.

Na dor articular, há diminuição na amplitude de movimento ativo e passivo em decorrência de rigidez matinal ("congelamento"); na dor não articular, há dor à palpação na região periarticular e somente a amplitude de movimento passiva permanece intacta.

Qualidade. Como é a dor? Pergunte: "Você pode descrever a sua dor (como ela é sentida)?". Os pacientes podem descrever a dor de muitas maneiras diferentes, incluindo difusa, torturante ou "que endurece".

Gravidade. Quão forte é a dor? Peça a classificação da gravidade em uma escala de 1 a 10.

Em geral, a dor articular de causa inflamatória é consideravelmente mais dolorosa do que os tipos não inflamatórios.

A dor inflamatória pode ter causas infecciosas (p. ex., *Neisseria gonorrhoeae* ou *Mycobacterium tuberculosis*), induzidas por cristais (gota, pseudogota), relacionadas com o sistema imune (AR, LES), reativas (febre reumática, artrite reativa) ou idiopática.

Em processos não inflamatórios, considere traumatismo (p. ex., ruptura do manguito rotador no ombro), uso excessivo (bursite, tendinite), alterações degenerativas (OA) ou fibromialgia.

Início e cronologia. A dor articular *aguda* geralmente dura até 6 semanas; a dor *crônica* perdura por mais de 12 semanas. Avalie a cronologia dos sintomas articulares.

Dor intensa de início rápido na artrite séptica aguda ou na artrite microcristalina (gota; doença por depósito de cristais de pirofosfato de cálcio).

Em caso de traumatismo, qual foi o *mecanismo de lesão* ou a série de eventos que causou a dor articular?

Consulte a Tabela 23.1, Padrões de dor articular e periarticular.

ANAMNESE	POSSÍVEIS ACHADOS

Fatores de exacerbação ou remissão. Pergunte o que agrava ou alivia a dor. Quais são os efeitos do exercício, do repouso e do tratamento?

Nas doenças articulares inflamatórias (p. ex., AR), o repouso tende a piorar a dor, a atividade a melhora. Nos problemas articulares de origem mecânica (p. ex., OA), a atividade tende a aumentar a dor e a rigidez, e o repouso as melhora.

Manifestações associadas

Inflamação. O paciente apresenta febre, calafrios, dor, calor ou rubor?

Se for inflamatória, considere causas infecciosas (*Neisseria gonorrhoeae* ou *Mycobacterium tuberculosis*), induzidas por cristal (gota, pseudogota), relacionadas com o sistema imune (AR, LES), reativas (febre reumática, artrite reativa) ou idiopáticas. Se for não inflamatória, considere traumatismo (laceração do manguito rotador), uso repetitivo (bursite, tendinite), alterações degenerativas (OA) ou fibromialgia.

Limitação no movimento e rigidez. Avalie qualquer rigidez ou limitação no movimento.

Rigidez matinal que gradativamente melhora com a atividade é mais comum em doenças inflamatórias, como AR e polimialgia reumática (PMR); rigidez intermitente e "congelamento" são observados na OA.

A idade também fornece pistas para as causas da dor articular (Boxe 23.4).

Boxe 23.4 Causas comuns de dor articular de acordo com a idade.

Idade < 60 anos	Idade > 60 anos
■ Tensão repetitiva ou síndromes de uso excessivo (tendinite, bursite) ■ Artrite microcristalina (gota; doença por depósito de cristais de pirofosfato de cálcio) ■ AR, artrite psoriática e artrite reativa (Reiter) (na DII) ■ Artrite infecciosa por gonorreia, doença de Lyme ou infecções virais ou bacterianas	■ OA ■ Fratura osteoporótica ■ Gota e pseudogota ■ PMR ■ Artrite séptica bacteriana

ANAMNESE	POSSÍVEIS ACHADOS
Sintomas constitucionais associados e manifestações sistêmicas de outros sistemas de órgãos. Avalie *sintomas constitucionais*, como febre, calafrios, erupção cutânea, fadiga, anorexia, perda de peso e fraqueza.	Comuns na AR, no LES, na PMR e em outras artrites inflamatórias. Febre alta e calafrios sugerem uma causa infecciosa.

Cervicalgia

Investigue a localização exata, se existe irradiação para os ombros ou para os braços, se há fraqueza muscular em membros superiores ou inferiores e se ocorre disfunção vesical ou intestinal.	A compressão da raiz nervosa C7 ou C6 consequente à redução dos forames é mais comum do que a hérnia de disco intervertebral. Consulte a Tabela 23.2, Cervicalgias.
Se o paciente relatar traumatismo de pescoço, comum em acidentes automobilísticos, pergunte sobre dor à palpação do pescoço e considere as normas de decisão clínica que identificam risco de lesão medular cervical (critérios do NEXUS e do Canadian C-Spine Rule).	

Lombalgia

Pergunte: "Você tem dores nas costas?" e "A dor está localizada na linha mediana, sobre as vértebras, ou à direita ou à esquerda dessa linha?".	Consulte a Tabela 23.3, Lombalgia. Entre as causas de dor na linha mediana do dorso, estão colapso de vértebras, hérnia de disco intervertebral, abscesso epidural, compressão raquimedular ou metástases para a medula espinal. Dor fora da linha mediana do dorso sugere distensão muscular, sacroileíte, bursite trocantérica, ciatalgia, artrite de quadril e doenças renais, como pielonefrite ou cálculos renais.
Se a dor irradia para as pernas, pergunte sobre qualquer dormência, parestesia ou fraqueza associada. Pergunte se há história de traumatismo.	Ciatalgia é a dor radicular na região glútea e na parte posterior do membro inferior na distribuição de S1 que se exacerba com a tosse ou a manobra de Valsalva.
Verifique se existe disfunção intestinal ou vesical associada.	Ocorre na síndrome da cauda equina causada por hérnia de disco ou tumor em S2-S4, principalmente se houver anestesia em sela ou parestesia perineal.

Pesquise sinais de alarme importantes
para doença sistêmica grave subjacente
(Boxe 23.5).

> **Boxe 23.5 Sinais de alarme para lombalgia decorrente de doença sistêmica subjacente.**
>
> - Idade < 20 anos ou > 50 anos
> - História de câncer
> - Perda ponderal inexplicada, febre ou declínio na saúde geral
> - Dor com duração superior a 1 mês ou que não responde ao tratamento
> - Dor durante a noite ou em repouso
> - História pregressa de uso de droga intravenosa, dependência de drogas ou imunossupressão
> - Existência de infecção ativa ou infecção pelo vírus da imunodeficiência humana (HIV)
> - Tratamento prolongado com esteroides
> - Anestesia em sela
> - Incontinência vesical ou intestinal
> - Sintomas neurológicos ou déficit neurológico progressivo
> - Fraqueza de membros inferiores

Técnicas de exame

Passos para examinar as articulações

A abordagem pode ser dividida em três grandes seções: inspeção visual, palpação e avaliação do movimento articular (olhar, sentir e mover). Essa abordagem sistemática pode ser mais bem lembrada pelo mnemônico *IPROMS* ("*I promise…*"), que inclui *Inspection, Palpation, Range of Motion e Special maneuvers* (inspeção, palpação, amplitude de movimento e manobras especiais).

1. Inspecione: *observe* – analise visualmente se há sinais de deformidade, assimetria, edema, cicatrizes, inflamação ou atrofia muscular.
2. Palpe: *sinta* – pontos de referência da anatomia da superfície utilizados para a localização de pontos dolorosos, *crepitação* (sensação palpável de triturar no movimento de tendões ou ligamentos sobre o osso, perda de cartilagem ou coleção de líquido).
3. Amplitude de movimento: *mova* – as articulações envolvidas são movidas *ativamente* pelo paciente e, em seguida, *passivamente* pelo examinador.

TÉCNICAS DE EXAME	POSSÍVEIS ACHADOS

4. Manobras especiais: *mova* – se indicado, realizam-se manobras de estresse para avaliar a estabilidade e a integridade dos ligamentos, dos tendões e das bursas.

Além disso, inspecione e palpe todas as articulações com sinais de inflamação (Boxe 23.6).

Boxe 23.6 Quatro sinais de inflamação.

- *Edema*. O edema palpável pode envolver: (1) membrana sinovial, que fica empastada ou amolecida; (2) derrame pelo excesso de líquido sinovial no espaço articular; ou (3) estruturas de tecidos moles, como bolsas, tendões e bainhas tendíneas

  Consistência pastosa ou mole à palpação indica sinovite; dor sobre a bainha tendínea na tendinite

- *Calor*. Use o dorso dos dedos das mãos para comparar a temperatura da articulação envolvida com a articulação contralateral não afetada, ou com os tecidos vizinhos, se as duas articulações estiverem comprometidas

  Observa-se aumento do calor na artrite, na tendinite, na bursite, na osteomielite

- *Rubor*. A vermelhidão da pele sobrejacente é o sinal menos comum de inflamação próximo às articulações e, geralmente, ocorre em articulações mais superficiais, como as dos dígitos, dos artelhos e dos joelhos

  Dor à palpação e calor difusos sugerem artrite ou infecção; dor à palpação focal sugere lesão ou trauma

- *Dor, ou dor à palpação*. Tente identificar a estrutura anatômica específica que está dolorida à palpação

  Vermelhidão sobre uma articulação dolorida sugere inflamação aguda, observada na artrite séptica, na microcristalina ou na AR

Articulação temporomandibular

Principais componentes do exame da articulação temporomandibular.

- Inspecione a face e a ATM
- Palpe a ATM e os músculos da mastigação (músculos masseteres, temporais, pterigóideos)
- Avalie a amplitude de movimento: abertura, fechamento; protrusão, retração; movimentos laterais ou laterolaterais

TÉCNICAS DE EXAME	POSSÍVEIS ACHADOS

Inspecione a ATM à procura de tumefação ou vermelhidão.

Palpe:
- ATM enquanto o paciente abre e fecha a boca (Figura 23.1)
- Músculos da mastigação: *masseteres*, *temporais* e *pterigóideos*.

Avalie a amplitude de movimento (Boxe 23.7).

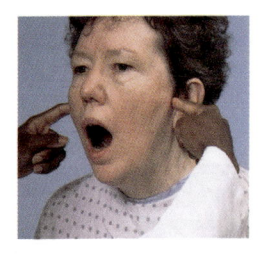

Figura 23.1 Palpação da ATM enquanto o paciente abre e fecha a boca.

Boxe 23.7 Amplitude de movimento da articulação temporomandibular.

Movimento da mandíbula	Músculos primários que afetam o movimento	Instruções ao paciente
Abrir	Cabeça inferior do pterigóideo lateral, digástrico anterior, milo-hióideo	"Abra bem a boca."
Fechar	Masseter, temporal anterior e médio, pterigóideo medial, cabeça superior do pterigóideo lateral	"Feche sua boca."
Protusão	Pterigóideo lateral	"Mova seu maxilar inferior, projetando-o para fora."
Retração	Temporal médio e posterior	"Mova seu maxilar inferior em sua direção (para dentro)."
Laterolateral (laterotrusão)	Temporal médio e temporal posterior ipsilateral, cabeça inferior do pterigóideo lateral contralateral	"Mova sua mandíbula de um lado para o outro."

Ombros

Principais componentes do exame das articulações do ombro.

- Inspecione o ombro e a cintura escapular anteriormente e as escápulas e os músculos relacionados posteriormente
- Palpe a articulação esternoclavicular, a clavícula, a articulação acromioclavicular, o processo coracoide, o tubérculo maior, o tendão do bíceps braquial, as bolsas subacromial e subdeltóidea e os músculos do manguito rotador subjacentes palpáveis

continua

TÉCNICAS DE EXAME	POSSÍVEIS ACHADOS

- Avalie a amplitude de movimento: flexão, extensão, abdução, adução e rotações medial e lateral
- Execute manobras especiais (se indicado): teste de arco doloroso, teste de Neer, teste de Hawkins, teste de queda de braço, teste de esvaziar a lata

Inspecione o contorno dos ombros e da cintura escapular, tanto do ponto de vista anterior como posterior. Quando os músculos do ombro parecerem atróficos, verifique se a escápula está alada.

Atrofia muscular; luxação anterior ou posterior da cabeça do úmero; escoliose se houver assimetria na altura dos ombros.

Consulte a Tabela 23.4, Dor no ombro, e o Algoritmo 23.3, Abordagem ao paciente com dor no ombro.

Palpe:
- Clavícula, da articulação esternoclavicular à articulação acromioclavicular
- Tendão bicipital (Figura 23.2)
- Bolsas subacromial e subdeltóidea após levantar o braço posteriormente (Figura 23.3)

Irregularidades ("degraus") se houver fratura decorrente de traumatismo

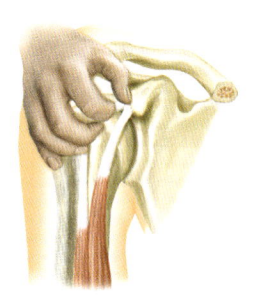

Figura 23.2 Palpação do tendão bicipital ao longo do sulco bicipital no ombro direito.

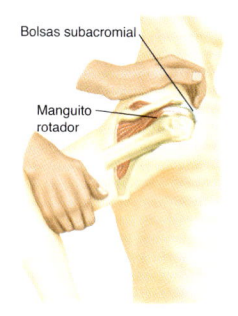

Bolsas subacromial

Manguito rotador

Figura 23.3 Extensão posterior do úmero direito para palpar as inserções dos músculos do manguito rotador e as bolsas.

Avalie a amplitude de movimento (Boxe 23.8).

Artrite de ombro.

Boxe 23.8 Amplitude de movimento das articulações do ombro.

Movimento do ombro	Músculos primários que afetam o movimento	Instruções ao paciente
Flexão 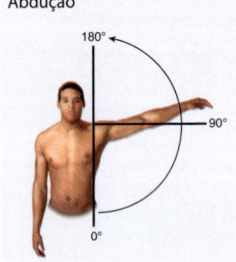	Cabeça clavicular do deltoide, peitoral maior (cabeça clavicular), coracobraquial, bíceps braquial	"Levante os braços à sua frente e acima da cabeça."
Extensão	Latíssimo do dorso, redondo maior, cabeça espinal do deltoide, tríceps braquial (cabeça longa)	"Coloque os braços atrás de você."
Abdução	Supraespinal, cabeça acromial do deltoide, serrátil anterior (via rotação para cima da escápula)	"Levante os braços na lateral e acima da cabeça."

continua

Adução	Peitoral maior, coracobraquial, latíssimo do dorso, redondo maior, subescapular	"Traga seu braço que está levantado para baixo, na lateral do corpo."
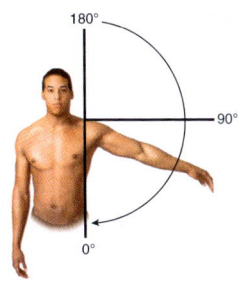		
Rotação medial	Subescapular, cabeça clavicular do deltoide, peitoral maior, redondo maior, latíssimo do dorso	"Coloque uma mão atrás das costas e tente tocar a sua escápula."
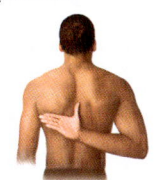		
Rotação lateral	Infraespinal, redondo menor, cabeça espinal do deltoide, supraespinal (principalmente com o braço acima da cabeça)	"Levante o braço ao nível do ombro; flexione o cotovelo e gire o antebraço em direção ao teto." Ou "Coloque uma mão atrás do pescoço ou da cabeça, como se estivesse penteando o cabelo."
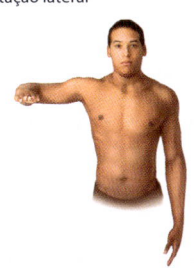		
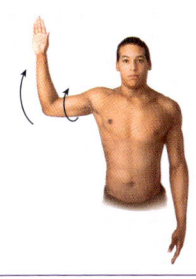		

TÉCNICAS DE EXAME	POSSÍVEIS ACHADOS

Realize manobras especiais (Boxe 23.9) para avaliar os músculos do *manguito rotador* e o tendão bicipital (se indicado).

Bursite subacromial ou subdeltóidea; dor à palpação das inserções dos músculos do manguito rotador (supraespinal, infraespinal, redondo menor e subescapular) e dificuldade ao levantar os braços acima do nível do ombro ocorrem em entorses, distensões e rupturas de tendões do manguito rotador.

Dor ou incapacidade de realizar essas manobras em entorses, tendinite, ruptura do manguito rotador.

Boxe 23.9 Manobras especiais para avaliação dos músculos do manguito rotador.

Testes de provocação da dor

■ *Teste do arco doloroso.* Efetue a adução completa do braço do paciente de 0° a 180°

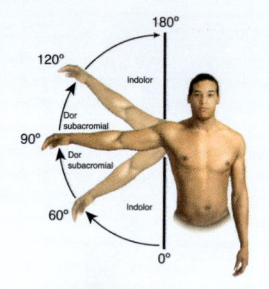

■ *Sinal do impacto de Hawkins.* Flexione o ombro e o cotovelo do paciente a 90°, com a palma da mão voltada para baixo. Em seguida, com uma mão no antebraço e a outra no braço, gire o braço do paciente medialmente. Isso comprime a tuberosidade maior contra o tendão do supraespinal e o ligamento coracoacromial

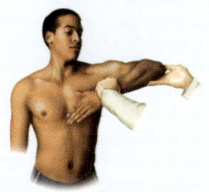

■ *Sinal do impacto de Neer.* Pressione a escápula para evitar o movimento escapular com uma das mãos e levante o braço do paciente com a outra. Isso comprime a tuberosidade maior do úmero contra o acrômio

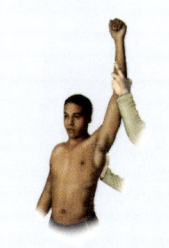

continua

Teste de força
Teste de queda do braço. Peça ao paciente para abduzir totalmente o braço até a altura do ombro, a 90°, e abaixá-lo lentamente. Observe que a abdução acima do ombro, de 90 a 120°, reflete a ação do músculo deltoide

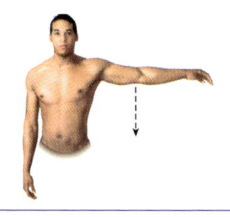

Teste composto
Teste de esvaziar a lata. Eleve os braços a 90° e gire medialmente os braços com os polegares apontando para baixo, como se estivesse esvaziando uma lata. Peça ao paciente para resistir enquanto pressiona os braços dele para baixo

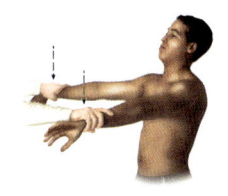

Cotovelos

Principais componentes do exame das articulações do cotovelo.

- Inspecione os contornos do cotovelo, as superfícies extensoras da ulna, o olécrano
- Palpe o olécrano e os epicôndilos medial e lateral
- Avalie a amplitude de movimento: flexão, extensão, pronação e supinação
- Faça manobras especiais (se indicado): teste de Cozen (epicondilite lateral)

Inspecione e palpe:
- Olécrano

Bursite olecraniana; luxação posterior decorrente de traumatismo direto ou fratura supracondilar

- Epicôndilos medial e lateral

Dor à palpação distal ao epicôndilo na epicondilite (*medial* → "cotovelo de tenista"; *lateral* → "cotovelo do arremessador de beisebol")

- Superfície extensora da ulna

Nódulos reumatoides.

- Sulcos entre os epicôndilos e o olécrano.

Avalie a amplitude de movimento (Boxe 23.10).

Dolorosa na artrite.

Boxe 23.10 Amplitude de movimento das articulações do cotovelo.

Movimento do cotovelo	Músculos primários que afetam o movimento	Instruções ao paciente
Flexão	Bíceps braquial, braquial, braquiorradial	"Flexione o cotovelo."
Extensão	Tríceps braquial, ancôneo	"Estique o cotovelo."
Supinação	Bíceps braquial, supinador	"Vire as palmas das mãos para cima."
Pronação	Pronador redondo, pronador quadrado	"Vire as palmas das mãos para baixo."

Realize a manobra especial (se indicado).

- *Teste de Cozen:* estabilize o cotovelo do paciente e palpe o epicôndilo lateral. Em seguida, peça ao paciente para pronar e estender o punho contra a resistência. A dor deve ser reproduzida ao longo da face lateral do cotovelo (Figura 23.4).

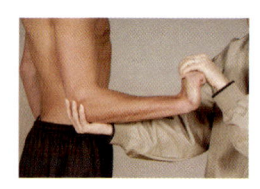

Figura 23.4 Teste de epicondilite lateral ou "cotovelo de tenista" (teste de Cozen). (De Anderson MK. *Foundations of Athletic Training: Prevention, Assessment, and Management.* 6th ed. Wolters Kluwer; 2017. Figure 18-11a.)

Punhos e mãos

Principais componentes do exame das articulações do punho e da mão.

- Inspecione os ossos do punho, da mão e dos dedos; as eminências tenar e hipotenar; e os tendões flexores
- Palpe o rádio, a ulna, o processo estiloide do rádio e a tabaqueira anatômica; ossos carpais; metacarpais e falanges proximais, médias e distais; articulação do punho, metacarpofalangeanas (MCF) e interfalangeanas proximais (IFP)

continua

| **TÉCNICAS DE EXAME** | **POSSÍVEIS ACHADOS** |

- Avalie a amplitude de movimento. *Punho:* flexão, extensão, abdução (desvio radial) e adução (desvio ulnar). *Dedos (MCF, IFP,* interfalangeanas distais [*IFD*]): flexão, extensão, abdução e adução. *Polegar:* flexão, extensão, abdução, adução e oposição
- Execute manobras especiais (se indicado): força de preensão manual, testes para tenossinovite do polegar (teste de Finkelstein) e neuropatia por compressão de nervo (sensibilidade, abdução e oposição do polegar, sinal de Tinel, sinal de Phalen)

Inspecione:

- Movimento do punho, das mãos e dos dedos

  Receio de movimentar em caso de lesão

- Contornos dos punhos, das mãos e dos dedos

  Deformidades assimétricas nas articulações IFP e IFD na OA; deformidades simétricas nas articulações IFP, MCF e do punho na AR; tumefação na artrite e nos cistos sinoviais; comprometimento do alinhamento dos dedos das mãos na lesão dos tendões flexores; contraturas em flexão nas contraturas de Dupuytren

- Contornos das palmas das mãos.

  Atrofia tenar na compressão do nervo mediano (síndrome do túnel do carpo); atrofia hipotenar na compressão do nervo ulnar.

Palpe:

- Articulações do punho (Figura 23.5)

  Tumefação e dor à palpação na AR, na infecção gonocócica da articulação ou nas bainhas dos tendões extensores

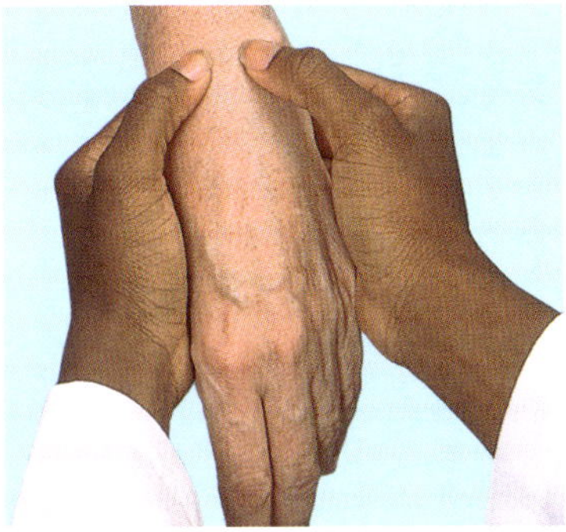

Figura 23.5 Palpação das articulações do punho esquerdo.

TÉCNICAS DE EXAME	POSSÍVEIS ACHADOS

- Parte distal do rádio e da ulna

  Dor à palpação do processo estiloide da ulna na fratura de Colles

- "Tabaqueira anatômica", o espaço oco distal ao processo estiloide do rádio; tendões do extensor e abdutor do polegar (Figura 23.6)

  Dor à palpação sugere fratura do escafoide. Dor à palpação dos tendões extensor e abdutor do polegar na tenossinovite de De Quervain

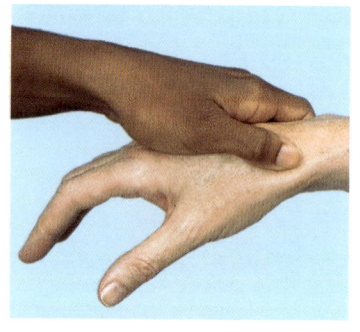

Figura 23.6 Palpação da tabaqueira anatômica.

- Articulações MCF (Figura 23.7)

  Inchaço na AR

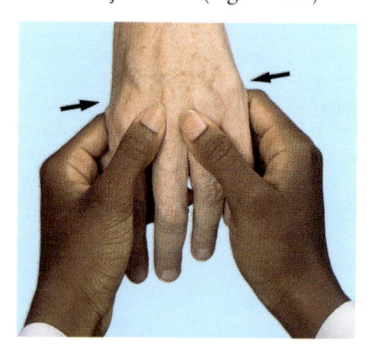

Figura 23.7 Palpação das articulações MCF da mão esquerda.

- Articulações IFP e distais.

  Nódulos proximais na AR; nódulos de Bouchard (IFP) e de Heberden (IFD) na OA.

TÉCNICAS DE EXAME	POSSÍVEIS ACHADOS

Avalie a amplitude de movimento (Boxe 23.11).

■ Punhos   Artrite, tenossinovite

Boxe 23.11 Amplitude de movimento das articulações do punho.

Movimento do punho	Músculos primários que afetam o movimento	Instruções ao paciente
Flexão	Flexor radial do carpo, flexor ulnar do carpo	"Com a palma da mão para baixo, aponte os dedos em direção ao chão."
Extensão	Extensor ulnar do carpo, extensor radial longo do carpo, extensor radial curto do carpo	"Com a palma da mão para baixo, aponte os dedos em direção ao teto."
Desvio ulnar	Flexor ulnar do carpo Extensor ulnar do carpo	"Com a palma da mão para baixo, mova os seus dedos em direção à linha média."
Desvio radial	Flexor do carpo radial Extensores radiais longo e curto do carpo Contribuição ocasional do abdutor longo do polegar	"Com a palma da mão para baixo, afaste os dedos da linha média."

■ Dígitos: flexão, extensão, abdução/adução (afastamento e aproximação dos dedos)

Dedo em gatilho, contratura de Dupuytren

■ Polegares (Figuras 23.8 a 23.11).

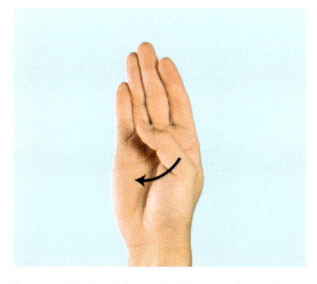

Figura 23.8 Teste da flexão do polegar.

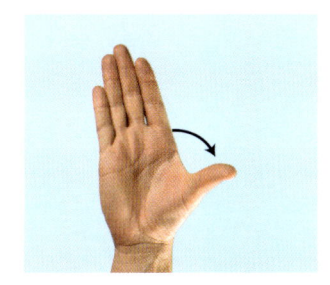

Figura 23.9 Teste da extensão do polegar.

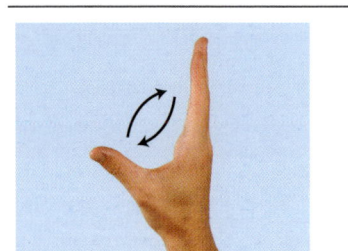

Figura 23.10 Teste da abdução e adução do polegar.

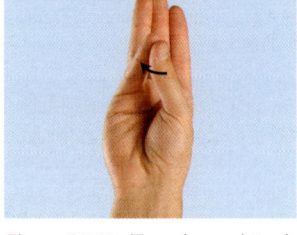

Figura 23.11 Teste da oposição do polegar.

Realize manobras especiais (se indicado).

- Força de preensão manual (Figura 23.12)

- Movimento do polegar (Figura 23.13)

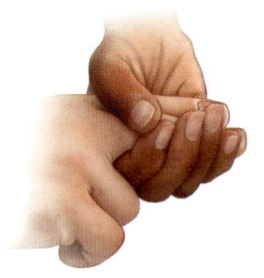

Figura 23.12 Teste da força de preensão da mão.

Redução da força de preensão manual se houver comprometimento dos músculos flexores dos dedos das mãos ou dos músculos intrínsecos da mão.

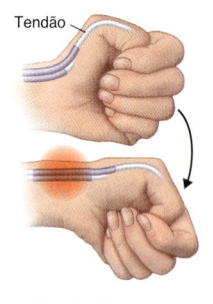

Figura 23.13 Teste para tenossinovite do polegar (teste de Finkelstein).

Dor em caso de tenossinovite de De Quervain.

- Teste do túnel do carpo
  - *Sinal de Tinel:* toque de leve sobre o trajeto do nervo mediano no aspecto palmar do punho (Figura 23.14)

Dolorimento, parestesia e dormência nos segundo, terceiro e quarto dígitos constituem um sinal de Tinel positivo

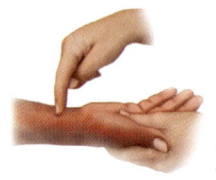

Figura 23.14 Teste para síndrome do túnel do carpo (sinal de Tinel).

TÉCNICAS DE EXAME	POSSÍVEIS ACHADOS

■ *Sinal de Phalen:* o paciente flexiona os punhos por 60 segundos (Figura 23.15).

Dolorimento, parestesia e dormência nos segundo, terceiro e quarto dígitos constituem um sinal de Phalen positivo.

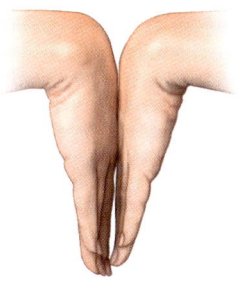

Figura 23.15 Teste para síndrome do túnel do carpo (sinal de Phalen).

Principais componentes do exame da coluna vertebral.

■ Inspecione a postura; inspecione as curvaturas cervical, torácica e lombar lateralmente; realize o alinhamento de ombros, cristas ilíacas e pregas glúteas posteriormente

■ Palpe os processos espinhosos vertebrais, os músculos paravertebrais, as articulações facetárias, as vértebras lombossacras, a articulação sacroilíaca, as cristas ilíacas e as espinhas ilíacas posterossuperiores

■ Avalie a amplitude de movimento. *Parte cervical da coluna:* flexão, extensão, rotação e flexão lateral. *Parte toracolombossacra da coluna:* flexão, extensão, rotação e inclinação lateral

■ Execute a manobra especial (se indicada): radiculopatia cervical (teste do espirro)

Inspecione a coluna vertebral, lateral e posteriormente, observando se existem alterações das curvaturas.

Cifose, escoliose, lordose e giba são inclinações alteradas da coluna vertebral.

Verifique se há assimetria na altura dos ombros, nas cristas ilíacas ou nas nádegas.

Escoliose, inclinação pélvica, comprimento desigual dos membros inferiores.

TÉCNICAS DE EXAME   **POSSÍVEIS ACHADOS**

Palpe (Figura 23.16):

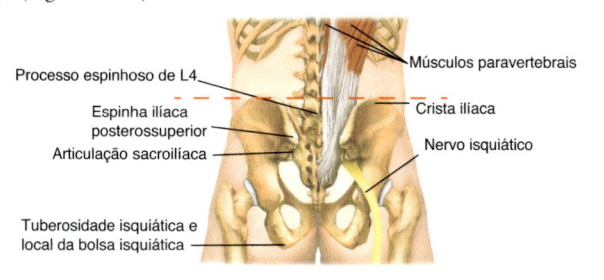

Processo espinhoso de L4

Espinha ilíaca posterossuperior

Articulação sacroilíaca

Tuberosidade isquiática e local da bolsa isquiática

Músculos paravertebrais

Crista ilíaca

Nervo isquiático

Figura 23.16 Anatomia das costas.

- Processos espinhosos de cada vértebra

    Dor à palpação em caso de traumatismo, infecção; irregularidades ("degraus") na espondilolistese e na fratura

- Articulações sacroilíacas

    Sacroileíte, espondilite anquilosante

- Músculos paravertebrais, se doloridos.

    Espasmo da musculatura paravertebral na postura alterada, alterações musculares degenerativas e inflamatórias, uso excessivo da musculatura; consulte o Algoritmo 23.2, Abordagem ao paciente com dor nas costas.

Avalie a amplitude de movimento do pescoço e da coluna vertebral (Boxes 23.12 e 23.13).

Mobilidade diminuída na artrite.

Boxe 23.12 Amplitude de movimento da coluna cervical.

Movimento da coluna cervical	Músculos primários que afetam o movimento	Instruções ao paciente
Flexão	Esternocleidomastóideo, escaleno e músculos pré-vertebrais	"Traga o queixo em direção ao tórax."
Extensão	Esplênios da cabeça e do pescoço e pequenos músculos intrínsecos do pescoço	Olhe para cima, em direção ao teto."
Rotação	Esternocleidomastóideo e pequenos músculos intrínsecos do pescoço	"Olhe por cima de um ombro e depois do outro."
Flexão lateral	Escalenos e pequenos músculos intrínsecos do pescoço	"Traga a sua orelha até o ombro."

Boxe 23.13 Amplitude de movimento da coluna toracolombossacra.

Movimento	Músculos primários que afetam o movimento	Instruções ao paciente
Flexão	Psoas maior, psoas menor e quadrado lombar; músculos abdominais inseridos na região anterior das vértebras, como os oblíquos interno e externo do abdome e o reto do abdome	"Curve-se para a frente e tente tocar os dedos nos artelhos."
Extensão	Músculos intrínsecos profundos das costas, como o eretor da espinha, grupo transversoespinal, iliocostal, longuíssimo e espinal	"Dobre o tronco para trás o máximo possível."
Rotação	Músculos abdominais e músculos intrínsecos das costas	"Gire de um lado para o outro."
Flexão lateral	Músculos abdominais e músculos intrínsecos das costas	"Curve-se para o lado a partir da cintura."

Quadris

Principais componentes do exame das articulações do quadril.

- Analise a marcha e inspecione a coluna lombar, as pernas e as regiões anterior e posterior do quadril
- Palpe os *marcos anatômicos anteriores*: crista ilíaca, tuberculose ilíaca, espinha ilíaca anterossuperior, trocânter maior do fêmur e tubérculo púbico. *Marcos anatômicos posteriores*: espinha ilíaca posterossuperior, trocânter maior lateralmente, tuberosidade isquiática e articulação sacroilíaca. Palpe o ligamento inguinal, a bolsa do psoas, a bolsa trocantérica e a bolsa isquiática do músculo glúteo máximo
- Avalie a amplitude de movimento: flexão, extensão, abdução, adução, rotações medial e lateral
- Realize manobras especiais (se indicado): distensão na virilha (teste de Patrick-FABER)

Inspecione a marcha (Figura 23.17) para avaliar:

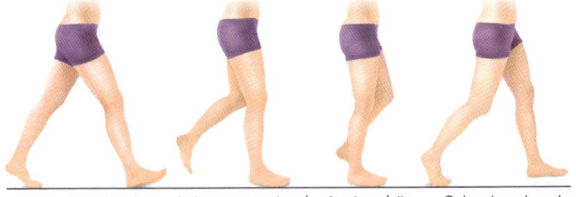

Toque do calcanhar   Aplanamento do pé   Apoio médio   Calcanhar elevado

Figura 23.17   Fase de apoio da marcha.

- A *fase de apoio* (ver Figura 23.17) e a *fase de balanço* (o pé se move para adiante; não sustenta peso)

  A maioria dos problemas surge durante a fase de apoio (sustentação de peso)

- A *largura da base* (geralmente 5 a 10 cm de distância entre os calcanhares), o movimento da pelve, a flexão do joelho.

  Considere doença cerebelar ou problemas nos pés quando a base estiver alargada; comprometimento do movimento da pelve na artrite, luxação de quadril, fraqueza dos músculos abdutores; comprometimento da marcha se a flexão do joelho for insatisfatória.

Palpe:
- Marcos ósseos: anterior – crista ilíaca e tubérculo, espinha ilíaca anterossuperior, trocanter maior, tubérculo púbico; posterior – espinha ilíaca posterossuperior, trocânter maior, tuberosidade isquiática, articulação sacroilíaca

TÉCNICAS DE EXAME	POSSÍVEIS ACHADOS
■ Ao longo do ligamento inguinal. Identifique o nervo, a artéria, a veia, o espaço vazio e o linfonodo (NAVEL)	Protrusões na hérnia inguinal, no aneurisma
■ *Bolsa trocantérica*, no trocanter maior do fêmur (Figura 23.18)	Dor à palpação focal na *bursite trocantérica*, frequentemente descrita pelo paciente como "lombalgia"

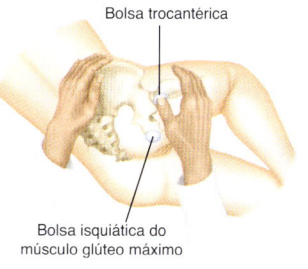

Bolsa trocantérica

Bolsa isquiática do músculo glúteo máximo

Figura 23.18   Palpação da bolsa trocantérica.

■ *Bolsa isquiática do músculo glúteo máximo*, superficial à tuberosidade isquiática.	Dor à palpação na bursite ("nádega do tecelão") por ficar sentado por muito tempo.

Avalie a amplitude de movimento (Boxe 23.14).

Boxe 23.14 de de movimento das articulações do quadril.

Movimento do quadril	Músculos primários que afetam o movimento	Instruções ao paciente	
Flexão	Iliopsoas e reto femoral (principalmente quando o joelho está em extensão)	"Traga o joelho até o tórax e puxe-o contra o abdome."	Flexão do membro inferior contralateral sugere deformidade do quadril
Extensão	Glúteo máximo, glúteo médio, adutor magno e músculos posteriores de coxa (principalmente quando o joelho está em extensão)	"Deitado, mova a sua perna para longe da linha média e para baixo sobre a lateral da maca."	Dolorosa no abscesso do músculo iliopsoas

continua

TÉCNICAS DE EXAME			POSSÍVEIS ACHADOS
Abdução	Glúteo médio e mínimo, tensor da fáscia lata (TFL)	"Deitado, afaste a perna da linha média."	Restrita em caso de artrite de quadril
Adução	Adutor curto, adutor longo, adutor magno, pectíneo e grácil	"Deitado, flexione o joelho e mova a perna em direção à linha média."	
Rotação lateral	Obturadores interno e externo, quadrado femoral e gêmeos superior e inferior	"Deitado, flexione o joelho e vire a perna e o pé, cruzando a linha média."	Restrita em caso de artrite de quadril
Rotação medial	Glúteo médio e mínimo, TFL e alguma assistência dos adutores	"Deitado, flexione o joelho e vire a perna e o pé, afastando-os da linha média."	

Realize manobras especiais (se indicado)

■ Teste de Patrick-FABER (*Flexion, Abduction, External Rotation* – flexão, abdução, rotação lateral) para distensão na virilha. Com o paciente em decúbito dorsal, posicione a perna em 90° de flexão, rode-a lateralmente e abduza-a, de modo que o tornozelo ipsilateral repouse distalmente ao joelho da perna contralateral (Figura 23.19).

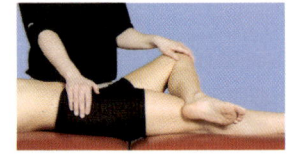

Figura 23.19 Teste para distensão na virilha (teste de Patrick-FABER). (De Anderson MK. *Foundations of Athletic Training: Prevention, Assessment, and Management*. 6th ed. Wolters Kluwer; 2017. Figure 16-19.)

Joelhos

Principais componentes do exame das articulações do joelho.

- Inspecione a marcha, o joelho, as cavidades ao redor da patela e o músculo quadríceps femoral
- Palpe a articulação tibiofemoral. *Compartimento medial:* côndilo medial do fêmur, tubérculo adutor, platô medial da tíbia e ligamento colateral medial (LCM). *Compartimento lateral:* côndilo lateral do fêmur, platô lateral da tíbia e ligamento colateral lateral (LCL). *Compartimento patelofemoral:* patela, tendão patelar, tuberosidade tibial, bolsa pré-patelar, bolsa anserina e fossa poplítea
- Avalie a amplitude de movimento: flexão e extensão
- Realize manobras especiais (se indicado): teste de McMurray (menisco), teste de abdução ou valgo (LCM), teste de adução ou varo (LCL), sinal da gaveta anterior ou teste de Lachman (LCA) e sinal da gaveta posterior (LCP). Derrame: sinal do abaulamento, sinal da onda líquida palpável e rolamento da patela

Identifique as estruturas mediais (Figura 23.20) e laterais do joelho.

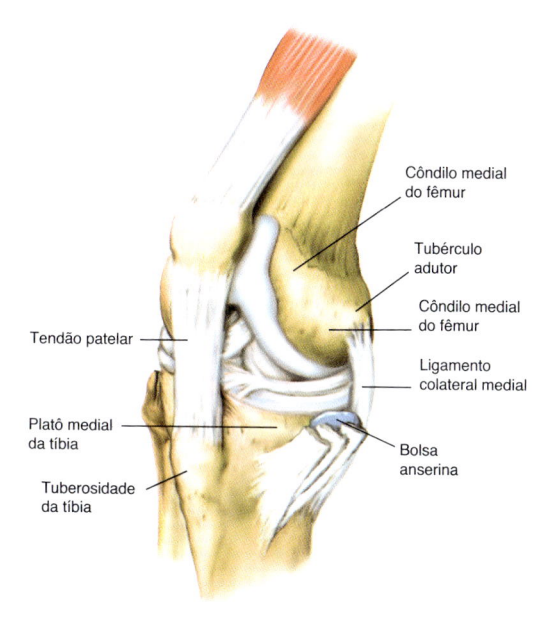

Côndilo medial do fêmur

Tubérculo adutor

Côndilo medial do fêmur

Tendão patelar

Ligamento colateral medial

Platô medial da tíbia

Bolsa anserina

Tuberosidade da tíbia

Figura 23.20   Estruturas no compartimento medial do joelho direito.

TÉCNICAS DE EXAME	POSSÍVEIS ACHADOS
Inspecione: ■ A marcha, para determinar se há extensão do joelho durante o contato do calcanhar e flexão durante todas as outras fases do balanço e apoio	Tropeçar ou o joelho "falsear" durante o contato do calcanhar ocorre quando há fraqueza do músculo quadríceps femoral ou alteração do movimento patelar
■ Alinhamento dos joelhos	Joelho varo, joelho valgo; contraturas em flexão quando há paralisia de membro ou retesamento dos músculos posteriores de coxa
■ Contornos dos joelhos, incluindo qualquer atrofia do músculo quadríceps femoral.	Atrofia do músculo quadríceps femoral quando há disfunção patelofemoral; tumefação suprapatelar sugere bursite pré-patelar ("joelho de faxineira"), sobre o tubérculo tibial sugere bursite infrapatelar ou, se for mais medial, bursite anserina.
Inspecione e palpe:	Ver Tabela 23.5, Dor no joelho, e Algoritmo 23.4, Abordagem ao paciente com dor no joelho.
Articulação tibiofemoral – com os joelhos flexionados, incluindo: ■ Interlinha articular – coloque os polegares em cada lado do tendão patelar	Cristas ósseas irregulares na OA
■ Meniscos medial e lateral	Dor à palpação se houver laceração de menisco
■ Ligamentos colaterais medial e lateral	Dor à palpação se houver laceração de LCM (as lesões do LCL são menos comuns)
■ Compartimento patelofemoral: ■ Patela	Tumefação sobre a patela na bursite pré-patelar ("joelho de faxineira ou de empregada")
■ Palpe o tendão patelar e peça ao paciente que estenda a perna	Dor à palpação ou incapacidade de extensão da perna na laceração parcial ou completa do ligamento patelar
■ Pressione a patela contra o fêmur subjacente	Dor, crepitação e relato de dor no joelho quando há *disfunção patelofemoral*

TÉCNICAS DE EXAME	POSSÍVEIS ACHADOS
▪ Empurre a patela no sentido distal e peça ao paciente que comprima o joelho contra a maca de exame	Dor durante a contração do músculo quadríceps femoral na *condromalácia*
▪ Bolsa suprapatelar	Tumefação na sinovite e na artrite
▪ Espaços infrapatelares (áreas vazias adjacentes à patela)	Tumefação na artrite
▪ Côndilo medial da tíbia	Tumefação na bursite anserina.
▪ Superfície poplítea.	

Avalie a amplitude de movimento (Boxe 23.15).

Boxe 23.15 Amplitude de movimento das articulações do joelho.

Movimento do joelho	Músculos primários que afetam o movimento	Instruções ao paciente
Flexão	Grupo dos músculos posteriores de coxa: bíceps femoral, semitendíneo e semimembranáceo	"Flexione o joelho."
Extensão	Quadríceps femoral: reto femoral, vasto medial, vasto lateral e vasto intermediário	"Estenda a sua perna."

Realize manobras especiais para avaliar meniscos, ligamentos e derrames.

▪ *Menisco medial e menisco lateral – teste de McMurray* (Figura 23.21): com o paciente em decúbito dorsal, segure o calcanhar e flexione o joelho. Coloque a outra mão sobre a articulação do joelho, com os dedos e o polegar ao longo da interlinha articular medial. Segurando no calcanhar, gire lateralmente a perna e empurre a face lateral, aplicando um estresse em valgo no lado medial da articulação. Estenda lentamente a perna em rotação lateral.

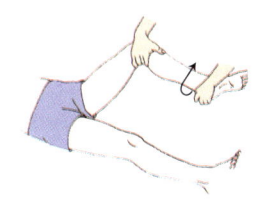

Figura 23.21 Teste de McMurray.

A mesma manobra com estresse em rotação medial força o menisco lateral.

Clique ou estalido no aspecto medial da articulação ao estresse em valgo, rotação lateral e extensão da perna na ruptura do menisco medial posterior.

TÉCNICAS DE EXAME	POSSÍVEIS ACHADOS

- *Ligamento colateral medial (LCM)* (Figura 23.22): com o joelho do paciente ligeiramente flexionado, empurre medialmente contra a superfície lateral do joelho com uma mão e puxe lateralmente o tornozelo com a outra mão (*estresse em adução* ou *varo*)

Dor ou hiato na interlinha articular medial sugere laceração parcial ou completa do LCM

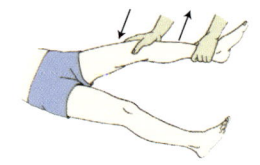

Figura 23.22 Teste do LCM.

- *Ligamento colateral lateral (LCL)* (Figura 23.23): com o joelho ligeiramente flexionado, empurre lateralmente contra a superfície medial do joelho com uma mão e puxe medialmente o tornozelo com a outra mão (*estresse em adução* ou *varo*)

Dor ou hiato na linha articular lateral é sugestivo de laceração parcial ou completa do LCL

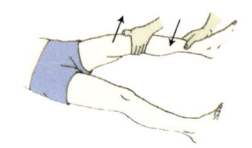

Figura 23.23 Teste do LCL.

- *Ligamento cruzado anterior (LCA):* (1) *sinal da gaveta anterior* (Figura 23.24): com o joelho flexionado, coloque os polegares nas linhas articulares medial e lateral e coloque os dedos nas inserções dos músculos posteriores da coxa. Puxe a tíbia para a frente, observando se ela desliza "como uma gaveta". Compare com o joelho oposto

O deslizamento para a frente da parte proximal da tíbia é um *sinal da gaveta anterior positivo* na laceração ou frouxidão do LCA

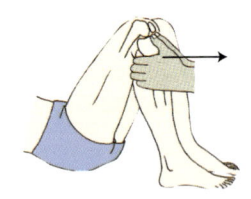

Figura 23.24 Teste do LCA (sinal da gaveta anterior).

(2) *Teste de Lachman* (Figura 23.25): segure a parte distal do fêmur com uma das mãos e a parte proximal da tíbia com a

Movimento anterógrado significativo da tíbia na laceração do ligamento cruzado anterior.

TÉCNICAS DE EXAME	POSSÍVEIS ACHADOS

outra (coloque o polegar na linha articular). Mova o fêmur para a frente, e a tíbia, para trás

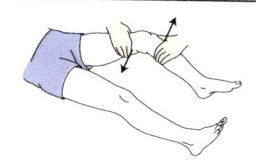

Figura 23.25 Teste de Lachman.

■ *Ligamento cruzado posterior (LCP):* sinal da gaveta posterior (Figura 23.26): posicione o paciente e as mãos como no teste do LCA. Empurre a tíbia para trás e observe se há movimento posterior, semelhante ao deslocamento de uma gaveta para trás.

Lacerações isoladas do LCP são raras.

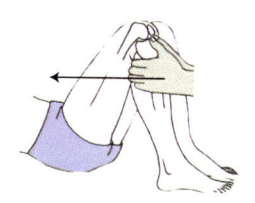

Figura 23.26 Teste do LCP (sinal da gaveta posterior).

Avalie quaisquer derrames articulares.

Cisto poplíteo ou de Baker.

■ *Sinal do abaulamento* (derrames pequenos): comprima a bolsa suprapatelar, mobilize-a para baixo na face medial (Figura 23.27), comprima para forçar o líquido para a face lateral (Figura 23.28) e, depois, percute o joelho atrás da margem lateral da patela (Figura 23.29)

Uma onda líquida que retorna para a face medial após a percussão lateral confirma a existência de derrame – um "sinal do abaulamento" positivo

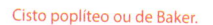

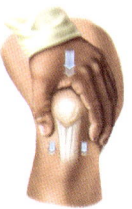

Ordenhe o líquido para baixo

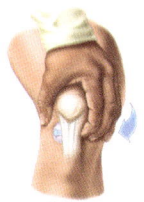

Aplique pressão medial

Figura 23.27 Sinal do abaulamento. Passo 1: desloque ("ordenhe") o líquido para baixo a partir do recesso suprapatelar.

Figura 23.28 Sinal do abaulamento. Passo 2: em seguida, force o líquido para a área lateral, aplicando pressão na face medial do joelho

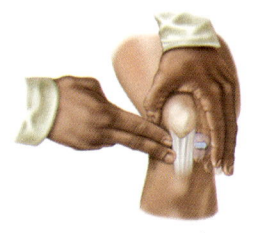

Percute e observe a onda líquida

Figura 23.29 Sinal do abaulamento. Passo 3: percute o abaulamento formado pelo líquido acumulado na margem lateral da patela.

- *Sinal do balão* (derrames volumosos): comprima a bolsa suprapatelar com uma das mãos e, com o polegar e um dedo da outra mão, palpe à procura de líquido penetrando nos espaços peri-patelares (Figura 23.30)

Uma onda líquida palpável é um sinal positivo

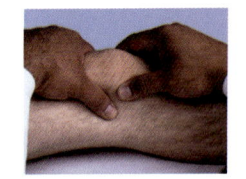

Figura 23.30 Teste do sinal do balão.

- *Rolamento da patela* (derrame volu-moso): empurre vigorosamente a patela contra o fêmur e verifique se há líquido retornando para o espaço suprapatelar (patela flutuante).

Tornozelos e pés

Principais componentes do exame das articulações do tornozelo e do pé.

- Inspecione o tornozelo e o pé
- Palpe a articulação do tornozelo, o tendão do calcâneo, o calcâneo, a fáscia plantar, os ligamentos medial e lateral do tornozelo, os maléolos medial e lateral, as articulações metatarsofalangeanas (MTF), os músculos metatarsais, o gastrocnêmio e o sóleo
- Avalie a amplitude de movimento: flexão (flexão plantar), extensão (dorsiflexão), inversão e eversão
- Realize manobras especiais (se indicado). *Teste a integridade articular:* tibiotalar, talocalcânea, talocrural, transverso do tarso e metatarsofalangeanas. Teste a integridade do tendão calcâneo

TÉCNICAS DE EXAME	POSSÍVEIS ACHADOS
Inspecione os tornozelos e os pés.	Hálux valgo, calos, calosidades.
Palpe:	
■ Articulações do tornozelo	Dor à palpação em caso de artrite
■ Ligamentos do tornozelo: deltóideo (medial), talofibular anterior e posterior (lateral) e calcaneofibular	Dor à palpação em casos de entorse: ligamentos laterais mais fracos; as lesões por inversão (deslocamento do tornozelo para fora, inclinação do calcanhar para dentro) são mais frequentes
■ Tendão calcâneo	Nódulos reumatoides, dor à palpação na tendinite
■ O examinador deve comprimir as articulações MTF e, depois, palpar cada articulação entre o seu polegar e o seu dedo indicador (Figuras 23.31 e 23.32).	Dor à palpação na artrite, na terceira e na quarta articulações MTF no neuroma de Norton; inflamação da primeira articulação MTF nos casos de gota.

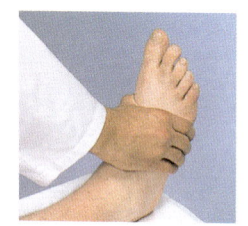

Figura 23.31 Palpação das articulações MTF.

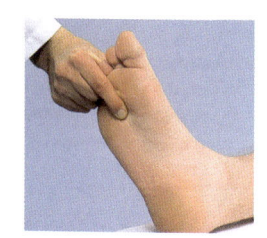

Figura 23.32 Palpação das cabeças e dos sulcos metatarsais.

Avalie a amplitude de movimento (Boxe 23.16).

Boxe 23.16 Amplitude de movimento das articulações do tornozelo e do pé.

Movimento do tornozelo e do pé	Músculos primários que afetam o movimento	Instruções ao paciente	
Flexão do tornozelo (flexão plantar)	Gastrocnêmio, sóleo, plantar e tibial posterior	"Aponte o pé em direção ao chão."	Articulação artrítica frequentemente dolorida quando movida em qualquer direção; entorse, quando o ligamento lesionado é estirado
Extensão do tornozelo (dorsiflexão)	Tibial anterior, extensor longo dos dedos e extensor longo do hálux	"Aponte o pé em direção ao teto."	

continua

TÉCNICAS DE EXAME			POSSÍVEIS ACHADOS
Inversão	Tibial posterior e anterior	"Vire o calcanhar para dentro."	Entorse de tornozelo
Eversão	Fibular longo e curto	"Vire o calcanhar para fora."	Trauma, artrite

Técnicas especiais

⌐ Mensuração do comprimento do membro inferior. Os membros inferiores do paciente devem ser alinhados simetricamente. Meça com uma fita métrica a distância desde a espinha ilíaca anterossuperior até o maléolo medial. A fita métrica deve cruzar o joelho medialmente (Figura 23.33).

Comprimento dos membros inferiores desigual pode ser causa de *escoliose*.

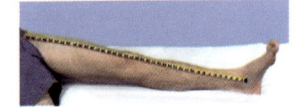

Figura 23.33 Mensuração do comprimento do membro inferior da espinha ilíaca anterossuperior ao maléolo medial.

⌐ / ⌐ Mensuração da amplitude de movimento. Para medir com precisão a amplitude de movimento, basta usar um goniômetro de bolso. As estimativas podem ser feitas visualmente. A limitação da amplitude de movimento do cotovelo é indicada pelas linhas vermelhas na Figura 23.34.

Deformidade em flexão a 45° e flexão adicional a 90° (45° → 90°).

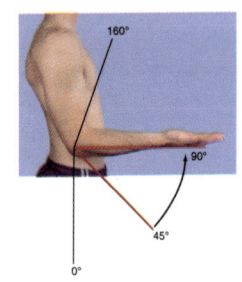

Figura 23.34 Amplitude de flexão do cotovelo normal (preto) e medida no paciente (vermelho).

Registro dos achados

Registro dos achados do exame do sistema musculoesquelético.

"Amplitude de movimento total em todas as articulações. Não há edema nem deformidade."

OU

"Amplitude de movimento total em todas as articulações. Mão com alterações degenerativas – nódulos de Heberden nas articulações IFD e nódulos de Bouchard nas articulações IFP. Discreta dor à flexão, extensão e rotação dos quadris. Amplitude de movimento integral nos joelhos, com crepitação moderada; ausência de derrame, porém com empastamento da sinóvia e osteófitos ao longo da linha articular tibiofemoral bilateralmente. Hálux valgo bilateral nas primeiras articulações MTF."

Esses achados sugerem osteoartrite.

Promoção e orientação da saúde: evidências e recomendações

Tópicos importantes para promoção e orientação da saúde.

- Lombalgia
- Osteoporose: fatores de risco, rastreamento e avaliação do risco de fratura
- Tratamento da osteoporose e prevenção de quedas

Lombalgia

A prevalência estimada de lombalgia na população dos EUA é de mais de 80%. A maioria dos pacientes com lombalgia aguda melhora em 6 semanas; para pacientes com sintomas inespecíficos, as diretrizes clínicas enfatizam tranquilização, continuação das atividades, analgésicos, relaxantes musculares e terapias de manipulação da coluna vertebral. Cerca de 10 a 15% dos pacientes com lombalgia aguda desenvolvem sintomas crônicos, frequentemente associados à incapacidade a longo prazo. Os fatores associados a desfechos desfavoráveis incluem crenças inadequadas de que a lombalgia é uma condição clínica grave, comportamentos de controle da dor inadequados (evitar trabalho, movimento ou outras atividades por temor provocar danos às costas), múltiplos achados inexplicáveis no exame físico, transtornos psiquiátricos, mau estado geral, altos níveis de comprometimento funcional basal e baixa satisfação no trabalho. (Ver Boxe 23.5.)

Osteoporose: fatores de risco, rastreamento e avaliação do risco de fratura

A osteoporose é um problema de saúde comum nos EUA – 10% dos adultos com idade superior a 50 anos têm osteoporose no colo do fêmur ou na coluna lombar, incluindo 16% das mulheres e 4% dos homens. Após a menopausa, metade de todas as mulheres apresentam uma fratura relacionada com a osteoporose ao longo de sua vida; 25% desenvolvem deformidades vertebrais; e 15% experimentam fraturas do quadril, que aumentam o risco de dor crônica, a incapacidade, a perda de independência e a taxa de mortalidade (Boxe 23.17).

A U.S. Preventive Services Task Force (USPSTF) dos EUA oferece uma recomendação de grau B apoiando o rastreamento de osteoporose em mulheres ≥ 65 anos de idade e em mulheres mais jovens cujo risco de fratura em 10 anos seja igual ou superior àquele de uma mulher branca de 65 anos de idade de risco médio.

Boxe 23.17 Fatores de risco para osteoporose.	
■ *Status* pós-menopausa ■ Idade ≥ 50 anos ■ Episódio prévio de fratura por fragilidade óssea ■ Baixo índice de massa corporal ■ Baixa ingestão de cálcio ■ Deficiência de vitamina D ■ Tabagismo e etilismo em excesso ■ Imobilização ■ Quantidade inadequada de atividade física ■ História de fratura em parente de primeiro grau, particularmente com história pregressa de fratura por fragilidade	■ Doenças, como tireotoxicose, espru celíaco, DII, cirrose, doença renal crônica, transplante de órgãos, diabetes melito, infecção pelo HIV, hipogonadismo, mieloma múltiplo, anorexia nervosa e doenças autoimunes e reumáticas ■ Fármacos, como corticosteroides inalados e orais em altas doses, anticoagulantes (uso prolongado), inibidores da aromatase para câncer de mama, metotrexato, alguns fármacos antiepilépticos, agentes imunossupressores, inibidores da bomba de prótons (uso prolongado) e terapia antigonadal para câncer de próstata

- Use a calculadora FRAX, específica para cada país, para avaliar o risco de fratura: https://www.sheffield.ac.uk/FRAX/
- Use os critérios de pontuação da Organização Mundial da Saúde para determinar a densidade óssea (Boxe 23.18).

Boxe 23.18 Critérios de densidade óssea da Organização Mundial da Saúde.

- **Osteoporose:** pontuação T < –2,5 (> 2,5 DP abaixo da média do adulto jovem)
- **Osteopenia:** pontuação T entre –1 e –2,5 (1 a 2,5 DP abaixo da média do adulto jovem)

Tratamento da osteoporose e prevenção de quedas

Mais de um em cada três adultos com idade superior a 65 anos experimentam quedas a cada ano. Os fatores de risco para quedas incluem idade avançada, comprometimento da marcha e do equilíbrio, hipotensão postural, perda de força, uso de medicamentos, doença comórbida, depressão, comprometimento cognitivo e deficiência visual.

Conheça os usos terapêuticos dos agentes que inibem a reabsorção óssea: cálcio e vitamina D (Boxe 23.19); agentes antirreabsortivos, como bifosfonatos, moduladores seletivos dos receptores de estrogênio (MSRE) e estrogênio pós-menopausa; agentes anabólicos, como o paratormônio (PTH); e o denosumabe (inibição do RANK ligante).

Boxe 23.19 Ingestão dietética recomendada de cálcio e vitamina D para adultos (Institute of Medicine, 2010).

Faixa etária	Cálcio (elementar) mg/dia	Vitamina D UI/dia
19 a 50 anos	1.000	600
51 a 70 anos		
Mulheres	1.200	600
Homens	1.000	600
71 ou mais	1.200	800

A USPSTF emitiu uma recomendação de grau B para a prática de exercício físico ou fisioterapia e/ou suplementação de vitamina D para a prevenção contra quedas entre adultos de risco não institucionalizados ≥ 65 anos de idade. Além disso, recomendou a tomada de decisão individualizada (grau C) em relação *às intervenções multifatoriais de prevenção de quedas* para idosos em risco não institucionalizados com idade igual ou superior a 65 anos. Incentive os pacientes a corrigirem déficits de iluminação em suas casas, escadas escuras ou íngremes, cadeiras em alturas inadequadas, superfícies escorregadias ou irregulares e sapatos inadequados. Examine cuidadosamente todos os medicamentos que afetam o equilíbrio, sobretudo benzodiazepínicos, vasodilatadores e diuréticos.

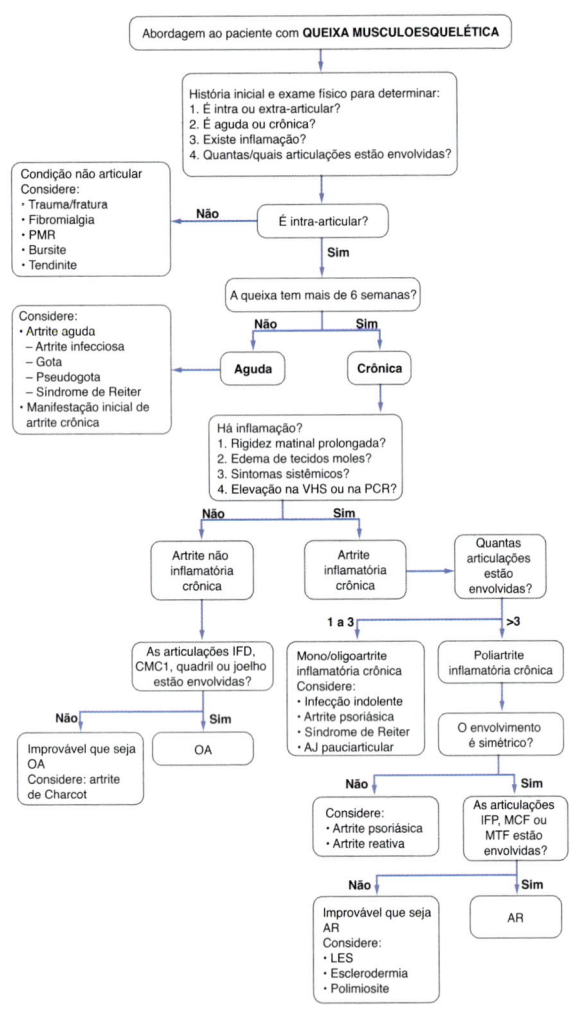

Algoritmo 23.1 Abordagem ao paciente com queixas musculoesqueléticas. (Nota: embora não abranja todas as situações, esse algoritmo pode ser uma abordagem inicial útil para sintetizar informações coletadas na anamnese e no exame físico.) AJ, artrite juvenil; AR, artrite reumatoide; CMC, carpometacarpal; IFD, interfalangeanas distais; IFP, interfalangeanas proximais; LES, lúpus eritematoso sistêmico; MCF, metacarpofalangeanas; MTF, metatarsofalangeanas; OA, osteoartrite; PCR, proteína C reativa; PMR, polimialgia reumática; VHS, velocidade de hemossedimentação. (Adaptado de Cooper G, Herrera J. *Manual of Musculoskeletal Medicine*. Wolters Kluwer; 2015.)

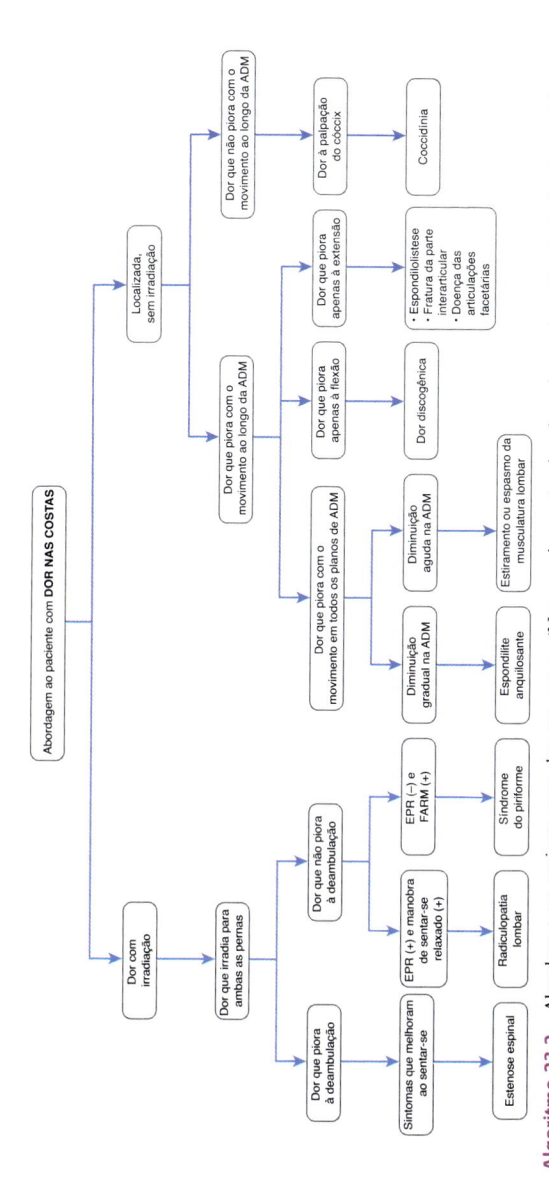

Algoritmo 23.2 Abordagem ao paciente com dor nas costas. (Nota: embora não abranja todas as situações, esse algoritmo pode ser uma abordagem inicial útil para sintetizar informações coletadas na anamnese e no exame físico.) ADM, amplitude de movimento; EPR, elevação da perna reta; FARM, flexão, adução, rotação medial. (Adaptado de Cush JJ, Lipsky PE. Chapter 331, Approach to articular and musculoskeletal disorders. In: Longo DL et al., eds. *Harrison's Principles of Internal Medicine*. 18th ed. McGraw-Hill; 2012.)

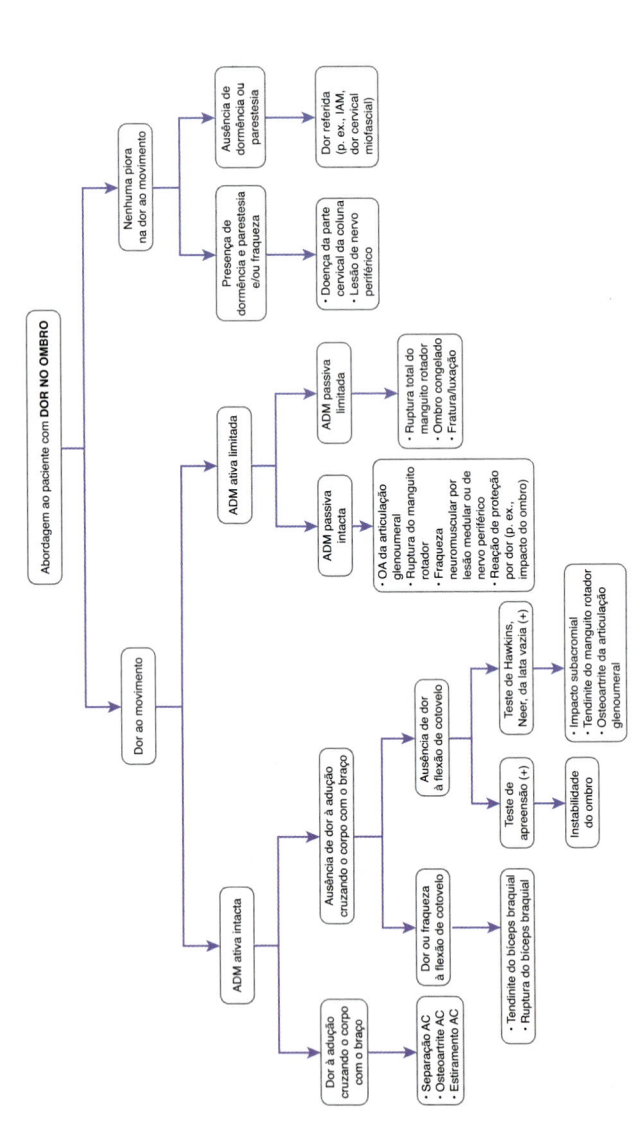

Algoritmo 23.3 Abordagem ao paciente com dor no ombro. (Nota: embora não abranja todas as situações, esse algoritmo pode ser uma abordagem inicial útil para sintetizar informações coletadas na anamnese e no exame físico.) AC, acromioclavicular; ADM, amplitude de movimento; OA, osteoartrite. (Adaptado de Cooper G, Herrera J. *Manual of Musculoskeletal Medicine.* Wolters Kluwer; 2015.)

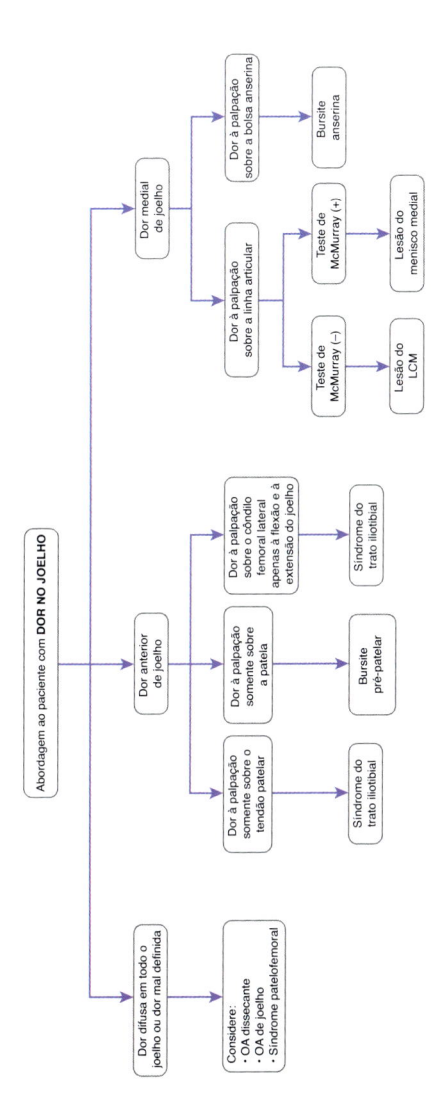

Algoritmo 23.4 Abordagem ao paciente com dor no joelho. (Nota: embora não abranja todas as situações, esse algoritmo pode ser uma abordagem inicial útil para sintetizar informações coletadas na anamnese e no exame físico.). LCM, ligamento contralateral medial; OA, osteoartrite. (Adaptado de Cooper G, Herrera J. *Manual of Musculoskeletal Medicine*. Wolters Kluwer; 2015.)

Recursos de interpretação

	Tabela 23.1 Padrões de dor articular e periarticular.	
	Artrite reumatoide	**Osteoartrite (doença articular degenerativa [DAD])**
Processo	Inflamação crônica das membranas sinoviais, com erosão secundária de cartilagens e ossos adjacentes, bem como danos a ligamentos e tendões	Degeneração e perda progressiva da cartilagem articular, lesão do osso subjacente e neoformação óssea nas bordas da cartilagem
Localizações comuns	Mãos (articulações IFP e MCF, pés (articulações MTS), punhos, joelhos, cotovelos, tornozelos	Joelhos, quadris, mãos (articulações IFD, às vezes as IFP), partes cervical e lombar da coluna e punhos (primeira articulação carpometacarpal); além disso, articulações previamente lesionadas ou acometidas por doenças
Padrão de propagação	Simetricamente aditivo: progride para outras articulações ao mesmo tempo que persiste nas inicialmente acometidas	Aditivo; porém pode ser comprometida apenas uma articulação
Início	Geralmente insidioso	Geralmente insidioso
Evolução e duração	Frequentemente crônica, com remissões e exacerbações	Lentamente progressiva, com exacerbações após o uso excessivo
Sinais e sintomas associados	Comumente edema do tecido sinovial nas articulações ou nas bainhas tendíneas; também nódulos subcutâneos Dor à palpação, calor frequente, porém o rubor é raro Rigidez acentuada, com frequência durante 1 h ou mais pela manhã	Podem existir pequenos derrames articulares, rincipalmente nos joelhos; também ocorre hipertrofia óssea Dor à palpação, raramente há calor ou rubor Rigidez frequente, porém breve, pela manhã

Tabela 23.2 Cervicalgias.

Padrões	Sinais físicos
Cervicalgia mecânica Dor vaga e de localização imprecisa nos músculos paravertebrais e ligamentos cervicais, com espasmo muscular associado, além de rigidez e contração concomitante na parte superior das costas e no ombro, com duração de até 6 semanas. Não associada a irradiação, parestesias ou fraqueza. Pode haver queixa de cefaleia	Hipersensibilidade à palpação dos músculos, dor ao movimento. Ausência de déficits neurológicos. Possíveis pontos-gatilho na fibromialgia. Torcicolo em caso de postura alterada prolongada do pescoço e espasmo muscular
Cervicalgia mecânica – lesão em chicote Cervicalgia mecânica, associada a dor paracervical vaga e rigidez, que se inicia, com frequência, no dia seguinte ao traumatismo. Os pacientes se queixam de cefaleia occipital, tontura, mal-estar e fadiga. A síndrome da lesão em chicote crônica, que ocorre se os sintomas durarem mais de 6 meses, ocorre em 20 a 40% das lesões	Dor à palpação paracervical localizada, diminuição da amplitude de movimento do pescoço, fraqueza percebida dos membros superiores. Deve-se afastar as causas de compressão da medula cervical, como fratura, herniação, lesões cranioencefálicas ou alterações do nível de consciência
Radiculopatia cervical – por compressão de raiz nervosa Dor aguda em caráter de queimação ou formigamento no pescoço e em um dos braços, associada a parestesias e fraqueza. Os sintomas sensitivos com frequência acompanham o padrão do miótomo, localizado profundamente no músculo, e não o padrão do dermátomo	A raiz do nervo C7 é afetada com maior frequência (45 a 60%), com fraqueza dos músculos tríceps braquial e dos músculos flexores e extensores dos dedos. O comprometimento da raiz do nervo C6 também é comum, com fraqueza dos músculos bíceps braquial, braquiorradial e extensores de punho
Mielopatia cervical – por compressão da medula cervical Cervicalgia associada a fraqueza e parestesias bilaterais nos membros superiores e inferiores, frequentemente com polaciúria. Movimentos desajeitados da mão, parestesias palmares e alterações da marcha podem ser sutis. A flexão do pescoço geralmente exacerba os sintomas	Hiper-reflexia; clônus no punho, no joelho ou no tornozelo; reflexos plantares extensores (sinal de Babinski positivo) e alterações da marcha. Pode-se encontrar também o *sinal de Lhermitte*: flexão do pescoço com consequente sensação de choque elétrico irradiando-se pela coluna abaixo. A confirmação de mielopatia cervical justifica a imobilização do pescoço e a solicitação de avaliação neurocirúrgica

Tabela 23.3 Lombalgia.

Padrões	Sinais físicos
Lombalgia mecânica Dor vaga e de localização imprecisa na região lombossacra; possível irradiação para a perna, ao longo dos dermátomos L5 ou S1. Geralmente aguda e relacionada com atividades laborais, ocorrendo em pacientes com idade entre 30 e 50 anos. Não há doença subjacente	Dor à palpação da musculatura paravertebral ou das facetas articulares, espasmo ou dor muscular ao movimento das costas, desaparecimento da lordose lombar fisiológica, porém sem perda motora ou sensitiva, tampouco alterações dos reflexos. Em caso de osteoporose, verifique se há hipercifose torácica, dor à percussão sobre um processo espinhoso ou fraturas na coluna torácica ou no quadril
Ciática (lombalgia radicular) Em geral, decorre da hérnia de disco; mais raramente, devido a compressão de raiz nervosa, tumor primário ou metastático	Hérnia de disco é mais provável se houver atrofia da panturrilha, fraqueza da dorsiflexão do tornozelo, ausência do reflexo calcâneo, teste de *elevação da perna reta cruzada* positivo (dor na perna afetada quando se testa a perna contralateral); um teste de *elevação da perna reta* negativo torna o diagnóstico muito improvável
Estenose espinal lombar Dor do tipo "pseudoclaudicação" nas costas ou nas pernas ao deambular, que melhora com o repouso ou com a flexão lombar. Dor vaga, porém geralmente bilateral, com parestesias em uma ou em ambas as pernas; com frequência decorrente de estreitamento do canal vertebral por artrite	Postura de flexão do corpo para a frente, com fraqueza e hiporreflexia. Teste de elevação da perna reta geralmente negativo
Rigidez crônica das costas Em caso de poliartrite inflamatória, considere espondilite anquilosante, mais comum em homens com idade inferior a 40 anos. A hiperostose esquelética idiopática difusa (DISH) afeta mais homens do que mulheres, geralmente com idade superior 50 anos	Perda da lordose lombar fisiológica, espasmo muscular e limitação da flexão anterior e lateral; melhora com a prática de exercício físico. Imobilidade lateral da coluna vertebral, principalmente da região torácica
Dor nas costas noturna, não aliviada pelo repouso Considere a possibilidade de metástase para a coluna de câncer de próstata, mama, pulmão, tireoide, rim e mieloma múltiplo	Os achados variam de acordo com a causa. Pode ocorrer dor localizada à palpação das vértebras
Dor referida proveniente do abdome ou da pelve Em geral, dor vaga e profunda, cujo nível varia com a etiologia. Representa aproximadamente 2% das lombalgias	Os movimentos da coluna vertebral não desencadeiam dor e não há comprometimento da amplitude de movimento. Pesquisar sinais da doença primária, como úlcera péptica, pancreatite, dissecção de aneurisma da aorta

Tabela 23.4 Dor no ombro.

Artrite acromioclavicular

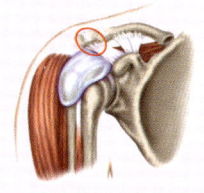

Dor à palpação da articulação acromioclavicular, sobretudo à adução do braço cruzando o tórax. A dor frequentemente piora com o encolhimento dos ombros, devido ao movimento das escápulas

Bursite subacromial e subdeltóidea

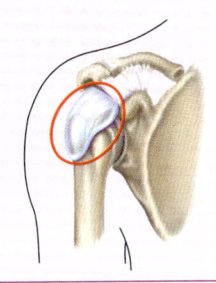

Dor na face anterossuperior do ombro, sobretudo ao elevar o braço acima da cabeça. É comum ocorrer dor à palpação da parte anterolateral ao acrômio no recesso oco formado pelo sulco acromioumeral. Achado frequente em síndromes de uso excessivo da articulação

Tendinite do manguito rotador

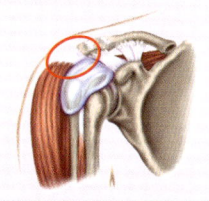

Dor à palpação do manguito rotador quando o cotovelo é levantado passivamente para trás ou às manobras

Tendinite bicipital

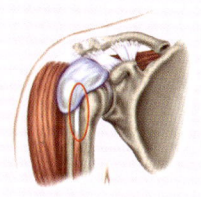

Dor à palpação sobre a cabeça longa do músculo bíceps braquial quando ela é rolada no sulco bicipital, ou quando o braço é supinado contra resistência sugere tendinite bicipital

Tabela 23.5 Dor no joelho.

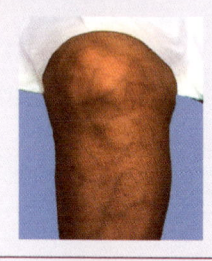

Artrite. A artrite degenerativa geralmente ocorre após os 50 anos de idade; associada à obesidade. Com frequência, existe dor à palpação da linha articular medial, osteófitos palpáveis, joelho varo, derrame articular e bolsas suprapatelares. Na AR, os pacientes apresentam Comprometimento sistêmico, tumefação e nódulos subcutâneos

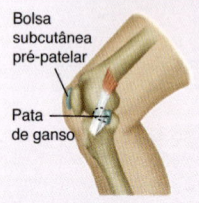

Bolsa subcutânea pré-patelar

Pata de ganso

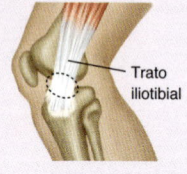

Trato iliotibial

Bursite. Inflamação e espessamento da bolsa que ocorrem na lesão por esforço repetitivo e nas síndromes por uso excessivo. Pode comprometer a bolsa subcutânea pré-patelar ("joelho de faxineira"), a bolsa anserina medialmente (corredores, OA) e o trato iliotibial lateralmente (sobre o côndilo lateral do fêmur), sobretudo em corredores

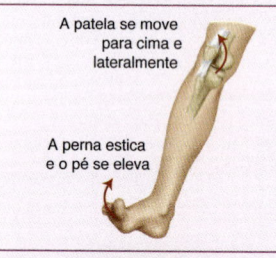

A patela se move para cima e lateralmente

A perna estica e o pé se eleva

Instabilidade patelofemoral. Durante a flexão e a extensão do joelho, devido à subluxação e/ou ao mau alinhamento, a patela se move em sentido lateral, em vez de centralmente, no sulco troclear do côndilo do fêmur. Inspecione ou palpe se há movimento lateral durante a extensão da perna. Pode evoluir para condromalácia ou OA

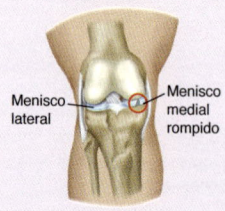

Menisco lateral

Menisco medial rompido

Laceração de menisco. Resulta comumente de lesão rotacional do joelho; em pacientes idosos, pode ser de origem degenerativa, com frequência associada a sensação de clique, estalido ou travamento. Verifique se há dor à palpação ou derrame ao longo da linha articular nos meniscos medial ou lateral. Pode ocorrer ruptura associada do ramo colateral medial ou cruzado anterior

continua

Tabela 23.5 Dor no joelho. (*continuação*)

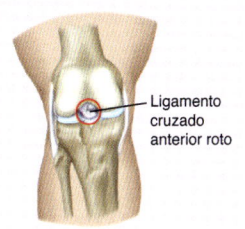

Ligamento
cruzado
anterior roto

Ruptura ou distensão do ligamento cruzado anterior. Nas lesões rotacionais do joelho, com frequência com sensação de estalido, ocorrem tumefação imediata, dor à flexão/extensão, dificuldade para deambular e sensação de falseio no joelho. Verifique se há sinal da gaveta anterior, tumefação da hemartrose, lesões no menisco medial ou no LCM. Avalie a necessidade de encaminhamento para ortopedista

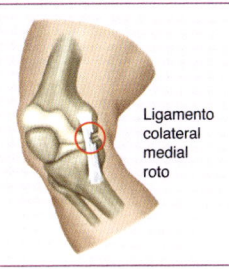

Ligamento
colateral
medial
roto

Ruptura ou distensão do LCM. Decorrente da força aplicada na face medial ou lateral do joelho (estresse valgo ou varo). O paciente apresenta tumefação localizada, dor e rigidez. Ele consegue deambular, mas apresenta derrame. Verifique se existe dor à palpação sobre o ligamento comprometido e frouxidão ligamentar durante o estresse valgo ou varo

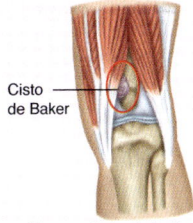

Cisto
de Baker

Face posterior do joelho

Cisto de Baker. Tumefação cística palpável na face medial da fossa poplítea, provocando queixas de dor ou sensação de plenitude na face posterior do joelho. Inspecione e palpe à procura de tumefação adjacente aos tendões mediais dos músculos posteriores da coxa. Se houver, é sugestivo de comprometimento do corno posterior do menisco medial. Na AR, o cisto se expande para a panturrilha ou o tornozelo

Sistema Nervoso

Fundamentos para a avaliação do sistema nervoso

Quando há suspeita de doença neurológica, duas questões complementares devem ser abordadas ao longo da avaliação. Essas questões não são respondidas separadamente, mas, sim, de maneira iterativa, à medida que se conhece o paciente durante a entrevista e se estabelecem seus achados neurológicos.

- Em que parte do sistema nervoso se localiza(m) a(s) lesão(ões)?
- Qual é a fisiopatologia subjacente que causa a doença?

O sistema nervoso pode ser dividido em sistema nervoso central (SNC) e sistema nervoso periférico (SNP), conforme mostrado na Figura 24.1.

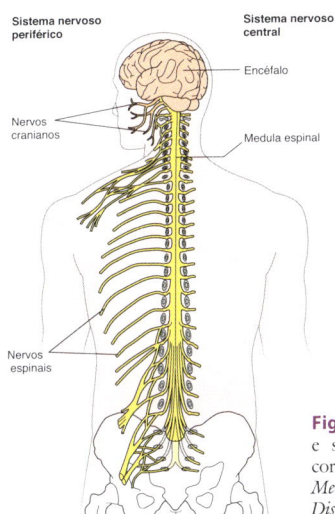

Figura 24.1 Sistema nervoso central (SNC) e sistema nervoso periférico (SNP), corte coronal. (Modificada de Cohen BJ, Hull K. *Memmler's The Human Body in Health and Disease*. 14th ed. Jones & Bartlett Learning; 2019. Figure 9-1.)

Sistema nervoso central

O *sistema nervoso central* (SNC) consiste em encéfalo e medula espinal.

Encéfalo. O encéfalo contém quatro regiões: *cérebro*, *diencéfalo*, *tronco encefálico* e *cerebelo* (Figura 24.2). Cada hemisfério cerebral é subdividido em *lobos frontal*, *parietal*, *temporal* e *occipital*. O encéfalo consiste em substância cinzenta e axônios neuronais mielinizados, ou substância branca. Estruturas importantes incluem os *gânglios da base*, o *tálamo*, o *hipotálamo*, o *tronco encefálico* (*mesencéfalo*, *ponte* e *bulbo*), que conecta o córtex à medula espinal, o *sistema de ativação reticular* (*excitação*), ligado à consciência, e o *cerebelo*.

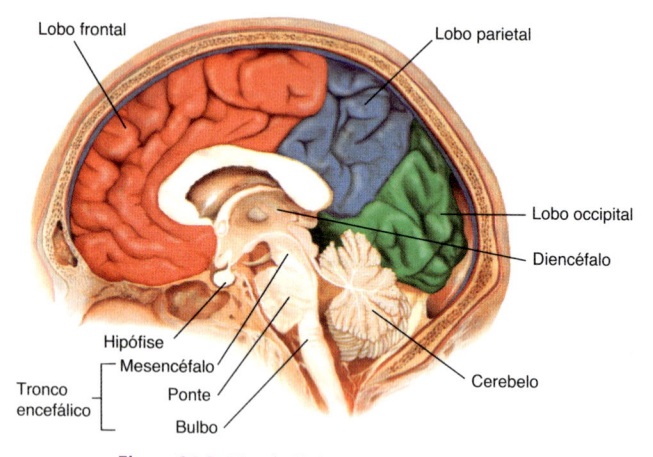

Figura 24.2 Metade direita do encéfalo, vista medial.

Medula espinal. A medula espinal se estende do bulbo à primeira ou à segunda vértebras lombares. A medula espinal:

- é dividida em cinco segmentos: *cervical* (C1–C8), *torácico* (T1–T12), *lombar* (L1–L5), *sacral* (S1–S5) e *coccígeo*. As suas raízes se "abrem" como um rabo de cavalo na altura da primeira e da segunda vértebras sacrais (L1–L2), a chamada *cauda equina*
- contém importantes vias nervosas, tanto motoras quanto sensitivas, que penetram e saem da medula espinal pelas raízes nervosas anteriores e posteriores e pelos nervos espinais e periféricos
- medeia os reflexos monossinápticos de estiramento muscular.

Sistema nervoso periférico

O sistema nervoso periférico (SNP) é composto por 12 pares de nervos cranianos e pelos nervos espinais e periféricos. A maioria dos nervos periféricos contém fibras sensitivas (aferentes) e motoras (eferentes).

Nervos cranianos. Os 12 pares de nervos cranianos (NC) emergem da abóbada craniana através dos forames e canais do crânio e se conectam com estruturas na cabeça e no pescoço (Boxe 24.1).

Nº	Nervo craniano	Função
Boxe 24.1 Nervos cranianos e suas funções.		
I	Olfatório	Olfato
II	Óptico	Visão
III	Oculomotor	Constrição pupilar, abertura dos olhos (elevação da pálpebra), a maioria dos movimentos extraoculares
IV	Troclear	Rotação interna (medial) e movimento para baixo do olho
V	Trigêmeo	*Motor* – músculos temporal e masseter (ato de cerrar a mandíbula), músculos pterigóideos laterais (movimento de lateralização da mandíbula) *Sensorial* – facial. O nervo tem três divisões: (1) oftálmica; (2) maxilar e (3) mandibular
VI	Abducente	Desvio lateral (externo) do olho
VII	Facial	*Motor* – movimentos faciais, inclusive aqueles da expressão facial, fechamento dos olhos, fechamento da boca *Sensorial* – paladar de substâncias salgadas, doces, azedas e amargas nos 2/3 anteriores da língua; sensibilidade nas orelhas
VIII	Vestibulococlear	Audição (divisão *coclear*) e equilíbrio (divisão *vestibular*)
IX	Glossofaríngeo	*Motor* – faringe *Sensorial* – partes posteriores da membrana timpânica e do meato acústico, a faringe e a parte posterior da língua, inclusive paladar (salgado, doce, azedo, amargo)
X	Vago	*Motor* – palato, faringe e laringe *Sensorial* – faringe e laringe
XI	Acessório	*Motor* – músculo esternocleidomastóideo; parte superior do músculo trapézio
XII	Hipoglosso	*Motor* – língua

Nervos periféricos. Trinta e um pares de nervos transmitem impulsos para a medula espinal e desta para outros locais: 8 cervicais, 12 torácicos, 5 lombares, 5 sacrais e 1 coccígeo. Cada nervo tem uma raiz anterior (ventral) que contém fibras motoras e uma raiz posterior (dorsal) que contém fibras sensitivas. Os nervos periféricos se fundem e formam um *nervo espinal* curto (< 5 mm). As fibras dos nervos espinais reúnem-se a fibras semelhantes em

ANAMNESE	POSSÍVEIS ACHADOS

plexos fora da medula espinal, a partir dos quais os *nervos periféricos* emergem. A maior parte dos nervos periféricos contém fibras sensitivas (*aferentes*) e motoras (*eferentes*).

Anamnese

Tópicos importantes para promoção e orientação da saúde.

- Cefaleia
- Tontura ou vertigem
- Dormência, alteração ou perda da sensibilidade
- Fraqueza (generalizada, proximal ou distal)
- Desmaio ou blecaute (pré-síncope e síncope)
- Convulsões
- Tremores ou movimentos involuntários

Cefaleia

Pergunte a respeito da localização, da intensidade, da duração e de quaisquer sinais e/ou sintomas associados, como alterações visuais, fraqueza ou perda da sensibilidade. Sempre é preciso pesquisar sinais incomuns de cefaleia, como instalação abrupta ("como um trovão"), ocorrência após os 50 anos de idade e manifestações clínicas associadas, como febre e rigidez da nuca, o que justifica o exame à procura de papiledema e de sinais neurológicos focais.

Consulte a Tabela 24.1, Cefaleias primárias, a Tabela 24.2, Cefaleias secundárias, e o Algoritmo 24.1, Abordagem ao paciente com cefaleia de início recente.

A hemorragia subaracnóidea pode evocar "a pior cefaleia da minha vida". Cefaleia difusa, principalmente ao despertar e sempre no mesmo local, sendo afetada por manobras de exame físico pode surgir de lesões de massa, como tumor ou abscesso cerebral.

Tontura ou vertigem

A tontura ou vertigem pode ter vários significados. O paciente teve a sensação de que está tonto ou vai desmaiar (*pré-síncope*)? A marcha é instável em virtude de desequilíbrio ou ataxia ou *vertigem* verdadeira (percepção de que a sala está girando ou rodando)?

Consulte o Boxe 13.1, Vertigens periférica e central, para distinguir sintomas e evolução clínica.

A sensação de desmaio ocorre em pessoas com palpitações; pré-síncope decorrente de estimulação vasovagal, hipotensão, doenças febris e outras queixas; vertigem em caso de vertigem posicional benigna, doença de Ménière, tumor no tronco encefálico.

ANAMNESE	POSSÍVEIS ACHADOS

Algum medicamento está contribuindo para a tontura?

Existem sinais e/ou sintomas associados, como visão dupla (*diplopia*), dificuldade para formar palavras (*disartria*) ou dificuldade com a marcha ou desequilíbrio (*ataxia*)? O paciente apresenta fraqueza muscular?

Diplopia, disartria, ataxia no ataque isquêmico transitório (AIT) vertebrobasilar ou no acidente vascular encefálico (AVE).

Ver Tabela 24.3, Tipos de acidente vascular encefálico, e Tabela 24.4, Transtornos da fala.

Fraqueza ou paralisia no AIT ou no AVE.

Dormência, alteração ou perda da sensibilidade

Pesquise se existe perda ou alteração da sensibilidade, como formigamento ou agulhadas sem um estímulo óbvio (*parestesias*)? As *disestesias* (alteração da sensibilidade em resposta a um estímulo) podem durar mais tempo que o próprio estímulo.

Considere: parestesias nas mãos e ao redor da boca na hiperventilação; compressão localizada de um nervo, como ocorre na dormência da mão causada por alterações dos nervos mediano, ulnar ou radial; compressão de raízes nervosas com perda sensitiva em dermátomo decorrente de osteófitos vertebrais ou hérnia de disco intervertebral, ou lesões centrais devido a AVE ou esclerose múltipla. Consulte o Algoritmo 24.2, Abordagem ao paciente com dormência.

Fraqueza

Diferencie fraqueza proximal de fraqueza distal. No caso de fraqueza *proximal*, pergunte se o paciente consegue pentear o cabelo, se é capaz de alcançar objetos em uma prateleira alta, se tem dificuldade de se levantar de uma cadeira.

Fraqueza muscular proximal bilateral com sensibilidade preservada ocorre em miopatias secundárias ao etilismo, uso de fármacos, como glicocorticoides, e doenças inflamatórias da musculatura, como polimiosite e dermatomiosite. Consulte o Algoritmo 24.3, Abordagem ao paciente com paresia.

Na miastenia *gravis*, ocorre fraqueza muscular proximal, geralmente assimétrica, que piora aos esforços (fatigabilidade), com frequência associada a manifestações bulbares, como diplopia, ptose, disartria e disfagia.

ANAMNESE	POSSÍVEIS ACHADOS
Para identificar a fraqueza muscular *distal*, é preciso perguntar sobre força na mão ao tentar abrir a tampa de um frasco ou usar ferramentas manuais (p. ex., tesouras, alicates, chave de fenda). O paciente tropeça com frequência ao caminhar?	Fraqueza bilateral predominantemente distal, frequentemente com perda sensitiva, sugere polineuropatia, como no diabetes melito.

Síncope ou pré-síncope

Perguntar se o paciente já desmaiou resulta em discussão sobre episódios de *perda da consciência* (*síncope*).	Trata-se de *síncope* se ocorrer perda completa, embora temporária, da consciência, decorrente da redução do fluxo sanguíneo cerebral (comumente denominado *desmaio*).
Obtenha uma descrição completa do episódio, incluindo o que o desencadeou, se houve algum sinal e/ou sintoma prévio, se o paciente estava de pé, sentado ou deitado, quando aconteceu e quanto tempo durou. O que o desencadeou? O paciente ouviu vozes no momento em que desmaiava ou quando voltou a si? Quão rápida foi a recuperação? O início e a compensação foram lentos ou rápidos?	Pessoas jovens sob estresse emocional e que apresentam sinais e/ou sintomas premonitórios de rubor, sensação de calor ou náuseas podem ter *síncope vasodepressora* (ou *vasovagal*) de instalação e compensação lentas. Considere crises convulsivas; condições "neurocardiogênicas", como síncope vasovagal, síndrome de taquicardia postural, síncope de seio carotídeo e hipotensão ortostática; arritmias, principalmente taquicardia ventricular e bradiarritmias, frequentemente com síncope de início e término súbitos.
Também se deve questionar se alguém testemunhou o episódio. Qual era o aspecto do paciente antes, durante e após o episódio? Houve algum movimento semelhante a uma convulsão dos braços ou das pernas? Ocorreu incontinência urinária ou fecal?	Atividade motora tônico-clônica, incontinência e *estado pós-comicial* nas *crises convulsivas* generalizadas. Ao contrário da síncope, podem ocorrer lesões, como mordida da língua ou equimoses nos membros. Dependendo do tipo de transtorno convulsivo, pode ocorrer perda da consciência ou sentimentos não habituais, processos mentais ou alteração das sensações, inclusive odores, além de movimentos alterados.

Convulsão

Uma *convulsão* é uma descarga elétrica excessiva súbita dos neurônios corticais, podendo ser sintomática, com uma causa identificável, ou idiopática. Faça uma anamnese meticulosa.

No caso de convulsões sintomáticas agudas, considere traumatismo cranioencefálico (TCE); consumo de etanol, cocaína e outras substâncias psicoativas; abstinência de etanol, benzodiazepínicos e barbitúricos; agravos metabólicos decorrentes de níveis sanguíneos altos ou baixos de glicose ou níveis séricos baixos de cálcio ou sódio; AVE agudo; e meningite ou encefalite.

Tremores ou movimentos involuntários

Deve-se questionar o paciente quanto à ocorrência de tremores, abalos ou movimentos corporais que não possam ser controlados voluntariamente. O tremor ocorre em repouso? Piora com o movimento intencional voluntário ou com posturas persistentes?

Tremores unilaterais de baixa frequência em repouso, rigidez e bradicinesia são típicos da doença de Parkinson.

Tremores essenciais são movimentos bilaterais e de alta frequência dos membros superiores que ocorrem com o movimento dos dois membros, com a postura sustentada, que geralmente cedem quando o membro está relaxado.

Técnicas de exame

Componentes principais do exame do sistema nervoso.

- ■ Avalie o estado mental
- ■ Teste os nervos cranianos:
  - ■ Teste o sentido de olfato (I)
  - ■ Teste a acuidade visual em cada olho (II)
  - ■ Inspecione o fundo do olho com um oftalmoscópio (II)
  - ■ Teste os campos visuais por confrontação (II)
  - ■ Inspecione o tamanho e o formato das pupilas (II, III)
  - ■ Teste as reações da pupila à luz (II, III)
  - ■ Verifique a constrição pupilar, a convergência e a acomodação do cristalino (II, III)
  - ■ Teste os movimentos extraoculares (III, IV, VI)

continua

TÉCNICAS DE EXAME	POSSÍVEIS ACHADOS

- ■ Palpe os músculos temporal e masseter (V)
- ■ Teste a sensibilidade da face (V)
- ■ Inspecione a face (VII)
- ■ Teste os músculos da expressão facial (VII)
- ■ Avalie a audição de forma simples (VIII)
- ■ Avalie a deglutição e o movimento do palato/úvula (IX, X)
- ■ Avalie a fala (V, VII, IX, X, XII)
- ■ Teste a força do trapézio ou do esternocleidomastóideo contra resistência (XI)
- ■ Inspecione e teste a motricidade da língua (XII)
- ■ Avalie o sistema motor:
  - ■ Teste a força muscular:
    - ▪ Abdução de ombro (C5, C6)
    - ▪ Flexão (C5, C6)/extensão de cotovelo (C6, C7, C8)
    - ▪ Flexão/extensão de punho (C6, C7, C8, nervo radial)
    - ▪ Extensão (C7, C8, nervo radial)/abdução (C8, T1, nervo ulnar) dos dedos
    - ▪ Abdução de polegar (C8, T1, nervo mediano)
    - ▪ Flexão (L2, L3, L4)/extensão (S1) de quadril
    - ▪ Flexão (L5, S1, S2)/extensão (L2, L3, L4) de joelho
    - ▪ Dorsiflexão (L4, L5)/flexão plantar (S1) de tornozelo
  - ■ Avalie a coordenação
  - ■ Avalie a sensação de posição articular (teste de Romberg)
- ■ Avalie a sensibilidade
- ■ Teste os reflexos de estiramento muscular:
  - ■ Reflexo do bíceps braquial (C5, C6)
  - ■ Reflexo do tríceps braquial (C6, C7)
  - ■ Reflexo braquiorradial (C5, C6)
  - ■ Reflexo do quadríceps femoral (patelar) (L2, L3, L4)
  - ■ Reflexo calcâneo (tornozelo) (principalmente S1)
- ■ Elicite os reflexos de estimulação cutânea ou superficial

Estado mental

Verifique o nível de alerta do paciente, o funcionamento da linguagem (fluência, compreensão, repetição e nomeação), a memória (de curto e longo prazos), a capacidade de cálculo, o processamento visuoespacial e o raciocínio abstrato.

Consulte o Boxe 24.4, Níveis de consciência, e o Capítulo 9, *Cognição, Comportamento e Estado Mental.*

Nervos cranianos

NC I (olfatório). Teste o sentido do olfato em cada lado.

A perda do olfato ocorre em alterações relacionadas com os seios da face, TCE, tabagismo, envelhecimento, uso de cocaína e doença de Parkinson.

TÉCNICAS DE EXAME	POSSÍVEIS ACHADOS

NC II (óptico). Avalie a acuidade visual.

Cegueira.

Verifique os campos visuais.

Hemianopsia.

Inspecione os discos ópticos.

Papiledema, atrofia óptica, glaucoma.

NC II, III (óptico e oculomotor). Inspecione o tamanho e o formato das pupilas. Teste a reação das pupilas à luz. Se alteradas, teste as reações ao focar em um objeto próximo.

Cegueira, paralisia de NC III, pupilas tônicas; a síndrome de Horner afeta as reações à luz.

NC III, IV, VI (oculomotor, troclear e abducente). Avalie os movimentos extraoculares.

Estrabismo e diplopia binocular decorrente de neuropatia dos NC III, IV e VI; diplopia devido a alterações da musculatura dos olhos, como miastenia *gravis*, traumatismo, oftalmopatia do Graves (hipertireoidismo) e oftalmoplegia internuclear; nistagmo.

NC V (trigêmeo). Palpe as contrações dos músculos temporal e masseter (*componente motor*). Teste a dor e o toque leve no rosto (*componente sensorial*) nas divisões (1) oftálmica, (2) maxilar e (3) mandibular (Figura 24.3).

Perda motora ou sensitiva decorrente de lesões de NC V ou de suas vias motoras superiores.

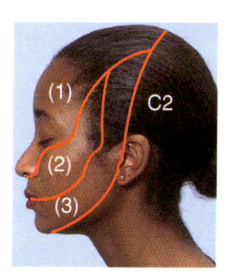

Figura 24.3 Áreas para teste de sensibilidade das três divisões do NC V.

TÉCNICAS DE EXAME	POSSÍVEIS ACHADOS
NC VII (facial). Peça ao paciente para mover para cima as duas sobrancelhas, franzir a testa, cerrar bem os olhos, mostrar os dentes, sorrir e encher de ar a cavidade bucal.	Fraqueza decorrente de lesão de nervo periférico, como na paralisia de Bell, ou do SNC, como no AVE. Consulte a Tabela 24.5, Tipos de paralisia facial.
NC VIII (vestibulococlear). Avalie a capacidade de ouvir a voz sussurrada. Se estiver diminuída:	
■ Verifique se há lateralização na perda auditiva unilateral (*teste de Weber*)	Na perda auditiva sensorineural unilateral, o som é percebido na orelha sem alterações, com CA > CO. Na perda condutiva, ocorre lateralização na orelha comprometida, em que CO < CA. Consulte o Boxe 13.3, Padrões de perda auditiva, no Capítulo 13, *Orelhas e Nariz*.
■ Compare a condução aérea (CA) com a condução óssea (CO) (*teste de Rinne*).	Na perda auditiva sensorineural, o som é escutado por mais tempo através do ar do que pelo osso (CA > CO). Na perda condutiva, o som é percebido pelo osso por um período superior ao do som conduzido pelo ar (CO = CA ou CO > CA). Consulte o Boxe 13.3, Padrões de perda auditiva, no Capítulo 13, *Orelhas e Nariz*.
NC IX, X (glossofaríngeo e vago). Observe se o paciente tem dificuldade para deglutir.	Comprometimento do palato ou da faringe resulta em dificuldade para deglutir.
Escute a voz do paciente.	Rouquidão na paralisia das cordas vocais; voz anasalada na paralisia do palato.
Observe a ascensão do palato mole quando o paciente fala "aaaa".	Na paralisia unilateral, um lado do palato não se levanta e, junto à úvula, é puxado para o lado normal. Úvula desviada, paralisia palatal no AVE.
Teste o reflexo faríngeo bilateralmente.	A ausência desse reflexo é, com frequência, normal.
NC XI (acessório). *Músculo trapézio.* Avalie o volume muscular, se existem movimentos involuntários e a força do movimento de encolhimento dos ombros (Figura 24.4).	Atrofia, fasciculações, fraqueza.

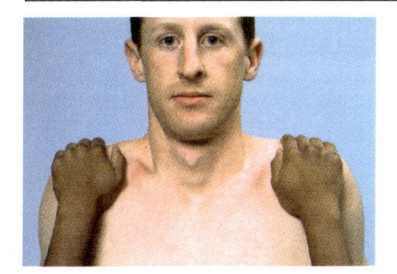

Figura 24.4   Teste de força do músculo trapézio.

Músculos esternocleidomastóideos. Avalie a força muscular enquanto o paciente gira a cabeça contra a resistência oferecida pela mão do examinador.

Redução da força dos músculos esternocleidomastóideos quando o paciente gira a cabeça para o lado *oposto*.

NC XII (hipoglosso). Escute atentamente enquanto o paciente fala.

Disartria decorrente de lesão do NC X ou do NC XII.

Inspecione a língua em repouso.

Atrofia, fasciculações na esclerose lateral amiotrófica, poliomielite.

Inspecione a língua protrusa.

Em uma lesão cortical unilateral, a língua protrusa se desvia temporariamente para o lado oposto ao da lesão cortical; nas lesões do NC XII, a língua se desvia para o lado da lesão cortical (fraco).

⚲ / ⚲ Sistema motor

Consulte a Tabela 24.6, Transtornos motores.

Posição corporal. Observe a posição do corpo durante os movimentos e em repouso.

Hemiplegia em caso de AVE.

Movimentos involuntários. Se presentes, observe a localização, as características, a frequência, o ritmo, a amplitude e as situações em que ocorrem.

Tremores, fasciculações, tiques, coreia, atetose, discinesias orofaciais. Consulte a Tabela 24.7, Movimentos involuntários.

Volume e tônus musculares. Inspecione os contornos musculares.

Atrofia. Consulte a Tabela 24.8, Transtornos do tônus muscular.

TÉCNICAS DE EXAME	POSSÍVEIS ACHADOS
Avalie se existe resistência à extensão passiva de membros superiores e inferiores.	A frouxidão acentuada indica hipotonia muscular ou flacidez. A *espasticidade* consiste em um tônus aumentado que depende da velocidade e piora nos extremos da amplitude de movimento. A *rigidez* consiste no aumento de tônus que permanece o mesmo ao longo de toda a amplitude de movimento; não é dependente da velocidade.

Força muscular. Teste e gradue os principais grupos musculares (Boxe 24.2), com o examinador tentando superar a *resistência do paciente*.

O padrão é focal, decorrente de uma lesão do neurônio motor inferior no nervo periférico ou na raiz nervosa? Há paralisia unilateral causada por uma lesão do neurônio motor superior no nível cortical ou subcortical? Existe fraqueza distal simétrica decorrente de polineuropatia ou fraqueza proximal devido à miopatia?

Boxe 24.2 Escala para graduação da força muscular.	
Grau	**Descrição**
0	Nenhuma contração muscular é detectada
1	Traço quase imperceptível de contração
2	Movimento ativo a favor da gravidade (movimento no mesmo plano)
3	Movimento ativo contra a gravidade
4	Movimento ativo contra a gravidade e alguma resistência
5	Movimento ativo contra a resistência total (normal)

- *Flexão* (C5, C6 – músculos bíceps braquial e braquiorradial) e *extensão* (C6, C7, C8 – músculo tríceps braquial) *de cotovelo*

Comprometida na lesão do nervo periférico radial; *AVE* central ou *esclerose múltipla* se houver hemiplegia

- *Extensão* de punho (C6, C7, C8, nervo radial – músculos extensor radial longo do carpo e extensor radial curto do carpo), como mostrado na Figura 24.5

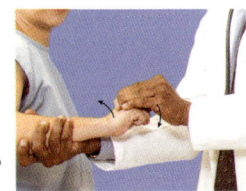

Figura 24.5 Exame da extensão do punho (C6, C7, C8, nervo radial).

TÉCNICAS DE EXAME	POSSÍVEIS ACHADOS

■ *Extensão* dos dedos (C7, C8, nervo radial – extensor dos dedos), conforme mostrado na Figura 24.6

Comprometida na radiculopatia cervical, tenossinovite de De Quervain e síndrome do túnel do carpo

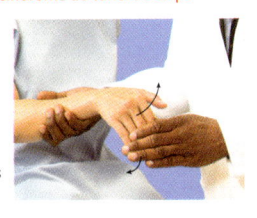

Figura 24.6 Exame da extensão dos dedos (C7, C8, nervo radial – extensor dos dedos).

■ *Abdução* dos dedos (C8, T1, nervo ulnar – primeiro nervo interósseo dorsal e abdutor do dedo mínimo), conforme mostrado na Figura 24.7

Fracos nas lesões do nervo ulnar

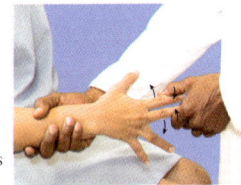

Figura 24.7 Exame da abdução dos dedos (C8, T1, nervo ulnar).

■ *Abdução* do polegar (C8, T1, nervo mediano – abdutor curto do polegar), conforme mostrado na Figura 24.8

Fracos na síndrome do túnel do carpo.

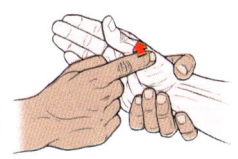

Figura 24.8 Exame da abdução do polegar (C8, T1, nervo mediano). (MediClip image copyright (c) 2003 Lippincott Williams & Wilkins. Todos os direitos reservados.)

■ Flexão de quadril (L2, L3, L4 – iliopsoas), conforme mostrado na Figura 24.9

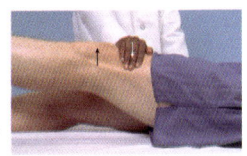

Figura 24.9 Exame da flexão de quadril (L2, L3, L4 – iliopsoas).

TÉCNICAS DE EXAME	POSSÍVEIS ACHADOS

- Extensão de quadril (S1 – glúteo máximo)
- Adução de quadril (L2, L3, L4 – adutores)
- Abdução de quadril (L4, L5, S1 – glúteos médio e mínimo)
- Extensão de joelho (L2, L3, L4 – quadríceps femoral)
- Flexão de joelho (L5, S1, S2 – músculos posteriores da coxa)
- Dorsiflexão de tornozelo (L4, L5 – tibial anterior)
- Flexão plantar de tornozelo (S1 – gastrocnêmio, sóleo).

Coordenação. Verifique se o paciente consegue realizar *movimentos rápidos alternados* com as mãos, os braços e as pernas, conforme mostrado na Figura 24.10.

Movimentos desajeitados e lentos em caso de doença cerebelar.

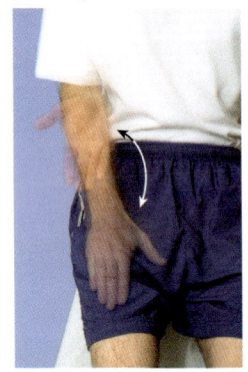

Figura 24.10 Exame dos movimentos rápidos alternados do braço.

Movimentos de um ponto a outro de braços e pernas – índex-nariz, calcanhar-perna.

Movimentos desajeitados e instáveis em caso de doença cerebelar.

Marcha. Peça ao paciente que:
- Caminhe, afastando-se, vire-se e retorne

O desempenho pode ser comprometido por AVE, ataxia cerebelar, parkinsonismo ou perda da propriocepção

TÉCNICAS DE EXAME	POSSÍVEIS ACHADOS

■ Caminhe encostando os dedos de um pé no calcanhar do outro pé (em tandem) (Figura 24.11)

Ataxia

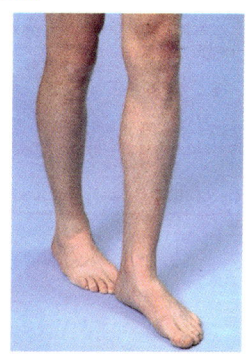

Figura 24.11   Exame da marcha em tandem (calcanhar tocando artelhos contralaterais).

■ Caminhe na ponta dos pés e depois apoiado nos calcanhares

Lesão do trato corticospinal

■ Pule sem sair do lugar, primeiro com um pé e depois com o outro; flexione um joelho de cada vez e abaixe-se. Dependendo da situação, opte por pedir ao paciente que se levante de uma cadeira e suba em uma almofada.

Fraqueza proximal da cintura pélvica aumenta o risco de queda.

Sensação de posição articular ou postura

■ Faça um *teste de Romberg* (teste sensorial de postura). Peça ao paciente que fique de pé com os pés juntos e os olhos abertos; depois, ele deve fechar os olhos por 20 a 30 segundos. Pode ocorrer oscilação leve. O examinador deve ficar próximo para evitar quedas

A perda de equilíbrio quando os olhos estão fechados é considerada um teste de Romberg *positivo*, sugerindo comprometimento da sensação de posição

■ Verifique se há *desvio pronador*. O paciente deve manter os braços para a frente, com os olhos fechados, por 20 a 30 segundos (Figura 24.12)

Flexão e pronação no cotovelo e desvio para baixo do braço decorrente de lesão do trato corticospinal *contralateral* (Figura 24.13)

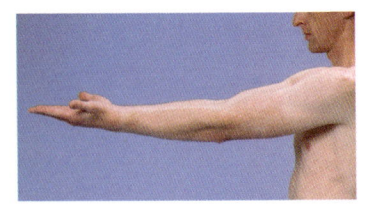

Figura 24.12 Teste de desvio pronador.

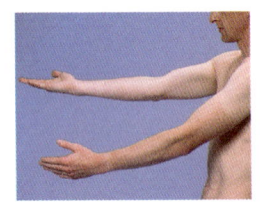

Figura 24.13 Teste positivo para desvio pronador.

- Peça ao paciente que mantenha os braços elevados; tente empurrar os braços dele para baixo. Um leve retorno à posição é normal.

Fraqueza, incoordenação, propriocepção comprometida.

🖊/✏ Sensibilidade

Utilize um objeto, como a parte da haste do cotonete sem algodão na ponta, para avaliar a sensibilidade a objetos pontiagudos e rombos. Não reutilize o objeto em outro paciente. *Compare áreas simétricas nos dois lados do corpo. Varie o ritmo do seu teste*, para que o paciente não responda apenas de acordo com o ritmo da estimulação.

Um padrão de perda hemissensorial é sugestivo de lesão cortical contralateral.

Compare a sensibilidade a estímulos *álgicos*, *térmicos* e *táteis* em áreas proximais e distais dos membros superiores e inferiores. Espalhe os estímulos de modo a testar a maioria dos dermátomos e dos principais nervos periféricos (Figuras 24.14 e 24.15).

Perda em "botas, meias e luvas" da neuropatia periférica, que ocorre geralmente no etilismo e no diabetes melito.

TÉCNICAS DE EXAME

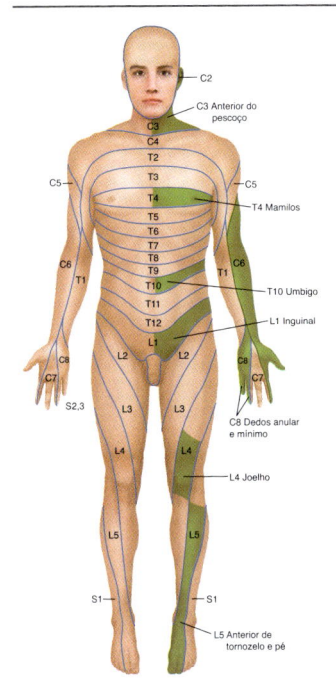

Figura 24.14 Dermátomos inervados pelas raízes posteriores (vista anterior).

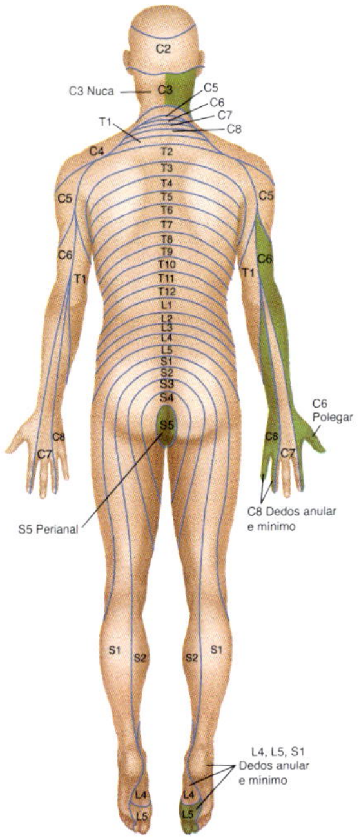

Figura 24.15 Dermátomos inervados pelas raízes posteriores (vista posterior).

Mapeie todas as áreas com resposta alterada, inclusive dermátomos.

Perda sensitiva em dermátomos no herpes-zóster e na compressão de raiz nervosa.

Avalie a resposta aos seguintes estímulos, com o paciente de olhos fechados.

- *Dor*. Use a ponta de um alfinete ou outro objeto adequado. A extremidade romba serve como controle

Analgesia, hipoalgesia, hiperalgesia

- *Temperatura* (se houver indicação). Use tubos de ensaio com água fria e quente ou outros objetos de temperatura adequada

Em geral, as percepções de temperatura e dor estão correlacionadas

- *Tato leve*. Use um fiapo de algodão

Anestesia, hiperestesia

TÉCNICAS DE EXAME	POSSÍVEIS ACHADOS

- Avalie a percepção *vibratória* e a *propriocepção*. Se as respostas estiverem alteradas, teste mais proximalmente. A percepção vibratória e a propriocepção, ambas transmitidas nas colunas posteriores da medula, geralmente se correlacionam.

A perda da percepção vibratória e da propriocepção ocorre na neuropatia periférica, causada por diabetes melito ou alcoolismo, e na doença da coluna posterior, causada por sífilis terciária ou deficiência de vitamina B12.

- *Vibração*. Use um diapasão de 128 Hz e apoie-o em uma proeminência *óssea* no tornozelo ou no punho (Figura 24.16)

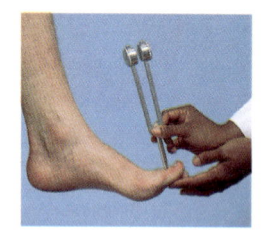

Figura 24.16 Teste da percepção vibratória.

- *Propriocepção (sensação de posição articular)*. O hálux ou polegar do paciente é segurado pelos lados e, depois, movido para cima ou para baixo (Figura 24.17).

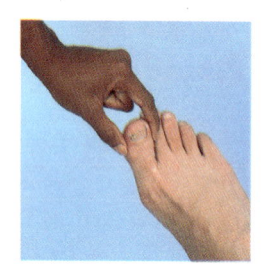

Figura 24.17 Teste da sensação de posição articular (propriocepção).

Avalie as sensibilidades *discriminatórias*:

- *Estereognosia*. Peça ao paciente que, com os olhos fechados, identifique um objeto comum colocado na mão dele

Lesões nas colunas posteriores ou no córtex sensorial prejudicam a estereognosia, a identificação de algarismos e a discriminação de dois pontos

- *Identificação de algarismo (grafestesia)*. Desenhe um algarismo na palma da mão do paciente com a tampa da caneta e peça a ele que o identifique

TÉCNICAS DE EXAME	POSSÍVEIS ACHADOS

- *Discriminação de dois pontos* (Figura 24.18). Use as duas pontas de um clipe de papel para descobrir a distância mínima na polpa digital do paciente na qual os dois toques consguem ser diferenciados (normalmente < 5 mm)

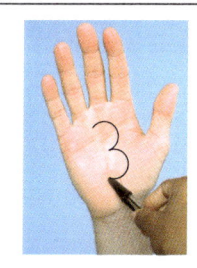

Figura 24.18 Teste de sensibilidade discriminatória utilizando a identificação de algarismo (*grafestesia*).

- *Localização de estímulo*. Toque brevemente a pele do paciente e, depois, peça a ele que abra os olhos e localize a região tocada

Uma lesão no córtex sensorial pode comprometer a localização de estímulo no lado contralateral e causar extinção da sensação tátil.

- *Extinção*. Toque simultaneamente áreas correspondentes em partes opostas do corpo; pergunte ao paciente se ele sente um toque ou dois.

♀/♂ Reflexos de estiramento muscular

Segure o martelo de reflexo frouxamente entre o polegar e o dedo indicador, de modo que ele balance livremente em um arco dentro dos limites impostos pela palma e pelos outros dedos da mão. Os reflexos geralmente são classificados em uma escala de 0 a 4 (Boxe 24.3).

Reflexos tendinosos profundos hiperativos, reflexos abdominais ausentes e presença de sinal de Babinski decorrente de lesões do neurônio motor *superior*.

Boxe 24.3 Escala de graduação dos reflexos.	
Grau	**Descrição**
4+	Muito vigoroso, com *clônus* (oscilações rítmicas entre flexão e extensão)
3+	Mais vigoroso do que a média, não necessariamente indicativo de doença
2+	Médio, normal
1+	Diminuído ou requer estímulo adicional
0	Sem resposta

TÉCNICAS DE EXAME	**POSSÍVEIS ACHADOS**

Reflexo bicipital (C5, C6); Figura 24.19.

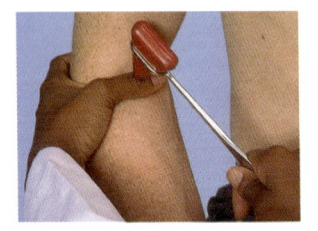

Figura 24.19 Reflexo bicipital (C5, C6).

Reflexo braquiorradial (C5, C6); Figura 24.21.

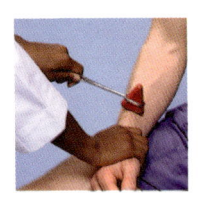

Figura 24.21 Reflexo braquiorradial (C5, C6).

Reflexo calcâneo (principalmente S1); Figura 24.23.

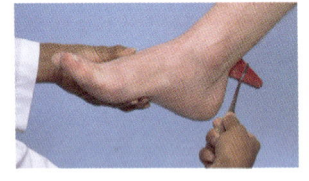

Figura 24.23 Reflexo calcâneo (S1).

Reflexo tricipital (C6, C7); Figura 24.20.

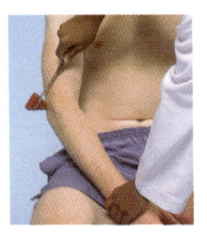

Figura 24.20 Reflexo tricipital (C6, C7).

Reflexo patelar (L2, L3, L4); Figura 24.22.

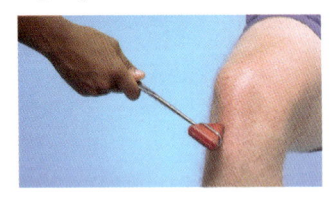

Figura 24.22 Reflexo patelar (L2, L3, L4).

Verifique se há clônus se os reflexos parecerem hiperativos (Figura 24.24).

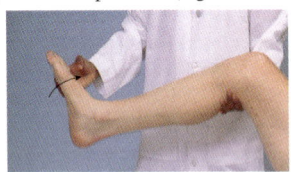

Figura 24.24 Teste à procura de clônus do tornozelo.

Reflexo calcâneo simetricamente diminuído ou ausente na polineuropatia periférica; reflexo calcâneo diminuído no hipotireoidismo.

∘— Reflexos de estimulação cutânea ou superficial

Reflexos abdominais (parte superior de T8, T9, T10; parte inferior de T10, T11, T12); Figura 24.25.

Podem estar ausentes nos transtornos de nervos periféricos e centrais.

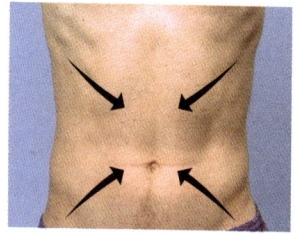

Figura 24.25 Direção do toque leve durante o teste de reflexos abdominais.

Resposta plantar (L5, S1), normalmente flexora (Figura 24.26).

Resposta extensora de Babinski (o hálux se move para cima) decorrente de lesão do trato corticospinal (Figura 24.27).

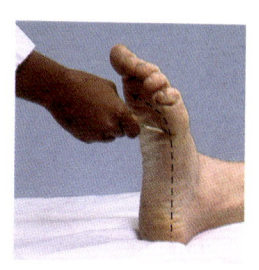

Figura 24.26 Teste da resposta plantar.

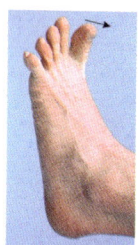

Figura 24.27 Resposta plantar alterada (sinal de Babinski). Observe a dorsiflexão do hálux.

∘— *Reflexo anal* (*anocutâneo*). Com um objeto rombo, estimule o ânus (no sentido de dentro para fora) nos quatro quadrantes. Verifique se há contração anal.

A perda do reflexo sugere lesão da cauda equina no nível de S2, S3 e S4.

Técnicas especiais

∘— **Sinais de irritação meníngea.** Certifique-se de que não existe lesão ou fratura nas vértebras ou na medula da região

TÉCNICAS DE EXAME	POSSÍVEIS ACHADOS

cervical. Nesse caso, com frequência, é necessária uma avaliação radiológica.

Sinal de Brudzinski. Com o paciente em decúbito dorsal, flexione o pescoço e a cabeça dele em direção ao tórax. Observe se há resistência ou dor. Observe também se ocorre flexão dos quadris ou dos joelhos.

Inflamação do espaço subaracnóideo provoca resistência aos movimentos que "estiram" os nervos espinais (flexão do pescoço), o nervo femoral (sinal de Brudzinski) e o nervo isquiático (sinal de Kernig).

Sinal de Kernig. Flexione um dos membros inferiores do paciente na altura do quadril e do joelho, depois retifique o joelho (Figura 24.28). Observe se há resistência ou dor.

Raiz nervosa lombossacra comprimida também causa dor quando o joelho é estendido com o membro inferior elevado.

A frequência dos sinais de Kernig e Brudzinski nos pacientes com meningite apresenta uma variação de 5 a 60%.

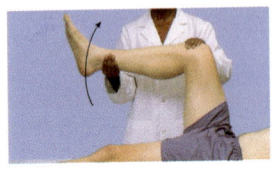

Figura 24.28 Pesquisa do sinal de Kernig.

Agravamento da cefaleia pelo movimento. Peça ao paciente que gire a cabeça de um lado para o outro (como se estivesse balançando a cabeça negativamente) a uma velocidade de 2 a 3 vezes por segundo. Observe se há agravamento da cefaleia.

Embora esse agravamento aumente consideravelmente a possibilidade de meningite, um resultado negativo não é capaz de descartar a presença de meningite aguda.

☞ Radiculopatia lombossacral: elevação da perna reta. Com o paciente em decúbito dorsal, eleve a perna dele. Esta deve estar relaxada e estendida. Em seguida, realize a dorsiflexão do pé (Figura 24.29).

A dor que se irradia para o membro inferior ipsilateral consiste em um teste de elevação da perna reta positivo para radiculopatia lombossacra. A dorsiflexão do pé pode aumentar ainda mais a dor no membro inferior na radiculopatia lombossacra, na neuropatia isquiática ou em ambas. O aumento da dor quando o membro inferior contralateral saudável é elevado é considerada um *sinal de elevação da perna reta cruzada para a frente* positivo.

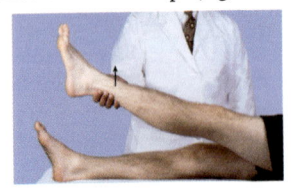

Figura 24.29 Teste de elevação da perna reta para radiculopatia lombossacra.

TÉCNICAS DE EXAME	POSSÍVEIS ACHADOS

Asterixe (*flapping*). Peça ao paciente que mantenha os dois braços à frente do corpo, com as palmas das mãos voltadas para baixo e os dedos afastados. Observe por 1 a 2 minutos.

Flexões breves e súbitas em casos de doença hepática, uremia e hipercapnia.

Escápula alada. Solicite ao paciente que empurre a mão contra a parede com o braço parcialmente retificado (Figura 24.30). Inspecione a escápula. Verifique se permanece perto da parede torácica.

A escápula alada sugere fraqueza do músculo serrátil anterior, observada em caso de distrofia muscular ou lesão do nervo torácico longo (Figura 24.31).

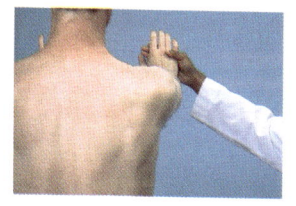

Figura 24.30 Pesquisa de escápulas aladas.

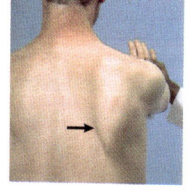

Figura 24.31 Presença de escápula alada.

Avaliação do paciente comatoso

Avalie as vias respiratórias, a respiração e a circulação.

Consulte a Tabela 24.9, Coma metabólico e estrutural, a Tabela 24.10, Escala de coma de Glasgow, e a Tabela 24.11, Pupilas no paciente comatoso.

■ Verifique a frequência cardíaca, a pressão arterial e a temperatura retal.

Nível de consciência (excitação). Determine o nível de consciência com estímulos crescentes (Boxe 24.4). Contudo, não dilate as pupilas e não flexione o pescoço do paciente se houver suspeita de lesão medular cervical.

Letargia, obnubilação, torpor, coma.

TÉCNICAS DE EXAME   **POSSÍVEIS ACHADOS**

Boxe 24.4 Níveis de consciência.

Alerta	O paciente está acordado e sabe quem é e onde está. Quando inquirido em um tom de voz *normal*, ele olha para o interlocutor e responde de modo pleno e apropriado aos estímulos
Letargia	Quando inquirido em um tom de voz *alto*, o paciente parece sonolento, porém abre os olhos e olha para o interlocutor, responde às perguntas feitas e, depois, adormece
Obnubilação	Quando submetido a estímulos *táteis*, o paciente abre os olhos e olha para o interlocutor; contudo, responde devagar e se mostra um tanto confuso. A lucidez e o interesse no ambiente estão diminuídos
Torpor	O paciente só desperta após estímulos *álgicos*. As respostas verbais são lentas ou inexistentes. O paciente perde a consciência quando o estímulo cessa. O paciente exibe percepção mínima de si mesmo ou do ambiente
Coma	Apesar de receber estímulos álgicos repetidos, o paciente não reage e permanece com os olhos fechados. Não há evidências de resposta a estímulos externos ou necessidades internas

Exame neurológico. Faça um exame neurológico à procura de achados assimétricos.

Observe:

■ Padrão respiratório

Respiração de Cheyne-Stokes, respiração atáxica

■ Pupilas

Pupilas assimétricas e perda da reatividade à luz em lesões estruturais decorrentes de AVE, abscesso ou tumor

■ Movimentos oculares.

Há desvio para o lado acometido em caso de AVE hemisférico.

Verifique se o *reflexo oculocefálico* (*movimento de olhos de boneca*) está preservado. Mantendo as pálpebras superiores abertas, vire a cabeça rapidamente para cada lado e, em seguida, flexione e estenda o pescoço do paciente. Como visto na Figura 24.32, os olhos se movem para a esquerda quando a cabeça é virada para a direita (movimento dos olhos de boneca), o que indica tronco encefálico intacto.

No paciente comatoso com tronco encefálico intacto, os olhos se movem na direção oposta – nesse caso, para a esquerda do paciente (movimento de olhos de boneca), conforme observado na Figura 24.33.

Coma muito profundo ou lesão no mesencéfalo ou na ponte resulta em abolição desse reflexo; portanto, os olhos não se movem.

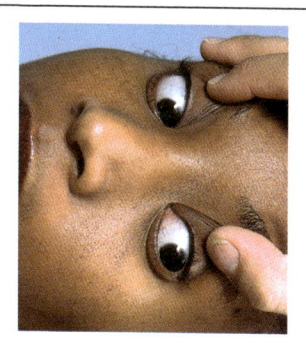

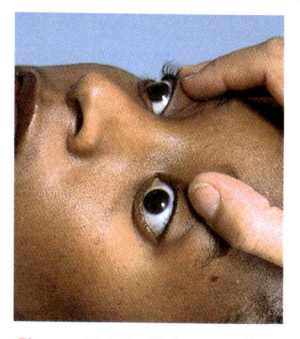

Figura 24.32 Reflexo oculocefálico presente; assim, a cabeça da paciente ficará voltada para a direita. Observe o movimento dos olhos para a esquerda quando a cabeça é virada para a direita (movimento dos olhos de boneca).

Figura 24.33 Reflexo oculocefálico ausente. Observe a ausência de movimento dos olhos para a esquerda quando a cabeça é virada para a direita.

Observe a postura do corpo.

Rigidez de decorticação, rigidez de descerebração, hemiplegia flácida.

- Teste se há paralisia flácida
- Segure os antebraços verticalmente; observe a posição dos punhos

A mão flácida cai para a posição horizontal

- A uma distância de 30 a 45 cm do nível do leito, deixe cair um braço do paciente por vez

O braço flácido cai mais rapidamente

- Sustente os dois joelhos em posição semiflexionada e, a seguir, estique cada joelho e deixe a perna cair na cama

A perna flácida cai mais rapidamente

- A partir de uma posição inicial semelhante, solte as duas pernas

A perna flácida cai em extensão e rotação externa.

- Complete o exame físico geral e o exame neurológico.

Registro dos achados

Registro dos achados do exame do sistema nervoso.

"**Estado mental:** alerta, relaxado e cooperativo. Processo mental coerente. Orientado em relação a pessoa, tempo e espaço. Avaliação cognitiva detalhada poste gada. **Nervos cranianos:** NC I – não testado; NC II a XII preservados. **Parte motora:** volume e tônus musculares satisfatórios. Força muscular 5/5 em todo o corpo.

continua

Cerebelar: preservação da capacidade de realizar movimentos rápidos alternados, teste índex-nariz preservado, teste calcanhar-perna preservado. Marcha com base normal. Romberg – mantém equilíbrio com os olhos fechados. Pesquisa de desvio pronador negativa. *Parte sensitiva:* preservação de sensibilidade tátil fina e discriminatória, propriocepção e percepção vibratória. *Reflexos:* 2+ e simétricos, com reflexos plantares diminuídos."

OU

"*Estado mental:* o paciente está alerta e tenta responder às perguntas, porém apresenta dificuldade em encontrar as palavras. *Nervos cranianos:* NC I – não testado; NC II – acuidade visual preservada, campos visuais preservados; NC III, IV e VI – movimentos extraoculares preservados; NC V motor – força conservada dos músculos temporal e masseter, reflexos corneanos presentes; NC VII motor – queda proeminente da hemiface direita e retificação da prega nasolabial, movimentos da hemiface esquerda preservados, sensorial – o paladar não foi avaliado; NC VIII – audição preservada bilateralmente no teste da voz sussurrada; NC IX e X – reflexo faríngeo preservado; NC XI – força dos músculos trapézio e esternocleidomastóideo 5/5; NC XII – língua na linha média. *Parte motora:* força à direita dos músculos bíceps braquial, tríceps braquial, iliopsoas, glúteos, quadríceps femoral, isquiotibiais e flexor e extensor do tornozelo 3/5 com bom volume muscular, mas aumento do tônus e espasticidade; força à esquerda dos grupos musculares comparáveis de 5/5, com volume e tônus bons. Marcha – não foi possível avaliar. Cerebelar – incapaz de avaliar à direita devido à fraqueza dos membros superior e inferior direitos; movimentos rápidos alternados, testes índex-nariz e calcanhar-perna normais à esquerda. Romberg – não foi possível avaliar devido à fraqueza muscular do membro inferior direito. Teste do desvio pronador positivo à direita. *Parte sensitiva:* diminuição da sensibilidade à direita (tato epicrítico em hemiface, no membro superior e no membro inferior direitos), sensibilidade preservada à esquerda. Estereognosia e discriminação de dois pontos não foram testadas. *Reflexos* (podem ser registrados de duas maneiras):

	Bicipital	Tricipital	Braquiorradial	Patelar	Calcâneo	Plantar
Direito	4+	4+	4+	4+	4+	↑
Esquerdo	2+	2+	2+	2+	1+	↓

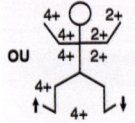

OU

Esses achados são sugestivos de AVE de hemisfério esquerdo no território da artéria cerebral média esquerda, com hemiparesia à direita.

Promoção e orientação da saúde: evidências e recomendações

Tópicos importantes para promoção e orientação da saúde.

- Prevenção da doença vascular cerebral
- Rastreamento de estenose da artéria carótida assintomática
- Rastreamento de neuropatia periférica diabética

Prevenção da doença vascular cerebral

A doença vascular cerebral é a quarta causa de morte nos EUA. O *acidente vascular encefálico* (AVE) é um déficit neurológico repentino causado por isquemia cerebrovascular (87%) ou hemorragia (13%). Os AVE hemorrágicos podem ser *intracerebrais* (10% de todos os AVEs) ou *subaracnóideos* (3% de todos os AVEs). A diminuição da perfusão vascular resulta em disfunção cerebral focal súbita transitória no *ataque isquêmico transitório* (*AIT*) ou em déficits neurológicos permanentes no AVE, conforme determinado por imagens de neurodiagnóstico. É importante que o *AIT*, um episódio de disfunção neurológica que se resolve em 24 horas, seja detectado, pois em aproximadamente 15% dos pacientes há ocorrência de AVE subsequente nos primeiros 3 meses após AIT (Boxe 24.5).

Boxe 24.5 Sinais e sintomas de alerta de acidente vascular encefálico (AHA/ASA).

F – Queda da face (*face drooping*): um lado da face sofreu queda ou está dormente? Peça à pessoa para sorrir. O sorriso da pessoa é irregular?
A – Fraqueza do braço (*arm weakness*): um braço está fraco ou dormente? Peça à pessoa que levante ambos os braços. Um dos braços desloca-se para baixo?
S – Distúrbios da fala (*speech difficulty*): a fala é ininteligível? A pessoa não consegue falar ou tem dificuldade de compreensão? Peça à pessoa que repita uma frase simples, como "O céu é azul". As frases são repetidas corretamente?
T – Hora que ligou para a emergência (*time to call 911*): se alguém demonstrar algum desses sintomas, mesmo que estes tenham desaparecido, ligue para a emergência e leve a pessoa para o hospital imediatamente. Verifique a hora para saber quando os primeiros sintomas apareceram

Além do FAST: outros sintomas importantes
- Ocorrência súbita de dormência ou fraqueza muscular na face, no braço ou na perna, especialmente quando unilateral
- Ocorrência súbita de confusão mental ou dificuldade de compreensão
- Ocorrência súbita de dificuldade para enxergar (unilateral ou bilateral)
- Ocorrência súbita de dificuldade para caminhar, tontura ou perda do equilíbrio ou da coordenação
- Ocorrência súbita de cefaleia intensa sem causa conhecida

AHA, American Heart Association; ASA, American Stroke Association. Fonte: https://www.heart.org/en/about-stroke/stroke-symptoms.

A prevenção primária do AVE exige o manejo agressivo dos fatores de risco e a orientação dos pacientes:

- Os fatores de risco modificáveis incluem hipertensão arterial, tabagismo, dislipidemia, sobrepeso, diabetes melito, dieta e nutrição inadequadas, sedentarismo e etilismo
- Aborde os fatores de risco específicos para determinadas doenças: fibrilação atrial, doença da artéria carótida, doença falciforme e apneia do sono.

Rastreamento de estenose da artéria carótida assintomática

A U.S. Preventive Services Task Force (USPSTF) recomenda contra o rastreamento de pacientes assintomáticos na população em geral (recomendação de grau D). Além disso, ela não encontrou nenhuma evidência de que o rastreamento com ultrassonografia reduziu o risco de AVE ipsilateral.

Rastreamento de neuropatia periférica

Nos diabéticos, a promoção do controle ideal da glicemia possibilita a redução do risco de polineuropatia sensorimotora, disfunção autônoma, mononeurite múltipla ou neuropatia diabética. Os pacientes diabéticos devem ser examinados regularmente à procura de sinais de neuropatia, incluindo pesquisa de tato epicrítico, reflexo calcâneo, percepção vibratória (com diapasão de 128 Hz) e tato leve na região plantar (com *monofilamento* de 10 g), além de verificar rupturas da pele, má circulação e alterações musculoesqueléticas.

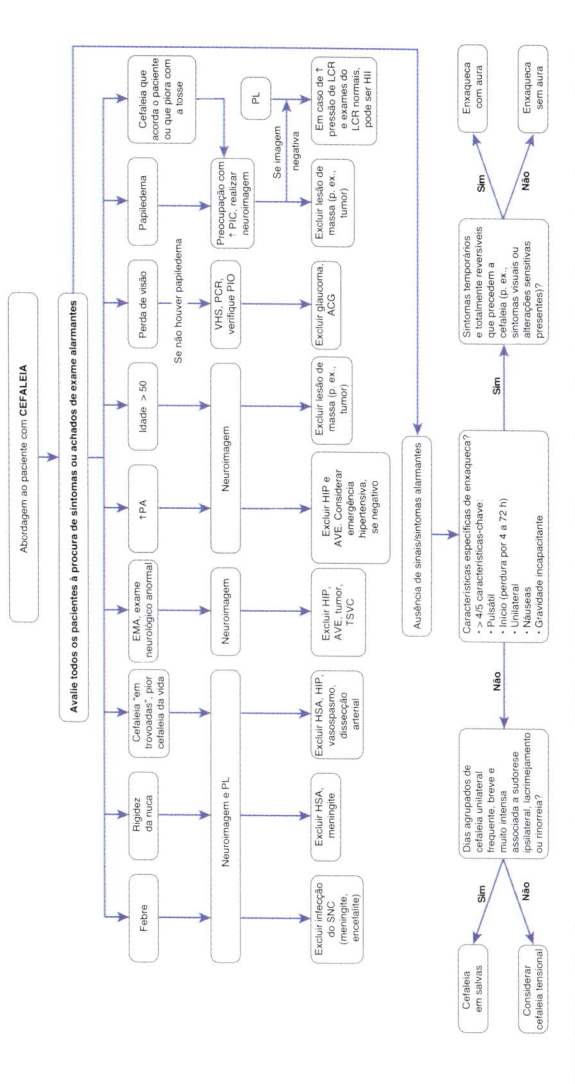

Algoritmo 24.1 Abordagem ao paciente com cefaleia de início recente. (Nota: embora não abranja todas as situações, esse algoritmo pode ser uma abordagem inicial útil para sintetizar informações coletadas na anamnese e no exame físico.) ACG, arterite de células gigantes (também chamada de arterite temporal); AVE, acidente vascular encefálico; EMA, estado mental alterado; HII, hipertensão intracraniana idiopática; HIP, hemorragia intraparenquimatosa; HSA, hemorragia subaracnóidea; LCR, líquido cerebrospinal; PA, pressão arterial; PCR, proteína C reativa; PIC, pressão intracraniana; PIO, pressão intraocular; PL, punção lombar; SNC, sistema nervoso central; TSVC, trombose do seio venoso cerebral; VHS, velocidade de hemossedimentação. (Adaptado de Detsky ME et al. *JAMA.* 2006; 296(10):1274–1283; Michel P et al. *Cephalalgia.* 1993;13:[suppl 12]:54-59.)

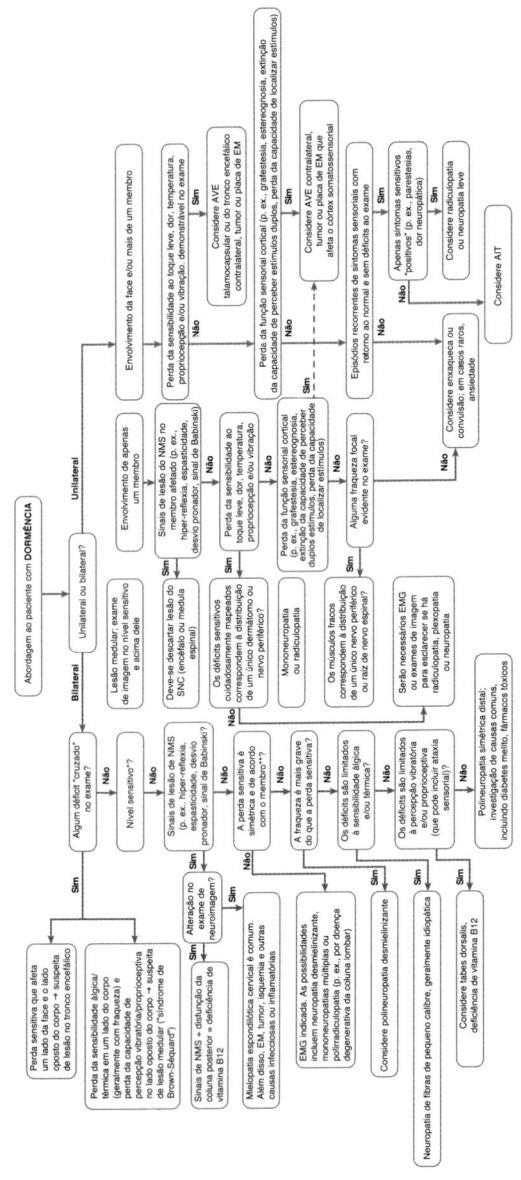

Algoritmo 24.2 Abordagem ao paciente com dormência. (Nota: embora não abranja todas as situações, esse algoritmo pode ser uma abordagem inicial útil para sintetizar informações coletadas na anamnese e no exame físico.) AIT, ataque isquêmico transitório; AVE, acidente vascular encefálico; EM, esclerose múltipla; EMG, eletromiografia; NMS, neurônio motor superior; SNC, sistema nervoso central. *Nível sensitivo = a perda sensitiva envolve todos os dermátomos abaixo de um determinado nível em um ou ambos os lados do corpo, mais bem detectado no tronco. **Dependente do comprimento = os nervos mais longos são os mais afetados, em uma distribuição em "botas, meias e luvas".

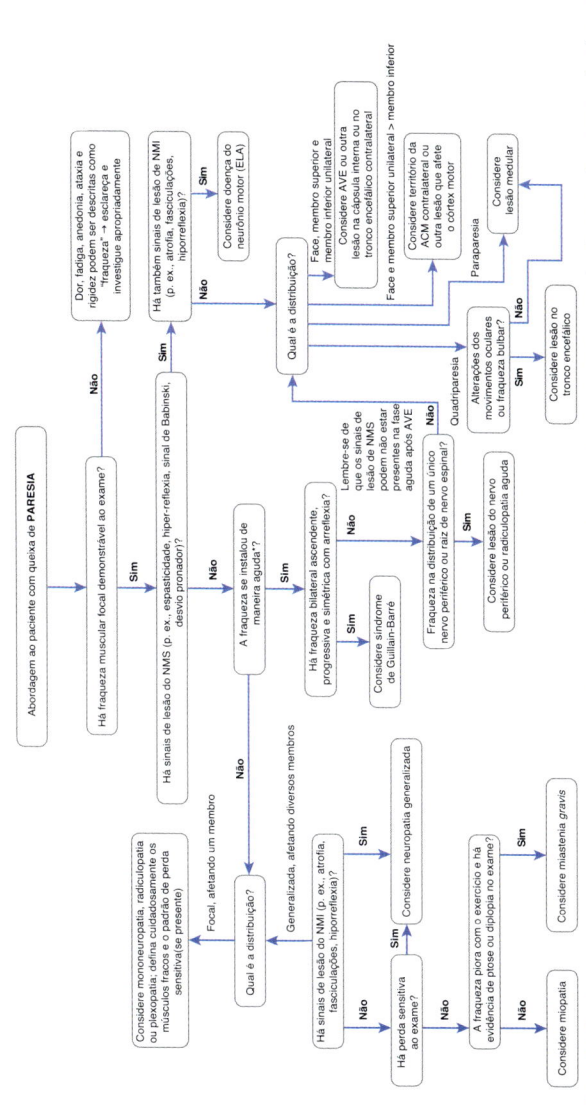

Algoritmo 24.3 Abordagem ao paciente com paresia. (Nota: embora não abranja todas as situações, esse algoritmo pode ser uma abordagem inicial útil para sintetizar informações coletadas na anamnese e no exame físico.) ACM, artéria cerebral média; AVE, acidente vascular encefálico; ELA, esclerose lateral amiotrófica; NMI, neurônio motor inferior; NMS, neurônio motor superior. *O AVE é uma emergência médica. Os pacientes que apresentam fraqueza focal de início agudo < 24 horas devem ser avaliados emergencialmente quanto à possibilidade de AVE, pois podem ser candidatos a terapias trombolíticas ou endovasculares.

Recursos de interpretação

	Tabela 24.1 Cefaleias primárias.	
Tipo	**Características comuns**	**Sintomas associados, fatores desencadeadores e de alívio**
Tensional	**Localização:** variável. **Característica: dor** em compressão ou aperto; intensidade leve a moderada **Início:** gradual **Duração:** de minutos a dias	Às vezes, fotofobia, fonofobia; ausência de náuseas ↑ persistente da tensão muscular, como ao dirigir um automóvel ou ao digitar Possivelmente ↓ com massagem, relaxamento
Enxaqueca ■ Com aura ■ Sem aura ■ Variantes	**Localização:** unilateral em cerca de 70%; bifrontal ou global em cerca de 30% **Característica:** pulsátil ou vaga e imprecisa, de intensidade variável **Início:** bem rápido, alcançando a intensidade máxima em 1 a 2 h **Duração:** 4 a 72 h	Náuseas, vômitos, fotofobia, fonofobia, auras visuais (linhas oscilantes, em zigue-zague), auras motoras que afetam a mão ou o braço, auras sensoriais (dormência e formigamento geralmente precedem cefaleia) ↑ com consumo de bebidas alcoólicas, de determinados alimentos, tensão, ruído, exposição à fonte de luz intensa. Mais comum no período pré-menstrual ↓ em ambientes tranquilos e escuros e ao dormir
Em salva	**Localização:** unilateral, em geral atrás ou em torno do olho **Característica:** profunda, contínua, acentuada **Início:** abrupta; alcança a intensidade máxima em minutos **Duração:** até 3 h	Lacrimejamento, rinorreia, miose, ptose, edema de pálpebra, infecção conjuntival ↑ sensibilidade a bebidas alcoólicas durante alguns episódios

Fontes: Headache Classification Committee of the International Headache Society (IHS). The International Classification of Headache Disorders, 3rd edition (beta version). *Cephalalgia*. 2013;33:629. Lipton RB, Bigal ME, Steiner TJ et al. Classification of primary headaches. *Neurology*. 2004;63:427; Sun-Edelstein C, Bigal ME, Rappoport AM. Chronic migraine and medication overuse headache: clarifying the current International Headache Society classification criteria. *Cephalalgia*. 2009;29:445. Lipton RB, Stewart WF, Seymour D et al. Prevalence and burden of migraine in the United States: data from the American Migraine Study II. *Headache*. 2001;41:646; Fumal A, Schoenen J. Tension-type headache: current research and clinical management. *Lancet Neurol*. 2008;7:70; Nesbitt AD, Goadsby PJ. Cluster headache. *BMJ*. 2012;344:e2407.

Tabela 24.2 Cefaleias secundárias.

Tipo	Características comuns	Sintomas associados, fatores desencadeadores e de alívio
Rebote de analgésicos	**Localização:** padrão prévio de cefaleia **Característica:** variável **Início:** variável **Duração:** depende do padrão prévio de cefaleia	Depende do padrão prévio de cefaleia ↑ por febre, monóxido de carbono, hipoxia, abstinência de cafeína, outros deflagradores de cefaleias ↓ – depende da causa
Cefaleias associadas a alterações oculares *Erros de refração (hipermetropia e astigmatismo, porém não na miopia)*	**Localização:** ao redor e sobre os olhos; pode irradiar para a região temporal **Característica:** constante, vaga e imprecisa, difusa **Início:** gradual **Duração:** variável	Fadiga ocular, sensação de "areia" nos olhos, congestão conjuntival ↑ por uso prolongado dos olhos, principalmente para objetos próximos ↓ por repouso ocular
Glaucoma agudo	**Localização:** dor em/ao redor de um único olho **Característica:** constante, vaga e imprecisa, frequentemente intensa **Início:** com frequência rápido **Duração:** variável, pode depender do tratamento	Redução da visão, por vezes náuseas e vômitos ↑ – provocada, às vezes, por colírios midriáticos
Cefaleia secundária à sinusite	**Localização:** geralmente supraocular (seio frontal) ou sobre o seio maxilar **Característica:** vaga e imprecisa ou pulsátil, de intensidade variável; considerar possível enxaqueca **Início:** variável **Duração:** com frequência várias horas seguidas, recorrendo após dias ou mais	Dor à percussão local, congestão nasal, dor de dente, secreção e febre ↑ ao tossir, espirrar ou balançar a cabeça ↓ com descongestionantes nasais, antibióticos

continua

Tabela 24.2 Cefaleias secundárias. (*continuação*)

Tipo	Características comuns	Sintomas associados, fatores desencadeadores e de alívio
Meningite	**Localização:** generalizada **Característica:** constante ou pulsátil, muito intensa **Início:** bem rápido **Duração:** variável, geralmente dias	Febre, rigidez da nuca, fotofobia, alteração no estado mental Pode ↑ com uso imediato de antibióticos até ser diagnosticado se é viral ou bacteriana
Hemorragia subaracnóidea – "cefaleia em trovoada (muito forte)"	**Localização:** generalizada **Característica:** muito intensa, "a pior da minha vida" **Início:** geralmente repentino; podem ocorrer sintomas prodrômicos **Duração:** variável, geralmente dias	Náuseas, vômitos, possível perda de consciência, cervicalgia ↑ com novo sangramento, ↑ com pressão intracraniana, edema cerebral ↓ após tratamento com especialistas
Tumor cerebral	**Localização:** varia com a localização do tumor **Característica:** vaga e imprecisa, constante, de intensidade variável **Início:** variável **Duração:** frequentemente breve	↑ com tosse, novo sangramento, ↑ com pressão intracraniana, edema cerebral ↓ após tratamento com especialistas
Arterite de células gigantes (temporal)	**Localização:** nas proximidades da artéria afetada, comumente a artéria temporal, porém também a occipital; relacionada com a idade **Característica:** pulsátil, generalizada, persistente; frequentemente intensa **Início:** gradual ou rápido **Duração:** variável	Hipersensibilidade no couro cabeludo adjacente; febre (em cerca de 50%); fadiga, perda ponderal; nova cefaleia (cerca de 60%), claudicação mandibular (cerca de 50%), perda visual ou cegueira (cerca de 15 a 20%), polimialgia reumática (cerca de 50%) ↑ com os movimentos do pescoço e dos ombros Muitas vezes, ↓ com esteroides

continua

Tabela 24.2 Cefaleias secundárias. (*continuação*)

Tipo	Características comuns	Sintomas associados, fatores desencadeadores e de alívio
Cefaleia pós-concussão	**Localização:** com frequência, mas nem sempre, localizada na área afetada **Característica:** generalizada, vaga e imprecisa, constante **Início:** 1 a 2 dias após a concussão **Duração:** semanas, meses ou até mesmo anos	Sonolência, dificuldade de concentração, confusão mental, perda de memória, borramento visual, tontura, irritabilidade, inquietação, fadiga ↑ com o esforço físico e mental, esforço para defecar, inclinar o corpo para a frente, excitação emocional, consumo de bebidas alcoólicas ↓ com o repouso
Neuralgias cranianas: neuralgia do trigêmeo (NC V)	**Localização:** região malar, mandíbula, lábios ou gengiva; divisões do nervo trigêmeo 2 e 3 > 1 **Característica:** em choque, em pontada, em queimação; intensa **Início:** abrupta, paroxística **Duração:** cada pontada dura alguns segundos, mas recorre em intervalos de segundos a minutos	Exaustão pela dor recorrente ↑ ao tocar determinadas regiões da parte inferior da face ou da boca; mastigação, fala, escovação dos dentes ↓ com medicação; descompressão neurovascular

Fontes: Headache Classification Committee of the International Headache Society (IHS). The International Classification of Headache Disorders, 3rd edition (beta version). *Cephalalgia*. 2013; 33:629. Schwedt TJ, Matharu MS, Dodick DW. Thunderclap headache. *Lancet Neurol*. 2006;5:621; Van de Beek D, de Gans J, Spanjaard L et al. Clinical features and prognostic factors in adults with bacterial meningitis. *N Engl J Med*. 2004;351:1849; Salvarini C, Cantini F, Hunder GG. Polymyalgia rheumatica and giant cell arteritis. *Lancet*. 2008;372:234; Smetana GW, Shmerling RH. Does this patient have temporal arteritis? *JAMA*. 2002;287:92; Ropper AH, Gorson KC. Clinical practice. Concussion. *N Engl J Med*. 2007;356:166. American College of Physicians. *Neurology–MKSAP 16*. Philadelphia.

Tabela 24.3 Tipos de acidente vascular encefálico.

Manifestações clínicas e territórios vasculares do AVE

A avaliação do AVE exige uma anamnese cuidadosa e um exame físico detalhado. Deve-se focar em três questões fundamentais: *qual área do encéfalo e do território vascular correlato explica as alterações encontradas no paciente? O AVE é isquêmico ou hemorrágico? Se isquêmico, o mecanismo responsável é trombótico ou embólico?* Esta breve visão geral destina-se a incitar o estudo e a prática adicionais.

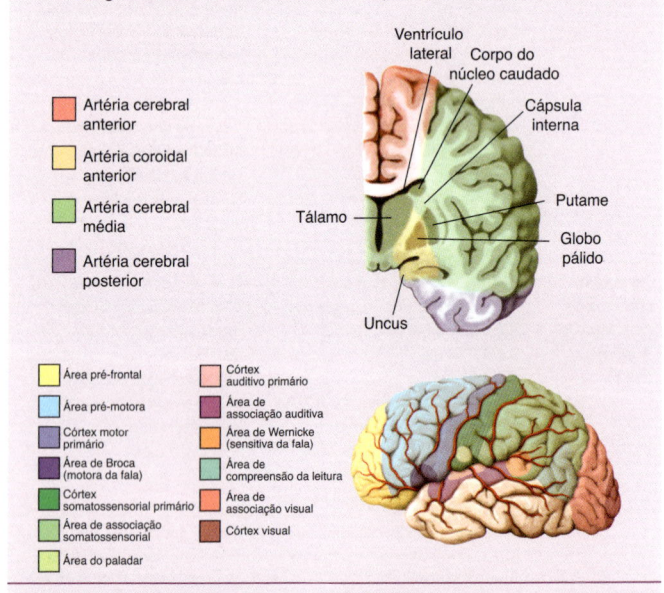

Principais manifestações clínicas	Território vascular
Fraqueza muscular do membro inferior contralateral	*Circulação anterior* – artéria cerebral anterior (ACA) Inclui o polígono de Willis, que conecta a artéria carótida interna à ACA, e o segmento distal à ACA e seu ramo coroidal anterior

continua

Tabela 24.3 Tipos de acidente vascular encefálico. (*continuação*)	
Principais manifestações clínicas	**Território vascular**
Fraqueza da face contralateral, membro superior > membro inferior, perda sensitiva, campo visual cortado, afasia (ACM esquerda) ou negligência, apraxia (ACM direita)	*Circulação anterior* – artéria cerebral média (ACM) Maior leito vascular para AVE
Déficit motor ou sensitivo contralateral, sem sinais corticais	*Circulação subcortical* – ramos penetrantes profundos lenticuloestriados da ACM *Infartos lacunares* subcorticais de pequenos vasos na cápsula interna, no tálamo ou no tronco encefálico. Quatro síndromes comuns: hemiparesia motora pura; hemianestesia sensorial pura; hemiparesia atáxica; síndrome de disartria-incoordenação da mão
Corte do campo visual contralateral	*Circulação posterior* – artéria cerebral posterior (ACP) Inclui o par de artérias vertebrais, a artéria basilar e o par de artérias cerebrais posteriores. O infarto bilateral da ACP provoca cegueira cortical, porém com preservação da reatividade da pupila à luz
Disfagia, disartria, desvio de língua/palato e/ou ataxia com déficits sensitivos/motores cruzados (= face ipsilateral com corpo contralateral)	*Circulação posterior* – tronco encefálico, artéria vertebral ou ramificações da artéria basilar
Déficits oculomotores e/ou ataxia com déficits motores/sensitivos cruzados	*Circulação posterior* – artéria basilar Oclusão completa da artéria basilar – "síndrome de encarceramento", com preservação da consciência, porém incapacidade de falar e tetraplegia

Fonte: Reproduzida, com autorização, de American College of Physicians. *Neurology: Medical Knowledge Self-Assessment Program, 14th edition (MKSAP 14)*. 2006:52-68. Copyright 2006, American College of Physicians.

Tabela 24.4 Transtornos da fala.

Os transtornos da fala são divididos em três grupos, que afetam: (1) a fonação da voz, (2) a articulação das palavras e (3) a produção e a compreensão da linguagem.

- A *afonia* refere-se à perda da voz que acompanha doença que afeta a laringe ou a sua inervação. A *disfonia* refere-se ao comprometimento menos grave do volume, da qualidade ou do timbre e tom da voz. Por exemplo, uma pessoa pode ser rouca ou conseguir falar apenas sussurrando. As causas incluem laringite, tumores laríngeos e paralisia unilateral das cordas vocais (nervo vago [NC X])
- A *disartria* refere-se a um defeito no controle muscular do aparelho da fala (lábios, língua, palato ou faringe). As palavras podem ser anasaladas, mal articuladas ou pouco nítidas, porém o aspecto simbólico central da linguagem permanece intacto. As causas incluem lesões motoras no SNC ou no SNP, doença de Parkinson e doença cerebelar
- A *afasia* refere-se a uma alteração na produção ou na compreensão da linguagem. Em geral, é causada por lesões no hemisfério cerebral dominante, comumente no lado esquerdo

A seguir, são comparados dois tipos comuns de afasia: (1) afasia fluente de Wernicke (receptiva) e (2) afasia não fluente de Broca (expressiva). Há outros tipos menos comuns de afasia, que se distinguem por meio da diferenciação das respostas nos testes específicos listados. Em geral, indica-se consulta neurológica

	Afasia de Wernicke	Afasia de Broca
Qualidades da fala espontânea	Fluente; frequentemente rápida, volúvel e sem esforço. A inflexão e a articulação são boas, porém falta significado nas sentenças, e as palavras são malformadas (*parafasias*) ou inventadas (*neologismos*). A fala pode ser completamente incompreensível	Não fluente; lenta, com poucas palavras e muito esforço. A inflexão e a articulação estão comprometidas, mas as palavras têm significado, com substantivos, verbos transitivos e adjetivos importantes. Pequenas palavras gramaticais são geralmente perdidas
Compreensão de palavras	Comprometida	Regular a boa
Repetição	Comprometida	Comprometida
Ação de dar nomes a objetos	Comprometida	Comprometida, porém o paciente reconhece os objetos
Compreensão de leitura	Comprometida	Regular a boa
Escrita	Comprometida	Comprometida
Localização da lesão	Lobo temporal superior posterior	Lobo frontal inferior posterior

Embora seja importante reconhecer a afasia precocemente na consulta com um paciente, integre essas informações ao exame neurológico à medida que elabora o diagnóstico diferencial

Tabela 24.5 Tipos de paralisia facial.

Diferencie as lesões periféricas das lesões centrais do NC VII por meio da observação cuidadosa dos movimentos da parte *superior da face*. Como a inervação provém dos dois hemisférios, os movimentos são preservados nas lesões centrais.

NC VII – lesão periférica	NC VII – lesão central

O dano do nervo periférico ao NC VII paralisa todo o lado direito da face, incluindo a testa

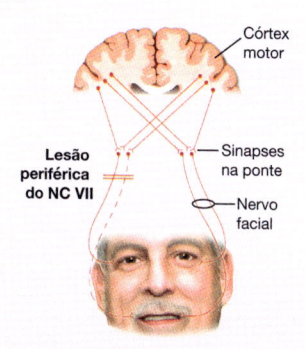

Córtex motor
Lesão periférica do NC VII
Sinapses na ponte
Nervo facial

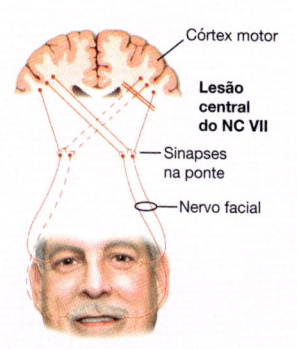

Córtex motor
Lesão central do NC VII
Sinapses na ponte
Nervo facial

Ao fechar os olhos
O olho não fecha; o bulbo do olho rola para cima
Prega nasolabial retificada

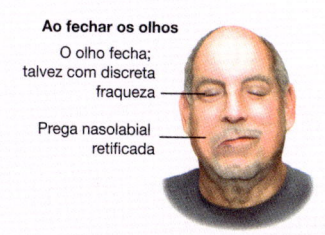

Ao fechar os olhos
O olho fecha; talvez com discreta fraqueza
Prega nasolabial retificada

Ao elevar as sobrancelhas
A testa não se enruga; a sobrancelha não se eleva
Ao sorrir
Paralisia da parte inferior da face

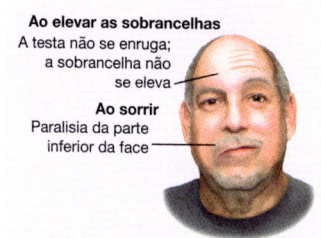

Ao elevar as sobrancelhas
A testa se enruga; a sobrancelha se eleva
Ao sorrir
Paralisia da parte inferior da face

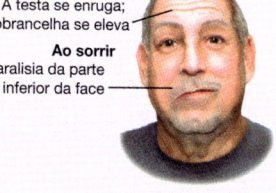

Tabela 24.6 Transtornos motores.

	Transtorno do sistema nervoso periférico	Transtorno do sistema nervoso central[a]	Parkinsonismo (transtorno dos gânglios da base)	Transtorno cerebelar
Movimentos involuntários	Com frequência, fasciculações	Sem fasciculações	Tremores de repouso	Tremores de intenção
Volume muscular	Atrofia	Normal ou atrofia leve (desuso)	Normal	Normal
Tônus muscular	Diminuído ou ausente	Aumentado, espástico	Aumentado, rígido	Diminuído
Força muscular	Diminuída ou perdida	Diminuída ou perdida	Normal ou discretamente diminuída	Normal ou discretamente diminuída
Coordenação	Não comprometida, embora limitada pela fraqueza muscular	Reduzida e limitada pela fraqueza muscular	Boa, embora alentecida e frequentemente trêmula	Comprometida, ataxia
Reflexos				
Tendinosos profundos	Diminuídos ou ausentes	Aumentados	Normais ou diminuídos	Normais ou diminuídos
Plantar	Flexor ou ausente	Extensor	Flexor	Flexor
Cutâneo-abdominal	Ausente	Ausente	Normal	Normal

[a]Neurônio motor superior.

Tabela 24.7 Movimentos involuntários.

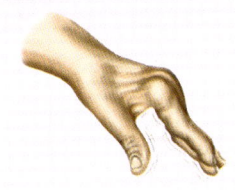

Tremores estáticos em repouso. Tremor fino, "em rolar de moedas" (flexão e extensão dos dedos das mãos associadas a adução e abdução do polegar), observado em repouso e que costuma desaparecer em movimento; observado em transtornos dos gânglios da base, como a doença de Parkinson

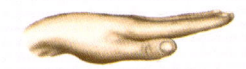

Tremor postural. Observado quando a pessoa sustenta uma postura ativa; na ansiedade, no hipertireoidismo; também de caráter familiar. Decorrente de doenças dos gânglios da base

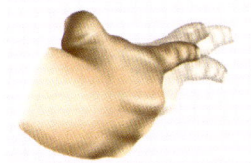

Tremor de intenção. Observado quando há movimento intencional, ausente em repouso; em transtornos cerebelares, inclusive esclerose múltipla

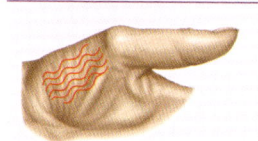

Fasciculações. Abalos finos e rápidos de feixes musculares nos transtornos do neurônio motor inferior

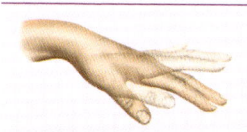

Coreia. Movimentos breves, rápidos, irregulares e espasmódicos; face, cabeça, braços ou mãos (p. ex., doença de Huntington)

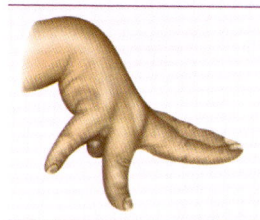

Atetose. Movimentos lentos, deformantes e de contorção; face, parte distal dos membros, frequentemente associados à espasticidade (p. ex., paralisia cerebral)

Tabela 24.8 Transtornos do tônus muscular.

Espasticidade	Rigidez
Localização. Neurônio motor superior ou sistemas do trato corticospinal	**Localização.** Gânglios da base
Descrição. Aumento do tônus muscular (*hipertonia*) dependente da velocidade. O tônus é maior quando a mobilização passiva é rápida, e menor quando a mobilização passiva é lenta. O tônus também é maior nos extremos do arco de movimento. Durante o movimento passivo rápido, a hipertonia inicial pode desaparecer subitamente conforme o membro relaxa. Isso é denominado sinal do canivete	**Descrição.** O aumento da resistência que persiste ao longo do arco do movimento, independentemente da velocidade de movimento, é denominado *rigidez em cano de chumbo*. Com a flexão e a extensão do punho ou do antebraço, ocorre um espasmo superposto, denominado *rigidez em roda denteada*
Causa comum. AVE, sobretudo em estágio tardio ou crônico	**Causa comum.** Parkinsonismo
Flacidez	**Paratonia**
Localização. Neurônio motor inferior, em algum ponto entre a célula do corno anterior e os nervos periféricos	**Localização.** Os dois hemisférios, geralmente nos lobos frontais
Descrição. Perda do tônus muscular (*hipotonia*), o que faz o membro parecer flácido. Os membros afetados podem ser hiperextensíveis ou instáveis	**Descrição.** Alterações abruptas do tônus com movimentos passivos. A perda súbita do tônus que aumenta a facilidade do movimento é denominada *mitgehen* (movendo com). O aumento súbito do tônus que torna o movimento mais difícil é denominado *gegenhalten* (segurando contra)
Causa comum. Síndrome de Guillain-Barré; também fase inicial da lesão raquimedular (choque medular) ou AVE	**Causa comum.** Demência

Tabela 24.9 Coma metabólico e estrutural.	
Tóxico-metabólico	**Estrutural**
Fisiopatologia	
Envenenamento dos centros excitatórios ou depleção de substratos essenciais	A lesão destrói ou comprime as áreas excitatórias do tronco encefálico, tanto direta quanto secundariamente a lesões em massa expansivas mais distantes
Manifestações clínicas	
■ ***Padrão respiratório.*** Se regular, pode ser normal ou em hiperventilação. Se irregular, geralmente trata-se de respiração de Cheyne-Stokes ■ ***Tamanho e reatividade das pupilas.*** Simétricas, fotorreagentes. Se as pupilas forem *puntiformes* devido a opiáceos ou colinérgicos, pode ser necessário usar uma lente de aumento para observar a reatividade ■ As pupilas podem estar arreativas se estiverem *fixas e dilatadas* em razão de anticolinérgicos ou hipotermia ■ ***Nível de consciência.*** Modificações *após* a alteração das pupilas	***Padrão respiratório.*** Padrão irregular, sobretudo respiração de Cheyne-Stokes ou respiração atáxica. Também associado a padrões estereotipados, como respiração "apnêustica" (parada na inspiração máxima) ou hiperventilação central ***Tamanho e reatividade das pupilas.*** Assimétricas ou não fotorreagentes (fixas) *Fixas, na posição média* – sugere compressão do mesencéfalo *Dilatadas e fixas* – sugere compressão do NC III por herniação ***Nível de consciência.*** Modificações *antes* da alteração das pupilas
Exemplos de causa	
Uremia, hiperglicemia Bebidas alcoólicas, fármacos/drogas, insuficiência hepática Hipotireoidismo, hipoglicemia Anoxia, isquemia Meningite, encefalite Hipertermia, hipotermia	Hemorragia epidural, subdural ou intracerebral Infarto ou embolia cerebral Tumor, abscesso Infarto, tumor ou hemorragia de tronco encefálico Infarto, hemorragia, tumor ou abscesso cerebelar

Tabela 24.10 Escala de coma de Glasgow.

Atividade		Pontos
Abertura ocular		
Nenhuma	1 = Mesmo à compressão supraorbital	
À dor	2 = Dor no esterno/nos membros/na pressão supraorbital	
A comandos orais	3 = Resposta inespecífica, não necessariamente ao comando	
Espontânea	4 = Olhos abertos, não necessariamente consciente	_____
Resposta motora		
Nenhuma	1 = Não responde a nenhum estímulo álgico; os membros permanecem flácidos	
Extensão	2 = Apresenta ombro aduzido e ombro e antebraço em rotação interna	
Resposta flexora	3 = Resposta de retirada ou adoção de postura hemiplégica	
Retirada	4 = Afasta o braço do estímulo álgico, com abdução do ombro	
Localiza a dor	5 = Braço tenta remover a pressão supraorbital/torácica	
Obedece aos comandos	6 = Segue comandos simples	_____
Resposta verbal		
Nenhuma	1 = Sem verbalização de qualquer tipo	
Incompreensível	2 = Geme/murmura, nenhuma fala	
Inadequada	3 = Inteligível, sem sentenças sustentadas	
Confusa	4 = Conversa, mas está confuso, desorientado	
Orientada	5 = Conversa e está orientado	_____
	TOTAL (3 a 15)[a]	_____

[a]Interpretação: os pacientes com pontuação de 3 a 8 geralmente são considerados em coma.

Fonte: Reimpressa de Teasdale G, Jennett B. Assessment of coma and impaired consciousness. A practical scale. *Lancet*. 1974;304(7872):81-84. Copyright © 1974 Elsevier. Com autorização.

Tabela 24.11 Pupilas no paciente comatoso.

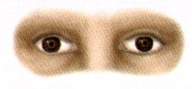

Miose

Pupilas bilateralmente pequenas (1 a 2,5 mm) sugerem (1) danos às vias simpáticas no hipotálamo ou (2) encefalopatia metabólica, uma falha difusa da função cerebral que tem muitas causas, incluindo fármacos. A reatividade à luz geralmente é normal
Pupilas contraídas (< 1 mm) sugerem (1) hemorragia na ponte ou (2) efeitos causados por morfina, heroína ou outros narcóticos. Utilize lente de aumento para observar a reatividade à luz

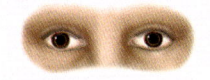

Pupilas fixas em posição intermediária

As *pupilas com diâmetro médio* ou *discretamente dilatadas* (de 4 a 6 mm) e *fixas à luz* sugerem danos estruturais no mesencéfalo

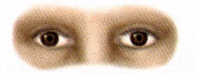

Midríase bilateral

*Pupilas bilateralmente fixas e dilatada*s na anoxia grave com efeitos simpaticomiméticos podem ser observadas em caso de parada cardíaca. Também podem ser decorrentes de agentes atropínicos, fenotiazinas ou antidepressivos tricíclicos

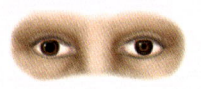

Midríase unilateral

Pupila fixa e dilatada unilateral é sinal de alerta de herniação do lobo temporal, provocando compressão do nervo oculomotor e do mesencéfalo. Também pode ocorrer em caso de diabetes melito com infarto do NC III

Crianças: do Nascimento à Adolescência

Princípios gerais do desenvolvimento infantil

As crianças apresentam grandes variações no desenvolvimento físico, cognitivo e social em comparação com os adultos.

Princípios fundamentais do desenvolvimento infantil.

- O desenvolvimento infantil evolui de modo previsível
- A variação do desenvolvimento normal é ampla
- Vários fatores físicos, psicológicos, sociais e ambientais, assim como doenças, podem influenciar o desenvolvimento e a saúde das crianças
- O nível de desenvolvimento da criança influencia a maneira como a anamnese e o exame físico são realizados

Acompanhamento do desenvolvimento

A compreensão do desenvolvimento físico, cognitivo e social normal das crianças facilita a anamnese e o exame físico eficazes e é a base para distinguir achados normais de alterados.

- O *desenvolvimento físico* abrange habilidades *motoras* mais *grosseiras* e também mais *finas*
- O *desenvolvimento cognitivo* é a medida da capacidade da criança de resolver problemas por meio da intuição, da percepção e dos raciocínios verbal e não verbal
- O *desenvolvimento da linguagem* consiste na habilidade da criança de articular, receber e expressar informações. Também envolve modos não verbais de comunicação, como acenar com a mão e com a cabeça
- O *desenvolvimento social e emocional* abrange a capacidade da criança de estabelecer e manter relacionamentos.

A American Academy of Pediatrics (AAP) recomenda o uso de instrumentos de rastreamento padronizados para avaliar esses domínios de desenvolvimento.

Consulta pediátrica

Esboço geral

Assim como em uma consulta com um paciente adulto, as relações entre o profissional de saúde, a criança e os pais são vistas como uma parceria. O objetivo é reconhecer a importância da força da família no cuidado dos filhos. A consulta segue o mesmo esquema da consulta com um adulto, porém com certas peculiaridades.

Anamnese pediátrica

Contexto. O objetivo é coletar informações da criança que a tornem única em comparação com as crianças de sua idade. Inclua a data e o local de nascimento, o apelido e o nome e sobrenome dos pais. Avalie o ambiente de desenvolvimento da criança, incluindo uma observação sobre a interação entre os pais e a criança/jovem.

Queixas principais ou preocupações. Os especialistas observam que "a primeira prioridade é abordar as preocupações dos pais e da criança/adolescente". Determine se são preocupações da criança, dos pais, do professor ou de outros envolvidos.

Anamnese inicial ou do intervalo desde a última consulta. Inclua informações que sejam relevantes e específicas à idade da criança. Determine como cada membro da família reage aos sintomas da criança, por que ele está preocupado e o impacto no funcionamento da criança. Isso pode incluir a coleta de informações relacionadas com história de saúde pregressa, história familiar pertinente e, ocasionalmente, história social relevante. Se apropriado à idade, pode-se incluir:

História de pré-natal, do trabalho de parto e do parto
- Pré-natal – saúde materna: fármacos; tabagismo, uso de drogas ilícitas e consumo de bebidas alcoólicas; ganho de peso; duração da gestação
- Parto – natureza do trabalho de parto e parto, peso ao nascer, escores de Apgar de 1 e 5 minutos
- Neonatal – esforços de reanimação, cianose, icterícia, infecções, vínculo.

História de alimentação
- Aleitamento materno – frequência e duração das mamadas, dificuldades, momento e método de desmame
- Alimentação com mamadeira – tipo; quantidade; frequência; vômitos; cólicas; diarreia
- Vitaminas e suplementos de ferro ou flúor; introdução de alimentos sólidos
- Hábitos alimentares – tipos e quantidades de alimentos ingeridos, atitudes dos pais e respostas a problemas de alimentação.

Alergias

Preste atenção especial à história de eczemas, urticárias, rinite alérgica perene, asma brônquica, intolerância alimentar, hipersensibilidade a insetos e sibilos recorrentes.

Acompanhamento do desenvolvimento

- Crescimento físico – peso e altura em todas as idades; perímetro cefálico ao nascer e em menores de 2 anos; períodos de crescimento lento ou rápido; IMC após os 2 anos de idade (ver a seguir)
- Marcos de desenvolvimento, desenvolvimento da fala, desempenho na pré-escola e na escola
- Desenvolvimento social – padrões de sono diurno e noturno; treinamento de uso do vaso sanitário; comportamentos habituais; problemas de disciplina; comportamento escolar; relacionamento com familiares e colegas; riscos sociais, como pobreza, insegurança alimentar e experiências adversas na infância.

Exame físico. Esse é um componente essencial da avaliação pediátrica, pois também oferece a oportunidade de discutir as mudanças físicas associadas ao desenvolvimento da criança.

O exame físico deve sempre incluir uma avaliação do crescimento:

- Menores de 2 anos: peso, altura, perímetro cefálico e relação entre peso e altura
- 2 anos ou mais: peso, altura e IMC.

A sequência do exame varia de acordo com a idade da criança e o nível de conforto.

- Para lactentes e crianças pequenas, *realize manobras não perturbadoras no início e manobras potencialmente angustiantes no final.* Por exemplo, primeiro, palpe a cabeça e o pescoço e ausculte o coração e os pulmões; então, examine as orelhas e a boca e palpe o abdome próximo ao fim do exame. Se a criança relatar dor em uma área, examine essa parte por último
- Para crianças mais velhas e adolescentes, use a mesma sequência dos adultos, porém examine as áreas mais dolorosas por último.

Verifique com a instituição em que trabalha quais são as políticas em relação a acompanhantes. Em muitas instituições, recomenda-se manter um acompanhante durante o exame de crianças e adolescentes em idade escolar (independentemente do sexo do examinador) ao examinar a genitália de meninos ou meninas e as mamas de meninas.

Rastreamento. Certos exames são *universais* – realizados em todas as crianças, em todas as consultas. Outros são *específicos*. Estes variam de acordo com as condições clínicas, desenvolvimentais e sociais da criança. Os exames específicos incluem resultados de rastreamento neonatal, rastreamento de

TÉCNICAS DE EXAME	POSSÍVEIS ACHADOS

anemia, níveis séricos de chumbo, doença falciforme, visão, audição, acompanhamento do desenvolvimento, entre outros (p. ex., tuberculose).

Imunizações. Inclua as datas em que foram administradas e quaisquer reações indesejáveis. É importante abordar a ansiedade e a desinformação dos pais em relação à imunização.

Orientações gerais. As principais áreas abrangem uma ampla gama de assuntos, desde a saúde clínica até a saúde do desenvolvimento, social e emocional.

Anamnese em recém-nascidos e lactentes: abordagem geral

A consulta ao recém-nascido é uma oportunidade essencial para o profissional de saúde se envolver com a família, conhecer os familiares e o ambiente em que vive o recém-nascido, compreender os principais aspectos da gestação, estabelecer um vínculo com a família e observar as interações entre os familiares e o recém-nascido. O profissional da saúde experiente aprende a combinar a anamnese com as orientações gerais, conforme descrito previamente, de modo que ela pareça uma conversa com os novos pais.

Técnicas de exame

Avaliação ao nascimento

O crescimento físico durante a infância é mais rápido do que em qualquer outra idade.
Ausculte a parte anterior do tórax com um estetoscópio. Palpe o abdome. Inspecione a cabeça, a face, a cavidade oral, os membros, a genitália e o períneo.

Índice de Apgar. Atribua pontos ao recém-nascido de acordo com a tabela a seguir, 1 e 5 minutos após o nascimento, de acordo com uma escala de 3 pontos (0, 1 ou 2) para cada componente (Boxe 25.1).

Se o índice de Apgar de 5 minutos for de 8 ou mais, realize, então, um exame mais completo.

TÉCNICAS DE EXAME	POSSÍVEIS ACHADOS

Boxe 25.1 Pontuação do índice de Apgar.

Sinal clínico	Pontuação atribuída		
	0	**1**	**2**
Frequência cardíaca	Ausente	< 100	> 100
Esforço respiratório	Ausente	Lento e irregular	Bom; forte
Tônus muscular	Flácido	Alguma flexão de braços e pernas	Movimento ativo
Irritabilidade reflexa[a]	Ausência de resposta	Careta	Choro vigoroso, espirro ou tosse
Coloração	Azul, pálida	Corpo róseo, extremidades azuladas	Todo o corpo róseo

Índice de Apgar em 1 min		Índice de Apgar em 5 min	
8 a 10	Normal	8 a 10	Normal
5 a 7	Depressão leve do sistema nervoso	0 a 7	Alto risco de disfunção subsequente do sistema nervoso e de outros sistemas de órgãos
0 a 4	Depressão grave, que exige manobras de reanimação imediatas		

[a]Reação à aspiração das narinas com seringa de bulbo.

Idade gestacional e peso ao nascimento. Classifique os recém-nascidos de acordo com a idade gestacional e o peso ao nascer (Boxes 25.2 e 25.3).

Consulte a Tabela 25.1, Classificação do recém-nascido.

Boxe 25.2 Classificação de acordo com a idade gestacional e o peso ao nascimento.

Classificação por idade gestacional	Idade gestacional
Pré-termo	< 37 semanas
Pré-termo tardio	34 a 36 semanas

continua

TÉCNICAS DE EXAME	POSSÍVEIS ACHADOS
Termo	37 a 41 semanas
Pós-termo	> 42 semanas
Classificação por peso ao nascimento	**Peso**
Peso extremamente baixo ao nascimento	< 1.000 g
Peso muito baixo ao nascimento	< 1.500 g
Peso baixo ao nascimento	< 2.500 g
Peso normal ao nascimento	≥ 2.500 g

Boxe 25.3 Classificação do recém-nascido.

Categoria	Abreviatura	Percentil
Pequeno para a idade gestacional	PIG	< 10
Apropriado para a idade gestacional	AIG	10 a 90
Grande para a idade gestacional	GIG	> 90

Avaliação algumas horas após o nascimento

Durante o primeiro dia de vida, os recém-nascidos devem ser submetidos a um exame físico abrangente, seguindo a técnica descrita na seção "Anamnese em recém-nascidos e lactentes: abordagem geral". Espere 1 ou 2 horas após a mamada, quando o recém-nascido estiver mais colaborativo. Peça aos pais que permaneçam no recinto.

Observe a coloração, o tamanho, as proporções do corpo, o *status* nutricional, a postura, a respiração e os movimentos da cabeça e dos membros do recém-nascido. Inspecione o *cordão umbilical* à procura de anormalidades. Normalmente, existem duas artérias umbilicais de paredes espessas e uma veia umbilical de parede fina, porém de calibre maior, que costuma estar localizada na posição de 12 horas.

A maioria dos recém-nascidos tem joelhos varos, que refletem a sua posição intrauterina.

Uma artéria umbilical única está associada a anomalias congênitas. Hérnias umbilicais em recém-nascidos são decorrentes de defeito na parede abdominal.

O exame neurológico de rastreamento de todos os recém-nascidos inclui avaliação das condições mentais, das funções motoras grosseira e fina, do tônus, do choro, dos reflexos tendinosos profundos e dos reflexos primitivos.

Os sinais de doença neurológica grave incluem irritabilidade extrema; assimetria persistente da postura ou extensão dos membros; rotação constante da cabeça para um lado; extensão acentuada da cabeça, do pescoço e dos membros (*opistótonus*); flacidez intensa e resposta limitada aos estímulos álgicos.

O Boxe 25.4 fornece técnicas úteis para o exame do recém-nascido/lactente.

Boxe 25.4 Dicas para examinar o recém-nascido/lactente.

- Aproxime-se do recém-nascido/lactente gradualmente, utilizando um brinquedo ou objeto para distração
- Realize a maior parte possível do exame com o recém-nascido/lactente no colo dos pais
- Fale delicadamente com o recém-nascido/lactente ou imite os sons dele para chamar a sua atenção
- Se o recém-nascido/lactente estiver irritadiço, certifique-se de que ele esteja bem alimentado antes de prosseguir
- Pergunte a um dos pais quais são as características que mais se destacam do recém-nascido/lactente para obter informações úteis em relação ao desenvolvimento e aos pais
- Não espere fazer um exame da cabeça aos pés em uma ordem específica. Trabalhe com o que o recém-nascido/lactente lhe der e deixe o exame da boca e da orelha para o final

Estados mental e físico

Observe o afeto dos pais quando falam do recém-nascido. Observe, também, como seguram, mobilizam e vestem a criança. Observe se o recém-nascido/lactente é amamentado ou alimentado por mamadeira. Determine se as metas de desenvolvimento estão sendo alcançadas. A melhor maneira de fazê-lo é por meio de um teste de rastreamento padronizado.

As causas comuns de atraso do desenvolvimento incluem anormalidades no desenvolvimento embrionário, alterações hereditárias e genéticas, problemas sociais e ambientais, outros problemas gestacionais ou perinatais e doenças da infância, como infecção (p. ex., meningite), traumatismo e doença crônica grave.

Ectoscopia

O crescimento, que se manifesta como aumento da altura (comprimento) e do peso corporal dentro dos limites esperados, é um excelente indicador de saúde durante o primeiro ano de vida e a infância. Desvios do normal podem ser indicadores precoces de alguma doença subjacente. Para avaliar o crescimento, os parâmetros de uma criança devem ser comparados com:

O *atraso no desenvolvimento* é uma situação que consiste em ganho ponderal extremamente baixo (p. ex., abaixo do 2º percentil) para a idade gestacional corrigida e o sexo. As causas podem ser ambientais ou psicossociais, decorrentes de várias doenças gastrintestinais, neurológicas, cardíacas, endócrinas, renais, entre outras enfermidades.

TÉCNICAS DE EXAME	POSSÍVEIS ACHADOS
■ Os valores normais de acordo com o sexo e a idade	Medidas acima do percentil 97 ou abaixo do percentil 3 ou elevações (ou quedas) em relação a níveis anteriores exigem investigação.
■ Medidas prévias para avaliar tendências.	

Altura e peso

Plote a altura/o comprimento e o peso corporal de cada criança em gráficos de crescimento padrão para determinar o progresso.

O aumento insatisfatório da altura pode indicar doença endócrina, outras causas de baixa estatura ou, se o peso corporal também for baixo, outras doenças crônicas.

Perímetro cefálico

Verifique o perímetro cefálico em todas as consultas durante os dois primeiros anos de vida (Figura 25.1).

Fechamento prematuro das suturas ou microcefalia podem ser responsáveis pela redução do perímetro cefálico. Hidrocefalia, hematoma subdural ou, raramente, tumor cerebral ou síndromes hereditárias podem provocar aumento acentuado do tamanho da cabeça.

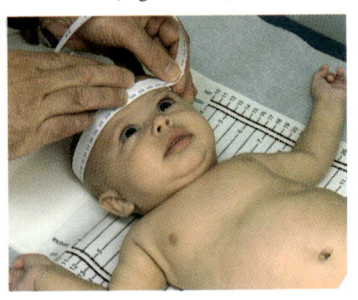

Figura 25.1 O perímetro cefálico é um parâmetro vital durante a primeira infância.

Sinais vitais

Pressão arterial. A pressão arterial tem de ser aferida pelo menos uma vez durante a infância. Embora aqui seja mostrado o método manual, com esfigmomanômetro (Figura 25.2), é mais fácil aferir a pressão arterial sistólica em lactentes e crianças pequenas com o *método Doppler*.

Consulte a Tabela 25.2, Causas de hipertensão arterial persistente em crianças.

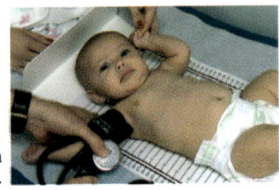

Figura 25.2 É preciso ter prática para medir com precisão a pressão arterial na primeira infância.

TÉCNICAS DE EXAME	POSSÍVEIS ACHADOS

Frequência cardíaca. A frequência cardíaca é bastante variável (Boxe 25.5) e aumenta substancialmente com a excitação, o choro ou a ansiedade. Portanto, deve-se aferir a frequência de pulso quando o lactente ou a criança estiver tranquila.

Taquicardia (> 180 a 200 bpm) indica, geralmente, taquicardia supraventricular paroxística. Bradicardia pode resultar de doença subjacente grave.

Boxe 25.5 Frequência cardíaca de crianças saudáveis do nascimento até 1 ano de idade.

Idade	Frequência cardíaca média (por minuto)	Variação (percentil 1 a 99) por minuto
Nascimento até 1 mês	140	90 a 165
1 até 6 meses	130	80 a 175
6 até 12 meses	115	90 a 170

Frequência respiratória. A frequência respiratória tem uma variação muito ampla e é mais afetada por doenças, exercícios e emoções do que em adultos.

Doenças respiratórias, como bronquiolite ou pneumonia, podem aumentar a frequência (até 80 a 90 rpm) e o trabalho respiratórios. Taquipneia sem esforço respiratório pode ser um sinal de insuficiência cardíaca.

Temperatura. A temperatura corporal em lactentes e crianças é menos constante do que em adultos. Em lactentes, as temperaturas retais são as mais precisas. A temperatura retal média é mais alta na primeira infância, geralmente acima de 37,2°C até os 3 anos de idade.

Pele

Avalie:

- Textura e aspecto

  Cutis marmorata

- Alterações vasomotoras

  Acrocianose; cardiopatia congênita cianótica

- Pigmentação (p. ex., manchas mongólicas)

  Manchas café com leite

- Pelos (p. ex., lanugem)

  Tufo de pelos na linha mediana do dorso

TÉCNICAS DE EXAME	POSSÍVEIS ACHADOS

- Condições cutâneas comuns (p. ex., mília, eritema tóxico)

Herpes simples

- Coloração

Icterícia pode ser decorrente de doença hemolítica

- Turgor.

Desidratação.

Cabeça

Examine as *suturas* e *fontanelas* cuidadosamente. Ao nascimento, a *fontanela anterior* mede de 4 a 6 cm de diâmetro e fecha aos 18 a 22 meses de idade. Já a *fontanela posterior* mede de 1 a 2 cm ao nascimento e geralmente se fecha aos 2 meses (Figura 25.3).

Perímetro cefálico reduzido na microcefalia; perímetro cefálico aumentado na hidrocefalia; fontanelas abauladas e tensas na meningite; fontanelas fechadas na microcefalia; fontanelas afastadas quando a pressão intracraniana está aumentada (hidrocefalia, hematoma subdural e tumor cerebral).

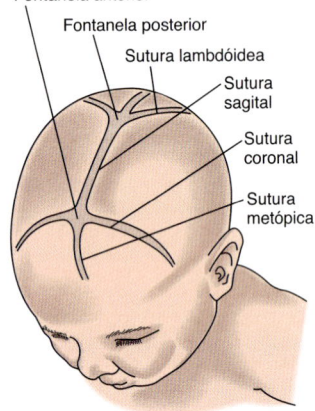

Fontanela anterior
Fontanela posterior
Sutura lambdóidea
Sutura sagital
Sutura coronal
Sutura metópica

Figura 25.3 Suturas e fontanelas.

Palpe delicadamente o crânio do recém-nascido/lactente. Os ossos cranianos geralmente parecem "moles" ou flexíveis; em geral, eles se tornarão mais firmes proporcionalmente ao aumento da idade gestacional.

Verifique a simetria da *face*. Examine o aspecto geral da *fácies* (Boxe 25.6). É útil comparar com a face dos pais.

Tumefação devido à hemorragia subperiostal (céfalo-hematoma) não cruza as linhas das suturas; tumefação decorrente de sangramento associado à fratura cruza as linhas das suturas.

A fácies alterada ocorre quando um conjunto de aspectos faciais parece anormal. Várias síndromes podem causar alteração da fácies (ver Boxe 25.6). Os exemplos incluem síndrome de Down e síndrome alcoólica fetal.

TÉCNICAS DE EXAME	POSSÍVEIS ACHADOS

Boxe 25.6 Dicas para avaliar fácies potencialmente alteradas.

- Revise cuidadosamente a anamnese, sobretudo as *histórias familiar, gestacional* e *perinatal*
- Observe se existem alterações de crescimento/desenvolvimento ou características somáticas dismórficas
- Mensure e plote percentis, principalmente do *perímetro cefálico*, da *altura/comprimento* e do *peso corporal*
- Considere os três mecanismos de dismorfogênese facial:
  - Deformidades por restrições intrauterinas
  - Desestruturação por bandas amnióticas ou do tecido fetal
  - Malformações decorrentes de uma alteração intrínseca (face/cabeça ou encéfalo)
- Examine os pais e os irmãos (a semelhança pode ser tranquilizadora, mas também é possível que aponte para um problema de caráter familiar)
- Determine se as características faciais correspondem a uma síndrome reconhecível. Compare com referências, imagens, tabelas e bancos de dados

Olhos

Os recém-nascidos e lactentes olham para a face do examinador e acompanham uma luz brilhante se estiverem acordados (Boxe 25.7).

Nistagmo, estrabismo.

Para o exame oftalmoscópico, com o recém-nascido acordado e os olhos abertos, examine o *reflexo vermelho* (*fundo do olho*), ajustando o oftalmoscópio em 0 dioptria e visualizando a pupila a partir de cerca de 25 cm.

Leucocoria é um reflexo pupilar branco (em vez do reflexo pupilar vermelho). Pode indicar um tumor raro denominado *retinoblastoma*.

O papiledema é raro no recém-nascido/lactente, pois as fontanelas e as suturas abertas acomodam qualquer aumento da pressão intracraniana, poupando os discos ópticos.

Boxe 25.7 Marcos de referência visual na infância.

Nascimento	Pisca, olha para a pessoa que fala com ele
1 mês	Olha fixamente para os objetos
1,5 a 2 meses	Faz movimentos oculares coordenados
3 meses	Há convergência dos olhos, e o lactente tenta alcançar os objetos mostrados
12 meses	Acuidade em torno de 20/60 a 20/80

TÉCNICAS DE EXAME	POSSÍVEIS ACHADOS

Orelhas

Verifique a posição, o formato e as características.

Orelhas externas pequenas, deformadas ou de implantação baixa podem ser sinal de defeitos congênitos associados, sobretudo doença renal.

Avalie a audição (Boxe 25.8).

Boxe 25.8 Sinais que indicam que o recém-nascido/lactente é capaz de ouvir.

Idade	Sinais
0 a 2 meses	Assusta-se e pisca como resposta a um barulho súbito Acalma-se com voz tranquilizadora e música
2 a 3 meses	Mudança nos movimentos corporais como resposta aos sons Mudança na expressão facial com sons familiares Vira a cabeça e os olhos em direção ao som
3 a 4 meses	Vira-se para ouvir vozes e conversas
6 a 7 meses	Desenvolvimento apropriado da linguagem

Nariz

Verifique se as vias nasais estão desobstruídas, fechando alternadamente cada narina enquanto mantém fechada a boca do recém-nascido/lactente.

Na atresia coanal, o recém-nascido/lactente não consegue respirar se uma narina for ocluída.

Boca e faringe

Inspecione (com um abaixador de língua e uma lanterna) e palpe.

Dentes supranumerários, pérolas de Epstein.

A língua pode apresentar uma cobertura esbranquiçada. Se ela for causada por leite, pode ser facilmente removida com uma escova ou gaze.

Candidíase oral ("sapinho").

Vesículas na boca podem ser causadas por infecções por enterovírus e por herpes-vírus simples.

Avalie os dentes. Os dentes *natais* estão presentes ao nascimento.

TÉCNICAS DE EXAME	POSSÍVEIS ACHADOS

Pescoço

Palpe os *linfonodos* e verifique se existe alguma massa (p. ex., cistos congênitos), conforme mostrado na Figura 25.4.

A linfadenopatia é, em geral, decorrente de infecções virais ou bacterianas.

Outras massas no pescoço incluem processos malignos, cistos da fenda branquial ou do ducto do tireoglosso, seios e cistos periauriculares.

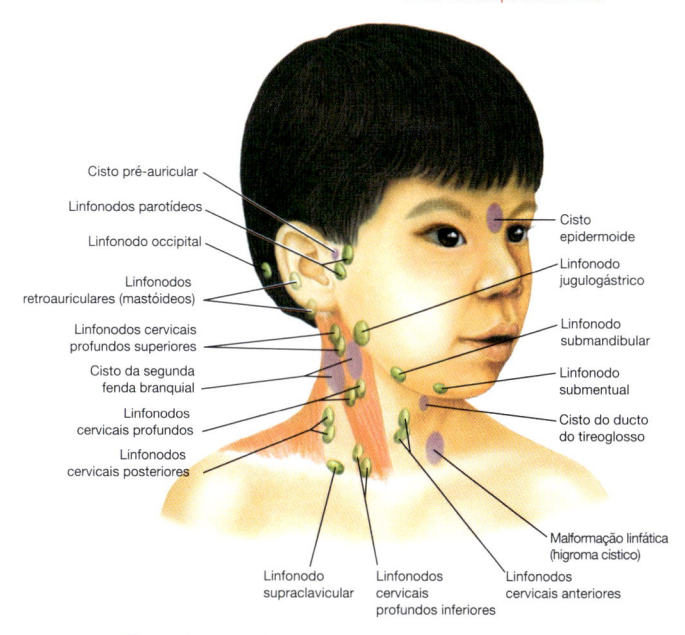

Figura 25.4   Linfonodos e cistos da cabeça e do pescoço.

Tórax e pulmões

Avalie cuidadosamente a respiração e o padrão respiratório (Boxe 25.9).

Apneia.

Não se apresse em usar o estetoscópio; observe, primeiro, o paciente por algum tempo.

Infecções das vias respiratórias superiores podem causar batimento de asas do nariz.

Boxe 25.9 Observação da respiração.

Avaliação	Possíveis achados	Explicação
Aparência geral	▪ Incapacidade de mamar ou de sorrir ▪ Dificuldade para ser acalmado	▪ Infecções das vias respiratórias inferiores (p. ex., bronquiolite, pneumonia) são comuns em lactentes
Frequência respiratória	▪ Taquipneia	▪ Doença cardíaca ou respiratória (p. ex., pneumonia)
Coloração	▪ Palidez ou cianose	▪ Doença cardíaca ou pulmonar
Componente nasal da respiração	▪ Batimento de asas de nariz (dilatação das aberturas nasais durante a inspiração)	▪ Infecções das vias respiratórias superiores ou inferiores
Sons respiratórios audíveis	▪ *Grunhidos* (ruído expiratório curto e repetitivo) ▪ *Sibilos* (ruído expiratório musical) ▪ *Estridor* (ruído inspiratório de tonalidade aguda) ▪ *Obstrução* (ausência de ruídos respiratórios)	▪ Doença das vias respiratórias inferiores ▪ Asma brônquica ou bronquiolite ▪ Laringotraqueobronquite (crupe), epiglotite, traqueíte bacteriana ▪ Corpo estranho

Trabalho respiratório	▪ Batimento de asas de nariz
	▪ Grunhidos
	▪ *Retrações* da parede torácica:
	  ▪ Supraclaviculares (movimento dos tecidos moles acima das clavículas)
	  ▪ Intercostais (retração interna da pele entre as costelas)
	  ▪ Retroesternais (no processo xifoide)
	▪ Subcostais (logo abaixo do rebordo costal)
		▪ Em lactentes, a alteração do trabalho respiratório, combinada com presença de achados anormais na ausculta, constitui o melhor sinal de pneumonia

Ausculte o tórax e tente distinguir os sons oriundos das vias respiratórias superiores daqueles das vias respiratórias inferiores (Boxe 25.10).

O *paradoxo toracoabdominal*, ou respiração paradoxal, é o movimento do tórax para dentro e do abdome para fora durante a inspiração (respiração abdominal). Esse é um achado normal em recém-nascidos (mas não em crianças mais velhas).

TÉCNICAS DE EXAME	POSSÍVEIS ACHADOS

Boxe 25.10 Diferenciação entre sons oriundos das vias respiratórias superiores e das vias respiratórias inferiores.

Técnica	Vias respiratórias superiores	Vias respiratórias inferiores
Compare os sons do nariz com os auscultados com o estetoscópio	Sons iguais	Muitas vezes, sons diferentes
Verifique se os sons são ásperos	Áspero e alto	Variável
Verifique a simetria (esquerda/direita)	Simétricos	Muitas vezes, assimétricos
Compare os sons em locais diferentes (superiores ou inferiores)	Sons mais altos à medida que se move o estetoscópio para cima no tórax	Sons mais altos na parte inferior do tórax
Inspiratórios *versus* expiratórios	Quase sempre inspiratórios	Com frequência, existe uma fase expiratória
Segure o estetoscópio acima da boca do recém-nascido/lactente	Os sons inspiratórios permanecem altos	Com frequência, mais silencioso do que ao auscultar o tórax

Coração e sistema vascular periférico

Inspeção. Verifique cuidadosamente se há cianose. A melhor parte do corpo para avaliar cianose é a língua ou a cavidade oral.

Ao nascimento: transposição das grandes artérias (ou dos vasos da base); atresia ou estenose da valva pulmonar.

Alguns dias após o nascimento: as mesmas descritas acima e retorno pulmonar venoso anômalo total e coração esquerdo hipoplásico.

Palpação. O ponto de impulso máximo (PMI) nem sempre é palpável no recém-nascido/lactente. Palpe os *pulsos arteriais periféricos*. *Frêmitos* são palpáveis quando existe turbulência suficiente no coração ou nos grandes vasos.

A ausência de pulsos femorais, ou a sua redução, sugere coarctação da aorta. Pulsos arteriais fracos ou filiformes, difíceis de palpar, podem refletir disfunção miocárdica e insuficiência cardíaca.

TÉCNICAS DE EXAME	POSSÍVEIS ACHADOS

Ausculta. O *ritmo* cardíaco é avaliado mais facilmente no recém-nascido/lactente pela ausculta do coração do que pela palpação dos pulsos arteriais periféricos.

O recém-nascido/lactente geralmente tem arritmia sinusal normal, com a frequência cardíaca aumentando na inspiração e diminuindo na expiração, às vezes de maneira bastante abrupta.

A arritmia mais comum em crianças é a taquicardia supraventricular paroxística.

Ausculte atentamente B_1 e B_2. Normalmente, esses sons são nítidos, com desdobramento intermitente de B_1 e B_2 (fundidos na expiração).

Hiperfonese do componente pulmonar de B_2 sugere hipertensão pulmonar. Desdobramento persistente de B_2 é um sinal de comunicação interatrial.

Ausculte à procura de sopros cardíacos. Dois sopros sistólicos benignos comuns são causados por canal arterial em processo de fechamento ou por sopro de fluxo pulmonar periférico.

A maioria dos recém-nascidos/lactentes com doença cardíaca apresenta outros sinais além dos sopros, como alimentação inadequada, déficit de crescimento, irritabilidade, má aparência geral, fraqueza, taquipneia, baqueteamento digital, hepatomegalia e fadiga.

Mamas

As mamas, tanto de meninos como de meninas, podem estar aumentadas após o nascimento e permanecer assim durante meses, devido ao estrogênio materno.

Abdome

É fácil palpar o abdome dos recém-nascidos/lactentes, pois eles gostam de ser tocados. Palpe o fígado e o baço e avalie se há hepatoesplenomegalia (Boxe 25.11).

Massas abdominais anormais podem estar associadas a tumores renais, vesicais ou intestinais. Na estenose pilórica, a palpação profunda do quadrante superior direito do abdome ou da linha média do abdome pode revelar uma "azeitona" ou massa pilórica, de consistência firme e com 2 cm.

Boxe 25.11 Tamanho do fígado de recém-nascidos a termo saudáveis.

À palpação e percussão	Média de 5,9 ± 0,7 cm
Projeção abaixo da margem costal direita	Média de 2,5 ± 1,0 cm

TÉCNICAS DE EXAME	POSSÍVEIS ACHADOS

Genitália masculina

Inspecione o recém-nascido/lactente em decúbito dorsal. O prepúcio de um recém-nascido não é retrátil, embora seja possível retraí-lo o suficiente para visualizar o meato uretral externo.

Massas escrotais comuns incluem hidroceles e hérnias inguinais.

Em 3% dos recém-nascidos/lactentes, não é possível palpar um ou os dois testículos no escroto ou no canal inguinal. Tente mover os testículos para o escroto.

A incapacidade de palpar os testículos, mesmo com manobras, indica criptorquidia.

Genitália feminina

Nas mulheres, os órgãos genitais podem ser proeminentes durante alguns meses após o nascimento, em decorrência dos efeitos do estrogênio materno. Isso diminui durante o primeiro ano de vida (Figura 25.5).

Genitália ambígua consiste em masculinização dos órgãos genitais femininos.

Reto e ânus

Em geral, *não se realiza* exame de toque retal no recém-nascido/lactente, a menos que haja dúvida em relação à patência do ânus ou em caso de massa abdominal.

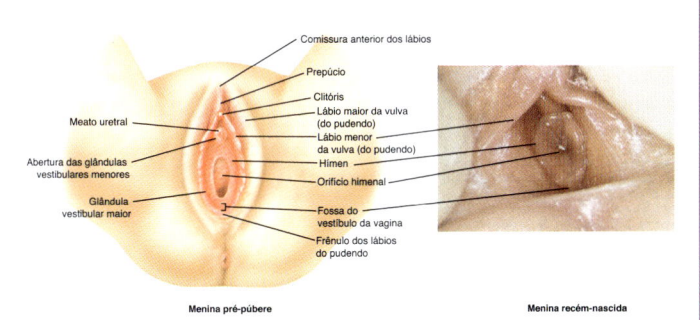

Figura 25.5 Hímen altamente estrogenizado em uma recém-nascida, com espessamento e hipertrofia do tecido himenal.

Sistema musculoesquelético

Examine os membros por inspeção e palpação para detectar alterações, sobretudo nas mãos, na coluna vertebral, nos quadris, nos membros inferiores e nos pés.

Acrocórdons, resquícios de dedos, *polidactilia* (dedos das mãos extras) ou *sindactilia* (união dos dedos das mãos) são defeitos congênitos. Fratura da clavícula pode ocorrer durante um trabalho de parto difícil.

Examine atentamente os *quadris* em cada consulta à procura de sinais de luxação. Existem duas técnicas principais: uma para pesquisar luxação posterior do quadril (*manobra de Ortolani*), como mostrado na Figura 25.6, e outra para verificar a capacidade de induzir subluxação ou luxação em um quadril íntegro, porém instável (*manobra de Barlow*), como mostrado na Figura 25.7.

A displasia congênita do quadril pode resultar em manobra de Ortolani ou de Barlow positiva, sobretudo durante os 3 primeiros meses de vida. Na displasia de quadril, o examinador sente um "ressalto" ao realizar as manobras.

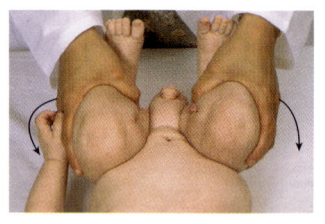 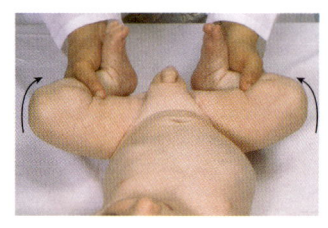

Figura 25.6 Teste de Ortolani, visto da cabeceira do recém-nascido/lactente.

Figura 25.7 Teste de Ortolani, visto da cabeceira do recém-nascido/lactente.

Alguns recém-nascidos/lactentes normais apresentam *torção do eixo longitudinal da tíbia* para dentro ou para fora.

A torção patológica da tíbia somente ocorre associada à deformidade de pés ou quadris.

Sistema nervoso

Avalie o sistema nervoso central em desenvolvimento analisando os *automatismos* infantis, os chamados *reflexos primitivos*.

Consulte a Tabela 25.3, Reflexos primitivos.

Suspeite de alterações neurológicas ou de desenvolvimento se não houver reflexos primitivos na idade apropriada, se os reflexos primitivos persistirem por mais tempo que o normal, se forem assimétricos ou se estiverem associados a alterações de postura ou a espasmos musculares.

TÉCNICAS DE EXAME	POSSÍVEIS ACHADOS
As alterações neurológicas nos recém-nascidos/lactentes muitas vezes se manifestam como alterações do desenvolvimento, como incapacidade de realizar tarefas apropriadas para a idade.	Hipotonia pode ser um sinal de inúmeras anormalidades neurológicas.

Anamnese em crianças de 1 a 10 anos: abordagem geral

- *Estabeleça um vínculo.* Chame a criança pelo nome e fique no nível dela. Mantenha contato visual no mesmo nível (p. ex., sentar-se no chão, se for necessário). Participe das brincadeiras e converse sobre os interesses da criança
- *Interaja com os familiares.* Faça perguntas simples e abertas (p. ex., "Você está doente? Conte o que está acontecendo"), seguidas de perguntas mais específicas. Depois que o pai ou a mãe começar a conversar, dirija as perguntas à criança. Observe, também, a interação dos pais com a criança
- *Identifique os múltiplos objetivos da consulta.* A função do profissional de saúde é descobrir quais são os objetivos da consulta
- *Use a família como recurso essencial.* Os pais devem ser considerados especialistas no atendimento dos filhos, e o profissional de saúde é um consultor
- *Verifique se existem objetivos não verbalizados.* Da mesma maneira que ao atender adultos, a queixa principal pode não estar relacionada com o motivo real pelo qual o pai ou a mãe trouxe a criança para a consulta.

Técnicas de exame

A discussão a seguir foca nas áreas do exame físico abrangente que são diferentes para crianças de 1 a 8 anos em relação a recém-nascidos/lactentes e adultos. As técnicas para adolescentes são descritas na sequência.

Estados mental e físico

▪ Nas *crianças de 1 a 5 anos de idade*, observe o grau de doença ou bem-estar, o humor, o estado nutricional, a fala, o choro, a expressão facial e as habilidades de desenvolvimento. Observe a interação da criança com os pais, inclusive a tolerância à separação, o afeto e a resposta à disciplina	Esse exame global pode revelar evidências de doença crônica, atraso no desenvolvimento, problemas sociais ou ambientais e problemas familiares

TÉCNICAS DE EXAME	**POSSÍVEIS ACHADOS**

- Nas *crianças de 6 a 10 anos de idade*, determine a orientação em relação a tempo e espaço, os conhecimentos dos fatos da vida diária e as habilidades verbais e numéricas. Observe as habilidades motoras utilizadas para escrever, para amarrar os tênis ou sapatos, abotoar a roupa, cortar papel e desenhar.

Observar a criança enquanto ela realiza essas tarefas pode revelar sinais de falta de atenção ou impulsividade, sugestivos de transtorno de déficit de atenção.

Índice de massa corporal para a idade. Atualmente, existem gráficos específicos para idade e sexo para avaliar o IMC nas crianças.

Considera-se *abaixo do peso* a criança com percentil inferior a 5, em *risco de sobrepeso* aquela com percentil superior a 85 e com *sobrepeso* aquela com percentil superior a 95.

Pressão arterial. A hipertensão arterial na infância é mais comum do que se pensava. O reconhecimento, a confirmação e o manejo apropriado da hipertensão arterial na infância são importantes. As aferições da pressão arterial devem fazer parte do exame físico de todas as crianças com mais de 2 anos de idade. *Uma braçadeira de tamanho apropriado é fundamental para a determinação exata da pressão arterial nas crianças.*

A causa mais frequente de elevação da pressão arterial em crianças provavelmente é um exame realizado de maneira inadequada, muitas vezes com uma braçadeira de tamanho incorreto.

As causas de hipertensão arterial persistente na infância incluem doença renal, coarctação da aorta e hipertensão arterial primária. Muitas vezes, a hipertensão arterial está relacionada com a obesidade infantil.

Olhos

Teste a acuidade visual em cada olho (Boxe 25.12) e determine se o olhar é conjugado ou simétrico.

Qualquer diferença na acuidade visual entre os olhos é considerada alterada.

Miopia ou hipermetropia são frequentes em crianças em idade escolar.

Técnicas especiais

O teste do reflexo luminoso da córnea (Figura 25.8) e o teste de cobertura do olho (Figura 25.9) são especialmente úteis nas crianças pré-escolares.

Estrabismo pode resultar em ambliopia.

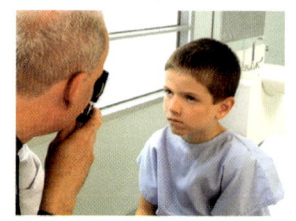

Figura 25.8 Teste do reflexo luminoso da córnea.

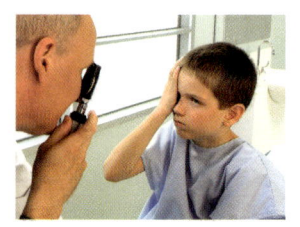

Figura 25.9 Teste de cobertura do olho.

TÉCNICAS DE EXAME | POSSÍVEIS ACHADOS

Boxe 25.12 Acuidade visual em crianças.	
Idade	**Acuidade visual**
3 meses	Há convergência dos olhos, e o lactente tenta alcançar os objetos mostrados
12 meses	20/60 a 20/80
Menos de 4 anos	20/40
4 anos e acima	20/30

Orelhas

Examine o meato acústico e o tímpano. Existem duas posições para colocar a criança (em decúbito dorsal ou sentada) e duas maneiras de segurar o otoscópio, conforme é mostrado nas Figuras 25.10 e 25.11.

Dor à mobilização da orelha externa ocorre na otite externa.

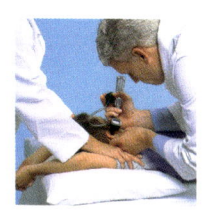

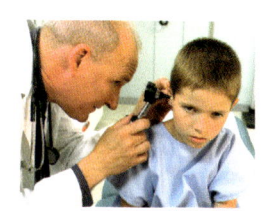

Figura 25.10 Segurar com cuidado os braços da criança reduz reações ao otoscópio.

Figura 25.11 A tração delicada da orelha externa fornece melhor visualização com o otoscópio em muitas crianças.

Insira o espéculo, de modo a obter vedação apropriada.

A otite média aguda está associada à membrana timpânica vermelha e protrusa.

Otoscópio pneumático. Pode ser útil aprender a usar um *otoscópio pneumático* (Figura 25.12) para aprimorar a acurácia do diagnóstico de otite média (Boxe 25.13). Quando se introduz ar no meato acústico normal, a membrana timpânica e seu reflexo luminoso movem-se para dentro. Quando o ar é removido, a membrana timpânica desloca-se para fora, em direção ao examinador.

Na otite média aguda, há redução do movimento da membrana timpânica; não há movimento na otite média associada o derrame.

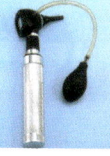

Figura 25.12 Otoscópio pneumático.

Boxe 25.13 Dicas para realizar o exame otoscópico em crianças.

- Use o melhor ângulo do otoscópio
- Use o maior espéculo possível
  - Um espéculo maior possibilita melhor visualização da membrana timpânica e é menos doloroso, pois não é inserido tão distante quanto um espéculo menor
  - Um espéculo menor pode não fornecer a vedação necessária à otoscopia pneumática
- Não aplique muita pressão, pois isso fará a criança chorar e pode causar resultados falso-positivos na otoscopia pneumática
- Insira o espéculo 6 a 12 mm no canal
- Primeiro, encontre os marcos anatômicos
  - Cuidado – às vezes, o canal auditivo se parece com a membrana timpânica
- Observe se a membrana timpânica está alterada
- Remova o cerume se este estiver bloqueando a sua visão, utilizando um dos seguintes:
  - Curetas de plástico especiais
  - Cotonete com micropontas umedecido
  - Lavagem de orelhas para crianças mais velhas
  - Instrumentos especiais que também podem ser adquiridos

Boca e faringe

No caso de uma criança pequena ou ansiosa, é melhor deixar essa parte do exame físico por último. A melhor técnica é empurrar o abaixador de língua para baixo e puxar um pouco para a frente enquanto a criança diz "aaaa". Não introduza muito o abaixador de língua, para não estimular o reflexo faríngeo (reflexo de vômito).

Uma causa comum de língua em morango, úvula vermelha e exsudato faríngeo é faringite estreptocócica.

Tonsilas (amígdalas). Observe o tamanho, a posição, a simetria e a aparência das *tonsilas*. O tamanho das tonsilas varia consideravelmente de uma criança para outra e, muitas vezes, é categorizado pela porcentagem da largura da orofaringe posterior que ocupa (p. ex., reduz a abertura em < 25% do total, em 50% etc.).

A faringite estreptocócica geralmente leva a exsudatos brancos ou amarelos nas tonsilas ou na faringe posterior, úvula avermelhada carnuda e petéquias palatinas.

TÉCNICAS DE EXAME	POSSÍVEIS ACHADOS
Examine os *dentes* quanto a momento e sequência da erupção, quantidade, caráter, condição e posição. Existe um padrão previsível de erupção dentária. Em geral, uma criança terá 1 dente para cada mês de idade entre 6 e 26 meses, até, no máximo, 20 dentes decíduos.	Alterações no esmalte podem indicar doença local ou geral.
Inspecione cuidadosamente a face interna dos dentes superiores (Figura 25.13).	Cáries da mamadeira; cáries dentárias e manchas nos dentes, que podem ser intrínsecas ou extrínsecas.
	As cáries dentárias são o problema de saúde mais comum em crianças e especialmente prevalentes em crianças pobres.

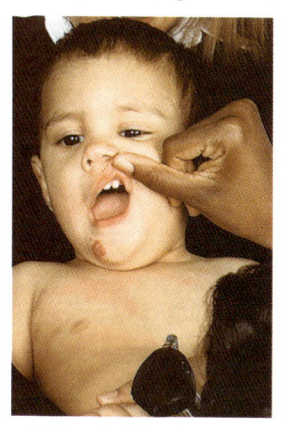

Figura 25.13 O lábio é levantado para verificar se existem cáries dentárias.

Verifique se há alterações na posição dos dentes.	Má oclusão.
Observe as dimensões, a posição, a simetria e o aspecto das *tonsilas*.	Abscesso peritonsilar.

Coração

Um aspecto especialmente desafiador do exame cardiológico de crianças é a avaliação dos *sopros cardíacos*, sobretudo a diferenciação entre sopros benignos (comuns) e sopros incomuns ou patológicos. A maioria das crianças apresenta um ou mais sopros cardíacos *funcionais* ou *benignos* em algum momento (Figura 25.14).	Ver Tabela 25.4, Características dos sopros cardíacos patológicos.

TÉCNICAS DE EXAME	POSSÍVEIS ACHADOS

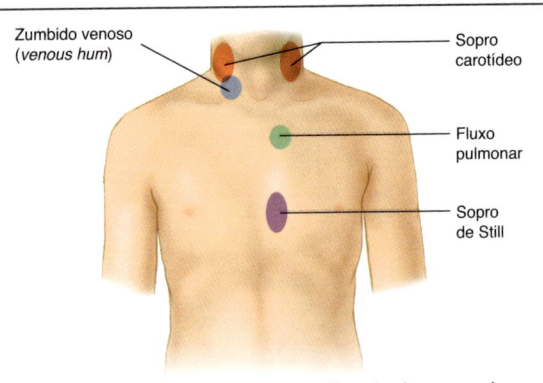

Figura 25.14 Localização dos sopros cardíacos benignos em crianças.

Abdome

A maioria das crianças sente cócegas quando o examinador coloca a mão pela primeira vez no abdome delas durante a palpação. Essa reação tende a desaparecer, sobretudo se a criança se distrair.

Um fígado patologicamente aumentado em uma criança geralmente é palpável mais de 2 cm abaixo da margem costal, tem uma borda firme e arredondada e, com frequência, é doloroso.

Uma condição comum da infância que ocasionalmente provoca protrusão do abdome é a constipação intestinal.

Verifique com a instituição em que trabalha quais são as políticas em relação a acompanhantes. Em muitas instituições, recomenda-se manter um acompanhante durante o exame de crianças e adolescentes em idade escolar (independentemente do sexo do examinador) ao examinar a genitália de meninos ou meninas e as mamas de meninas.

Genitália masculina

Muitos meninos têm reflexo cremastérico ativo, o que faz os testículos ascenderem para o canal inguinal e mimetizarem uma criptorquidia. Uma técnica útil é fazer o menino se sentar de pernas cruzadas na maca de exame.

Na puberdade precoce, há aumento do pênis e dos testículos, além de sinais de mudanças associadas à puberdade.

Dor em um testículo exige tratamento rápido e pode indicar torção.

Hérnias inguinais em meninos maiores se manifestam como nos homens adultos.

Genitália feminina

Use uma abordagem calma e gentil, incluindo uma explicação apropriada para o estágio de desenvolvimento da criança. Examine a genitália de modo eficiente e sistemático. O hímen normal pode ter diversas configurações (Figura 25.15).

Secreção vaginal nos primeiros anos de vida pode resultar de irritação perineal (p. ex., banhos de espuma, sabonetes), corpo estranho, vaginite ou infecções sexualmente transmissíveis (ISTs) (abuso sexual). Sangramento vaginal, abrasões ou sinais de traumatismo nos órgãos genitais externos podem resultar de abuso sexual (ver Tabela 25.5, Sinais físicos de abuso sexual).

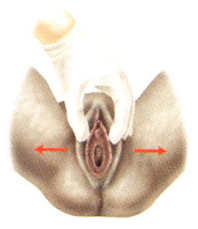

Figura 25.15 Separe os lábios para avaliar as estruturas genitais.

Reto e ânus

O exame retal não é realizado rotineiramente, porém deve ser feito sempre que houver suspeita de doença intra-abdominal, pélvica ou perirretal.

Dor à palpação no exame retal de uma criança geralmente indica causa infecciosa ou inflamatória, como abscesso ou apendicite.

Sistema musculoesquelético

Alterações nos membros superiores são raras, a não ser que haja lesão. Para avaliar os membros inferiores, observe a criança em posição ortostática e caminhando com os pés descalços; depois, peça a ela que toque os dedos dos pés, levante-se da posição sentada, corra uma distância curta e pegue objetos. A maioria das alterações pode ser detectada pela observação meticulosa.

O exame de rastreamento do sistema musculoesquelético em crianças que desejam participar de atividades esportivas é capaz de detectar lesões ou alterações que podem resultar em problemas durante essas atividades.

O arqueamento extremo ou unilateral pode ter causas patológicas, como raquitismo ou tíbia vara (*doença de Blount*).

Um *padrão de joelhos valgos* é comum, geralmente máximo aos 3 anos de idade e corrigido gradualmente até os 7 anos.

Sistema nervoso

O exame neurológico após o primeiro ano de vida passa a incluir os componentes avaliados nos adultos. Deve-se combinar as avaliações do desenvolvimento e neurológica. Isso pode ser transformado em um jogo com a criança para avaliar os desempenhos neurológico e de desenvolvimento ideais (Boxe 25.14).

Atraso na aquisição de habilidades cognitivas ou de linguagem pode ser decorrente de doença neurológica ou transtornos do desenvolvimento.

Sinais neurológicos discretos podem sugerir alterações mínimas no desenvolvimento.

Boxe 25.14 Estratégias para avaliar os nervos cranianos em crianças acima de 1 ano.

Nervo craniano		Estratégia
I	Olfatório	Testável em crianças mais velhas
II	Acuidade visual	Use a tabela de Snellen em crianças com mais de 3 anos Teste os campos visuais como no adulto. Um dos pais pode precisar segurar a cabeça da criança
III, IV, VI	Movimentos extraoculares	Faça a criança acompanhar uma luz ou um objeto (um brinquedo é preferível). Um dos pais pode precisar segurar a cabeça da criança
V	Motor	Brinque com uma bola de algodão macia para testar a sensibilidade Peça à criança que cerre os dentes e mastigue ou engula um pouco de comida
VII	Facial	Peça à criança que "faça caretas" ou imite as caretas que você faz (incluindo mover as sobrancelhas) e observe a simetria e os movimentos faciais
VIII	Acústico	Realize um teste auditivo após os 4 anos de idade Sussurre uma palavra ou um comando pelas costas da criança e peça a ela que repita
IX, X	Deglutição e reflexo faríngeo	Peça à criança que coloque a "língua inteira para fora" ou "diga 'aaaaa'". Observe o movimento da úvula e do palato mole. Teste o reflexo faríngeo
XI	Acessório espinal	Peça à criança que afaste a mão com a cabeça. Peça à criança que encolha os ombros enquanto você empurra para baixo com as mãos para "ver como você é forte"
XII	Hipoglosso	Peça à criança que "mostre toda a língua"

Anamnese em adolescentes: abordagem geral

O exame bem-sucedido de adolescentes exige um ambiente confortável e com privacidade, a fim de tornar esse procedimento tranquilo e informativo. É mais provável que os adolescentes "se abram" quando a anamnese se concentra mais neles do que nos seus problemas.

Deve-se considerar o desenvolvimento cognitivo e social do paciente ao tomar decisões sobre questões de privacidade, participação dos pais e confidencialidade. Explique aos adolescentes e aos seus genitores que o propósito do sigilo é aprimorar os cuidados de saúde, e não manter segredos. O objetivo do profissional de saúde é ajudar o adolescente a comunicar as suas preocupações ou dúvidas aos pais. Todavia, o sigilo não é ilimitado. Deve-se sempre explicitar que pode ser necessário tomar algumas atitudes referentes à segurança com base nas informações fornecidas.

Avaliação HEEADSSS

Coletar uma história psicossocial adequada de um adolescente oferece a você a possibilidade de contextualizar a vida dele. A avaliação HEEADSSS é um bom guia (Boxe 25.15). Análoga à "revisão de sistemas", trata-se de uma ferramenta valiosa para avaliar o bem-estar físico, emocional e social de adolescentes.

Boxe 25.15 Avaliação HEEADSSS.	
Categoria	**Exemplos de perguntas efetivas**
Ambiente doméstico (**H**ome environment)	Quem mora com você? Há quanto tempo você mora lá? Você tem seu próprio quarto? Como são seus relacionamentos em casa? Você se mudou ou fugiu de casa recentemente?
Escolaridade e emprego (**E**ducation and employment)	Desempenho escolar/ano escolar – alguma mudança recente? Suspensão, conclusão, abandono? Matéria favorita/menos favorita? Segurança na escola?
Alimentação (**E**ating)	Do que você gosta, ou não gosta, em seu corpo? Alguma mudança recente no seu peso ou apetite? Alguma preocupação com o peso? Preocupa-se em ter comida disponível?
Atividades (**A**ctivities)	Com colegas e familiares? Igreja, clubes, atividades esportivas? Joga videogame? História de encarceramento, condenação, crime?
Drogas ilícitas e bebidas alcoólicas (**D**rugs and alcohol)	Tabagismo, consumo de bebidas alcoólicas ou uso de drogas ilícitas por colegas, pelo adolescente ou por familiares?
Sexualidade (**S**exuality)	Qual é a sua orientação sexual? Namorou alguém? Beijou alguém? Grau e tipos de experiências e atos sexuais? Quantidade de parceiros? ISTs, contracepção, gestação/aborto?

continua

Suicídio, depressão e automutilação (**S**uicide, depression, and self-harm)	Você já pensou em ferir a si mesmo ou a outra pessoa? Você perdeu o interesse por coisas que gostava muito?
Segurança contra ferimentos e violência (**S**afety from injury and violence)	História de acidentes, violência física, abuso sexual ou intimidação? Violência em casa, na escola ou na vizinhança? Acesso a armas de fogo? Uso do cinto de segurança? Andou com alguém que estava bêbado ou drogado? Alguma violência na escola? Onde você mora? Já sofreu *bullying* ou intimidação? Já sentiu necessidade de se proteger?

Fontes: American Academy of Pediatrics. *Bright Futures tool and resource kit*. Author; 2010; Smith GL, McGuinness TM. Adolescent Psychosocial Assessment: The HEEADSSS. *J Psychosoc Nurs Ment Health Serv*. 2017;55(5):24-27.

Acompanhamento do desenvolvimento: 11 a 20 anos

A adolescência pode ser dividida em três estágios: pré-adolescência, adolescência e juventude (Boxe 25.16).

Boxe 25.16 Tarefas de desenvolvimento da adolescência.

Tarefa	Característica	Abordagens de cuidados de saúde
Pré-adolescência (10 a 14 anos)		
Física	Puberdade (F: 10 a 14 anos; M: 11 a 16 anos)	Confidencialidade; privacidade
Cognitiva	Concreto operacional	Ênfase a curto prazo
Identidade social	Sou normal? Os colegas se tornam cada vez mais importantes	Tranquilização e atitude positiva
Independência	Ambivalência (família, eu, colegas)	Apoio para aumentar a autonomia
Adolescência (15 a 16 anos)		
Física	Meninas mais confortáveis, meninos desajeitados	Apoie se o paciente for diferente do normal
Cognitiva	Transição; muitas ideias, muitas vezes um pensador altamente emocional	Resolução de problemas; tomada de decisão, acréscimo na responsabilidade
Identidade social	Quem sou eu? Muita introspecção; questões globais, sexualidade	Aceitação sem julgamento crítico
Independência	Testa limites; comportamentos experimentais; namoro	Consistência; estabelecer limites

continua

Juventude (17 a 20 anos)		
Física	Aparência de adulto	Mínima, exceto em caso de doença crônica
Cognitiva	Operacional formal (para muitos, mas não todos)	Abordagem como ao adulto
Identidade social	Papel em relação aos outros; sexualidade; futuro	Estímulo à identidade para possibilitar o crescimento; segurança e tomada de decisão saudável
Independência	Separação da família; em direção à independência real	Apoio, orientações gerais

Formação de identidade sexual e de gênero entre adolescentes

Em 2017, a Pesquisa Nacional de Comportamento de Risco em Jovens (National Youth Risk Behavior Survey) do Centers for Disease Control and Prevention (CDC) descobriu que, de 118.803 estudantes do ensino médio, 2,4% dos jovens se identificavam como *gays*/lésbicas, 8% se identificavam como bissexuais e 4,2% não tinham certeza de sua orientação sexual. A pesquisa também descobriu que 1,8% dos jovens se identificavam como transgêneros. É importante compreender que ser uma pessoa atraída afetiva ou sexualmente por pessoas do mesmo gênero, ou que se sente atraída por pessoas de ambos os gêneros, ou que tem uma identidade de gênero diferente do sexo biológico (LGBTQ+) é absolutamente normal, e isso não significa, de forma alguma, um fator de risco para comportamentos de alto risco ou desfechos adversos à saúde.

Discutir a sexualidade e o gênero pode ser difícil para adolescentes e jovens adultos, e muitos lutam contra as suas atrações sexuais e a formação da identidade. A pesquisa mostra que os jovens LGBTQ+ valorizam a oportunidade de discutir seu gênero e sua sexualidade com o profissional de saúde, porém geralmente adiam a revelação de sua sexualidade até que o profissional construa uma relação de confiança com eles.

Ao iniciar essa conversa, o profissional de saúde deve enfatizar e praticar a confidencialidade para possibilitar uma discussão mais aberta. Não é função do profissional de saúde informar os pais ou responsáveis sobre a identidade sexual ou de gênero do adolescente, pois isso pode expor o jovem a perigos. Ostracismo, *bullying* e rejeição dos pais são comuns e podem levar à violência física e emocional e à possibilidade de perda do local de moradia.

Técnicas de exame

O exame físico do adolescente é semelhante ao do adulto. Entretanto, não se esqueça de considerar questões específicas da adolescência, como puberdade, crescimento, desenvolvimento, relações com familiares e colegas, sexualidade, tomada de decisão e comportamentos de alto risco. Para maiores detalhes sobre técnicas específicas de exame, o leitor deve procurar o capítulo correspondente ao exame da região de interesse ou preocupação. A seguir, são descritos tópicos especiais a serem abordados no exame de adolescentes. Verifique com a instituição em que trabalha quais são as políticas em relação a acompanhantes. Em muitas instituições, recomenda-se manter um acompanhante durante o exame de crianças e adolescentes em idade escolar (independentemente do sexo do examinador) ao examinar a genitália de meninos ou meninas e as mamas de meninas.

Mamas

Avalie se o desenvolvimento (amadurecimento) é normal.

Genitálias masculina e feminina

Um objetivo importante ao examinar adolescentes de ambos os sexos é atribuir um escore de maturidade sexual, independentemente da idade cronológica.

Consulte a Tabela 25.6, Avaliação da maturidade sexual em meninos (estágios de Tanner).

Sistema musculoesquelético

Pesquisa de escoliose. Inspecione todas as crianças que consigam ficar em pé à procura de *escoliose*. Faça a criança inclinar o tronco para a frente com os joelhos retificados (*teste de Adam*). Avalie, então, eventuais assimetrias de posição ou marcha. Se for detectada escoliose, use um *escoliômetro* para determinar o grau de escoliose (Figura 25.16).

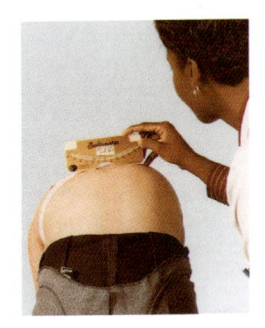

Figura 25.16 Mensuração da escoliose com um escoliômetro e registro.

Avaliação física pré-participação em atividades desportivas. Milhões de crianças e adolescentes participam de esportes organizados e, muitas vezes, precisam de "autorização médica". Inicie a avaliação com uma anamnese completa, com foco em fatores de risco cardiovasculares, cirurgias anteriores, lesões anteriores, outros problemas de saúde e histórico familiar. Alguns especialistas recomendaram o exame musculoesquelético pré-atividade desportiva de 2 minutos, mostrado na Tabela 25.7, Exame de rastreamento musculoesquelético para a prática esportiva.

Registro dos achados

O formato do prontuário pediátrico é o mesmo do adulto. Embora a sequência do exame físico possa variar, os achados clínicos devem ser registrados no formato tradicional.

Registro dos achados da consulta pediátrica.

19/04/2020

Eli é um menino ativo, de 26 meses, e está acompanhado por seu pai, Matthew Nolan, que se preocupa com seu desenvolvimento e comportamento

Fonte e confiabilidade: pai, confiável

Queixa principal: desenvolvimento lento e comportamento difícil

História da doença atual: Eli parece estar se desenvolvendo mais lentamente do que sua irmã mais velha. Ele usa apenas palavras isoladas e frases simples, raramente combina palavras e parece frustrado por não ser capaz de se comunicar. As pessoas entendem menos de um quarto do seu discurso. O desenvolvimento físico parece normal para a mãe: ele joga bola, chuta, rabisca e se veste bem. Ele não teve traumatismo cranioencefálico, doenças crônicas, convulsões nem regressão em seus marcos de desenvolvimento

O pai de Eli também está preocupado com o seu comportamento. Eli é extremamente teimoso, com frequência tem acessos de raiva, fica bravo facilmente (sobretudo com a irmã mais velha), atira objetos, morde e bate em outras pessoas quando não consegue o que quer. O comportamento do menino parece pior quando está perto do pai, que relata que ele fica "bem" na creche. Ele passa de uma atividade para outra, não consegue sentar-se quieto para ler ou brincar com um jogo. É importante observar que, às vezes, ele é afetuoso e gosta de abraçar. Ele faz contato visual e brinca normalmente com os brinquedos. Ele não tem movimentos incomuns

Eli é bastante seletivo para se alimentar; ingere uma grande quantidade de comida pronta e praticamente mais nada além disso. Ele não come frutas ou vegetais e bebe enormes quantidades de suco e refrigerante. Seu pai tentou de tudo para fazê-lo ingerir alimentos saudáveis, sem sucesso

A família passou por um grande estresse durante o ano passado, pois o pai de Eli estava desempregado. Embora Eli agora tenha seguro Medicaid, os pais não o têm. Eli dorme a noite toda.

Medicamentos. Um multivitamínico, diariamente

continua

História pregressa

Gestação. Sem intercorrências. O pai reduziu o tabagismo para meio maço por dia e consumia bebidas alcoólicas ocasionalmente. Ele nega o uso de drogas ilícitas ou infecção

Período neonatal. Nasceu de parto normal com 40 semanas; deixou o hospital em 2 dias. Peso ao nascer: 2,5 kg. O pai não sabe por que Eli era pequeno ao nascer

Doenças. Apenas doenças simples; nega hospitalizações

Acidentes. Precisou de suturas no ano passado para uma laceração facial secundária a uma queda na rua. Ele não perdeu a consciência, tampouco teve sequelas

Cuidados preventivos. Eli faz *check-ups* preventivos regularmente. Na última consulta, há 6 meses, a sua pediatra disse que Eli estava um pouco atrasado em alguns marcos de desenvolvimento e sugeriu uma creche excelente, bem como maior atenção dos pais para ler, falar, brincar e estimular. As imunizações estão em dia. O nível de chumbo de Eli estava ligeiramente elevado no ano passado, e o pai relata que ele estava com "sangue fraco". A pediatra recomendou suplementos de ferro e alimentos ricos em ferro, mas Eli, na verdade, não consome nenhum desses alimentos

História familiar

Forte história familiar de diabetes melito (dois avós, nenhum com diabetes melito na infância) e hipertensão arterial. Nega história familiar de doenças crônicas, psiquiátricas ou de desenvolvimento na infância

História do desenvolvimento: sentou-se aos 6 meses, engatinhou aos 9 meses e caminhou aos 13 meses. Primeiras palavras ("mamãe" e "carro") ditas por volta de 1 ano

História pessoal e social: os pais são casados e moram com os dois filhos em um apartamento alugado. O pai não tem emprego fixo há 1 ano, mas trabalhou intermitentemente em uma academia. A mãe, Wesley Nolan, trabalha como garçonete de meio período enquanto Eli está na creche

A mãe teve depressão durante o primeiro ano de Eli e compareceu a algumas sessões de aconselhamento, mas parou porque não podia pagar por elas nem pelos medicamentos. Ela recebe apoio de sua mãe, que mora a 30 min de distância, e de muitos amigos, alguns dos quais cuidam ocasionalmente de Eli

Apesar do grande estresse familiar, o pai descreve uma família amorosa e preservada. Eles tentam jantar juntos todos os dias, limitam o uso da televisão, leem para as duas crianças (embora Eli não fique quieto) e vão regularmente ao parque próximo para brincar

Exposições ambientais. Ambos os pais fumam, embora geralmente fora de casa

Segurança. O pai relata que essa é uma grande preocupação: ele mal consegue deixar Eli fora de sua vista sem que ele apronte alguma coisa errada. Ele teme que o menino corra para baixo de um carro; a família está pensando em fazer uma cerca em seu pequeno quintal. Eli fica sentado na cadeirinha do carro a maior parte do tempo; os detectores de fumaça em casa funcionam. As armas de fogo do pai estão trancadas; os medicamentos estão em um armário no quarto dos pais

Revisão dos sistemas

Geral. Nenhuma doença grave

Pele. Seca e com prurido. No ano passado, ele recebeu uma prescrição de hidrocortisona para isso

continua

Cabeça, olhos, orelhas, nariz, boca e faringe. Cabeça: nega trauma. *Olhos:* boa visão. *Orelhas:* múltiplas infecções no último ano. Com frequência, ignora o chamado dos pais; eles não sabem dizer se isso é proposital ou se ele não consegue ouvir bem. *Nariz:* frequentemente escorrendo; o pai se pergunta se seriam alergias. *Boca:* nunca foi ao dentista. Escova os dentes às vezes (uma fonte frequente de disputa)
Pescoço. Ausência de nódulos. Linfonodos cervicais parecem aumentados
Respiratório. Tosse e sibilos frequentes. O pai não consegue identificar o gatilho; tende a desaparecer. Eli é capaz de correr o dia todo sem parecer cansado
Cardiovascular. Nenhuma doença cardíaca conhecida. Tinha sopro quando mais jovem, que desapareceu
Digestório. Apetite e hábitos alimentares descritos anteriormente. Evacuações regulares. Está em processo de desfralde e usa fralda à noite, mas não na creche
Urinário. Bom fluxo. Nega infecções prévias do sistema urinário
Genitália. Normal
Musculoesquelético. Ele é um menino que nunca se cansa. Pequenas batidas e hematomas ocasionais
Neurológico. Caminha e corre bem; parece coordenado para a idade. Nega rigidez, convulsões ou desmaios. O pai diz que a memória do menino parece ótima, mas sua capacidade de atenção é ruim
Psiquiátrico. Em geral, parece feliz. Chora facilmente; salta para a frente e para trás para tentar se livrar de carinho e colo

Exame físico
Aparência geral: Eli é uma criança ativa e cheia de energia. Brinca com o martelo de reflexos, fingindo que é um caminhão. Parece intimamente ligado ao pai, olhando para ele ocasionalmente em busca de conforto. O pai parece preocupado com a possibilidade de Eli quebrar alguma coisa. As roupas do menino estão limpas
Sinais vitais. Altura 90 cm (percentil 90). Peso = 16 kg (> percentil 95). IMC = 19,8 (> percentil 95). Perímetro cefálico de 50 cm (percentil 75). PA = 108/58 mmHg. Frequência cardíaca de 90 bpm, regular. Frequência respiratória de 30 rpm; varia com a atividade. Temperatura (orelha) = 37,5°C. Obviamente sem dor
Pele. Normal, exceto por equimose nas pernas e pele seca de distribuição irregular na superfície externa dos cotovelos
Cabeça, olhos, orelhas, nariz, boca e faringe. Cabeça: normocefálico; ausência de lesões. *Olhos:* difíceis de examinar porque o menino não fica sentado quieto. Olhos simétricos com movimentos extraoculares normais. Pupilas de 4 a 5 mm e simetricamente reativas à luz. Discos ópticos de difícil visualização; ausência de hemorragias. *Orelhas:* orelha externa normal; ausência de alterações externas. Meatos acústicos externos e membranas timpânicas (MT) normais. *Nariz:* narinas normais; septo na linha média. *Boca:* alguns dentes escurecidos na face interna dos incisivos superiores. Uma cárie no incisivo direito superior. Língua normal. Padrão de calçada de paralelepípedo na parte posterior da faringe; ausência de exsudato. Tonsilas aumentadas, porém com espaço adequado (1,5 cm) entre elas. Sem brilho alérgico
Pescoço. Livre, traqueia na linha média, ausência de tireoide palpável
Linfonodos. Linfonodos cervicais anteriores facilmente palpáveis (1,5 a 2 cm), firmes e móveis bilateralmente. Pequenos linfonodos (0,5 cm) no canal inguinal, bilateralmente. Todos os linfonodos são móveis e indolores à palpação

continua

Pulmões. Boa expansibilidade. Ausência de taquipneia ou dispneia. Ruídos audíveis, porém aparentemente derivados das vias respiratórias superiores (mais intensa próximo à boca, simétrica). Ausência de roncos, estertores e sibilos. Pulmões desobstruídos à ausculta

Cardiovascular. Ictus cordis no 4° ou 5° espaço intercostal e na linha hemiesternal. B1 e B2 normais. Ausência de sopros e bulhas cardíacas anormais. Pulsos arteriais femorais normais, pulsos pediosos dorsais bilateralmente palpáveis. Enchimento capilar rápido

Mamas. Normais, com alguma gordura sob as duas

Abdome. Protruso, porém depressível; ausência de massas ou dor à palpação. Fígado 2 cm abaixo do rebordo costal direito (RCD), indolor. Baço e rins não palpáveis. Sons intestinais presentes

Genitália. Pênis circuncisado, Tanner I; ausência de pelos penianos, lesões ou secreções. Testículos descidos, de difícil palpação em função de reflexos cremastéricos ativos. Escroto normal bilateralmente

Musculoesquelético. Amplitude de movimento normal dos membros superiores e inferiores e em todas as articulações. Coluna vertebral ereta. Marcha normal

Neurológico. Estado mental: criança feliz e cooperativa. *Desenvolvimento:* motricidade grossa – pula e atira objetos. Motricidade fina – imita linha vertical. Linguagem – não combina palavras; usa apenas palavras isoladas, 3 a 4 durante o exame. Pessoal/social – lava o rosto, escova os dentes e veste a camisa. Geral – normal, exceto pela linguagem, que parece atrasada. *Nervos cranianos:* íntegros, embora difíceis de examinar. *Cerebelar:* marcha normal, bom equilíbrio. *Reflexos tendinosos profundos:* normais e simétricos, sem sinal de Babinski. *Sensitivo:* não realizado

Promoção e orientação da saúde: evidências e recomendações

Tópicos importantes para promoção da saúde

Os conceitos atuais de promoção da saúde incluem a detecção e a prevenção de doenças, bem como a promoção ativa do bem-estar das crianças e de suas famílias, abrangendo as saúdes física, cognitiva, emocional e social (Boxe 25.17).

- Cada interação com a criança e sua família é uma oportunidade para a promoção da saúde
- Os pais são os principais agentes de promoção da saúde das crianças e seus conselhos são implementados por meio deles
- Integre as explicações de seus achados físicos à promoção da saúde
- As imunizações infantis são um pilar para a promoção da saúde e foram consideradas a conquista clínica mais importante da saúde pública em todo o mundo
- Os procedimentos de rastreamento relativos à idade são realizados em idades específicas
- As orientações para a família são um componente importante da consulta pediátrica.

Boxe 25.17 Principais componentes da promoção da saúde pediátrica.

1. Desenvolvimento apropriado à idade da criança
   - Físico (maturação, crescimento, puberdade)
   - Motor (habilidades de motricidade grosseira e fina)
   - Cognitivo (marcos de desenvolvimento, linguagem, desempenho escolar)
   - Emocional (autorregulação, autoeficácia, autoestima, independência)
   - Social (competência social, autorresponsabilidade, integração com a família e a comunidade, interações com colegas)
2. Consultas de rotina para supervisão da saúde
   - Avaliação periódica de aspectos físicos, de desenvolvimento, socioemocionais e de saúde bucal
   - Consultas mais frequentes para crianças com necessidades especiais de saúde
3. Integração dos achados do exame físico com a promoção da saúde
4. Imunizações
5. Procedimentos de rastreamento
6. Saúde bucal
7. Orientações antecipatórias
   - Hábitos saudáveis
   - Nutrição e alimentação saudáveis
   - Segurança e prevenção de lesões
   - Atividade física
   - Desenvolvimento sexual e sexualidade
   - Autorresponsabilidade, eficácia e autoestima saudável
   - Relações familiares (interações, pontos fortes, apoios)
   - Estratégias parentais positivas
   - Ler em voz alta com a criança
   - Saúde emocional e mental
   - Saúde bucal

continua

- Reconhecimento de doenças
- Sono
- Tempo de telas
- Prevenção de comportamentos de risco
- Escola e orientação vocacional
- Relacionamento com colegas
- Interações com a comunidade
8. Parceria entre profissional da saúde, criança/adolescente e família

Para obter as recomendações mais atualizadas do Bright Futures para cuidados preventivos de saúde, consulte https://www.aap.org/en-us/documents/periodicity_ schedule.pdf. Cada criança e família são únicas; portanto, essas recomendações destinam-se ao cuidado de crianças que recebem cuidados parentais competentes, não têm manifestação de nenhum problema de saúde importante e estão crescendo e se desenvolvendo de maneira satisfatória.

Recursos de interpretação

Tabela 25.1 Classificação do recém-nascido.

Pequeno para a idade gestacional (PIG) = peso ao nascer < percentil 10 na curva de crescimento intrauterino

Adequado para a idade gestacional (AIG) = peso ao nascer entre os percentis 10 e 90 na curva de crescimento intrauterino

Grande para a idade gestacional (GIG) = peso ao nascer > percentil 90 na curva de crescimento intrauterino

Adaptada de Sweet YA. Classification of the low-birth-weight infant. In: Klaus MH et al., ed. *Care of the High-Risk Neonate*. 3rd ed. WB Saunders; 1986. Copyright © 1986 Elsevier. Com autorização.

Tabela 25.2 Causas de hipertensão arterial persistente em crianças.

Recém-nascido	Fase intermediária da infância
Doença da artéria renal (estenose, trombose)	Hipertensão arterial primária
Malformações renais congênitas	Doença da artéria renal ou do parênquima renal
Coarctação da aorta	Coarctação da aorta

Primeiro ano de vida até 7 anos de idade	Adolescência
Doença da artéria renal ou do parênquima renal	Hipertensão arterial primária
Coarctação da aorta	Doença do parênquima renal
	Induzida por drogas ilícitas/fármacos

Tabela 25.3 Reflexos primitivos.

Reflexo primitivo	Manobra	Idades
Preensão palmar	Coloque o dedo na palma da mão do recém-nascido/lactente e pressione. Ele flexionará todos os dedos para segurar os dedos do examinador	Nascimento até 3 a 4 meses
Preensão plantar	Toque a planta do pé na base dos artelhos, que se curvarão	Nascimento até 7 a 8 meses
Reflexo de busca ou dos pontos cardeais	Passe a mão na pele perioral nos cantos da boca. A boca se abrirá, e o lactente virará a cabeça em direção ao lado estimulado e sugará	Nascimento até 3 a 4 meses
Reflexo de Moro	Segure o recém-nascido/lactente em decúbito dorsal, apoiando a cabeça, as costas e as pernas. Abaixe abruptamente todo o corpo cerca de 30 centímetros. Os braços irão se abduzir e estender, as mãos se abrirão e as pernas se flexionarão. A criança pode chorar	Nascimento até 4 meses

continua

Tabela 25.3 Reflexos primitivos. (*continuação*)

Reflexo primitivo	Manobra	Idades
Reflexo tônico cervical assimétrico	Com o recém-nascido/lactente em decúbito dorsal, vire a cabeça para um lado, segurando a mandíbula sobre o ombro. Os braços/as pernas do lado para o qual a cabeça está voltada se estenderão, ao passo que o braço/a perna oposto se flexionarão. Repita do outro lado	Nascimento até 2 a 3 meses
Reflexo de Galant	Apoie o recém-nascido/lactente em decúbito ventral com uma das mãos e acaricie um lado das costas a 1 cm da linha média, do ombro às nádegas. A coluna se curvará em direção ao lado estimulado	Nascimento até 3 a 4 meses
Reflexo de Landau	Suspenda o recém-nascido/lactente em decúbito ventral com uma das mãos. A cabeça vai se levantar e a coluna se endireitará	Nascimento até 6 meses
Reflexo de paraquedas	Suspenda o recém-nascido/lactente em decúbito ventral e abaixe lentamente a cabeça em direção a uma superfície. Os braços e as pernas se estenderão de maneira protetora	8 meses e não desaparece

continua

Tabela 25.3 Reflexos primitivos. (*continuação*)

Reflexo primitivo	Manobra	Idades
Reação positiva de suporte 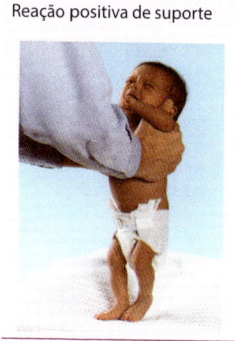	Segure o recém-nascido/lactente ao redor do tronco e abaixe-o até que os pés toquem uma superfície plana. Os quadris, joelhos e tornozelos se estenderão, a criança ficará em pé, suportando parcialmente o peso, perdendo a sustentação após 20 a 30 segundos	Do nascimento ou 2 meses até 6 meses
Placing e marcha automática 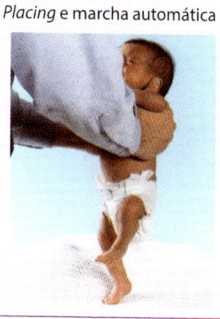	Segure o recém-nascido/lactente na posição vertical como para a reação positiva de suporte. Toque-o uma vez na maca. O quadril e o joelho desse pé se flexionarão, e o outro pé dará um passo à frente. O lactente produzirá um passo alternado	Nascimento (mais evidente após 4 dias; desaparece em idade variável)

Tabela 25.4 Características dos sopros cardíacos patológicos.	
Defeito congênito	**Características do sopro**
Estenose da valva pulmonar *Leve* 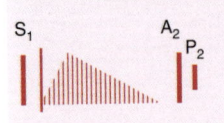 *Grave* 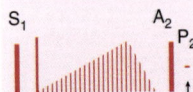	*Localização.* Borda esternal esquerda superior *Irradiação.* Nos graus leves de estenose, o sopro pode ser auscultado no trajeto das artérias pulmonares nos campos pulmonares *Intensidade.* Aumentos da intensidade e da duração proporcionais ao grau de obstrução *Características.* Sopro de ejeção, com pico telessistólico à medida que a obstrução se agrava
Estenose da valva da aorta 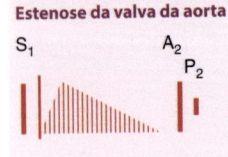	*Localização.* Medioesternal, borda esternal superior direita *Irradiação.* Para as artérias carótidas e a incisura supraesternal; também pode existir frêmito *Intensidade.* Varia; mais intenso com o agravamento da obstrução *Características.* Sopro sistólico de ejeção, frequentemente rude
Tetralogia de Fallot *Com estenose pulmonar* 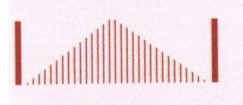 *Com atresia pulmonar* 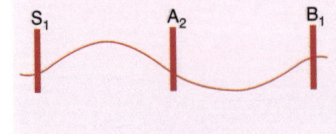	*Geral.* Cianose variável, que se exacerba com a atividade física *Localização.* Borda esternal esquerda, porção média a superior. Se houver atresia pulmonar, pode não haver sopro sistólico, porém o sopro contínuo da persistência do canal arterial flui na borda superior esquerda do esterno ou no dorso *Irradiação.* Pouca, para a borda esternal esquerda superior, ocasionalmente campos pulmonares *Intensidade.* Em geral, III-IV *Características.* Pico mesossistólico, sopro de ejeção

continua

Tabela 25.4 Características dos sopros cardíacos patológicos. (*continuação*)

Defeito congênito	Características do sopro
Transposição das grandes artérias	*Geral.* Cianose generalizada e intensa *Localização.* Ausência de sopro característico. Se houver sopro, pode refletir um defeito associado, como comunicação interventricular (CIV) *Irradiação e características.* Dependem das alterações associadas
Comunicação interventricular (defeito do septo interventricular) *Pequena a moderada*	*Localização.* Borda esternal inferior esquerda *Irradiação.* Pouca *Intensidade.* Variável, apenas parcialmente determinada pelo tamanho do *shunt*. Os *shunts* pequenos com altos gradientes de pressão estão associados a sopros muito intensos. Os defeitos do septo interventricular grandes associados à resistência vascular pulmonar elevada podem não se associar a sopros. Graus II-IV/VI são acompanhados por frêmito se o grau for igual a IV/VI ou maior

Tabela 25.5 Sinais físicos de abuso sexual.

Sinais físicos que podem indicar abuso sexual em crianças[a]

- Dilatação acentuada e imediata do ânus em posição de genuflexão, sem constipação intestinal, fezes na cúpula ou transtornos neurológicos
- Fenda ou incisura himenal que se estende por mais de 50% da borda inferior do hímen (confirmada na posição de genuflexão)
- Condilomas acuminados em crianças com mais de 3 anos
- Equimoses, abrasões, lacerações ou marcas de mordidas nos lábios maiores e menores da vulva (do pudendo) ou no tecido peri-himenal
- Herpes na região anogenital após o período neonatal
- Corrimento vaginal purulento ou fétido em menina pequena (realizar cultura e observar todas as secreções sob microscópio, buscando evidências de ISTs)

Sinais físicos que sugerem fortemente abuso sexual em crianças[a]

- Lacerações, equimoses e marcas recém-cicatrizadas no hímen ou no frênulo dos lábios da vulva (do pudendo)
- Ausência de tecido himenal nas posições de 3 a 9 h (confirmada em várias posições)
- Transecções himenais cicatrizadas, principalmente entre as posições 3 e 9 h (fenda completa)
- Lacerações perianais que se estendem até o esfíncter externo

A criança com sinais físicos de alarme precisa ser avaliada por um especialista em abuso sexual, que fará uma anamnese completa e realizará um exame específico para abuso sexual

[a]Qualquer sinal físico precisa ser avaliado à luz da história como um todo, do restante do exame físico e de exames laboratoriais.

Tabela 25.6 Avaliação da maturidade sexual em meninos (estágios de Tanner).*

Estágio 1: pelos pubianos: pré-adolescentes – ausência de pelos pubianos, exceto por finos pelos corporais (penugem) semelhantes aos encontrados no abdome.
Genitália: pênis, testículos e escroto: pré-adolescente – mesmo tamanho e proporções que na infância

Estágio 2 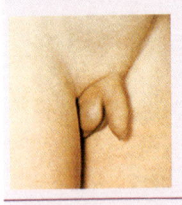	**Pelos pubianos:** crescimento escasso de pelos longos, discretamente pigmentados e finos, retos ou apenas levemente encaracolados, principalmente na base do pênis **Genitália** ■ **Pênis:** aumento discreto ou ausente ■ **Testículos e escroto:** testículos aumentam; escroto aumentado, um pouco avermelhado e com textura alterada
Estágio 3 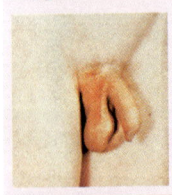	**Pelos pubianos:** pelos mais escuros, crespos, encaracolados e escassos espalhados sobre a sínfise púbica **Genitália** ■ **Pênis:** aumentado, principalmente em comprimento ■ **Testículos e escroto:** aumento ainda maior
Estágio 4 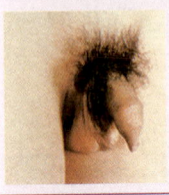	**Pelos pubianos:** pelos grossos e encaracolados, como no adulto; a área coberta é maior que no estágio 3, mas ainda não atingiu as proporções do adulto e ainda não inclui as coxas **Genitália** ■ **Pênis:** aumento ainda maior de comprimento e largura, com desenvolvimento da glande ■ **Testículos e escroto:** aumento adicional; escurecimento da pele do escroto
Estágio 5 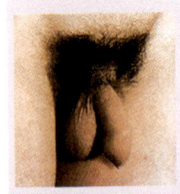	**Pelos pubianos:** quantidade e características semelhantes às do adulto, espalhados para as superfícies mediais das coxas, porém ainda não para o abdome **Genitália** ■ **Pênis:** formato e tamanho do adulto ■ **Testículos e escroto:** formato e tamanho do adulto

Fotografias reimpressas de Wales JKH et al. *Pediatric Endocrinology and Growth*. 2nd ed. W.B. Saunders; 2003. Copyright © 2003 Elsevier. Com autorização.

*Para informações sobre o estadiamento de Tanner, consultar Saúde do Adolescente e do Jovem: crescimento e desenvolvimento físico, desenvolvimento psicossocial, imunizações e violência, 2015, UMA-SUS-UFPE, em https://ares.unasus.gov.br/acervo/html/ARES/9260/1/livro_saude_do_adolescente_e_jovem.pdf.

Tabela 25.7 Exame de rastreamento musculoesquelético para a prática esportiva.

Posicionamento e instruções ao paciente

Etapa 1: fique em pé, voltado para a frente. Observe qualquer assimetria ou inchaço das articulações

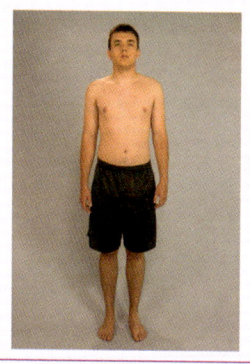

Etapa 2: mova o pescoço em todas as direções. Observe se há alguma perda na amplitude de movimento

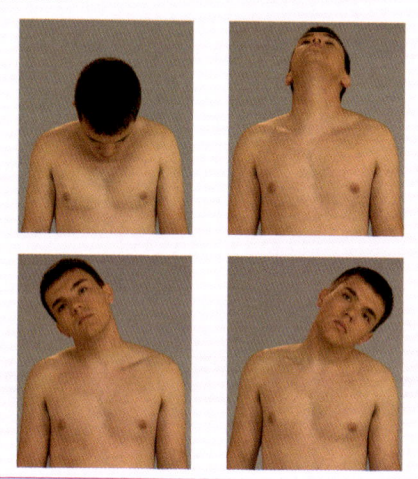

continua

Tabela 25.7 Exame de rastreamento musculoesquelético para a prática esportiva. (*continuação*)

Posicionamento e instruções ao paciente

Etapa 3: encolha os ombros contra a resistência. Observe se há alguma fraqueza nos músculos do ombro, pescoço ou trapézio

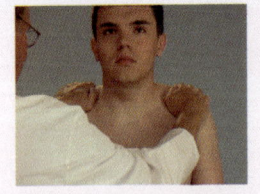

Etapa 4: estenda os braços para o lado contra a resistência e eleve ativamente os braços acima da cabeça. Observe se há alguma perda de força do músculo deltoide

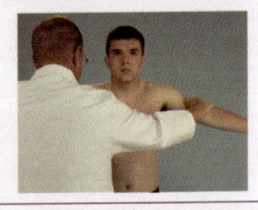

Etapa 5: abduza os braços a 45° com os cotovelos flexionados a 90°; levante e abaixe as mãos. Observe se há alguma perda de rotação lateral e lesão da articulação glenoumeral

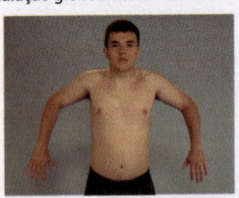

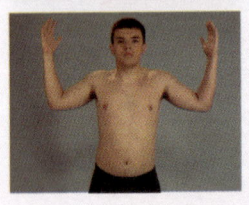

Etapa 6: abduza os braços a 80° e flexione e estenda totalmente os cotovelos (deve ser capaz de tocar o ombro com facilidade). Observe se há alguma perda na amplitude de movimento de cotovelo

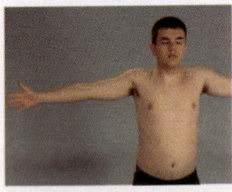

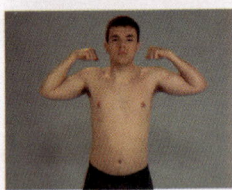

continua

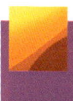 **Tabela 25.7 Exame de rastreamento musculoesquelético para a prática esportiva.** (*continuação*)

Posicionamento e instruções ao paciente

Etapa 7: com os braços ao longo do corpo, flexione os cotovelos a 90° e prone e supine os antebraços. Observe se há alguma perda na amplitude de movimento por lesão prévia no antebraço, no cotovelo ou no punho

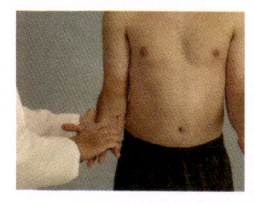

Etapa 8: feche a mão e, então, abra-a, separando os dedos. Observe se há articulação protuberante, amplitude de movimento reduzida nos dedos devido à entorse ou fratura prévia

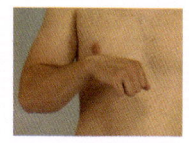

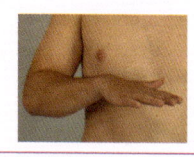

Etapa 9: agache-se e caminhe agachado por quatro passos. Observe se há incapacidade de flexionar totalmente os joelhos e dificuldade para se levantar devido a uma lesão anterior no joelho ou no tornozelo

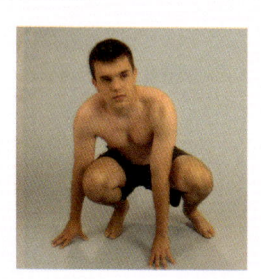

Etapa 10: fique em pé com os braços ao lado do corpo, voltados para trás. Verifique se os ombros, a escápula e os quadris estão uniformes. Observe se há assimetria por escoliose, discrepância no comprimento dos membros inferiores ou fraqueza por lesão prévia

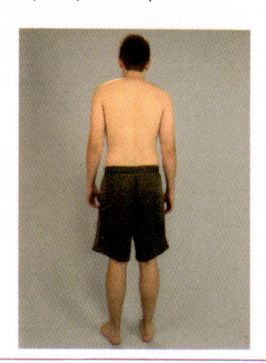

continua

Tabela 25.7 Exame de rastreamento musculoesquelético para a prática esportiva.

(*continuação*)

Posicionamento e instruções ao paciente

Etapa 11: incline-se para a frente com os joelhos estendidos e toque os artelhos. Observe se há assimetria por escoliose e rotação da coluna decorrente de lombalgia

Etapa 12: fique em pé sobre os calcanhares e, então, fique na ponta dos dedos. Observe se há emaciação dos músculos da panturrilha decorrente de lesão prévia do tornozelo ou do tendão calcâneo

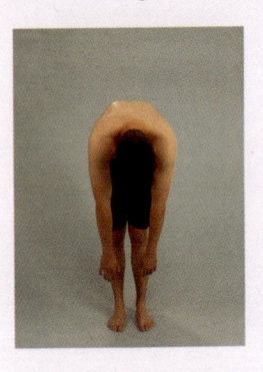

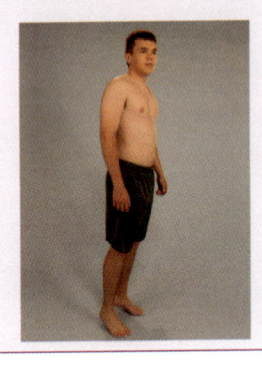

Gestantes

Alterações decorrentes da gestação

Múltiplas alterações fisiológicas ocorrem no contexto da gestação normal, muitas delas mediadas por alterações endocrinológicas e hormonais (Figuras 26.1 a 26.3). Essas complexas variações hormonais da gestação, embora normais, resultam em alterações visíveis na anatomia.

Consulte a Tabela 26.1, Alterações anatômicas e fisiológicas na gestação normal.

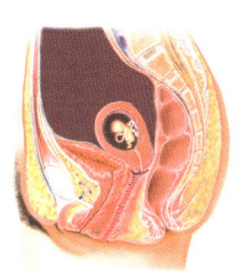

Figura 26.1 Representação sagital do abdome grávido no primeiro trimestre de gestação (1 a 12 semanas).

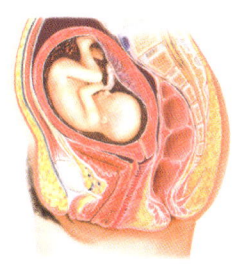

Figura 26.2 Representação sagital do abdome grávido no segundo trimestre de gestação (13 a 26 semanas).

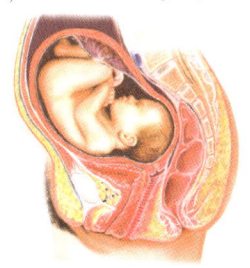

Figura 26.3 Representação sagital do abdome grávido no terceiro trimestre de gestação (27 a 40 semanas).

Anamnese

Abordagem à consulta pré-natal inicial.

- Confirmação da gravidez
- Determinação da idade gestacional e da data prevista de parto
- Sinais/sintomas de gravidez
- Preocupações e atitudes maternas em relação à gravidez
- História de saúde atual e pregressa
- História obstétrica
- Fatores de risco para a saúde materno-fetal
- História familiar da paciente e do pai da criança
- Planos para rastreamento genético e teste de aneuploidia
- Planos para aleitamento materno
- Planos em relação à contracepção pós-parto

Foque a *consulta pré-natal* inicial no estado de saúde da mãe e do feto. Confirme a gravidez e estime a idade gestacional, desenvolva um plano de cuidados continuados e aconselhe a mãe em relação às suas expectativas e preocupações. No final da consulta, reafirme o seu compromisso com a saúde da paciente e quaisquer preocupações que possam existir, analise seus achados e discuta quaisquer perguntas, testes ou exames que sejam necessários.

Confirmação da gravidez

A paciente fez um teste de gravidez com amostra de urina? Quando? Qual foi a data da última menstruação (DUM)? Ela já fez uma ultrassonografia para confirmar a idade gestacional? Explique à paciente que raramente são necessários exames de sangue para confirmar a gravidez.

Idade gestacional e data prevista de parto

A determinação precisa da idade gestacional é mais bem feita no início da gestação e contribui para o manejo adequado da gravidez (Boxe 26.1). Essa determinação estabelece intervalos de tempo, a fim de tranquilizar a paciente em relação ao progresso normal da gestação, estabelecer a paternidade, agendar testes de rastreamento, acompanhar o crescimento fetal e determinar com efetividade quando se trata de um trabalho de parto pré-termo ou pós-termo.

Boxe 26.1 Determinação da idade gestacional e da data prevista de parto.

■ *Idade gestacional.* Para determinar a idade gestacional, conte o número de semanas e dias a partir do primeiro dia da DUM. Se for conhecida a data real da concepção (como com fertilização *in vitro*), pode-se utilizar uma idade de concepção que é 2 semanas menos do que a idade menstrual para calcular a *idade menstrual* (*i. e.*, a DUM corrigida ou ajustada), a fim de estabelecer uma data mais acertada. *A contagem da idade menstrual a partir da DUM, embora biologicamente distinta da data da concepção, é o método padrão para calcular a idade fetal, resultando na duração média de 40 semanas de gestação*

■ *Data prevista de parto (DPP).* A DPP é de 40 semanas a partir do primeiro dia da DUM. Por meio da regra de Naegele, pode-se estimar a DPP utilizando a DUM, somando 7 dias, subtraindo 3 meses e somando 1 ano. Por exemplo:
   ■ DUM = 26 de novembro de 2020
   ■ + 7 dias = 2 de novembro de 2020
   ■ − 3 meses = 2 de setembro de 2020
   ■ + 1 ano = 2 de setembro de 2021 = DPP

■ *Ferramentas de cálculo.* Discos e calculadoras *on-line* são comumente utilizados para calcular a DPP, porém a sua acurácia deve ser verificada

■ *Limitações da datação da gestação.* Em primeiro lugar, a capacidade das pacientes de se lembrarem da DUM é extremamente variável. A DUM pode ser afetada por contraceptivos hormonais, irregularidades menstruais ou variações na ovulação, que resultam em durações de ciclo atípicas. Além disso, ela deve ser comparada com os marcadores do exame físico, como a altura do fundo do útero, esclarecendo as discrepâncias com exames de ultrassonografia

Sinais/sintomas de gravidez

A paciente apresentou amenorreia, sensação de plenitude mamária ou dor à palpação das mamas, náuseas ou vômitos, fadiga e polaciúria? Consulte o Boxe 26.2.

Boxe 26.2 Preocupações comuns durante a gestação e suas explicações.

Preocupações comuns	Trimestre	Explicação	
Dor abdominal (inferior)	Segundo	O crescimento rápido do segundo trimestre causa tensão e estiramento dos ligamentos redondos que sustentam o útero, causando dor aguda ou em câimbra aos movimentos ou às mudanças de posição	Consulte o Algoritmo 26.1, Abordagem à gestante com dor abdominal
Estrias abdominais	Segundo ou terceiro	O estiramento da pele e a dilaceração do colágeno na derme contribuem para a ocorrências de tiras finas, geralmente rosadas, as *estrias gravídicas*. Elas podem persistir ou desaparecer com o tempo após o parto	
Amenorreia (ausência de menstruação)	Todos	Níveis elevados de estrogênio, progesterona e gonadotrofina coriônica humana (hCG) hipertrofiam o endométrio e impedem a menstruação, causando amenorreia, que geralmente é o primeiro sinal perceptível de gravidez	
Dor nas costas	Todos	O relaxamento dos ligamentos pélvicos induzido hormonalmente contribui para a dor musculoesquelética. A hiperlordose lombar, necessária para equilibrar o útero gravídico, contribui para a tensão na parte inferior das costas. O aumento das mamas também pode contribuir para as dores nas costas	
Mamas dolorosas ou com formigamento	Primeiro	Os hormônios da gestação estimulam o crescimento do tecido mamário, o que causa edema e possível incômodo, dor e parestesia. O aumento do fluxo sanguíneo pode tornar as delicadas veias mais visíveis sob a pele	
Constipação intestinal	Todos	A constipação intestinal resulta da desaceleração do trânsito gastrintestinal, causada por alterações hormonais, desidratação por náuseas e vômitos e suplemento de ferro suplementar nas vitaminas pré-natais	
Contrações	Terceiro	Contrações uterinas irregulares e imprevisíveis (contrações de *Braxton Hicks*) raramente estão associadas ao trabalho de parto. As contrações que se tornam regulares ou dolorosas devem ser avaliadas para determinar se há início do trabalho de parto	

continua

Edema	Terceiro	Retorno venoso diminuído, obstrução do fluxo linfático e redução da pressão oncótica comumente causam edema nos membros inferiores. No entanto, edema intenso repentino e hipertensão arterial podem sinalizar pré-eclâmpsia
Fadiga	Primeiro/ terceiro	A fadiga está relacionada com a rápida mudança nas necessidades de energia, efeitos sedativos da progesterona, mudanças na mecânica corporal decorrente do útero gravídico e distúrbios do sono
Azia	Todos	A progesterona relaxa o esfíncter esofágico inferior, permitindo o refluxo do conteúdo gástrico ao esôfago. O útero gravídico também exerce pressão física contra o estômago, proporcionalmente à idade gestacional
Hemorroidas	Todos	As hemorroidas podem ser causadas por constipação intestinal, diminuição do retorno venoso devido ao aumento da pressão na pelve, compressão pelas partes fetais e mudanças nos níveis de atividade durante a gestação
Perda do tampão mucoso	Terceiro	A passagem do tampão mucoso é comum durante o trabalho de parto, porém pode ocorrer antes do início das contrações. Enquanto não houver contrações regulares, sangramento ou perda de líquido, a perda do tampão mucoso provavelmente não desencadeará o início do trabalho de parto
Náuseas e/ou vômitos	Primeiro	Parecem refletir alterações hormonais, peristaltismo gastrintestinal retardado, alterações no olfato e no paladar e fatores socioculturais. Até 75% das mulheres sentem náuseas durante a gestação. A *hiperêmese gravídica* é o vômito com perda > 5% do peso pré-gestacional
Polaciúria	Todos	O aumento do volume sanguíneo e da taxa de filtração pelos rins resulta em aumento da produção de urina, ao passo que a pressão do útero gravídico reduz o espaço potencial da bexiga
Corrimento vaginal	Todos	O corrimento branco leitoso assintomático, chamado de *leucorreia*, resulta do aumento das secreções dos epitélios vaginal e cervical em razão da vasocongestão e das alterações hormonais

Preocupações e atitudes maternas em relação à gravidez

Analise os sentimentos da mãe em relação à gravidez e se ela planeja continuar a gestação até o termo. Pergunte sobre quaisquer medos e em relação ao apoio do pai. Respeite a diversidade de estruturas familiares, como mães que são apoiadas por parentes, a maternidade independente ou a gestação concebida por doação de esperma, com ou sem parceiro de qualquer um dos sexos.

História de saúde atual e pregressa

A paciente tem algum problema de saúde agudo ou crônico, atual ou pregressso? Preste atenção especial aos problemas que afetam a gestação, como cirurgias abdominais, hipertensão arterial, diabetes melito, problemas cardíacos (incluindo aqueles que foram corrigidos cirurgicamente na infância), asma brônquica, estados de hipercoagulabilidade envolvendo lúpus ou anticorpos anticardiolipina, transtornos de saúde mental (incluindo depressão pós-parto), HIV, doenças sexualmente transmissíveis e esfregaços de Papanicolaou com alterações.

História obstétrica

Pergunte sobre gestações anteriores e desfechos (Boxe 26.3). A paciente teve alguma complicação em gestações prévias? Houve complicações durante o trabalho de parto e parto, recém-nascidos grandes (*macrossomia fetal*), sofrimento fetal ou intervenções de emergência? Os partos ocorreram por via vaginal, parto assistido (a vácuo ou fórceps) ou parto cesárea?

Boxe 26.3 Nomenclatura para desfechos obstétricos.

Em geral, faz parte de qualquer comunicação oral ou escrita relacionada com a história reprodutiva da mulher

- Gestações refere-se ao número de vezes que uma mulher engravidou
- Partos descreve o número de vezes que ela deu à luz um feto de uma idade viável (≥ 24 semanas de gestação), independentemente de a criança ter nascido viva ou morta
- Por exemplo:
  - Uma mulher descrita como "gestações 2, partos 2" (G2 P2) teve duas gestações e dois partos com mais de 24 semanas de gestação
  - Uma mulher descrita como "gestações 2, parto 0" (G2 P0) teve duas gestações, nenhuma das quais sobreviveu até a idade gestacional de 24 semanas
- A paridade é subdividida em *partos a termo, partos pré-termo, abortos* (abortos espontâneos e gestações interrompidas) e *filhos vivos*, o que resulta no mnemônico "TPAF", quando listado nessa ordem

continua

- Uma mulher com dois abortos espontâneos antes de 20 semanas de gestação, três filhos vivos que nasceram a termo e uma gestação atual seria descrita como "G6 P3023"

■ Na prática, cada gestação é contada apenas uma vez em alguma das categorias, independentemente do número de fetos, exceto para *filhos vivos*, quando todos são contados

■ Um erro comum é atribuir a uma gestação múltipla (p. ex., gêmeos) uma contagem de dois em gestações ou partos. Portanto, para uma primeira gestação com gêmeos nascidos a termo, a designação correta é G1 P1002

Fatores de risco para a saúde materno-fetal

A paciente é tabagista, consome bebidas alcoólicas ou usa drogas ilícitas? Ela toma algum fármaco, medicamento de venda livre ou remédio fitoterápico? Ela é submetida a alguma exposição tóxica no trabalho, em casa ou em outro lugar? A ingestão nutricional dela é adequada ou ela está em risco de obesidade? Ela tem uma rede de apoio social e uma renda adequada? Existe estresse incomum em casa ou no trabalho? Existe histórico de violência física ou violência doméstica?

História familiar

Quaisquer doenças crônicas ou transmitidas geneticamente: anemia falciforme, fibrose cística, distrofia muscular, entre outras.

Planos para rastreamento genético e teste de aneuploidia

Deve-se oferecer a todas as gestantes teste de aneuploidia e testes genéticos diagnósticos para descartar as trissomias do 21, 18 e 13 e as alterações dos cromossomos sexuais. Além disso, recomenda-se rastreamentos específicos de portadores de certas doenças autossômicas recessivas, como doença de Tay-Sachs, atrofia muscular espinal, fibrose cística e síndrome do X frágil, juntamente à eletroforese da hemoglobina à procura de hemoglobinopatias.

Planos para aleitamento materno

Orientações e incentivo durante a gestação aumentam a adoção e a duração do período de aleitamento materno.

Planos em relação à contracepção pós-parto

Inicie essa discussão de modo precoce, pois a contracepção pós-parto reduz o risco de gravidez não intencional e intervalos mais curtos entre gestações, que estão associados a desfechos adversos na gestação.

ANAMNESE	POSSÍVEIS ACHADOS

Consultas pré-natais subsequentes

Durante as consultas subsequentes, avalie as mudanças no estado de saúde da mãe e do feto que ocorreram no intervalo. Analise os achados do exame físico específico da gestação e forneça aconselhamento e exames preventivos oportunos. As consultas obstétricas tradicionalmente seguem um cronograma definido:

- Mensalmente, até 28 semanas de gestação, então
- Quinzenalmente, até 36 semanas de gestação, então
- Semanalmente, até o parto.

Em cada consulta, atualize e documente a anamnese. Registre movimentação fetal, contrações, perda de líquidos e sangramento vaginal. Em toda consulta, avalie os sinais vitais (sobretudo a pressão arterial e o peso corporal), a altura do fundo do útero, a frequência cardíaca fetal (FCF) e a posição e a atividade fetal. Solicite, também, exames de urina para determinar se há infecção e proteínas.

Consulte o Algoritmo 26.2, Abordagem à gestante com sangramento vaginal.

Técnicas de exame

Principais componentes do exame da gestante.

- Avalie a saúde geral, o estado emocional, o estado nutricional e a coordenação neuromuscular
- Meça a altura e o peso; calcule o índice de massa corporal (IMC)
- Meça a pressão arterial em toda consulta
- Inspecione a cabeça e o pescoço
- Inspecione, percute e ausculte o tórax e os pulmões
- Palpe a localização do impulso apical
- Ausculte o coração
- Inspecione o abdome
- Palpe o abdome (massas, movimentação fetal, contratilidade uterina e altura do fundo do útero)
- Ausculte os batimentos cardíacos fetais
- Inspecione os órgãos genitais externos
- Inspecione os órgãos genitais internos, realizando um exame bimanual e um exame com espéculo
  - Exame com espéculo: inspecione o colo do útero e as paredes vaginais; realize um teste de Papanicolaou, se indicado

continua

- ▪ Exame bimanual: palpe o colo do útero, o útero e os anexos e sinta a força do assoalho pélvico
- ▪ Inspecione o ânus
- ▪ Examine os membros e avalie os reflexos
- ▪ Realize as manobras de Leopold (se indicado)

O Boxe 26.4 descreve como se preparar para o exame da gestante.

Boxe 26.4 Calculadoras para avaliar o risco de câncer de mama.

Seja sensível ao conforto e à privacidade da paciente, bem como às suas especificidades culturais e individuais. Durante a consulta inicial, a anamnese deve ser realizada com a paciente ainda vestida. Peça a ela que vista o avental de exame com a abertura para a frente, a fim de facilitar o exame das mamas e do abdome

Posicionamento
- ▪ A posição semissentada, com os joelhos flexionados, proporciona maior conforto para a gestante e protege os órgãos e os vasos abdominais do peso do útero gravídico
- ▪ É importante evitar períodos prolongados em decúbito dorsal. A palpação do abdome deve ser a mais eficiente e acurada possível
- ▪ O exame ginecológico também deve ser relativamente rápido

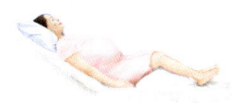

Figura 26.4 Posição semissentada para o exame da gestante.

Equipamento
- ▪ *Espéculo ginecológico e lubrificação:* em virtude do relaxamento da parede vaginal durante a gravidez, pode ser necessário utilizar um espéculo maior que o habitual
- ▪ *Coleta de amostras:* a escova cervical pode provocar sangramento; portanto, dá-se preferência à espátula de Ayres durante a gravidez. Use cotonetes adicionais, conforme necessário, para o rastreamento de infecções sexualmente transmissíveis (IST), estreptococos do grupo B e esfregaço a fresco
- ▪ *Medidas com a fita métrica:* use uma fita métrica para aferir o tamanho do útero após 20 semanas de gestação
- ▪ *Monitor Doppler da frequência cardíaca fetal e gel:* utilize o aparelho para avaliar a frequência cardíaca fetal (apoie o transdutor no abdome da gestante) após a 10ª semana de gestação

Inspeção geral

Observe a saúde geral, o estado emocional, o estado nutricional e a coordenação enquanto a gestante entra na sala.

TÉCNICAS DE EXAME **POSSÍVEIS ACHADOS**

Altura, peso e sinais vitais

Determine a altura e o peso corporal. Calcule o IMC segundo tabelas padronizadas, considerando valores de 19 a 25 como normal para a condição pré-gestacional. *Meça a pressão arterial* em todas as consultas. No segundo trimestre de gestação, ela pode estar mais baixa do que na condição pré-gestacional (Boxe 26.5).

Perda ponderal superior a 5% ocorre em casos de vômitos excessivos (*hiperêmese gravídica*).

Boxe 26.5 Hipertensão arterial na gestação.

- *Hipertensão gestacional:* se a pressão arterial sistólica (PAS) for > 140 mmHg ou a pressão arterial diastólica (PAD) for > 90 mmHg, documentada pela primeira vez após a 20ª semana de gestação, sem proteinúria ou pré-eclâmpsia, que desaparece até a 12ª semana após o parto
- *Hipertensão arterial crônica:* PAS > 140 ou PAD > 90 que antecede a gestação ou é diagnosticada nas primeiras 20 semanas de gestação
- *Pré-eclâmpsia:*
  - PAS ≥ 140 ou PAD ≥ 90 após a 20ª semana de gestação em duas ocasiões, com pelo menos 4 h de intervalo, em uma mulher com PA anteriormente normal ou PA ≥ 160/110 confirmada em minutos *e* proteinúria ≥ 300 mg/24 h, razão proteína:creatinina ≥ 0,3, ou exame com tiras reagentes 1+

  OU

  - Início recente de hipertensão sem proteinúria e qualquer um dos seguintes achados: trombocitopenia (plaquetas < 100.000/ $\mu\ell$), comprometimento da função hepática (níveis de transaminases hepáticas duas vezes acima do normal), insuficiência renal recente (creatinina sérica > 1,1 mg/dℓ ou o dobro na ausência de doença renal), edema pulmonar ou início recente de sinais/sintomas cerebrais ou visuais

---

Cabeça e pescoço

- *Face*. Verifique se há máscara gravídica, *melasma* ou placas acastanhadas irregulares na testa e nas regiões malares, na ponte nasal ou ao longo da mandíbula

  Edema facial após a 20ª semana de gestação em possível pré-eclâmpsia

- *Cabelo*. O cabelo pode ficar seco, oleoso ou ralo durante a gestação

  A queda de cabelo não deve ser atribuída à gravidez

TÉCNICAS DE EXAME	POSSÍVEIS ACHADOS
■ *Olhos*. Observe a coloração das conjuntivas	Anemia na gravidez provoca palidez conjuntival
■ *Nariz*, inclusive congestão nasal	Epistaxe é mais frequente durante a gravidez. Erosão do septo nasal em usuária de cocaína por via intranasal
■ *Boca*. Examine os dentes e as gengivas	Hipertrofia gengival é um achado comum
■ *Tireoide*. Inspecione e palpe. Aumento simétrico discreto é comum na gravidez.	Aumento significativo da tireoide, bócio e nódulos da tireoide são alterações que devem ser investigadas.

Tórax e pulmões

Inspecione os contornos dos pulmões. Observe o padrão respiratório. Ausculte os pulmões.

Alcalose respiratória ocorre no terceiro trimestre de gestação. Aumento da frequência respiratória, tosse, estertores ou desconforto respiratório são sugestivos de infecção, asma brônquica, embolia pulmonar ou miocardiopatia periparto.

Coração

Palpe o impulso apical.

O impulso apical pode estar direcionado para cima e para a esquerda em direção ao quarto espaço intercostal pelo útero em expansão.

Ausculte o coração. Zumbido venoso (*venous hum*) e *sopro mamário* sistólico ou contínuo são achados comuns.

Sopros podem ser sinal de anemia; sopros diastólicos de aparecimento recente devem ser investigados. Se houver sinais de insuficiência cardíaca, cogite miocardiopatia periparto.

Mamas

Inspecione a simetria e a coloração das mamas e das papilas mamárias. Padrão venoso, mamilos e aréolas escurecidos e tubérculos areolares proeminentes são alterações normais.

Mamilos invertidos no momento do parto podem dificultar a amamentação.

Palpe à procura de massas. Mamas dolorosas à palpação e nodulares são normais na gravidez.

Dor à palpação focal na mastite. Investigue quaisquer massas novas bem-definidas.

TÉCNICAS DE EXAME	POSSÍVEIS ACHADOS

Comprima cada mamilo entre o dedo indicador e o polegar.

Pode haver liberação de colostro; investigue se a secreção está alterada (purulenta ou sanguinolenta).

Abdome

Coloque a gestante em uma posição semissentada, com os joelhos flexionados.

- Inspecione se existem cicatrizes ou estrias, o formato e o contorno do abdome e a altura do fundo do útero
- Avalie o formato e o contorno para fazer uma estimativa da duração da gestação.

Estrias violáceas e linha *nigra* são achados normais

A Figura 26.5 mostra os padrões de crescimento do útero gravídico e a correlação entre a idade gestacional e a altura do fundo do útero mensurável.

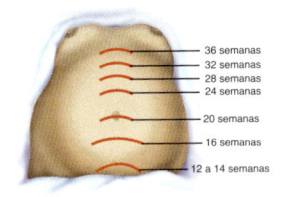

Figura 26.5 Altura do fundo do útero de acordo com a idade gestacional.

- Palpe:
  - Órgãos e massas
  - Movimentos fetais, geralmente detectados após a 24ª semana de gestação. A mãe geralmente é capaz de sentir esses movimentos por volta de 18 a 24 semanas, o que é conhecido como *chutes*

  Para a confirmação da saúde e dos movimentos fetais, pode ser necessário realizar uma ultrassonografia

  - Contratilidade uterina
  - Contrações irregulares após a 12ª semana de gestação ou após palpação durante o 3º trimestre de gestação

  Antes da 37ª semana de gestação, contrações uterinas regulares ou sangramento por via vaginal são anormais. Isso sugere *trabalho de parto prematuro*

  - Depois da 20ª semana de gestação, *meça a altura do fundo do útero* com uma fita métrica, da parte superior da sínfise púbica até o topo do fundo do útero. Após esse período, a medida em centímetros deve ser aproximadamente igual ao número de semanas de gestação.

  Se a altura do fundo do útero for mais de 4 cm acima do esperado, considere gestação múltipla, feto grande, excesso de líquido amniótico ou leiomioma uterino. Se for mais de 4 cm abaixo do esperado, considere redução do volume de líquido amniótico, aborto retido, posição transversa, retardo do crescimento ou anomalia fetal

TÉCNICAS DE EXAME	POSSÍVEIS ACHADOS

■ Ausculte os batimentos cardíacos fetais, verificando a frequência (FCF), a localização e o ritmo. O Doppler detecta a FCF após a 10ª semana de gestação. A FCF é audível com um fetoscópio após a 18ª semana de gestação

Ausência de FCF audível pode indicar gravidez menos adiantada que o esperado, morte fetal ou pseudociese. A incapacidade de localizar a FCF deve ser investigada por meio de ultrassonografia

  ■ *Localização*. Da 10ª à 18ª semana de gestação, a FCF é auscultada na linha média da parte inferior do abdome; posteriormente, depende da posição do feto. Use as manobras de Leopold modificadas para palpar a cabeça e o dorso do feto e identificar onde auscultar

  ■ *Frequência*. Em geral, a *frequência* varia entre 120 e 160 batimentos por minuto (bpm). Da 32ª à 34ª semana, a FCF deve aumentar com os movimentos fetais

Quedas prolongadas da FCF ou "desacelerações" sempre justificam investigação formal, pelo menos por monitoramento formal da FCF

  ■ *Ritmo*. No 3º trimestre de gestação, espera-se uma variância de 10 a 15 bpm em 1 a 2 minutos.

A ausência de variabilidade dos batimentos no terceiro trimestre de gestação constitui uma indicação para monitoramento da FCF.

Genitália, ânus e reto

Inspecione os órgãos genitais externos.

Relaxamento flagrante do introito, varicosidades nos lábios da vulva (do pudendo), aumento de tamanho dos lábios do pudendo e do clítóris, cicatrizes de episiotomia ou lacerações do períneo.

Palpe as glândulas vestibulares maior e menor. Verifique se existe cistocele ou retocele.
Examine os órgãos genitais internos.

Cisto de Bartholin.

Exame com espéculo

■ Inspecione o colo do útero – verifique a coloração, o formato e a existência ou não de lacerações cicatrizadas

Coloração arroxeada na gravidez; lacerações de gestações anteriores; erosão, eritema, corrimento ou irritação do colo do útero são achados sugestivos de cervicite e IST

■ Colete amostras para esfregaço de Papanicolaou, se houver indicação

Amostras podem ser necessárias para diagnóstico de infecção vaginal ou do colo do útero

TÉCNICAS DE EXAME	POSSÍVEIS ACHADOS

- Inspecione as paredes da vagina.

Coloração arroxeada ou violácea, pregas profundas e leucorreia são achados da gravidez normal; corrimento vaginal sugere candidíase e vaginose bacteriana (pode comprometer o desfecho da gestação); consulte o Algoritmo 26.3, Abordagem à gestante com corrimento vaginal.

Exame bimanual. Introduza dois dedos lubrificados no introito, com a face palmar voltada para baixo, e exerça discreta pressão para baixo no períneo. Deslize os dedos em direção à cúpula vaginal posterior. Gire os dedos de modo que a face palmar fique para cima, enquanto é mantida a pressão para baixo.

- Avalie o óstio do colo do útero e o grau de apagamento. Coloque o dedo delicadamente no óstio do colo do útero e, a seguir, faça um movimento circular em sua superfície

Óstio externo do colo do útero fechado em caso de nulípara; óstio do colo do útero aberto (a ponta de um dedo) em caso de multípara

- Faça uma estimativa do comprimento do colo do útero. Palpe a face lateral desde a extremidade do colo do útero até o fórnice lateral

Antes da 34ª à 36ª semana de gestação, o colo do útero deve conservar seu comprimento normal (≥ 3 cm). Apagamento do colo do útero antes da 37ª semana de gestação pode indicar trabalho de parto prematuro

- Palpe o útero e verifique tamanho, formato, consistência e posição

O *sinal de Hegar* consiste em amolecimento precoce do istmo; útero piriforme até a 8ª semana de gestação, depois globular

- Faça uma estimativa do tamanho do útero. Os dedos são colocados de cada lado do colo do útero (face palmar para cima) e, delicadamente, eleva-se o útero em direção à mão pousada no abdome da gestante. "Prenda" o fundo do útero entre as duas mãos e faça uma estimativa do tamanho

Útero de formato irregular sugere mioma uterino ou útero bicorno (duas cavidades uterinas distintas separadas por um septo)

TÉCNICAS DE EXAME	POSSÍVEIS ACHADOS
▪ Palpe os anexos à direita e à esquerda	No início da gestação, é importante descartar a possibilidade de gravidez tubária (*ectópica*)
▪ Avalie a força muscular do assoalho pélvico durante a retirada dos dedos da vagina	
▪ Inspecione o *ânus*. De modo geral, não são indicados exames retal e reto-vaginal.	Hemorroidas podem se tornar ingurgitadas no final da gestação.

Membros

Inspecione os membros inferiores à procura de veias varicosas.

Palpe as mãos e os pés à procura de edema.

Verifique os reflexos tendinosos profundos patelar e calcâneo.

Veias varicosas podem se agravar durante a gravidez.

Pesquise edema da pré-eclâmpsia ou trombose venosa profunda.

Hiper-reflexia é um sinal de pré-eclâmpsia.

Técnicas especiais

Manobras de Leopold. Identifique:

▪ Os polos fetais superior e inferior, a saber, e as partes fetais distal e proximal
▪ A localização do dorso fetal no abdome da gestante
▪ A descida da apresentação fetal à pelve materna
▪ A magnitude da flexão da cabeça fetal
▪ O tamanho e o peso fetais estimados.

Desvios comuns incluem uma *apresentação pélvica* (nádegas fetais na abertura superior da pelve materna) e ausência de apresentação fetal na pelve materna no termo.

Primeira manobra (polo fetal superior). O examinador se coloca na lateral do leito e olha para a cabeça da gestante. Mantenha os dedos das mãos juntos ao examinar o abdome. Palpe delicadamente com as pontas dos dedos, de modo a determinar qual parte do feto se encontra no polo superior do fundo do útero (Figura 26.6).

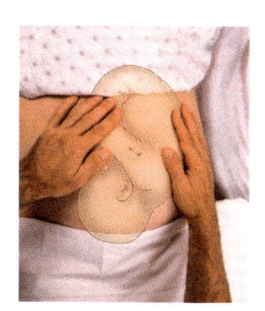

Figura 26.6 Primeira manobra de Leopold: determinação da parte fetal que se apresenta no fundo do útero.

| TÉCNICAS DE EXAME | POSSÍVEIS ACHADOS |

Segunda manobra (paredes laterais do abdome materno). O examinador coloca uma mão de cada lado do abdome, de modo que o corpo fetal fique entre elas (Figura 26.7). Com uma das mãos, ele estabiliza o útero, e com a outra, palpa o feto, procurando discernir o dorso com uma das mãos e os membros com a outra.

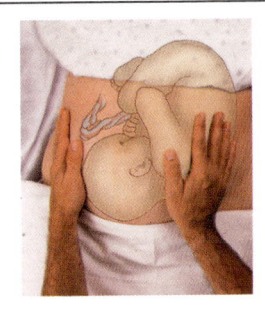

Figura 26.7   Segunda manobra de Leopold: avaliação do dorso e dos membros do feto.

Terceira manobra (polo fetal inferior e descida para a pelve). O examinador se posiciona na lateral do leito, de frente para os pés da paciente. Palpe a área logo acima da sínfise púbica (Figura 26.8). Observe se há divergência nas mãos quando se exerce pressão para baixo ou se ficam juntas, a fim de determinar se a apresentação fetal, a cabeça ou as nádegas está descendo para a abertura superior da pelve.

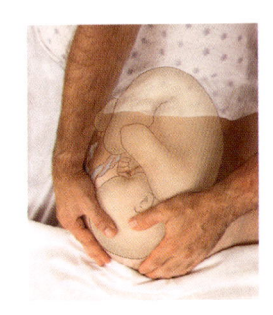

Figura 26.8   Terceira manobra de Leopold: palpação da parte fetal que se apresenta acima da sínfise púbica.

Quarta manobra (flexão da cabeça fetal). Essa manobra avalia se a cabeça do feto está flexionada ou estendida, pressupondo-se, obviamente, que a apresentação seja cefálica e a cabeça do feto se encontre na pelve. Ainda de frente para os pés da gestante, com as mãos posicionadas de cada lado do útero gravídico (como na terceira manobra), identifique as partes anteriores e posteriores do feto (Figura 26.9). Usando uma mão por vez, o examinador desliza os dedos de cima para baixo ao longo do corpo do feto até chegar à *proeminência cefálica*, ou seja, ao local onde o occipúcio ou fronte se projeta para fora.

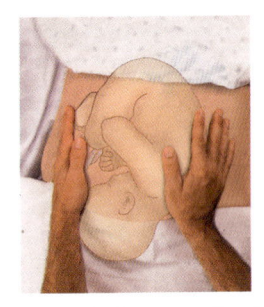

Figura 26.9   Quarta manobra de Leopold: determinação da direção e do grau de flexão da cabeça.

Registro dos achados

Em geral, o relatório segue uma ordem padrão: idade, G e P, semanas de gestação, meio utilizado para determinar a idade gestacional (ultrassonografia *vs.* DUM), seguido pela queixa principal, pelas principais complicações da gestação e, então, pelos pontos relevantes da anamnese e os achados do exame.

Registro dos achados do exame físico da gestante.

"Mulher de 32 anos, G3 P1102, na 18ª semana de gestação, determinada segundo a DUM procura o ambulatório de pré-natal. A paciente informa sentir os movimentos fetais e nega contrações, sangramento vaginal e perda de líquido por via vaginal. O exame do abdome revela cicatriz transversa baixa de parto cesárea, e o fundo do útero é palpável logo abaixo do umbigo. No exame ginecológico, o colo do útero permite a entrada de uma polpa digital (óstio externo). Óstio interno do útero fechado. Colo do útero com 3 cm de comprimento. Útero de tamanho compatível com 18 semanas de gestação. O exame com espéculo mostra leucorreia com sinal de Chadwick positivo. A FCF pelo Doppler está entre 140 e 145 bpm."

Esses dados descrevem o exame de uma mulher saudável na 18ª semana de gestação.

Promoção e orientação da saúde: evidências e recomendações

Tópicos importantes para promoção e orientação da saúde.

- Nutrição e ganho de peso
- Exercício e atividade física
- Uso de substâncias, incluindo tabaco, bebidas alcoólicas e drogas ilícitas
- Rastreamento de violência por parceiro íntimo
- Rastreamento de depressão perinatal
- Imunizações
- Rastreamento laboratorial pré-natal
- Suplementação pré-natal
- Gravidez não intencional

Nutrição e ganho de peso

Avalie o estado nutricional, principalmente para determinar se a nutrição é inadequada ou há obesidade.

- Avalie história dietética, altura, peso corporal, IMC e hematócrito. Prescreva os suplementos de vitaminas e sais minerais necessários
- Para ajudar a evitar listeriose, incentive as gestantes a evitarem: leite não pasteurizado e alimentos feitos com leite não pasteurizado, frutos do mar,

ovos e carne malpassados e crus, patê refrigerado, pastas de carne e salmão defumado, cachorros-quentes, embutidos e frios, a menos que sejam servidos bem quentes

- Recomende a ingestão de duas porções por semana de peixes e mariscos selecionados com baixo teor de mercúrio
- Elabore um plano nutricional adaptado ao IMC da paciente. Use a Pregnancy Weight Gain Calculator (calculadora de ganho de peso na gestação) e o Super Tracker, disponíveis no ChooseMyPlate.gov (http://www.choosemyplate.gov/pregnancy-weight-gain-calculator), de fácil utilização. Essa calculadora exibe a ingestão diária recomendada de cada um dos cinco grupos de alimentos para cada trimestre, com base na altura, no peso pré-gestacional, na DPP e na intensidade de exercícios físicos semanais.

Monitore o ganho ponderal a cada consulta, registrando os resultados em um gráfico (Boxe 26.6).

Boxe 26.6 Recomendações para ganho de peso total e ritmo de ganho de peso durante a gestação, de acordo com o IMC pré-gestacional.

IMC pré-gestacional[a]	Ganho ponderal total (variação em kg)	Ritmo de ganho de peso[b] no 2° e 3° trimestres de gestação (g/semana)	Variação média
Abaixo do peso (< 18,5)	13 a 18	450	(450 a 590)
Peso normal (18,5 a 24,9)	12 a 16	450	(360 a 450)
Sobrepeso (25,0 a 29,9)	7 a 11	270	(220 a 320)
Obesidade (≥ 30,0)	5 a 9	220	(180 a 270)

[a]Para calcular o IMC, acesse Calculate Your Body Mass Index, National Heart, Lung, and Blood Institute em http://www.nhlbi.nih.gov/health/educational/lose_wt/BMI/bmicalc.htm.
[b]Os cálculos pressupõem um ganho ponderal de 0,5 a 2 kg no primeiro trimestre de gestação.

Fonte: Rasmussen KM, Yaktine AL, eds; Institute of Medicine and National Research Council Committee to Re-examine IOM Pregnancy Weight Guidelines. *Weight Gain During Pregnancy: Re-examining the Guidelines.* National Academies Press; 2009. Disponível em http://www.ncbi.nlm.nih.gov/books/NBK32799/table/summary.t1/?report=objectonly. Acesso em: 29 dez. 2019.

Exercício e atividade física

O American Congress of Obstetricians and Gynecologists (ACOG) recomenda que as gestantes pratiquem ≥ 30 minutos de exercícios moderados na maioria dos dias da semana, a não ser que haja contraindicações.

As mulheres que estão iniciando a prática de exercícios durante a gestação devem ser cautelosas e seguir programas elaborados especificamente para gestantes. A prática de exercícios em ambiente aquático consegue aliviar temporariamente as dores musculoesqueléticas, porém a imersão em água quente deve ser evitada.

Após o primeiro trimestre, as gestantes devem evitar fazer exercícios físicos em decúbito dorsal, devido à compressão da veia cava inferior, que pode causar tontura e redução do fluxo sanguíneo placentário. Como o centro de gravidade se modifica no terceiro trimestre de gestação, a gestante deve ser orientada a não fazer exercícios que causem perda de equilíbrio. Esportes de contato ou atividades associadas a risco de traumatismo abdominal são contraindicados durante toda a gestação. As gestantes também devem evitar aquecimento excessivo, desidratação e qualquer esforço físico que provoque desconforto ou fadiga substancial.

Uso de substâncias, incluindo tabaco, bebidas alcoólicas e drogas ilícitas

Promova a abstinência como meta imediata durante a gestação. Realize, de modo imparcial, o rastreamento universal do uso das seguintes substâncias:

- *Tabaco*. É responsável por até 20% de todos os lactentes de baixo peso ao nascimento. O tabagismo dobra o risco de placenta prévia, descolamento de placenta e parto pré-termo. Além disso, o risco de aborto espontâneo, morte fetal e anomalias nos dedos fetais também é maior. A meta é o abandono do tabagismo, porém qualquer redução é favorável
- *Etilismo*. A síndrome alcoólica fetal é a principal causa evitável de atraso intelectual nos EUA. O ACOG recomenda a abstinência alcoólica durante toda a gestação
- *Uso de drogas ilícitas*. Gestantes drogadictas devem ser encaminhadas para tratamento imediatamente e submetidas a rastreamento de infecção pelo HIV e vírus da hepatite C (HCV)
- *Uso abusivo de fármacos*. Questione sobre uso abusivo de fármacos prescritos, incluindo narcóticos, estimulantes e benzodiazepínicos
- *Suplementos fitoterápicos e remédios não regulamentados*. Suplementos fitoterápicos utilizados durante a gestação podem prejudicar o desenvolvimento do feto.

Rastreamento de violência por parceiro íntimo

A gestação é um período de risco aumentado de violência praticada pelo parceiro íntimo, variando de agressão verbal a agressão física ou de violência física leve a grave. Uma em cada cinco mulheres sofre algum tipo de maus-tratos durante a gravidez, o que resulta em assistência pré-natal tardia, recém-nascido de baixo peso ou até mesmo na morte da gestante e do feto.

O ACOG recomenda o rastreamento universal de todas as mulheres para violência doméstica na primeira consulta pré-natal e pelo menos uma vez por trimestre. Para uma abordagem direta e imparcial, o ACOG recomenda fornecer uma declaração inicial e fazer perguntas simples (Boxe 26.7).

Boxe 26.7 Abordagem de rastreamento de violência por parceiro íntimo do ACOG.

Declaração inicial:
- "Como a violência é muito comum na vida de várias mulheres e há ajuda disponível para mulheres que sofrem maus-tratos, eu agora pergunto a todas as pacientes sobre violência doméstica."

Perguntas de rastreamento:
- "No ano passado – ou desde que estava grávida – você já foi agredida, esbofeteada, chutada ou fisicamente machucada por alguém?"
- "Você está em um relacionamento com uma pessoa que a ameaça ou a machuca fisicamente?"
- "Alguém a forçou a manter atividades sexuais que foram desconfortáveis?"

Fonte: Intimate partner violence. Committee Opinion No. 518. American College of Obstetricians and Gynecologists. *Obstet Gynecol.* 2012;119:412-417.

Fique atento a indícios não verbais de abuso, como cancelamentos frequentes das consultas no último minuto, comportamento incomum durante as consultas, parceiros que se recusam a deixar a paciente sozinha durante a consulta e equimoses ou outras lesões. Depois que a paciente reconhecer o abuso, pergunte a ela como poderia ajudá-la. O profissional de saúde deve respeitar os limites impostos pela paciente quanto ao fornecimento de informações, com a ressalva de que, se os filhos estiverem envolvidos, pode ser necessário notificar as autoridades competentes. As próximas consultas devem ser marcadas em intervalos mais frequentes. Por fim, deve-se fazer o exame físico mais completo que a paciente permitir e documentar todas as lesões em um diagrama corporal.

Mantenha acessível uma lista atualizada de abrigos, centros de aconselhamento, números de linhas diretas e outras referências locais confiáveis (Boxe 26.8).

Boxe 26.8 Linha direta para denúncia de violência doméstica nos EUA.*

- www.thehotline.org
- 1–800–799–SAFE (7233)
- Para deficientes auditivos: 1–800–787–3224

*N.R.T.: No Brasil, as mulheres podem entrar em contato com a Central de Atendimento à Mulher em Situação de Violência pelo telefone 180 (em operação desde 2005).

Rastreamento de depressão perinatal

Um estudo de 2018 relatou incidência de 12% de depressão pós-parto e prevalência geral de 17% de depressão entre mães saudáveis sem história prévia de depressão. O ACOG recomenda que os profissionais de saúde examinem as mulheres pelo menos uma vez durante o período perinatal à procura de sintomas de depressão e ansiedade, utilizando uma ferramenta padronizada e validada. Além disso, a U.S. Preventive Services Task Force (USPSTF) recomenda que os profissionais de saúde forneçam intervenções de aconselhamento a gestantes e puérperas com risco aumentado de depressão perinatal ou as encaminhem para que recebam esse atendimento (recomendação de grau B). As ferramentas de rastreamento de depressão comumente utilizadas para gestantes ou adultas no periparto incluem a Escala de Depressão Pós-natal de Edimburgo (EPDS, Edinburgh Postnatal Depression Scale) e o Questionário de Saúde do Paciente-9 (PHQ-9, Patient Health Questionnaire-9). O EPDS consiste em 10 itens autorrelatados, leva menos de 5 minutos para ser aplicado, foi traduzido para 50 idiomas diferentes, tem baixo nível de leitura obrigatória e é fácil de pontuar. O PHQ-9 é um breve questionário de nove itens focado nos nove critérios diagnósticos para transtornos depressivos do DSM-IV. É uma das ferramentas mais validadas em saúde mental e pode ser um método poderoso para ajudar os profissionais de saúde a diagnosticar a depressão e monitorar a resposta ao tratamento.

Imunizações

A Tdap deve ser administrada a todas as gestantes, de preferência entre a 27ª e a 36ª semanas de gestação, independentemente da história prévia de imunização. Os cuidadores em contato direto com o recém-nascido/lactente também devem receber a Tdap. A vacina antigripal (com vírus inativado) é indicada em qualquer trimestre durante a estação de gripe (*influenza*) (Boxe 26.9).

Boxe 26.9 Vacinas seguras e não seguras durante a gestação.	
Seguras durante a gestação	**Não seguras durante a gestação**
■ Pneumocócica polissacarídica ■ Antimeningocócica polissacarídica e antipneumocócica conjugada ■ Hepatite A ■ Hepatite B	■ Sarampo, caxumba, rubéola ■ Poliomielite ■ Varicela

Deve-se realizar a titulação dos anticorpos contra rubéola em todas as mulheres durante a gestação, e elas devem ser imunizadas após o parto, caso ainda não o tiverem sido. Verifique a tipagem Rh e os níveis de anticorpos anti-D(Rh) na primeira consulta pré-natal, na 28ª semana de gestação e no momento do parto. A imunoglobulina anti-D deve ser administrada a todas as mulheres Rh-negativo na 28ª semana de gestação e novamente nos primeiros 3 dias após o parto, para evitar sensibilização se o recém-nascido for Rh-positivo.

Rastreamento laboratorial pré-natal

Inicialmente, inclui tipagem de grupo ABO e determinação do fator Rh, rastreamento de anticorpos, hemograma completo (principalmente hematócrito e contagem de plaquetas), título de anticorpos contra rubéola, sorologia para sífilis, antígeno de superfície do vírus da hepatite B, HIV, rastreamento de IST à procura de gonorreia e clamídia e urinálise com cultura. Os exames programados incluem: teste oral de tolerância à glicose (pesquisa de diabetes gestacional) em torno da 24ª semana de gestação; esfregaço vaginal para pesquisa de estreptococos do grupo B entre a 35ª e a 37ª semana de gestação; e, para pacientes grávidas obesas, recomenda-se testes para tolerância à glicose no primeiro trimestre. Realize exames adicionais relacionados com fatores de risco para a mãe, como rastreamento de aneuploidia, doença de Tay-Sachs ou outras doenças genéticas, ou amniocentese.

O ACOG recomenda rastrear todas as gestantes à procura de anemia durante a gestação, embora a USPSTF dos EUA afirme que as evidências são insuficientes (recomendação I) para rastrear gestantes que não apresentem sintomas de anemia por deficiência de ferro.

Suplementação pré-natal

Suplementação de multivitamínicos e minerais.
A suplementação diária de vitaminas e minerais pré-natais devem incluir 600 UI de vitamina D e pelo menos 1.000 mg de cálcio. As mulheres devem ser avisadas de que quantidades excessivas de vitaminas lipossolúveis, como as vitaminas A, D, E e K, podem causar toxicidade.

Suplementação de ácido fólico.
A deficiência de folato na gestação tem uma associação bem documentada com defeitos do tubo neural. O ACOG recomenda que todas as mulheres que pretendem engravidar ingiram suplementação de 400 μg de ácido fólico, além de seguirem uma dieta rica em folato, o que também é apoiado pela USPSTF (recomendação de grau A). A suplementação deve ser iniciada 3 meses antes da concepção e continuada durante o primeiro trimestre de gestação.

Suplementação de ferro.
As necessidades de ferro aumentam drasticamente durante a gestação, sendo necessárias quantidades cada vez maiores com o avanço da gestação para apoiar a massa eritrocitária materna, a produção de hemácias fetais e o crescimento fetoplacentário. O CDC recomenda introduzir suplementação oral de 30 mg/dia de ferro na primeira consulta pré-natal, que é a dose normalmente disponível nas vitaminas pré-natais que contêm ferro. Além disso, as mulheres devem ser incentivadas a ingerir alimentos ricos em ferro.

Gravidez não intencional

Quase metade das gestações nos EUA são não intencionais (2,8 milhões das 6,1 milhões de gestações).

■ Se a mulher não queria engravidar no momento em que engravidou, mas pretendia engravidar em algum momento no futuro, a gravidez é considerada *inadequada* (27% das gestações)

■ Se a mulher não queria engravidar naquele momento nem em nenhum momento no futuro, a gravidez é considerada *indesejada* (18% das gestações).

Entre adolescentes de 15 a 19 anos e menores de 15 anos, a porcentagem de gravidez não intencional sobe para mais de 80 e 98%, respectivamente.

É importante aconselhar meninas e mulheres em relação ao momento da ovulação no ciclo menstrual e a como planejar ou prevenir uma gravidez. Familiarize-se com as inúmeras opções de contracepção e sua eficácia (Boxe 26.10).

Boxe 26.10 Tipos de métodos contraceptivos.	
Métodos	**Tipos contraceptivos**
Natural	Observação de período fértil/abstinência periódica, coito interrompido, lactação
Barreira	Preservativo masculino, preservativo feminino, diafragma, tampão cervical, esponja contraceptiva
Implantáveis	Dispositivo intrauterino (DIU), implante subdérmico de levonorgestrel
Farmacológico/hormonal	Espermicida, contraceptivos orais (estrogênio e progesterona; apenas progestina), injeção e adesivo de estrogênio/progesterona, anel contraceptivo hormonal vaginal, contracepção de emergência
Cirurgia (permanente)	Laqueadura tubária; esterilização transcervical; vasectomia

■ As taxas de falha são mais baixas para implante subdérmico, DIU, esterilização transcervical e vasectomia (menos de 0,8% ao ano [< 1 gestação/100 mulheres/ano]) e mais altas para preservativos masculinos e femininos, coito interrompido, esponja contraceptiva em mulheres multíparas, observação de período fértil e espermicidas em mais de 18% ao ano (ou ≥ 18 gestações/100 mulheres/ano)

■ As taxas de falha para contraceptivos injetáveis, anticoncepcionais orais, adesivo, anel vaginal e diafragma variam de 6 a 12% ao ano (ou 6 a 12 gestações/100 mulheres/ano).

Reserve um tempo para entender as preocupações e preferências da paciente ou do casal e respeite-as sempre que possível. O uso contínuo do método que a paciente prefere é superior a um método mais eficaz que é abandonado. Para adolescentes, um ambiente confidencial facilita a discussão de assuntos que podem parecer privativos e difíceis de explorar.

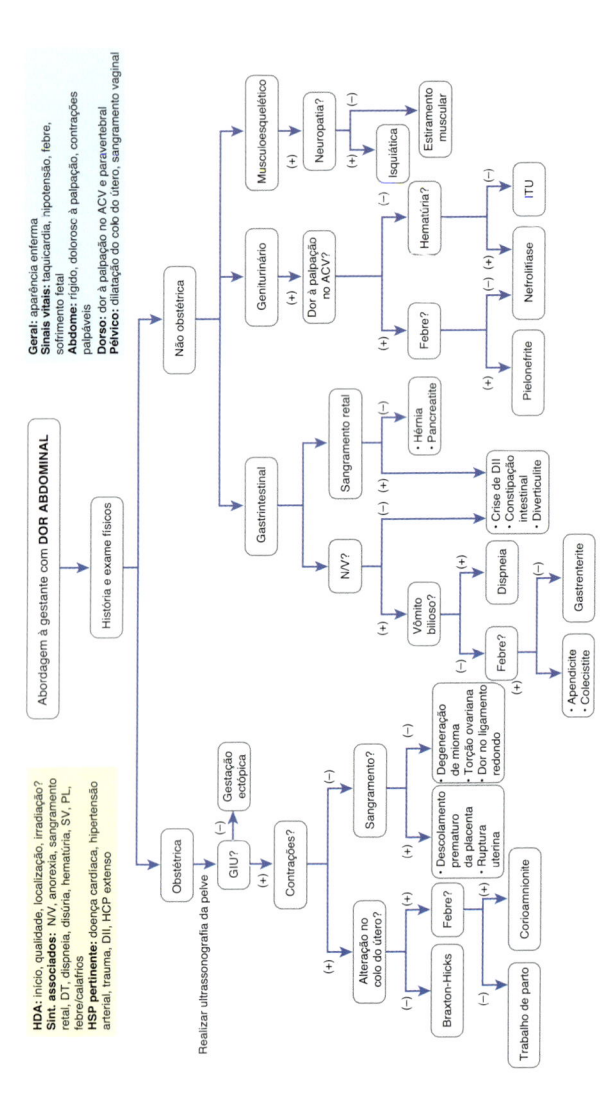

HDA: início, qualidade, localização, irradiação?
Sint. associados: N/V, anorexia, sangramento retal, DT, dispneia, disúria, hematúria, SV, PL, febre/calafrios
HSP pertinente: doença cardíaca, hipertensão arterial, trauma, DII, HCP extenso

Geral: aparência enferma
Sinais vitais: taquicardia, hipotensão, febre, sofrimento fetal
Abdome: rígido, doloroso à palpação, contrações palpáveis
Dorso: dor à palpação no ACV e paravertebral
Pélvico: dilatação do colo do útero, sangramento vaginal

Algoritmo 26.1 Abordagem à gestante com dor abdominal. (Nota: embora não abranja todas as situações, esse algoritmo pode ser uma abordagem inicial útil para sintetizar informações coletadas na anamnese e no exame físico.) ACV, ângulo costovertebral; DII, doença inflamatória intestinal; DT, dor torácica; GIU, gravidez intrauterina; HCP, histórico de cirurgias prévias; HDA, história da doença atual; HSP, história de saúde pregressa; ITU, infecção do trato urinário; N/V, náuseas/vômito; PL, perda de líquido; sint., sintomas; SV, sangramento vaginal.

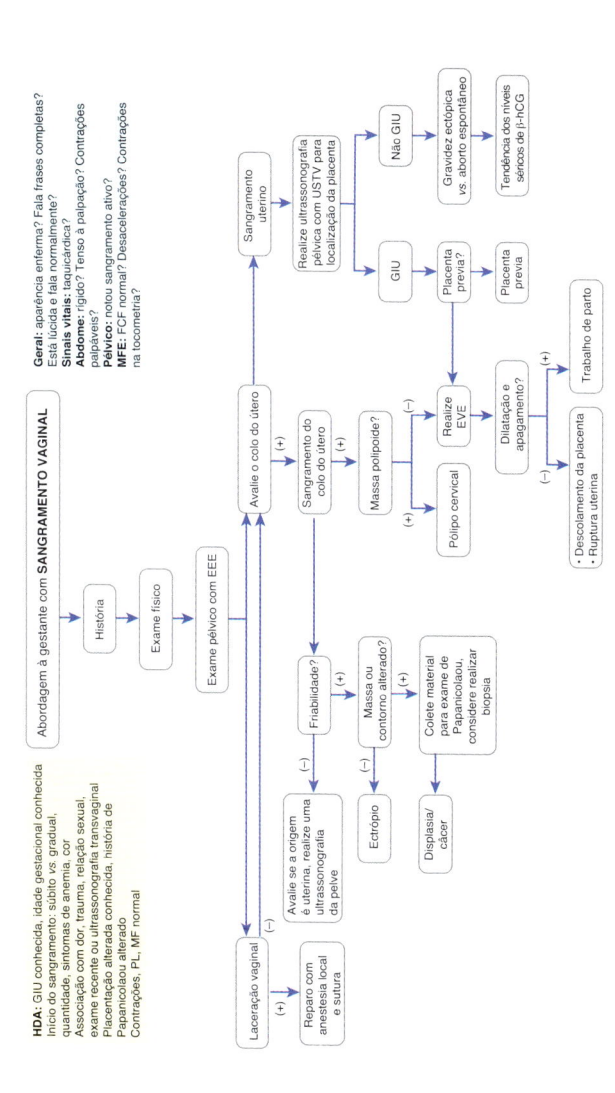

Algoritmo 26.2 Abordagem à gestante com sangramento vaginal. (Nota: embora não abranja todas as situações, esse algoritmo pode ser uma abordagem inicial útil para sintetizar informações coletadas na anamnese e no exame físico.) EEE, exame com espéculo estéril; EVE, exame vaginal estéril; FCF, frequência cardíaca fetal; GIU, gravidez intrauterina; hCG, gonadotrofina coriônica humana; HDA, história da doença atual; MFE, monitoramento fetal externo; MF, movimento fetal; PL, perda de líquido; USTV, ultrassonografia transvaginal.

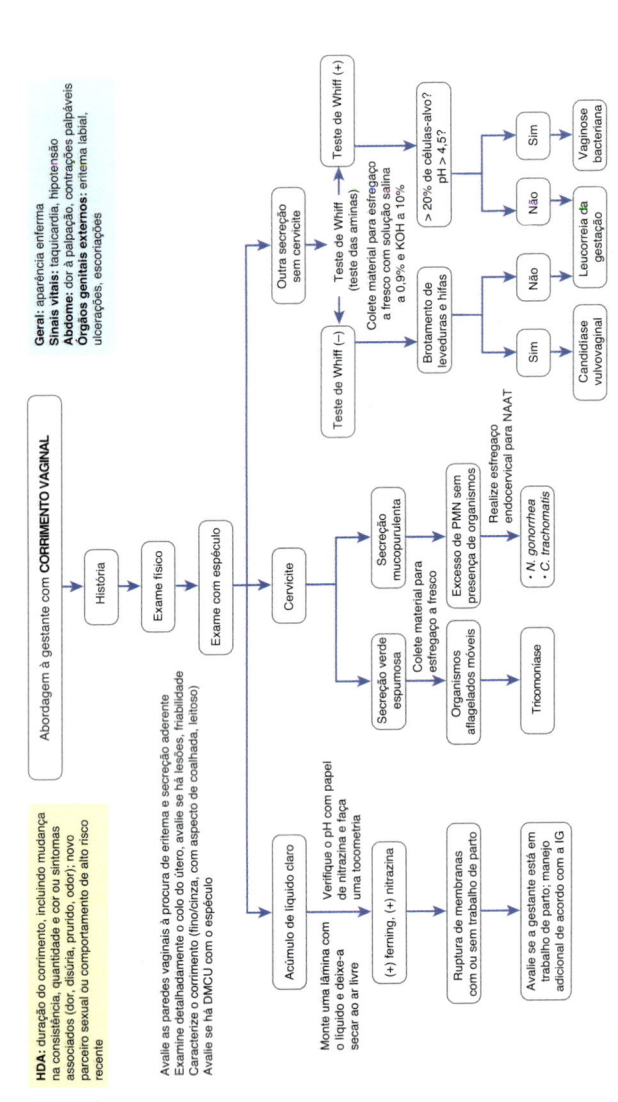

Algoritmo 26.3 Abordagem à gestante com corrimento vaginal. (Nota: embora não abranja todas as situações, esse algoritmo pode ser uma abordagem inicial útil para sintetizar informações coletadas na anamnese e no exame físico.) DMCU, dor à mobilização do colo do útero; HDA, história da doença atual; IG, idade gestacional; KOH, hidróxido de potássio; NAAT, teste de amplificação de ácido nucleico; PMN, leucócitos polimorfonucleares.

Recursos de interpretação

Tabela 26.1 Alterações anatômicas e fisiológicas na gestação normal.

Sistema de órgãos	Órgão de interesse	Alteração na gestação normal	Relevância clínica
Sinais vitais	Frequência cardíaca. Pressão arterial Frequência respiratória Saturação de oxigênio	↑ (Aumenta ao longo da gestação) ↓ (Maior queda no segundo trimestre) ← → ← →	
Pele	Pele	Aumento do fluxo sanguíneo cutâneo	Dissipação do excesso de calor devido ao aumento do metabolismo
		Hiperpigmentação	
		Angioma em aranha e eritema palmar	Significado clínico pouco claro, provavelmente relacionado com a hiperestrogenemia
	Cabelos	Espessamento dos cabelos	
		Hirsutismo	Significado clínico pouco claro; hirsutismo grave com sinais de virilização deve ser investigado
Respiratório	Pulmões	↑ Consumo de oxigênio em 20% ↓ PCO_2 arterial ↑ Ventilação ↓ VPT, VR, CRF ↑ VC, ventilação por minuto	Transfere resíduos de CO_2 do feto para a circulação materna Gasometria arterial mostra alcalose respiratória
		↑ Resistência vascular pulmonar ← → Complacência pulmonar	Auxilia na remoção de CO_2

continua

Tabela 26.1 Alterações anatômicas e fisiológicas na gestação normal. (*continuação*)			
Sistema de órgãos	**Órgão de interesse**	**Alteração na gestação normal**	**Relevância clínica**
	Diafragma	Elevação de 4 cm no diafragma	Elevação diafragmática e ventilação por minuto aumentada contribuem para a sensação de *dispneia na gestação*
Cardiovascular	Coração	↑ Débito cardíaco de até 50%	Relacionado com o aumento da frequência cardíaca e do volume sistólico
			Aumento adicional de quase 20% na *gestação multifetal*
		Coração deslocado para a esquerda e para cima	Aparência de cardiomegalia nos exames de imagem
		Desdobramento de B_1 exagerado	*Sopros sistólicos* são comuns em até 90% das gestantes
		Função hiperdinâmica do VE	
	Vasos periféricos	↓ Resistência vascular sistêmica ↓ PA (diastólica > sistólica)	↑ Acúmulo venoso e *hipotensão postural*
		↓ Fluxo venoso nos membros inferiores em razão da compressão do útero gravídico	↑ Edema dependente e veias varicosas Predisposição à trombose
Gastrintestinal	Estômago	↓ Esvaziamento gástrico ↓ Tônus do esfíncter esofágico	Contribui para náuseas, refluxo ácido
	Intestinos delgado e grosso	Deslocados superior e lateralmente ↓ Motilidade intestinal	*A apendicite pode ter uma apresentação atípica* Contribui para hemorroidas, constipação intestinal

continua

Tabela 26.1 Alterações anatômicas e fisiológicas na gestação normal. (*continuação*)

Sistema de órgãos	Órgão de interesse	Alteração na gestação normal	Relevância clínica
	Vias hepatobiliares	←—→ Tamanho do fígado ↑ Fluxo sanguíneo hepático ↓ Concentração sérica de albumina ↓ Motilidade da vesícula biliar	↑ Estase biliar e incidência de cálculos biliares de colesterol, colecistite ↑ Risco de colestase
Hematológico	Plasma	↑ Volume circulante em 40 a 45%	Fornecimento de nutrientes ao feto/à placenta, proteção contra retorno venoso prejudicado
	Sangue	↑ Produção e volume de eritrócitos	Proteção contra a perda de sangue durante o parto
		↑ Contagem de reticulócitos	Significado clínico pouco claro – relacionado com a hemodiluição e o ↑ do consumo
		↑ Renovação do ferro	Leva à anemia por deficiência de ferro, *pica*
		↓ Hemoglobina e hematócrito ↑ Leucocitose	
		↓ Plaquetas	↑ Risco de epistaxe, congestão nasal
		↑ Marcadores inflamatórios (PCR, VHS)	Marcadores de inflamação não confiáveis
	Coagulação	↑ Fatores de coagulação (exceto fatores XI e XIII)	
		↑ Fibrinogênio	Mantém o equilíbrio da coagulação e da fibrinólise – estado *de hipercoagulabilidade* geral
		↓ Proteína C e proteína S total	
		↑ Fibrinólise e D-dímero	O D-dímero é um marcador não confiável do risco trombótico

continua

Tabela 26.1 Alterações anatômicas e fisiológicas na gestação normal. (*continuação*)			
Sistema de órgãos	**Órgão de interesse**	**Alteração na gestação normal**	**Relevância clínica**
	Bexiga	Hiperplasia do músculo e tecido conjuntivo vesical Elevação do trígono ↑ Pressão vesical	↑ Polaciúria e incontinência urinária
	Ureteres	Deslocados lateralmente e comprimidos ↑ Dilatação e relaxamento	Contribuem para a *hidronefrose*, mais comumente do lado direito
	Rins	↑ Sistema renina-angiotensina-aldosterona	Mantém a PA no primeiro trimestre
			A hipertensão não resulta em gestação normal em razão da refratariedade à angiotensina II à medida que a gestação progride
			Contribui para a *polaciúria*
		↑ Tamanho do rim ↑ TFG e fluxo plasmático	
		↓ Creatinina sérica	Níveis > 0,9 mg/dℓ devem ser avaliados
		↑ Depuração da creatinina em 30%	
Musculoesque-lético	Coluna vertebral	Hiperlordose lombar	Desloca o centro de gravidade para acomodar o útero gravídico. Pode contribuir para a lombalgia
		Relaxamento das articulações pélvicas – sínfise púbica, articulações sacroilíaca e sacrococcígea	*Separação da sínfise púbica* > 1 cm pode causar dor significativa e distúrbios da marcha

CO_2, dióxido de carbono; CRF, capacidade residual funcional; PA, pressão arterial; PCR, proteína C reativa; TEV, tromboembolismo venoso; TFG, taxa de filtração glomerular; VC, volume corrente; VE, ventrículo esquerdo; VHS, velocidade de hemossedimentação; VPT, volume pulmonar total; VR, volume residual.

Adultos Mais Velhos

Imperativo demográfico

Estima-se que, até 2050, a quantidade de pessoas com mais de 60 anos em todo o mundo excederá 2 bilhões. Os adultos mais velhos norte-americanos agora somam mais de 46 milhões de pessoas, e estima-se que chegarão a 98 milhões até 2060, quase 24% da população total. Na verdade, a faixa etária de crescimento mais rápido nos EUA é a dos adultos com idade superior a 85 anos; projeta-se que esse grupo alcance 20 milhões de pessoas em 2060. Portanto, o imperativo demográfico para as sociedades em todo o mundo é maximizar não apenas a expectativa de vida, mas também os "anos de vida com saúde", para que os adultos mais velhos mantenham a sua plenitude funcional pelo maior tempo possível, usufruindo de vidas ativas e prazerosas em seus lares e comunidades. Isso envolve a promoção do envelhecimento saudável ou "bem-sucedido", que leva a objetivos interativos no atendimento clínico – um paciente ativamente informado que interage com uma equipe proativa preparada contribui para atendimentos satisfatórios de alta qualidade e com melhores desfechos, o que envolve um conjunto distinto de atitudes e habilidades clínicas (Boxe 27.1).

O *envelhecimento primário* reflete alterações nas reservas fisiológicas ao longo do tempo, que são independentes das mudanças decorrentes de doenças. No entanto, essas mudanças podem levar ao desenvolvimento de múltiplas deficiências, declínio na capacidade funcional geral e morbidade e mortalidade associadas. Essas alterações significativas na fisiologia tendem a ter maior impacto durante períodos de estresse, como exposição a flutuações de temperatura, desidratação ou até mesmo choque.

Consulte a Tabela 27.1, Alterações anatômicas e fisiológicas normais do envelhecimento, com desfechos de doença relacionados.

> ### Boxe 27.1 Principais componentes do atendimento primário ao adulto mais velho.
>
> - No atendimento primário, é crucial reconhecer as síndromes geriátricas, quadros multifatoriais que ocorrem principalmente em adultos mais velhos
> - As síndromes geriátricas mais importantes a serem reconhecidas no atendimento primário são quedas, incontinência urinária, fragilidade e comprometimento cognitivo
> - Os elementos do atendimento geriátrico primário ideal incluem: avaliação do estado funcional; revisão frequente da medicação; avaliação cuidadosa dos danos e benefícios de qualquer novo exame ou tratamento; e avaliação frequente das metas de atendimento e prognóstico
> - Sistemas inovadores de atendimento – cuidados abrangentes, avaliações de consultoria com profissionais ou cuidados de qualidade hospitalar prestados em casa para condições agudas – podem melhorar o atendimento primário geriátrico. Características muito importantes dos sistemas de atendimento geriátrico incluem: garantia de acesso 24 h a tratamento; utilização de uma abordagem em equipe para os cuidados; realização de conciliação de medicamentos e avaliações geriátricas abrangentes; e integração de cuidados paliativos ao planejamento do tratamento

Este capítulo utiliza a expressão *adulto mais velho* para pessoas com idade igual ou superior a 65 anos, em vez de termos como "terceira idade", "idoso" ou "velho". Procure saber qual termo seus pacientes de mais idade preferem.

Comunicação eficaz com o adulto mais velho

Ao falar com o adulto mais velho, transmita respeito, paciência e consciência cultural (Boxe 27.2). Certifique-se de chamar os pacientes pelo nome.

> ### Boxe 27.2 Dicas para uma comunicação eficaz com o adulto mais velho.
>
> - Forneça um ambiente bem iluminado e moderadamente aquecido, com o mínimo de ruído de fundo, cadeiras com braços e maca de exame acessível
> - Fique de frente para o paciente e fale em voz baixa; certifique-se de que o paciente esteja utilizando óculos, aparelhos auditivos e próteses dentárias, se necessário
> - Ajuste o ritmo e o conteúdo da entrevista ao nível de resistência do paciente; considere realizar duas consultas para as avaliações iniciais
> - Reserve um tempo para perguntas abertas e reminiscências; inclua familiares e cuidadores, quando indicado, principalmente se o paciente tiver comprometimento cognitivo

continua

- Utilize instrumentos de rastreamento, o prontuário de saúde e relatórios de outros profissionais da saúde
- Forneça instruções por escrito e certifique-se de que estejam em letras grandes e fáceis de ler
- Sempre forneça ao paciente um receituário atualizado que inclua o nome do medicamento, as instruções de dosagem e o motivo pelo qual o medicamento está sendo prescrito

Adaptação do ambiente do consultório

Certifique-se de que o local não esteja frio demais nem quente demais. É importante olhar o paciente de frente e com os olhos na mesma altura. Uma boa iluminação possibilita que o adulto mais velho veja claramente os gestos e as expressões faciais do profissional de saúde.

Mais de 50% dos adultos mais velhos apresentam déficits auditivos. Portanto, o ambiente da consulta deve ser tranquilo e sem distrações e ruídos.

Considere utilizar um microfone portátil para amplificar a sua voz no receptor auditivo do paciente. Cadeiras com estofado mais alto e uma escada de degraus largos com corrimão, para ajudar o paciente a subir na mesa de exame, são úteis no caso de pacientes com fraqueza do músculo quadríceps femoral.

Ajuste do conteúdo e do ritmo da consulta

Pessoas mais velhas gostam de reminiscências. Escutar essa revisão da vida possibilita a compreensão dos pacientes, de modo que você pode ajudá-los a lidar com sentimentos dolorosos ou a recapturar alegrias e realizações.

É preciso equilibrar a necessidade de avaliar problemas complexos com a resistência e a possível fadiga do paciente. Considere dividir a avaliação inicial em duas consultas.

Como descobrir sinais e sintomas em pacientes idosos

Subnotificação. Muitos adultos mais velhos superestimam a saúde, mesmo quando o agravamento da doença e a incapacidade são evidentes. Para reduzir o risco de reconhecimento e intervenção tardios, adote perguntas mais direcionadas ou *questionários de rastreamento de saúde*. Fale com os familiares ou cuidadores.

Manifestações atípicas de doenças. As doenças agudas se manifestam de modo diferente nos adultos mais velhos. É preciso estar alerta a sinais sutis de infarto agudo do miocárdio e doenças da tireoide. É menos provável que adultos mais velhos com infecção apresentem febre.

Síndromes geriátricas. Reconheça os grupos de sinais e sintomas de diferentes *síndromes geriátricas*, caracterizadas por aglomerados interativos que levam ao declínio funcional; exemplos incluem: quedas, tontura, depressão, incontinência urinária e comprometimento funcional. O conhecido "diagnóstico unificador" contempla menos de 50% dos adultos mais velhos.

Comprometimento cognitivo. Embora o comprometimento cognitivo possa influenciar o relato do paciente, a maioria dos adultos mais velhos com comprometimento cognitivo leve consegue fornecer informações suficientes para revelar doenças concomitantes. Use frases simples para obter as informações necessárias. Se o comprometimento for mais significativo, confirme o relato com os familiares ou cuidadores.

Como abordar as dimensões culturais do envelhecimento

As diferenças culturais influenciam a epidemiologia de doenças e da saúde mental, a aculturação, as preocupações específicas dos adultos mais velhos, o potencial de diagnóstico incorreto e as disparidades dos desfechos de saúde (Boxe 27.3). Deve-se perguntar sobre guias espirituais e curandeiros. Os valores culturais influenciam principalmente as decisões sobre a terminalidade da vida. Os anciões, os familiares e até mesmo um grupo comunitário estendido podem tomar essas decisões em conjunto com o adulto mais velho. Elicitar o estresse da migração e da aculturação, usar intérpretes com eficácia, recrutar (na família e na comunidade) pessoas que ajudem o paciente a lidar com o sistema de saúde e a acessar ferramentas de avaliação validadas culturalmente o ajudarão a prestar um atendimento empático a esse paciente.

Boxe 27.3 Diversidade geriátrica – atual e em 2060.

- Em 2014, brancos, negros e asiáticos não hispânicos eram responsáveis por 78, 9 e 4% da população idosa dos EUA, respectivamente. Os hispânicos (de qualquer raça) totalizavam 8% dessa população
- As projeções indicam que, em 2060, a composição da população idosa será de 55% de brancos não hispânicos, 12% de negros não hispânicos e 9% de asiáticos não hispânicos. Os hispânicos serão 22% da população idosa em 2060
- Enquanto a população idosa aumentará entre todos os grupos raciais e étnicos, a população hispânica idosa deverá crescer mais rapidamente, de 3,6 milhões, em 2014, para 21,5 milhões, em 2060. Estima-se que eles serão mais numerosos que a população idosa negra não hispânica em 2060
- O grupo de asiáticos não hispânicos também deve experimentar um crescimento rápido. Em 2014, quase 2 milhões de asiáticos não hispânicos idosos, de raça única, viviam nos EUA; em 2060, projeta-se que essa população seja de cerca de 8,5 milhões

Fonte: Older Americans 2016: Key Indicators of Well-Being. Disponível em: https://agingstats.gov/docs/LatestReport/Older-Americans-2016-Key-Indicators-of-WellBeing.pdf. Acesso em: 29 dez. 2019.

Anamnese

Sintomas comuns ou relevantes.

- Prejuízos funcionais nas atividades de vida diária e atividades instrumentais de vida diária
- Manejo dos medicamentos
- Tabagismo
- Etilismo
- Nutrição

Outras áreas de preocupação entre os adultos mais velhos são abordadas em mais detalhes nos seguintes capítulos:

- Dor aguda e persistente (ver Capítulo 8, *Pesquisa Geral, Sinais Vitais e Dor*)
- Comprometimento cognitivo (ver Capítulo 9, *Cognição, Comportamento e Estado Mental*)
- Incontinência urinária (ver Capítulo 19, *Abdome*)
- Quedas (ver Capítulo 23, *Sistema Musculoesquelético*)

É essencial colocar os sinais/sintomas no contexto da *avaliação funcional* global, sempre lembrando que a meta é ajudar o adulto mais velho a manter seu bem-estar e nível funcional ótimos.

Atividades de vida diária

As atividades cotidianas formam uma base importante para futuras avaliações (Boxe 27.4). Pode-se perguntar como é o dia típico do adulto mais velho ou como foi o dia anterior à consulta. Em seguida, indica-se fazer perguntas mais específicas, como: "O(A) senhor(a) acordou às 8 horas? Como é se levantar da cama?".

Boxe 27.4 Atividades de vida diária e atividades instrumentais de vida diária.	
Atividades básicas de vida diária (AVD)	**Atividades instrumentais de vida diária (AIVD)**
▪ Tomar banho	▪ Usar o telefone
▪ Vestir-se	▪ Fazer compras
▪ Cuidar da higiene pessoal	▪ Preparar refeições
▪ Fazer transferências	▪ Fazer tarefas domésticas
▪ Ter continência	▪ Lavar roupa
▪ Alimentar-se	▪ Pegar meios de transporte
	▪ Tomar medicamentos
	▪ Controlar as finanças

Manejo dos medicamentos

Adultos com idade superior a 65 anos fazem uso de aproximadamente 30% de todas as receitas médicas. Quase 40% desses pacientes ingerem cinco ou mais medicamentos prescritos por dia. Os adultos mais velhos representam mais de 50% de todas as reações medicamentosas adversas notificadas. Assim, torna-se fundamental fazer um levantamento meticuloso dos medicamentos utilizados, incluindo nome, dose, frequência e indicação de cada fármaco (Boxe 27.5). Explore todos os componentes da polifarmácia, incluindo uso concomitante de múltiplos fármacos, subutilização, uso inapropriado e não adesão aos esquemas prescritos. Além disso, deve-se investigar o uso de medicamentos de venda livre, suplementos vitamínicos e nutricionais e substâncias modificadoras do humor. A medicação é o fator de risco modificável mais frequentemente associado a quedas. Ao prescrever a dose, deve-se "começar com uma dose baixa e aumentar aos poucos". Para saber mais sobre as interações medicamentosas, consulte os *Critérios de Beers atualizados para uso de medicamentos potencialmente inadequados por adultos mais velhos da American Geriatrics Society (AGS) de 2019*, amplamente utilizado por profissionais da saúde, educadores e legisladores.

Boxe 27.5 Como melhorar a segurança dos medicamentos entre os adultos mais velhos.

- Faça um *levantamento meticuloso dos medicamentos utilizados*, incluindo o nome, a dose, a frequência e o motivo pelo qual o paciente acha que está usando cada medicamento. Peça ao paciente que traga todos os frascos de medicamentos e produtos de venda livre para elaborar uma lista de medicamentos precisa
- Realize uma *conciliação de medicamentos* em cada consulta, principalmente depois de transições de cuidados
- Explore todos os componentes da *polifarmácia* – uma das principais causas de morbidade –, incluindo prescrição abaixo do ideal, uso simultâneo de vários medicamentos, subutilização, uso inadequado e não adesão
- Pergunte especificamente sobre produtos de venda livre, suplementos vitamínicos e nutricionais e substâncias que alteram o humor, como opioides, benzodiazepínicos e drogas ilícitas
- Avalie os medicamentos à procura de interações medicamentosas

---

Tabagismo e etilismo

O tabagismo é prejudicial em todas as idades. Em todas as consultas, deve-se aconselhar os pacientes a parar de fumar. Cerca de 10 a 15% dos adultos mais velhos que procuram unidades de atendimento primário têm problemas causados pelo consumo de bebidas alcoólicas. As taxas de detecção e de tratamento são baixas.

ANAMNESE	POSSÍVEIS ACHADOS

Rastreie todos os adultos mais velhos quanto ao consumo excessivo de bebidas alcoólicas, pois isso contribui para as interações medicamentosas e piora as comorbidades. Use o Alcohol Use Disorders Identification Test–Consumption (AUDIT-C, Teste de Identificação de Distúrbios pelo Consumo de Bebidas Alcoólicas) para avaliar o consumo não saudável de bebidas alcoólicas entre adultos mais velhos. Essa ferramenta conta com três perguntas sobre a frequência de consumo de bebidas alcoólicas, a quantidade que normalmente é consumida e as ocasiões em que se faz uso pesado e leva de 1 a 2 minutos para ser administrada. O questionário CAGE (Cut down, Annoyed, Guilty, Eye-opener) é bem conhecido, porém detecta apenas a dependência de bebidas alcoólicas, em vez de todo o espectro do uso delas prejudicial à saúde.

Consulte o Capítulo 3, *Anamnese*, para revisar a abordagem e obter informações em relação aos hábitos de tabagismo e etilismo.

Nutrição

Obter um histórico de dieta e usar ferramentas de rastreamento rápido são especialmente importantes em adultos mais velhos.

Tópicos especiais no atendimento ao adulto mais velho

Fragilidade

A *fragilidade* é uma síndrome geriátrica multifatorial caracterizada pela falta de capacidade fisiológica adaptativa relacionada com a idade que ocorre mesmo na ausência de doença identificável. A sua prevalência é de 4 a 59%. Faça o rastreamento de três componentes essenciais e procure intervenções relacionadas: perda ponderal de mais de 5% ao longo de 3 anos, incapacidade de levantar-se e sentar-se em uma cadeira cinco vezes seguidas e autorrelato de exaustão.

Diretivas antecipadas de vontade e cuidados paliativos

Muitos adultos mais velhos estão interessados em discutir as decisões de fim de vida e gostariam que os profissionais de saúde iniciassem essas discussões antes que ocorra alguma doença grave. O *planejamento antecipado dos cuidados* envolve fornecer informações, determinar as preferências do paciente, identificar tomadores de decisão substitutos e transmitir empatia e apoio. Use uma linguagem clara e simples. Esclareça as diretrizes, que podem variar de declarações gerais de valores a ordens específicas, como não reanimar, não intubar, não hospitalizar, não fornecer hidratação ou nutrição artificial ou não administrar antibióticos. O paciente deve determinar por escrito um *representante legal* ou *procurador para assuntos de saúde*, ou seja, "alguém que possa tomar decisões que reflitam seus desejos em caso de confusão mental ou emergência". Converse sobre essas decisões no consultório, em vez de em contextos sob pressão, como no pronto-socorro ou no hospital.

Quando necessário, forneça *cuidados paliativos* para "aliviar o sofrimento e melhorar a qualidade de vida dos pacientes com doenças em estágio avançado e de seus familiares por meio de habilidades e conhecimentos específicos, incluindo comunicação com os pacientes e seus familiares; tratamento da dor e de outros sintomas; apoio psicossocial, espiritual e do luto; e coordenação de um arranjo de serviços sociais e de saúde" (Figura 27.1).*

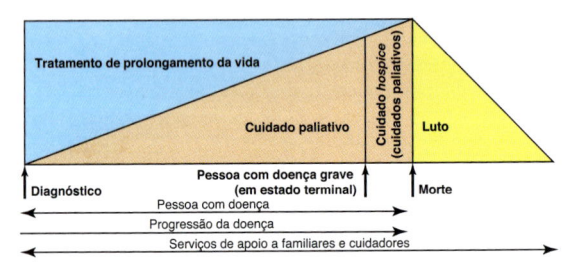

Figura 27.1 Papel dos cuidados paliativos no curso da doença. (De Burggraf V et al. *Healthy Aging: Principles and Clinical Practice for Clinicians.* Wolters Kluwer Health; 2015. Figure 29-1.)

---

*N.R.T.: *Hospice* é uma filosofia do cuidado; refere-se à aplicação de cuidados paliativos intensivos para pacientes com doenças avançadas, próximos ao fim da vida, englobando apoio a seus familiares. *Hospice* não significa, necessariamente, um lugar físico. Pacientes indicados para um atendimento no estilo *hospice* são aqueles com doença em fase avançada e estimativa de vida de 6 meses ou menos. O conceito de *hospice* inclui também assistência durante o processo de morrer, e se estende ao acolhimento de familiares em luto. Por sua vez, *cuidados paliativos* consistem no "cuidado para aliviar o sofrimento e melhorar a qualidade de vida ao longo da experiência da doença e do luto para que pacientes e seus familiares possam alcançar seu potencial pleno e viver mesmo quando estiverem morrendo". Pacientes em potencial, seus familiares e cuidadores irão beneficiar-se de informações sobre o que esperar durante uma doença e o luto; informações sobre o que esperar dos profissionais da saúde; comunicação efetiva e facilitadora do processo de tomada de decisões; registro de suas diretivas antecipadas de vontade; controle dos sintomas e das incapacidades; e alívio do sofrimento pelas perdas, ajuda na elaboração do luto e incentivo às ressignificações.

Técnicas de exame

A avaliação do adulto mais velho difere da anamnese e do exame físico tradicionais. Entrevistas aprimoradas, ênfase na função diária e nos tópicos essenciais descritos anteriormente e avaliação funcional são especialmente importantes.

Avaliação da capacidade funcional

O *estado funcional* é a capacidade de executar tarefas e cumprir papéis sociais associados à vida diária em uma ampla gama de complexidade.

O rastreamento geriátrico de 10 minutos (Boxe 27.6) é breve, tem alta concordância entre examinadores e pode ser facilmente utilizado pela equipe do consultório. Esse rastreamento aborda três domínios importantes: aspectos físico, cognitivo e psicossocial. Além disso, ele aborda as principais modalidades sensoriais e a incontinência urinária, um problema frequentemente subnotificado.

Boxe 27.6 Rastreamento geriátrico de 10 minutos.	
Problema e rastreamento	**Rastreamento positivo**
Visão: duas partes: Pergunte: "Você sente dificuldade para dirigir, assistir à televisão, ler ou realizar alguma atividade diária devido à sua visão?" Se a resposta for positiva: teste cada olho com a escala de Snellen enquanto o paciente utiliza lentes corretivas (se aplicável)	Resposta positiva para a pergunta e incapacidade de ler superior a 20/40 na escala de Snellen
Audição: use o audioscópio regulado em 40 dB. Teste a audição empregando 1.000 e 2.000 Hz	Incapacidade bilateral de ouvir 1.000 Hz ou 2.000 Hz ou incapacidade unilateral para ouvir uma dessas frequências
Mobilidade das pernas: cronometre o paciente depois de orientá-lo: "Levante-se da cadeira. Caminhe 3 m vigorosamente, gire, caminhe de volta para a cadeira e sente-se"	Incapacidade de realizar a ação solicitada em 15 s

continua

TÉCNICAS DE EXAME	POSSÍVEIS ACHADOS	
Incontinência urinária: duas partes: Pergunte: "Nos últimos 12 meses, você perdeu o controle e urinou sem querer?" Se a resposta for positiva, pergunte: "Isso ocorreu em pelo menos 6 dias diferentes?"	Resposta positiva para as duas perguntas	Para identificar as causas da incontinência transitória, este mnemônico pode ser útil: DIAPPERS: *Delirium*, **I**nfecção (p. ex., infecção do sistema urinário), uretrite **A**trófica ou vaginite, Fármacos (**P**harmaceuticals) (p. ex., diuréticos, anticolinérgicos, bloqueadores dos canais de cálcio, opioides, sedativos, álcool), transtornos **P**sicológicos (p. ex., depressão), produção **E**xcessiva de urina (p. ex., insuficiência cardíaca, diabetes não controlado), mobilidade **R**estrita (p. ex., fratura de quadril, barreiras ambientais, restrições), Impactação fecal (**S**tool)
Nutrição/perda de peso corporal: duas partes: Pergunte: "Você perdeu involuntariamente 5 kg nos últimos 6 meses?" Pese o paciente	Resposta positiva ou peso corporal inferior a 50 kg	
Memória: teste se o paciente consegue se lembrar de três palavras	Não consegue se lembrar de nenhuma das palavras depois de 1 min	
Depressão: pergunte: "Você costuma se sentir triste ou deprimido?"	Resposta positiva	
Incapacidade física: seis perguntas: "Você é capaz de: <ul><li>Realizar atividades vigorosas, como caminhada rápida ou ciclismo?</li><li>Fazer tarefas domésticas mais pesadas, como limpar janelas, paredes e assoalhos?</li><li>Comprar mantimentos ou roupas?</li><li>Ir a lugares em que necessite pegar ônibus ou metrô?</li><li>Tomar banho sozinho, seja um banho de esponja, na banheira ou no chuveiro?</li><li>Vestir-se sozinho; por exemplo, vestir uma camisa, abotoar a roupa ou fechar o zíper ou calçar os sapatos?"</li></ul>	Resposta negativa para alguma das perguntas	

Fonte: Reimpresso de Moore AA et al. Screening for common problems in ambulatory elderly: clinical confirmation of a screening instrument. *Am J Med*. 1996;100(4):438-443. Copyright © 1996 Elsevier. Com autorização.

TÉCNICAS DE EXAME	POSSÍVEIS ACHADOS

Avaliação do estado geral

Observe o paciente enquanto ele entra na sala de avaliação. Observe a higiene e a vestimenta dele. Avalie estado aparente de saúde, grau de vitalidade, o humor e transtornos do afeto do paciente.

Sinais vitais

Afira a pressão arterial verificando se a pressão arterial sistólica (PAS) está aumentada e se há alargamento da pressão diferencial, definida como a PAS menos a pressão arterial diastólica (PAD).

A *hipertensão sistólica isolada* (PAS ≥ 140) após os 50 anos de idade e a pressão diferencial ≥ 60 aumentam o risco de acidente vascular encefálico, insuficiência renal e doença cardíaca.

Para adultos com idade igual ou superior a 60 anos, a JNC8 recomenda metas de pressão arterial igual ou inferior a 150/90, mas observa que se o tratamento resultar em PAS inferior a 140 e for bem tolerado, sem efeitos adversos para a saúde ou a qualidade de vida, ele não precisa ser ajustado. Avalie se o paciente apresenta *hipotensão ortostática*, definida como queda da PAS ≥ 20 mmHg ou da PAD ≥ 10 mmHg ou aumento da frequência cardíaca (FC) ≥ 20 bpm, nos 3 minutos seguintes à passagem da posição deitada para a ortostática. Afira a pressão arterial em duas posições: em decúbito dorsal, após o paciente repousar por até 10 minutos, e nos 2 a 3 minutos seguintes à passagem da posição deitada para a ortostática.

A hipotensão ortostática ocorre em 10 a 20% dos adultos mais velhos e em até 30% dos idosos frágeis institucionalizados, sobretudo quando se levantam pela manhã. Deve-se questionar se o paciente sente tontura, sensação de desmaio, fraqueza, desequilíbrio, embaçamento da visão e, em 20 a 30% dos pacientes, síncope.

Analise os medicamentos utilizados e causas como alterações do sistema nervoso autônomo, diabetes melito, repouso no leito por período prolongado, depleção de volume, amiloidose, estado pós-prandial e alterações cardiovasculares.

Afira a frequência cardíaca, a frequência respiratória e a temperatura corporal. Verifique a frequência cardíaca apical para ajudar a detectar arritmias em adultos mais velhos. Use termômetros acurados para temperaturas mais baixas.

Frequência respiratória ≥ 25 respirações por minuto (rpm) indica infecção nas vias respiratórias inferiores ou possível insuficiência cardíaca congestiva ou doença pulmonar obstrutiva crônica (DPOC).

Hipotermia é mais comum nos pacientes adultos mais velhos.

TÉCNICAS DE EXAME	POSSÍVEIS ACHADOS
A determinação do peso corporal e da altura é muito importante, além de ser necessário calcular o índice de massa corporal (IMC). O peso corporal deve ser verificado em todas as consultas. Verifique a saturação de oxigênio por meio de um oxímetro de pulso.	Baixo peso corporal é um indicador crucial de má nutrição. Subnutrição ocorre em caso de depressão, alcoolismo, comprometimento cognitivo, câncer, insuficiência crônica de órgãos (coração, rins, pulmões), uso de determinados medicamentos, edentulismo, isolamento social e pobreza.

Pele

Verifique se existem alterações fisiológicas do envelhecimento, como adelgaçamento, perda de tecido elástico e do turgor da pele e enrugamento.	Pele ressecada, descamativa, áspera e, com frequência, pruriginosa. Comedões (ou cravos pretos) benignos nas bochechas ou ao redor dos olhos; angiomas rubi; e queratoses seborreicas.
Examine a face extensora das mãos e dos antebraços.	Manchas brancas despigmentadas (*pseudocicatrizes*); máculas ou manchas bem demarcadas de coloração violácea intensa que desaparecem após algumas semanas (púrpura actínica).
Verifique se existem alterações decorrentes da exposição ao sol: *lentigos actínicos* e queratose actínica, pápulas superficiais achatadas cobertas por uma escama ressecada.	Diferencie essas lesões de carcinoma basocelular e de carcinoma espinocelular. Lesões escuras, elevadas e assimétricas, com bordas irregulares, levantam a suspeita de melanoma.
Examine à procura de lesões vesiculares dolorosas na distribuição de um dermátomo.	Herpes-zóster decorrente de reativação de vírus varicela-zóster latente nos gânglios da raiz dorsal.
No caso de pacientes idosos acamados, sobretudo quando estão muito emagrecidos ou com comprometimento neurológico, é importante procurar por lesão ou ulceração na pele.	As úlceras de decúbito ocorrem se houver obliteração do fluxo sanguíneo capilar ou arteriolar para a pele ou se houver forças de cisalhamento com o movimento sobre os lençóis ou o levantamento do paciente de modo incorreto.

TÉCNICAS DE EXAME	POSSÍVEIS ACHADOS

Cabeça, olhos, orelhas, nariz, boca e garganta

Examine as pálpebras, a parte óssea das órbitas e os olhos.

> Ptose senil decorrente de enfraquecimento dos músculos levantadores das pálpebras superiores, relaxamento da pele e aumento do peso das pálpebras superiores.
>
> Ectrópio ou entrópio das pálpebras inferiores.
>
> Escleras amareladas e *arco senil*, um anel esbranquiçado benigno em torno do limbo.

Teste a acuidade visual utilizando um cartão de Snellen (de bolso ou na parede).

> Mais de 40 milhões de norte-americanos apresentam erros de refração – *presbiopia*.

Examine a lente do olho e faça a fundoscopia.

> Catarata, glaucoma e degeneração macular são mais frequentes com o envelhecimento.

Inspecione a lente do olho à procura de opacidade.

> Catarata é a principal causa de cegueira em todo o planeta.

Avalie a razão escavação fisiológica:disco óptico, geralmente menor ou igual a 1:2.

> O aumento da razão escavação fisiológica:disco óptico sugere glaucoma de ângulo aberto e possível perda da visão periférica e central e cegueira.

Examine o fundo de olho à procura de corpos coloides que provocam alteração da pigmentação, denominados *drusas*. As drusas têm consistência dura e são bem definidas ou têm consistência mole e são confluentes com pigmentação modificada.

> A degeneração macular compromete a visão central e provoca cegueira. Os tipos são atrófica seca (mais comum, porém menos grave) e exsudativa úmida (neovascular).

Avalie a acuidade auditiva por meio do teste da voz sussurrada ou do audioscópio. Examine os meatos acústicos à procura de cerume.

> A retirada do cerume frequentemente promove melhora rápida da acuidade auditiva.

TÉCNICAS DE EXAME	POSSÍVEIS ACHADOS
Examine a cavidade oral (hálito), o aspecto da mucosa gengival, se há cáries, a mobilidade dos dentes e o volume de saliva.	Odor desagradável no caso de higiene insatisfatória, periodontite ou cáries dentárias.
	Gengivite se houver doença periodontal.
Verifique se existem lesões nas superfícies mucosas. Peça ao paciente que retire a prótese dentária para avaliar se existem ulcerações nas gengivas.	Placa dentária e cavitações se houver cáries dentárias. Aumento da mobilidade dos dentes; risco de aspiração de dente.
	Diminuição da salivação decorrente de medicamentos, irradiação, síndrome de Sjögren ou desidratação.
	Tumores orais, geralmente nas bordas laterais da língua e no assoalho da boca.

Tórax e pulmões

Percute e ausculte os dois pulmões. Observe se existem sinais sutis de alterações da função pulmonar.	Aumento do diâmetro anteroposterior, respiração frenolabial e dispneia ao conversar ou aos mínimos esforços ocorrem na DPOC.

Sistema cardiovascular

Verifique a pressão arterial e a frequência cardíaca.	Hipertensão arterial sistólica isolada e aumento da pressão diferencial são fatores de risco cardíaco. Pesquise se existe hipertrofia do ventrículo esquerdo (HVE).
Inspecione a pulsação venosa jugular (PVJ), palpe a ascensão do pulso nas artérias carótidas e ausculte à procura de sopros carotídeos.	Aorta aterosclerótica tortuosa pode elevar a pressão nas veias jugulares esquerdas ao comprometer a drenagem para o átrio direito.
	Sopros carotídeos podem ser auscultados na estenose carotídea.
Examine o *ictus cordis* (impulso apical) e, depois, ausculte as bulhas cardíacas.	*Ictus cordis* (impulso apical) sustentado ocorre em caso de hipertrofia ventricular esquerda, hipertensão e estenose aórtica; *ictus cordis* difuso em caso de insuficiência cardíaca.
	Nos adultos mais velhos, B3 é auscultada quando existe dilatação do ventrículo esquerdo decorrente de insuficiência cardíaca ou miocardiopatia; B4 é auscultada na hipertensão arterial.

TÉCNICAS DE EXAME	POSSÍVEIS ACHADOS
Ausculte à procura de sopros cardíacos em todos os focos. Descreva a cronologia, o formato, a localização da intensidade máxima, a irradiação, a intensidade, o tom e as características de cada sopro.	Sopro sistólico em crescendo-decrescendo no segundo espaço intercostal direito ocorre na esclerose aórtica ou na estenose aórtica. Ambas implicam risco aumentado de doença cardiovascular e morte.
	Sopro holossistólico rude no ápice sugere regurgitação mitral, também comum nos adultos mais velhos.

Sistema vascular periférico

Ausculte o abdome à procura de sopros nas artérias aórtica, renal e femoral.	Sopros sobre esses vasos na doença aterosclerótica.
Palpe os pulsos.	Diminuição ou desaparecimento dos pulsos arteriais pode indicar oclusão arterial. Confirme pelo índice tornozelo-braquial.

Mamas e axilas

Palpe as mamas cuidadosamente à procura de nódulos ou massas.	Possível câncer de mama.

Abdome

Ausculte à procura de sopros sobre a aorta, as artérias renais e as artérias femorais.	Sopros abdominais levantam a suspeita de doença vascular aterosclerótica.
Inspecione a parte superior do abdome; palpe à esquerda da linha média à procura das pulsações aórticas.	Aorta alargada ≥ 3 cm e massa palpável podem ser encontradas em caso de aneurisma da aorta abdominal.

Órgãos genitais femininos e exame pélvico

Deve-se explicar cuidadosamente as etapas do exame e dar tempo à paciente para se posicionar na mesa de exame. No caso de paciente com artrite ou deformidades da coluna vertebral que não consiga flexionar os quadris ou os joelhos, um auxiliar pode elevar delicadamente e segurar as pernas dela ou ajudar a paciente a virar para o decúbito lateral esquerdo.

TÉCNICAS DE EXAME	POSSÍVEIS ACHADOS
Inspecione a vulva à procura de alterações relacionadas com a menopausa; identifique se existem massas nos lábios da vulva (do pudendo). Tumefações arroxeadas podem ser varicosidades.	Massas benignas incluem condilomas, fibromas, miomas e cistos sebáceos. Protrusão da parede anterior da vagina abaixo da uretra ocorre na uretrocele.
	Eritema com lesões-satélites na infecção por *Candida*; eritema com ulceração ou centro necrótico no carcinoma vulvar.
Inspecione a uretra à procura das carúnculas ou prolapso de tecido mucoso eritematoso no meato urinário.	Aumento do clitóris nos tumores produtores de androgênios ou uso de cremes de androgênio.
Exame com espéculo. Inspecione as paredes vaginais, que podem estar atrofiadas, e o colo do útero.	Muco cervical estimulado por estrogênio com fenômeno de arborização quando a paciente faz uso de terapia de reposição hormonal, hiperplasia endometrial e tumores produtores de estrogênio; líquen escleroso.
Se indicado, colete células endocervicais para o esfregaço de Papanicolaou. Utilize um *swab* de haste flexível com ponta romba se a vagina atrofiada for muito pequena.	Consulte o Boxe 27.10, Recomendações de rastreamento de câncer em adultos mais velhos: U.S. Preventive Services Task Force.
Retire o espéculo e solicite à paciente que faça força para baixo.	Prolapso de útero, cistocele, uretrocele ou retocele.
Realize o exame bimanual.	Observe se há retroversão, retroflexão, prolapso ou miomas uterinos.
	Restrição da capacidade de mobilizar o colo do útero se houver inflamação, processos malignos ou aderências cirúrgicas.
	Ovários palpáveis no câncer de ovário.
Se houver indicação, realize o exame retovaginal.	Útero aumentado de tamanho, aderido ou irregular se houver aderências ou processos malignos. Massas retais são encontradas no câncer de cólon.

Órgãos genitais masculinos e próstata

Examine o pênis; retraia o prepúcio, se existente. Examine o escroto, os testículos e os epidídimos.

Esmegma, câncer de pênis e hidrocele escrotal.

Faça um exame retal.

Massas retais no câncer de cólon. Hiperplasia prostática se houver aumento da próstata; câncer de próstata se houver nódulos ou massas.

Sistema musculoesquelético

Verifique a amplitude de movimento geral e a marcha. Realize o teste Timed Get Up and Go.

Consulte a Tabela 27.2, Teste Timed Get Up and Go.

Se houver deformidade articular, déficits de mobilidade ou dor à movimentação, realize um exame mais meticuloso.

Existem alterações articulares degenerativas na osteoartrite; inflamação articular na artrite reumatoide ou na artrite gotosa.

Sistema nervoso

Revise os resultados do teste de rastreamento geriátrico de 10 min. Realize um exame adicional se houver quaisquer déficits. Foque sobretudo memória e transtornos do afeto.

Diferencie *delirium* de depressão e demência. Consulte Transtornos neurocognitivos: delírio e demência, Questionário de Saúde do Paciente (PHQ-9, Patient Health Questionnaire), Mini-Cog e Avaliação Cognitiva de Montreal (MoCA, Montreal Cognitive Assessment).

Avalie a marcha e o equilíbrio, sobretudo o equilíbrio na posição ortostática; distância percorrida em 8 min; características da passada, como largura, ritmo e comprimento; e viradas durante a caminhada.

Alterações da marcha e do equilíbrio, sobretudo na largura da base de apoio, desaceleração e aumento do comprimento da passada, e dificuldade para virar-se na caminhada estão correlacionadas com o risco de queda.

Embora alterações neurológicas sejam comuns em adultos mais velhos, a sua prevalência sem doença identificável aumenta com o envelhecimento, variando de 30 a 50%.

Alterações fisiológicas do envelhecimento: tamanho desigual das pupilas, diminuição do balanço dos braços e dos movimentos espontâneos, aumento da rigidez dos membros inferiores e das alterações de marcha, aparecimento de reflexos de preensão e de protrusão dos lábios à percussão e diminuição da percepção vibratória.

TÉCNICAS DE EXAME	POSSÍVEIS ACHADOS
Avalie se há tremores, rigidez, bradicinesia, micrografia, marcha festinante e dificuldade para se virar no leito, abrir frascos e levantar-se de uma cadeira.	Na doença de Parkinson, tremor de frequência lenta e em repouso, em caráter de "contar moedas", agravado por estresse e inibido durante o sono ou movimentos. O tremor essencial é, com frequência, bilateral, simétrico, com história familiar positiva e diminuído pelo consumo de bebidas alcoólicas.

Registro dos achados

À medida que você fizer a avaliação do exame físico, observará alguns achados atípicos. Tente se avaliar e verifique se consegue interpretar essas alterações no contexto de tudo o que foi dito sobre o exame do adulto mais velho.

Registro dos achados do exame físico do adulto mais velho.

Sr. J. é um idoso de aspecto saudável, mas com peso abaixo do ideal e boa massa muscular. Ele se mostra lúcido e interativo, com boa lembrança de sua história de vida. Ele está acompanhado pelo filho

Sinais vitais: altura (descalço), 1,60 m. Peso (vestido), 65 kg. IMC, 28. PA, 145/88 no braço direito, em decúbito dorsal; 154/94 no braço esquerdo, em decúbito dorsal. FC, 98 bpm, regular. FR, 18 rpm; temperatura (oral), 37°C

Rastreamento geriátrico de 10 min: ver Boxe 27.6

Visão: paciente relata dificuldade para ler. Acuidade visual de 20/60 (escala de Snellen)

Audição: não consegue ouvir voz sussurrada em ambas as orelhas. Não consegue ouvir 1.000 ou 2.000 Hz com audioscópio (déficit bilateral)

Mobilidade dos membros inferiores: consegue caminhar vigorosamente 6 m, virar-se, caminhar de volta até a cadeira e sentar-se em 14 s

Incontinência urinária: extravasamento involuntário de urina em 20 dias não consecutivos

Nutrição: o paciente perdeu involuntariamente cerca de 7,5 kg nos últimos 6 meses

Memória: não consegue se lembrar de nenhuma das 3 palavras após 1 min

Depressão: não se sente triste nem deprimido com frequência

Incapacidade física: consegue andar rápido, mas não consegue andar de bicicleta. Consegue realizar trabalho moderado, mas não pesado, em casa. Consegue sair de casa para comprar mantimentos ou roupas. Consegue caminhar por distâncias médias. Consegue se banhar todos os dias sem dificuldade. Consegue se vestir, incluindo abotoar a roupa e puxar o zíper, e consegue calçar os sapatos

continua

Na seção destinada ao exame físico, descreva cuidadosamente seus achados para cada segmento relevante do exame periférico, usando a terminologia encontrada nas seções "Registro dos achados" dos capítulos anteriores.

Necessita de avaliação oftalmológica (óculos) e, possivelmente, prótese auditiva. É necessário fazer uma investigação adicional de incontinência, incluindo a avaliação "DIAPPERS", exame da próstata e avaliação do resíduo pós-miccional, normalmente igual ou inferior a 50 mℓ (exige cateterismo vesical). Necessita de exame nutricional. Considerar indicar um programa de exercício físico com treinamento de força.

Promoção e orientação da saúde: evidências e recomendações

Tópicos importantes para promoção e orientação da saúde de adultos mais velhos.

- Quando rastrear
- Rastreamento de deficiência visual e auditiva
- Exercício e atividade física
- Segurança doméstica e prevenção de quedas
- Imunizações
- Rastreamento de câncer
- Como detectar os "3 Ds": *delirium*, demência e depressão
- Maus-tratos contra adultos mais velhos

Quando rastrear

À medida que a expectativa de vida dos adultos mais velhos se expande para a nona década, as decisões de rastreamento se fundamentam no seu estado funcional e de saúde, incluindo a existência de comorbidades, em vez de basear-se apenas na idade.

A American Geriatrics Society (AGS) recomenda uma abordagem em cinco etapas às decisões de rastreamento:

1. Avaliar as preferências do paciente
2. Interpretar as evidências disponíveis
3. Estimar o prognóstico
4. Considerar a viabilidade do tratamento
5. Otimizar os tratamentos e os planos de cuidados.

Se a expectativa de vida for curta, adote tratamentos que beneficiam o paciente no tempo que ainda resta. Considere adiar o rastreamento caso isso sobrecarregue os adultos mais velhos que têm vários problemas de saúde, expectativa de vida abreviada ou demência avançada. Os testes que ajudam no prognóstico e no planejamento ainda podem ser realizados, mesmo que o paciente não queira prosseguir com o tratamento.

Rastreamento de deficiência visual e auditiva

Entre os adultos com idade de 65 a 69 anos, 1% têm deficiência visual, aumentando para 17% naqueles com mais de 80 anos. Cerca de um terço dos adultos com idade superior a 65 anos têm perda auditiva, aumentando para 80% naqueles com mais de 80 anos. Embora a U.S. Preventive Services Task Force (USPSTF) dos EUA tenha relatado haver evidências insuficientes (recomendação I) para apoiar o rastreamento de perda auditiva ou acuidade visual prejudicada em adultos mais velhos, os geriatras recomendam rastrear problemas de *visão* e *audição*, na medida em que são modalidades sensoriais vitais para a vida diária e são itens-chave do rastreamento geriátrico de 10 minutos.

Exercício e atividade física

Os exercícios são uma das formas mais eficazes de promover o envelhecimento saudável. As recomendações enfatizam a combinação de exercícios aeróbicos com treinamento de resistência graduada nos principais grupos musculares para aumentar a força (Boxe 27.7).

Boxe 27.7 Recomendações de exercício do CDC para adultos mais velhos.

Os adultos precisam de pelo menos:

- Cerca de 2 h e 30 min (150 min) semanais de atividade aeróbica de intensidade moderada (*i. e.*, caminhada rápida) *e*
- Atividades de fortalecimento muscular em dois ou mais dias da semana que trabalhem todos os principais grupos musculares (membros inferiores, quadris, costas, abdome, tórax, ombros e membros superiores)

OU

- Cerca de 1 h e 15 min (75 min) semanais de atividade aeróbica de intensidade vigorosa (*i. e.*, caminhar rápido ou corrida) *e*
- Atividades de fortalecimento muscular em dois ou mais dias da semana que trabalhem todos os principais grupos musculares (membros inferiores, quadris, costas, abdome, tórax, ombros e membros superiores)

OU

- Uma mistura equivalente de atividades aeróbicas de intensidade moderada e vigorosa *e*
- Atividades de fortalecimento muscular em dois ou mais dias da semana que trabalhem todos os principais grupos musculares (membros inferiores, quadris, costas, abdome, tórax, ombros e membros superiores)

Segurança doméstica e prevenção de quedas

A cada ano, aproximadamente 30% das pessoas com idade igual ou superior a 65 anos experimentam quedas, com custo clínico direto de US$ 50 bilhões. Muitos têm fraturas de quadril e traumatismo cranioencefálico que afetam a função diária e a independência (Boxe 27.8).

> **Boxe 27.8 Dicas de segurança doméstica para adultos mais velhos.**
>
> ■ Instale uma iluminação forte e cortinas claras
> ■ Instale corrimãos e luzes em todas as escadas. Os corredores e as passagens devem ser bem iluminados
> ■ Remova os itens em que se possa tropeçar, como papéis, livros, roupas e sapatos, de escadas e calçadas
> ■ Remova ou prenda tapetes pequenos e outros tapetes com fita dupla-face
> ■ Use sapatos dentro e fora de casa. Evite andar descalço e usar chinelos
> ■ Armazene os medicamentos com segurança
> ■ Mantenha os itens utilizados com mais frequência em armários que sejam fáceis de alcançar sem usar um banquinho
> ■ Instale barras de apoio e tapetes antiderrapantes ou faixas de segurança em banheiras e chuveiros
> ■ Repare os plugues e cabos elétricos com defeito
> ■ Instale alarmes de fumaça e tenha um plano para fuga de incêndios
> ■ Armazene com segurança todas as armas de fogo
> ■ Mantenha um aparelho/sistema de alerta em caso de problemas de saúde que acione um serviço de emergência geral, como 192, ou contatos de emergência

Imunizações

Várias vacinas são rotineiramente recomendadas para adultos mais velhos nos EUA (Boxe 27.9).

> **Boxe 27.9 Imunizações recomendadas para adultos mais velhos nos EUA, 2018.**
>
> ■ *Vacina contra a gripe:* uma vacina por ano
> ■ *Vacina contra tétano, difteria e coqueluche acelular (Tdap):* administre 1 dose a adultos mais velhos que não receberam anteriormente uma dose de toxoide tetânico, toxoide diftérico reduzido e vacina acelular contra coqueluche (Tdap) quando adulto ou criança
> ■ *Tétano e difteria (Td):* uma dose de reforço de Td a cada 10 anos
> ■ *Vacina contra varicela:* administre 2 doses a adultos mais velhos sem evidência de imunidade contra a varicela com 4 a 8 semanas de intervalo
> ■ *Herpes-zóster:* administre 2 doses de vacina zóster recombinante (RZV) com 2 a 6 meses de intervalo para adultos ≥ 50 anos, independentemente de episódio prévio de herpes-zóster ou do recebimento de vacina contra o herpes-zóster com vírus vivo (ZVL)
> ■ *Vacina pneumocócica:* administre a adultos mais velhos imunocompetentes 1 dose de vacina pneumocócica conjugada 13-valente (VPC-13) aos 65 anos ou mais, seguida por 1 dose de vacina pneumocócica polissacarídica 23-valente (VPP-23) pelo menos 1 ano depois da VPC-13. Quando 1 dose de VPP-23 é administrada aos 65 anos ou mais, não é necessária a dose adicional de VPP-23

Rastreamento de câncer

O rastreamento de câncer pode ser motivo de controvérsia, em virtude das evidências limitadas em adultos com idade entre 70 e 80 anos. As diretrizes da USPSTF são resumidas no Boxe 27.10.

Boxe 27.10 Recomendações de rastreamento de câncer em adultos mais velhos: USPSTF.

- **Câncer de mama (2016):** recomenda a mamografia a cada 2 anos para as mulheres com idade entre 50 e 74 anos e cita que não há evidências suficientes para rastreamento de mulheres com idade igual ou superior a 75 anos (recomendação I)
- **Câncer de colo do útero (2018):** recomenda *contra* exames de rotina para mulheres com mais de 65 anos de idade que tiveram resultados recentes normais dos esfregaços de Papanicolaou e não tiverem alto risco de câncer de colo do útero, com base em evidências razoáveis (grau D)
- **Câncer colorretal (2016):** recomenda o rastreamento entre os 50 e 75 anos de idade (grau A). As estratégias disponíveis e os intervalos de rastreamento incluem colonoscopia a cada 10 anos, colonografia por tomografia computadorizada (TC) a cada 5 anos, teste imunoquímico fecal anual, teste de sangue oculto nas fezes de alta sensibilidade (FOBT) anual, teste de DNA fecal a cada 1 ou 3 anos ou sigmoidoscopia flexível a cada 5 anos. Recomenda que o rastreamento de rotina para adultos com idade entre 76 e 85 anos seja realizado após a análise individual, considerando a saúde geral do paciente e o histórico de rastreamento anterior, em razão da certeza moderada de que o benefício efetivo é pequeno (grau C)
- **Câncer de próstata (2018):** recomenda que o rastreamento baseado no antígeno específico da próstata (PSA) para câncer de próstata em homens com idade entre 55 e 69 anos seja analisado individualmente, considerando, na decisão, os valores e as preferências do paciente, em razão da certeza moderada de que o benefício efetivo é pequeno (grau C). Antes de decidir se o rastreamento deve ser realizado, deve-se discutir com o profissional de saúde os potenciais benefícios e danos do rastreamento. Recomenda *contra* o rastreamento com PSA em homens com 70 anos ou mais em razão das evidências de que os danos são maiores do que os benefícios esperados
- **Câncer de pulmão (2014):** para adultos de 55 a 80 anos com história de tabagismo de 30 maços-ano e aqueles que ainda fumam ou pararam nos últimos 15 anos, recomenda-se o exame de rastreamento anual com TC de baixa dose de radiação (grau B). O rastreamento deve ser *descontinuado* quando a pessoa não fuma há 15 anos ou desenvolve um problema de saúde que reduz substancialmente a expectativa de vida ou a capacidade ou disposição de se submeter a uma cirurgia curativa
- **Câncer de pele (2016):** afirma que as evidências não são suficientes para equilibrar os benefícios e danos do exame da pele de todo o corpo (recomendação I)

O American College of Physicians (ACP) desenvolveu estratégias de rastreamento de alta e baixa utilidades que levam em consideração os benefícios à saúde, a frequência do rastreamento e os danos e custos (Boxe 27.11).

Boxe 27.11 Rastreamento de baixa utilidade para cinco tipos de câncer em adultos > 65 anos.

Tipo de câncer	Estratégia de rastreamento	Baixa utilidade (não recomendado)
Mama	Qualquer rastreamento	Mulheres ≥ 75 anos ou mulheres ≥ 65 anos sem boa saúde e com expectativa de vida ≤ 10 anos
Colo do útero	Qualquer rastreamento	Mulheres > 65 anos com resultados de rastreamento recentes negativos
Colorretal	Qualquer rastreamento	Adultos > 75 anos ou ≥ 65 anos sem boa saúde e com expectativa de vida < 10 anos
	Colonoscopia	Adultos de 65 a 74 anos com resultados de exame de cólon normais (i. e., sem pólipos adenomatosos) nos últimos 10 anos ou resultados de sigmoidoscopia flexível normais nos últimos 5 anos
Próstata	Teste de PSA	Homens com idade entre 65 e 69 anos que tiveram uma discussão informada e não expressaram uma preferência clara pelo teste Homens > 69 anos ou homens com idade entre 65 e 69 anos sem boa saúde e com expectativa de vida < 10 anos

Como detectar os "3 Ds": *delirium*, demência e depressão

Delirium. O *delirium* é um estado de confusão mental aguda caracterizado por início súbito, curso flutuante, desatenção e, às vezes, alteração da consciência. Na admissão hospitalar, aproximadamente 11 a 25% dos pacientes idosos têm *delirium*, e outros 29 a 31% dos pacientes admitidos sem *delirium* desenvolverão essa condição. Recomenda-se o uso do Método de Avaliação da Confusão Mental (ACM, Confusion Assessment Method) para o rastreamento de pacientes em risco.

Demência. A *demência* é uma condição adquirida caracterizada por declínio cognitivo em pelo menos dois domínios cognitivos, sendo grave o suficiente para afetar o aspecto social ou ocupacional. No DSM-5, o *delirium* e a demência se enquadram na nova categoria, *Transtornos neurocognitivos*. Um dos objetivos dessa reclassificação inclui a redução do estigma associado à demência. Os tipos mais comuns são: doença de Alzheimer (que afeta 5 milhões de norte-americanos com mais de 65 anos), demência com corpos de Lewy e demência frontotemporal. O diagnóstico de demência requer a exclusão de *delirium* e depressão. Use os testes de rastreamento recomendados para a demência, como o Mini-Cog ou a Avaliação Cognitiva de Montreal (MoCA, Montreal Cognitive Assessment).

Depressão. A depressão afeta 5 a 7% dos idosos residentes na comunidade e cerca de 10% dos homens mais velhos e 18% das mulheres mais velhas, mas muitas vezes não é diagnosticada. Use o Questionário de Saúde do Paciente (PHQ, Patient Health Questionnaire) e a Escala de Depressão Geriátrica (Geriatric Depression Scale) em adultos mais velhos.

Maus-tratos contra adultos mais velhos

Rastreie pacientes mais velhos quanto a possíveis *maus-tratos*, o que inclui *violência física*, *negligência*, *exploração financeira* e *abandono*. A prevalência varia de 5 a 10% dos adultos mais velhos; no entanto, muitos casos não são detectados. A *autonegligência*, ou "o comportamento de um adulto mais velho que ameaça sua própria saúde e segurança", também é uma preocupação nacional crescente nos EUA e representa mais de 50% dos encaminhamentos a serviços de proteção ao adulto.

Em sua revisão de 2018, a USPSTF não encontrou ferramentas de rastreamento válidas e confiáveis para uso no atendimento primário a fim de identificar maus-tratos contra adultos mais velhos ou vulneráveis sem sinais e sintomas de abuso reconhecidos; assim, determinou que há evidências insuficientes para recomendar o rastreamento (recomendação I). Desse modo, torna-se fundamental realizar uma anamnese cuidadosa, com alto índice de suspeita.

Recursos de interpretação

 **Tabela 27.1 Alterações anatômicas e fisiológicas normais do envelhecimento, com desfechos de doença relacionados.**

Alterações normais na anatomia e na fisiologia	Manifestações clínicas e desfechos de doença
Cardiovascular	
■ Aumento na espessura da parede do ventrículo esquerdo, causando hipertrofia dos miócitos e aumento da deposição de colágeno secundário à diminuição da renovação dessas células ■ Espessamento do miocárdio combinado com depósitos de lipofuscina, infiltração de gordura e fibrose ■ Dilatação do átrio esquerdo ■ Perda de cerca de 10% das células marca-passo a cada década de vida ■ Aumento da fibrose, hipertrofia de miócitos e deposição de cálcio ■ Aumento da dilatação, elasticidade e rigidez das paredes arteriais, com diminuição da sensibilidade aos agentes mediados por receptor ■ Aumento da resistência periférica e diminuição da complacência arterial central	1. Diminuição do enchimento protodiastólico, aumento da pressão de enchimento cardíaco e do limite inferior para dispneia 2. Rigidez ventricular esquerda e, portanto, uma quarta bulha cardíaca 3. Fibrilação atrial 4. Parada sinusal isolada ou síndrome de taquibradicardia 5. Intervalo PR e complexo QRS prolongados e bloqueio de ramo direito 6. Aterosclerose 7. Hipertensão sistólica 8. Acidente vascular encefálico
Respiratório	
■ Diminuição da quantidade e da elasticidade das fibras elásticas do parênquima, esta última parcialmente decorrente da diminuição dos níveis de colágeno ■ Ação ciliar menos eficaz ■ Parede torácica mais rígida e menos complacente ■ Músculos respiratórios e diafragma mais fracos, este último em cerca de 25%	1. Perda gradual do recolhimento elástico dos pulmões 2. Menor tamanho das vias respiratórias, com colapso das vias das bases pulmonares 3. Aumento da suscetibilidade a infecções respiratórias 4. Redução da respiração silenciosa (independente do esforço) 5. Redução da respiração forçada (dependente do esforço)

continua

Tabela 27.1 Alterações anatômicas e fisiológicas normais do envelhecimento, com desfechos de doença relacionados. (*continuação*)

Alterações normais na anatomia e na fisiologia	Manifestações clínicas e desfechos de doença
• Redução do volume expiratório forçado e da capacidade vital forçada (30% aos 80 anos) • Aumento do volume residual em cerca de 20 mℓ/ano	6. Redução da PaO_2 em razão da incompatibilidade ventilação-perfusão. (*PaO_2 aceitável = 100 [0,32 × idade]*) 7. Diminuição da reserva pulmonar e da tolerância ao exercício

Digestório

• Aumento das varicosidades da língua • Redução da produção de saliva • Aumento das contrações espontâneas não peristálticas do esôfago • Diminuição da produção de ácido estomacal • Diminuição da depuração do ácido gástrico • Lentidão no esvaziamento gástrico após uma refeição gordurosa, prolongando a distensão gástrica • Diminuição do tecido linfoide associado ao intestino • Atrofia da mucosa do intestino grosso • Diminuição da força de tração do músculo liso do cólon • Diminuição da eficácia das contrações do cólon e da sensibilidade da parede retal • Diminuição da absorção de cálcio • Ateroma nos vasos do intestino grosso • Diminuição do tamanho do fígado e do fluxo sanguíneo • Diminuição da massa pancreática e das reservas enzimáticas • Hiperplasia do ducto pancreático • Aumento da formação de cistos pancreáticos, deposição de gordura e deposição de grânulos de lipofuscina nas células acinares	1. Aumento de infecções orais e doenças gengivais 2. Disfagia 3. Gastrite atrófica (naqueles com > 70 anos, a incidência de gastrite atrófica é de 16%) 4. Diminuição da absorção de vitamina B12 e ferro 5. Refluxo gastresofágico 6. Aumento da saciedade induzida pela refeição 7. Resposta prejudicada à lesão da mucosa gástrica, aumentando, assim, o risco de úlceras gástricas e duodenais 8. Aumento da diverticulose 9. Constipação intestinal frequente 10. Perda óssea 11. Isquemia intestinal crônica 12. Eliminação prejudicada de medicamentos que requerem metabolismo de fase I 13. Diminuição da secreção de insulina e aumento da resistência à insulina

continua

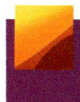

Tabela 27.1 Alterações anatômicas e fisiológicas normais do envelhecimento, com desfechos de doença relacionados. (*continuação*)

Alterações normais na anatomia e na fisiologia	Manifestações clínicas e desfechos de doença
Urinário	
▪ Diminuição da quantidade e do comprimento dos túbulos renais funcionais ▪ Aumento dos divertículos tubulares e da espessura da membrana basal ▪ Padrão vascular alterado, alterações ateroscleróticas, fluxo arteríolo-glomerular alterado e lesões isquêmicas focais ▪ Diminuição da depuração de creatinina e da taxa de filtração glomerular, esta última em cerca de 10 mℓ/década ▪ Diminuição da capacidade de concentração e diluição dos rins ▪ Diminuição dos níveis séricos de renina e aldosterona em cerca de 30 a 50% ▪ Diminuição da ativação da vitamina D	1. Permeabilidade prejudicada e capacidade diminuída de reabsorver glicose 2. Fluxo sanguíneo renal diminuído, com perda seletiva da vasculatura cortical 3. Diminuição da eliminação de fármacos e toxinas 4. Alterações hidreletrolíticas que causam aumento da depleção de volume e desidratação, hiperpotassemia e diminuição da excreção e conservação de sódio e potássio 5. Deficiência de vitamina D
Imune/hematológico	
▪ Diminuição média da função, incluindo a necessidade de mais estímulo e tempo para ativação ▪ Diminuição da função dos linfócitos T ▪ Diminuição dos linfócitos T *naive* (virgens) e aumento dos linfócitos T de memória ▪ Diminuição gradual da função dos linfócitos B ▪ Diminuição da resposta de linfócitos B *naive* (virgens) a novos antígenos ▪ Atrofia do timo ▪ Perda da capacidade das células-tronco hematopoéticas de se autorrenovarem ▪ Diminuição da taxa de eritropoese e da incorporação de ferro nos eritrócitos	1. Redução das respostas primárias e secundárias à infecção 2. Redução da capacidade do corpo de elaborar uma resposta imune a novos patógenos 3. Diminuição da produção de anticorpos e de anticorpos não funcionantes 4. Diminuição da produção e do funcionamento dos linfócitos T 5. Diminuição da proliferação de células *natural killer* 6. Diminuição da produção de citocinas necessárias para a maturação de linfócitos B 7. Sistema imune disfuncional 8. Ligeira diminuição dos valores médios de hemoglobina e hematócrito

continua

Tabela 27.1 Alterações anatômicas e fisiológicas normais do envelhecimento, com desfechos de doença relacionados. (*continuação*)

Alterações normais na anatomia e na fisiologia	Manifestações clínicas e desfechos de doença
Órgãos sensoriais Visão ■ Perda da gordura periorbital ■ Frouxidão das pálpebras ■ Espessamento e amarelamento da lente do olho, combinados com acúmulo de infiltrado lipídico (arco senil) ■ Aumento da fibrose da íris ■ Aumento do tamanho e da rigidez da lente do olho, decorrente da formação constante de células epiteliais centrais na frente da lente ■ Aumento progressivo das camadas anulares da lente do olho ■ Compressão de componentes centrais, que se tornam rígidos e opacos ■ Diminuição do lacrimejamento Audição ■ Espessamento da membrana timpânica e perda em sua elasticidade, bem como na eficiência de sua articulação ossicular ■ Diminuição da elasticidade e da eficiência da articulação ossicular ■ Aumento do déficit no processamento central Olfato e sede ■ Diminuição da detecção de odores em cerca de 50% ■ Diminuição do impulso de sede ■ Prejuízo no controle da sede pelas endorfinas	**1.** Olhos fundos **2.** Entrópio e ectrópio senil **3.** Aumento da vulnerabilidade à conjuntivite **4.** Diminuição da transparência da córnea **5.** Diminuição da acomodação e lentidão na adaptação ao escuro **6.** Presbiopia **7.** Aumento da taxa de formação de catarata **8.** Síndrome do olho seco **9.** Surdez condutiva que afeta os sons de baixa frequência **10.** Perda auditiva neurossensorial a sons de alta frequência **11.** Dificuldade em discriminar a fonte do som **12.** Prejuízo na discriminação entre o som a ser discernido e o ruído de fundo **13.** Capacidade diminuída de desfrutar de alimentos e diminuição do apetite **14.** Desidratação

continua

Tabela 27.1 Alterações anatômicas e fisiológicas normais do envelhecimento, com desfechos de doença relacionados. (*continuação*)	
Alterações normais na anatomia e na fisiologia	**Manifestações clínicas e desfechos de doença**
Dermatológico	
▪ Diminuição da elasticidade da pele	1. Pele flácida
▪ Diminuição da função de barreira da pele	2. Pele seca
▪ Lentidão da substituição de células	3. Pele áspera, com cicatrização demorada
▪ Reparo do DNA ineficiente	4. Aumento da taxa de fotocarcinogênese
▪ Proteção mecânica alterada e diminuição da percepção sensorial	5. Maior suscetibilidade a lesões
▪ Diminuição das respostas imune e inflamatória	6. Infecções crônicas de baixo grau e cicatrização prejudicada, com feridas persistentes e cicatrizes fracas
▪ Diminuição da transpiração e da eficácia da termorregulação	7. Tendência à hipertermia e maior vulnerabilidade ao calor e ao frio
▪ Diminuição da produção de vitamina D	8. Osteomalacia
▪ Perda de melanócitos na base dos folículos capilares	9. Cabelos grisalhos
▪ Diminuição do crescimento linear das unhas	10. Unhas mais espessas, opacas, quebradiças e amareladas, com desenvolvimento de cristas longitudinais
Sistema nervoso	
Sistema nervoso central	1. Depois dos 70 anos, diminuição gradual do vocabulário, com aumento dos erros semânticos e prosódia alterada
▪ Diminuição do peso do encéfalo e do fluxo sanguíneo cerebral em cerca de 20%	2. Aumento do esquecimento em áreas não essenciais, o que não afeta a função nem prejudica a evocação de memórias importantes
▪ Diminuição da quantidade e do funcionamento das células nervosas	
▪ Membranas celulares dos neurônios cerebrais com menos líquido e mais rígidas	3. Depois dos 80 anos, processamento central mais lento, o que prolonga o tempo para concluir as tarefas
▪ Irregularidade na estrutura das membranas internas	4. Diminuição do controle da motricidade fina
▪ Acúmulo de lipofuscina e neurofibrilas emaranhadas	5. Diminuição das células que podem ser estimuladas e diminuição da força máxima das contrações musculares
▪ Diminuição da capacidade do neurônio de desenvolver ramos de axônios e dendritos[4]	

continua

Tabela 27.1 Alterações anatômicas e fisiológicas normais do envelhecimento, com desfechos de doença relacionados. (*continuação*)

Alterações normais na anatomia e na fisiologia	Manifestações clínicas e desfechos de doença
Sistema nervoso periférico ■ Mudanças relacionadas com a idade na função motora somática ■ Potenciais de ação e propagação da contração mais lentos nas células musculares ■ Menor pico de força das contrações musculares, com relaxamento mais lento	6. Aumento do tempo necessário para que os impulsos cheguem, as células musculares se contraiam e os movimentos sejam iniciados 7. Diminuição da força muscular máxima ao realizar movimentos rápidos
Musculoesquelético ■ Diminuição das fibras musculares (principalmente tipo II – contração rápida) ■ Substituição do tecido muscular perdido por tecido fibroso rígido **Osso** ■ Diminuição da absorção de vitamina D, o que diminui os osteoblastos ■ Diminuição da formação e da modelagem óssea por osteoblastos e osteoclastos, o que prejudica a microarquitetura óssea **Articulações** ■ Diminuição da espessura da cartilagem articular, embora não da cartilagem não articular ■ Colágeno mais rígido, o que resulta em matriz de cartilagem desordenada	1. Diminuição da massa muscular (sarcopenia), o que reduz a massa corporal magra 2. Mãos com aparência fina e ossuda 3. Osso quebradiço 4. Maior suscetibilidade à fratura, com consolidação mais lenta 5. Osteoporoselongitudinais 6. Hipercifose dorsal 7. Menor capacidade de lidar com tensões mecânicas 8. Ruptura articular, incluindo inflamação, dor, rigidez e deformidade 9. Diminuição e limitação geral do movimento 10. Diminuição do balanço do braço e da firmeza durante a marcha

continua

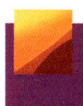

Tabela 27.1 Alterações anatômicas e fisiológicas normais do envelhecimento, com desfechos de doença relacionados. (*continuação*)

Alterações normais na anatomia e na fisiologia	Manifestações clínicas e desfechos de doença
Endócrino	
Hipófise	1. Diminuição do tamanho de várias estruturas
■ Alterações mínimas, mas, em média, com diminuição do padrão de secreção pulsátil, incluindo secreção pulsátil noturna de prolactina	2. Diminuição da proporção de massa magra:gordura
	3. Insônia
Glândula pineal	4. Déficit nas defesas contra radicais livres
■ Diminuição do ritmo diurno da melatonina	5. Aumento da taxa de hipotireoidismo e hipertireoidismo
Glândula tireoide	6. Deficiência de vitamina D
■ Atrofia, com aumento da fibrose e da formação de nódulos	7. Hipotensão ortostática
■ Diminuição da produção de T4 em idosos (se o envelhecimento for normal, a concentração de tiroxina no sangue continua inalterada, embora a produção de T4 diminua)	8. Masculinização de mulheres na pós-menopausa
	9. Diminuição da função imune, o que aumenta o risco de infecção e câncer
Glândulas paratireoides	10. Alterações na pele, nos cabelos, nos músculos e nos ossos e diminuição da gordura corporal, apesar do aumento da leptina
■ Em mulheres com mais de 40 anos, aumento do hormônio paratireóideo e diminuição do metabolismo, com diminuição associada nos níveis de 1,25 (OH) vitamina D e alterações na homeostase mineral óssea	11. Alterações na pele, aumento do LDL e diminuição dos minerais ósseos
	12. Diminuição da gordura corporal
Glândula adrenal	
■ Diminuição moderada da secreção de aldosterona	
■ Em mulheres na pós-menopausa, aumento da secreção de androgênio	
Timo	
■ Diminuição da função imune	
Gônadas masculinas	
■ Grande diminuição do estrogênio e da progesterona	
■ Depois dos 70 anos, diminuição da leptina	

Tabela 27.2 Teste Timed Get Up and Go.

Realizado com o paciente utilizando seus calçados habituais ou um dispositivo de ajuda para caminhar, se necessário, e sentado em uma cadeira com apoio para os braços.

O paciente é orientado a fazer o seguinte, ao ouvir a palavra "Já":

1. Levantar-se da cadeira
2. Caminhar 3 m em linha reta
3. Virar-se
4. Caminhar de volta até a cadeira
5. Sentar-se

Repita. Cronometre a segunda tentativa

Observe a estabilidade postural, a marcha equina, o comprimento da passada e a oscilação

Pontuação:

1. *Normal*: completa o teste em menos de 10 s
2. *Alterada*: completa o teste em mais de 20 s

    Tempos menores se correlacionam com uma boa independência funcional, ao passo que escores altos se correlacionam com independência funcional precária e maior risco de quedas

Fontes: Get-up and Go Test. In: Mathias S et al. "Balance in elderly patient" The "Get Up and Go" Test. *Arch Phys Med Rehabil*. 1986;67:387-389; Podsiadlo D, Richardson S. The Timed "Up and Go": A test of basic functional mobility for frail elderly persons. *J Am Geriatr Soc*. 1991;39:142-148.

Índice Alfabético

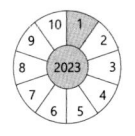